NAHRUNG FÜRS GEHIRN

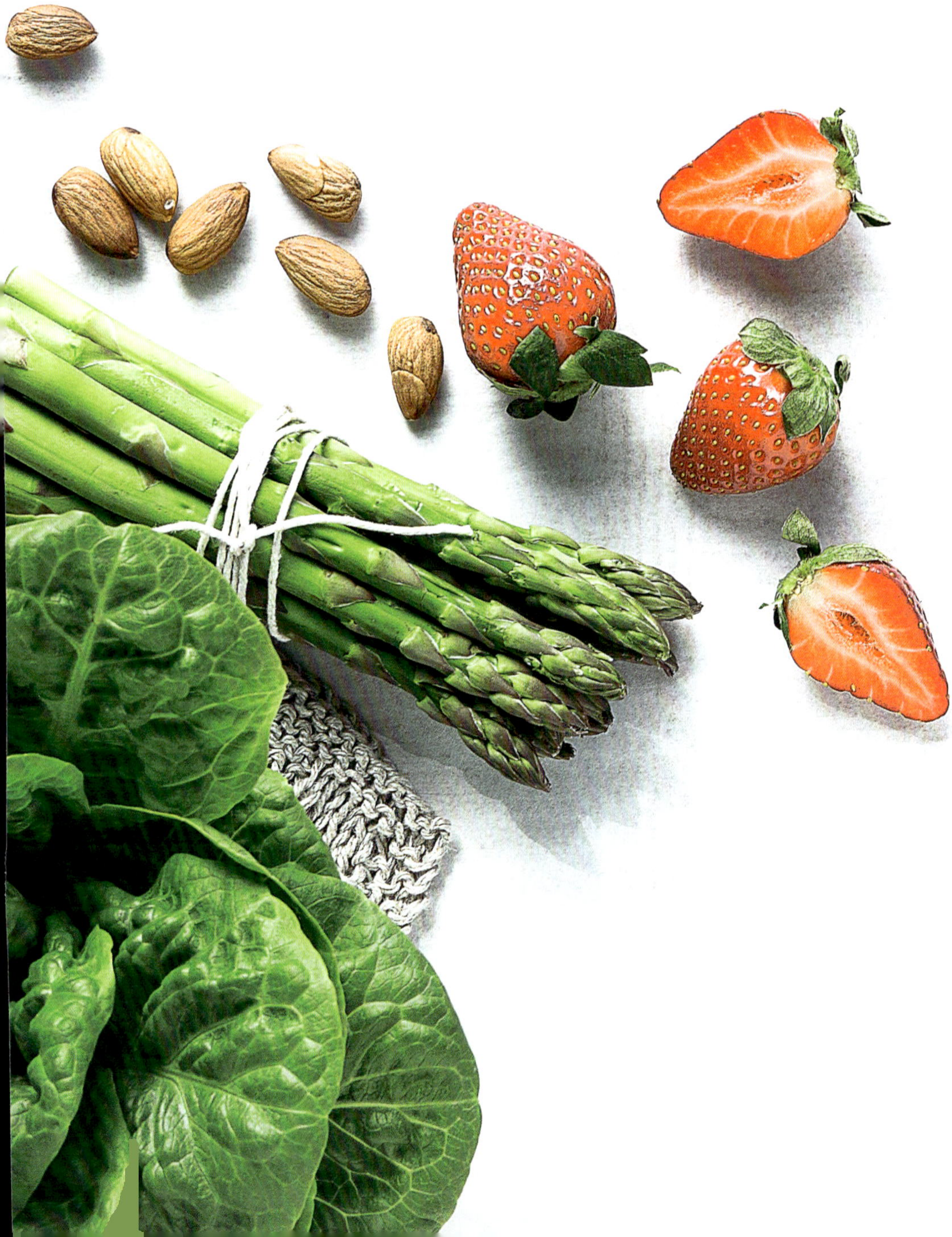

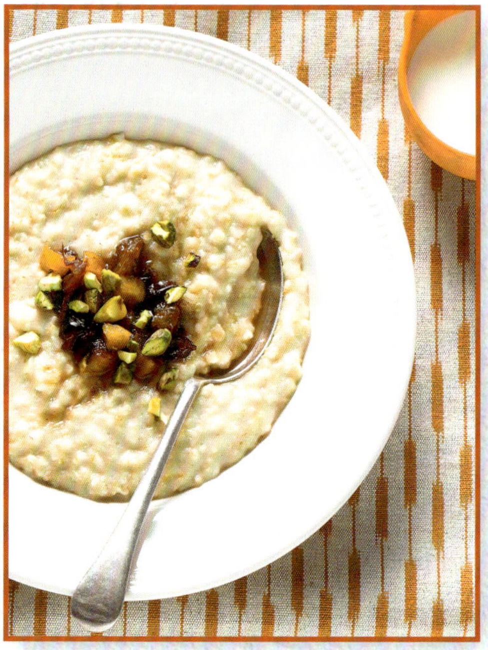

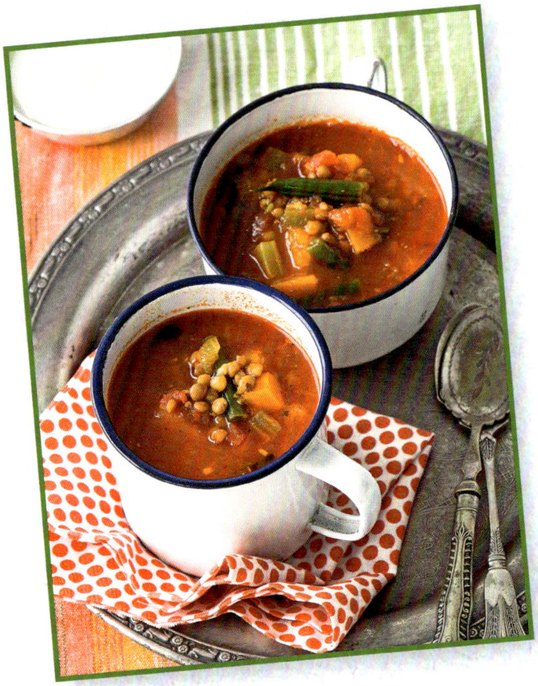

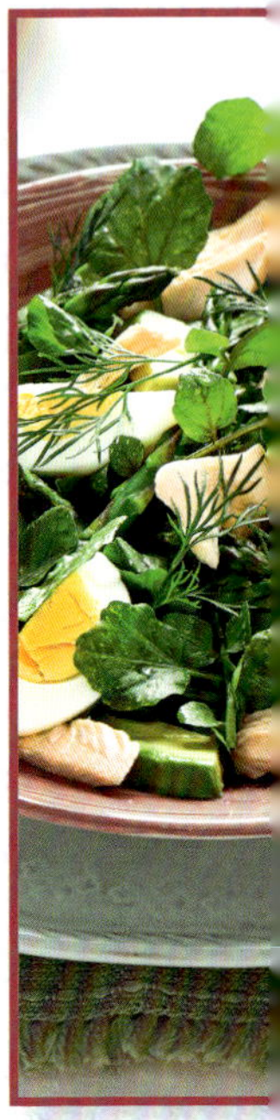

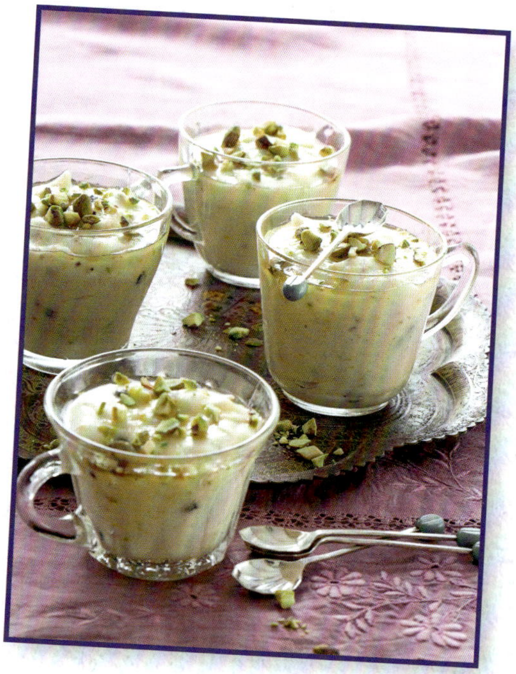

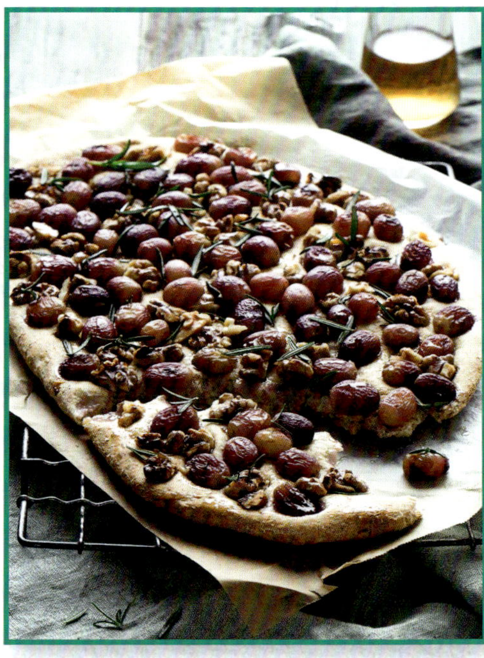

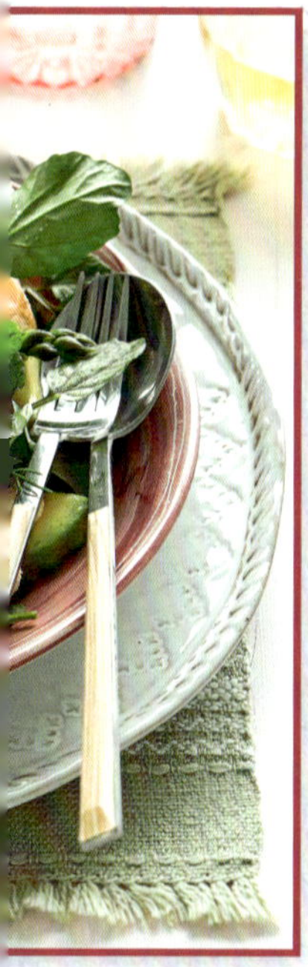
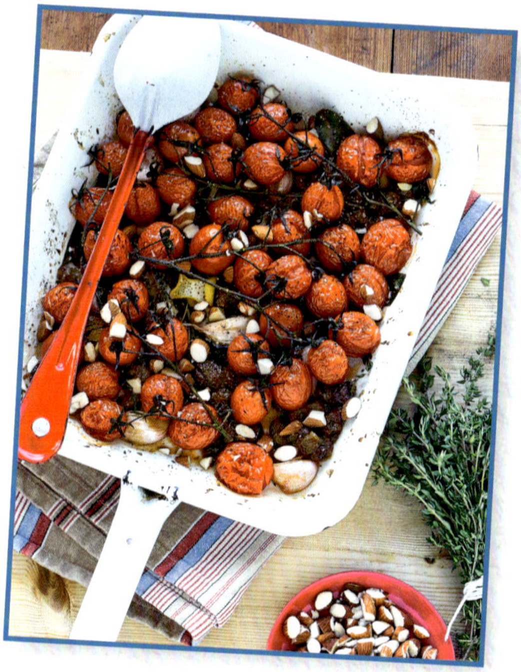
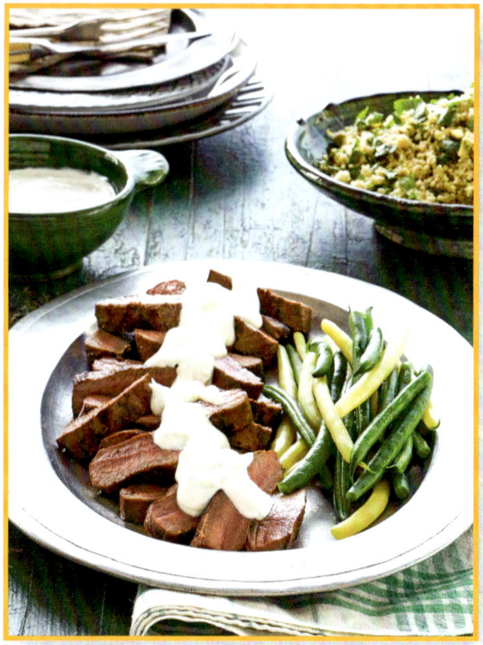

NAHRUNG FÜRS GEHIRN

175 Rezepte, mit denen Sie Ihre geistige Leistungsfähigkeit verbessern

Reader's Digest

Vorwort

Das Gehirn ist ein komplexes, faszinierendes Organ, dessen Funktionsweise wir gerade erst zu begreifen beginnen. Es ist nicht nur der Sitz unseres Bewusstseins und unserer Persönlichkeit, sondern auch das Kontrollzentrum für unsere Gedanken und Gefühle, unsere Bewegungsabläufe, unser Schlafverhalten und unsere Vitalfunktionen. Um optimal arbeiten zu können, benötigt das Gehirn reichlich Energie, weshalb eine gesunde Ernährung unerlässlich ist. Dank der Forschung wissen wir auch, dass sich das Gehirn äußeren Einflüssen anpassen kann und wir unsere geistige Gesundheit und unser mentales Wohlbefinden jederzeit selbst beeinflussen können.

Als Ärztin musste ich vielen Patienten leider mitteilen, dass sie an einem irreparablen Hirnschaden leiden. Um solche Schäden zu vermeiden, können wir vielfältige Maßnamen ergreifen – am besten so früh wie möglich, spätestens in den mittleren Jahren. Die Ernährung ist nur ein Aspekt dieser Vorsorgestrategie. Genauso wichtig ist, sich regelmäßig zu bewegen, genug zu schlafen, Stress zu vermeiden, Depressionen vorzubeugen, den Geist rege und fit zu halten und eine gute Balance zwischen Privat- und Berufsleben zu finden. Grundsätzlich ist unsere mentale Gesundheit durch die gleichen Risikofaktoren gefährdet wie unser Herz-Kreislauf-System. Anders gesagt: Was fürs Herz gut ist, ist auch gut fürs Gehirn. Folglich müssen wir ebenso auf einen gesunden Blutdruck wie auf niedrige Cholesterin- und Blutzucker-

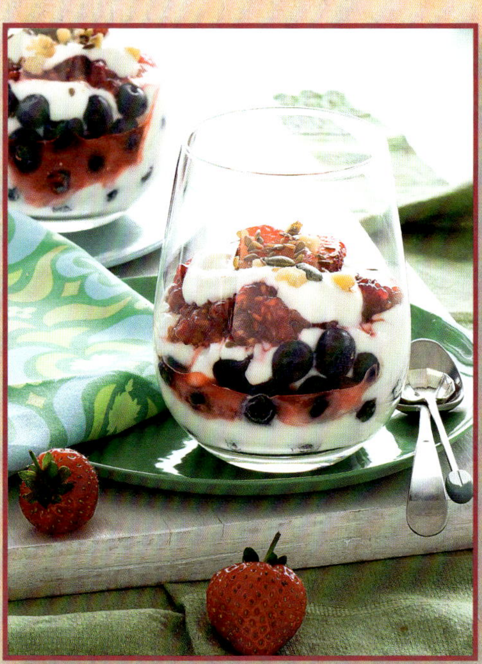

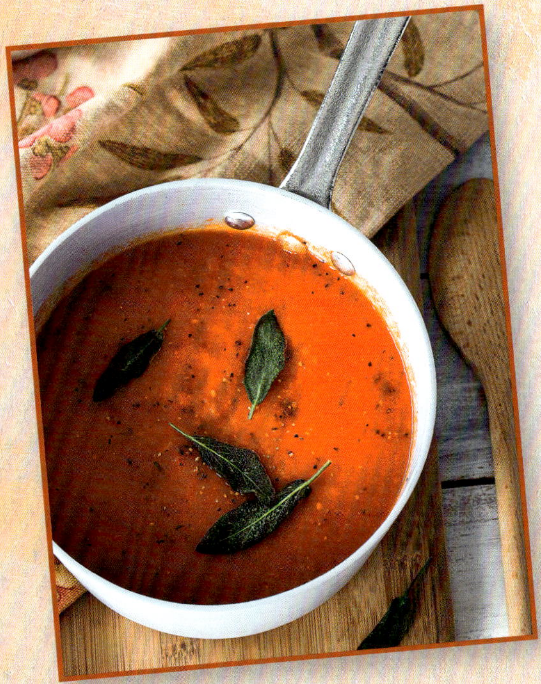

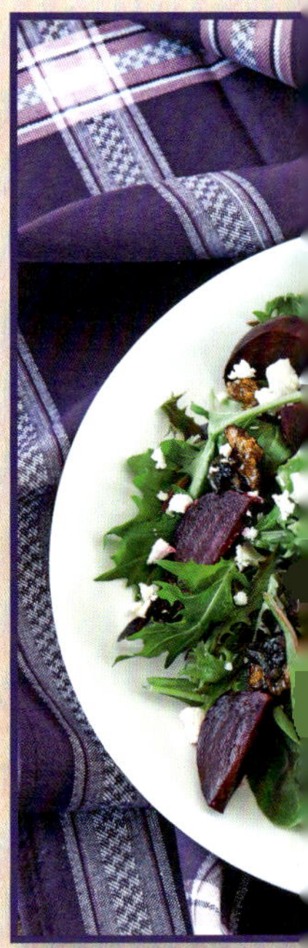

werte achten – und natürlich aufs Gewicht. Eine ausgewogene Ernährung kann helfen, dies zu erreichen. Zugleich schützt sie unseren Körper vor freien Radikalen und anderen schädlichen Substanzen.

Nahrung fürs Gehirn bietet Ihnen zahlreiche Tipps und Anregungen, wie Sie sich bewusster ernähren können, und hilft Ihnen, Ihren Lebensstil und Ihre Hirngesundheit kritisch unter die Lupe zu nehmen. Sie erfahren hier nicht nur Grundlegendes zum Thema Gedächtnis und über gesunde Ernährung, sondern lernen auch ausgewogene, schmackhafte und leicht zuzubereitende Rezepte kennen. Die abwechslungsreichen Speisen werden mit vielen frischen Zutaten zubereitet, die nicht nur Ihre Gefäße stärken, Ihren Körper mit Antioxidantien versorgen und Entzündungswerte im Gehirn senken, sondern auch generell Ihr Wohlbefinden steigern. *Nahrung fürs Gehirn* richtet sich an Menschen jeden Alters, denen ihre mentale Gesundheit ebenso wichtig ist wie ein appetitanregender Speiseplan.

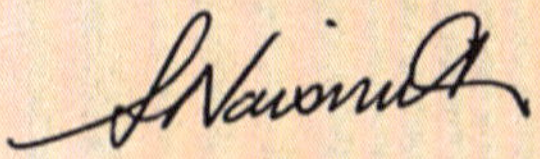

Prof. Sharon Naismith

Klinische Neuropsychologin und Institutsleiterin an der Universität Sydney

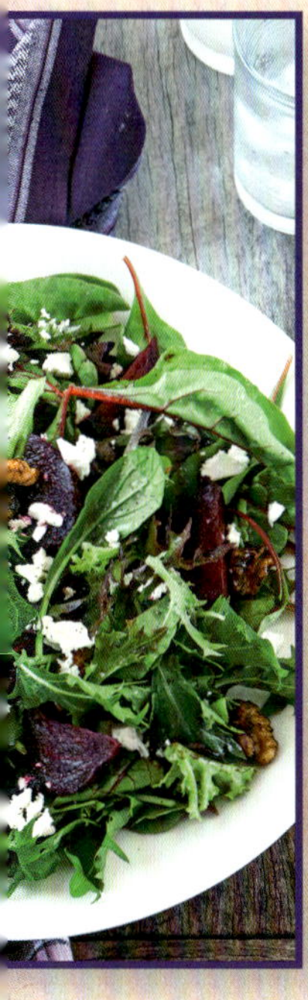

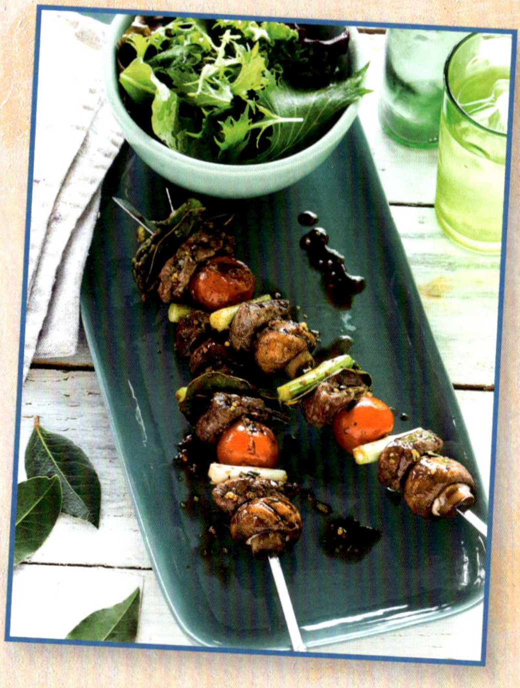

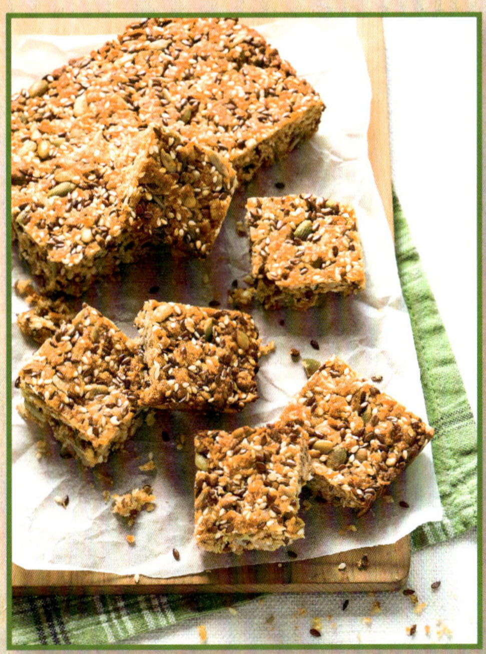

Inhalt

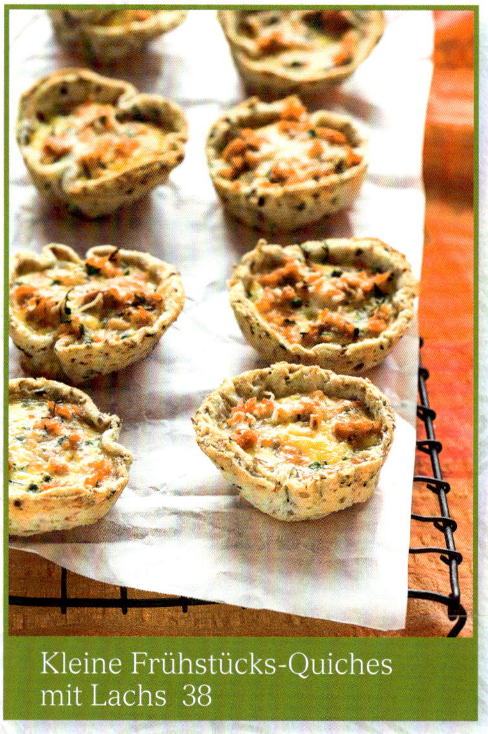

Kleine Frühstücks-Quiches mit Lachs 38

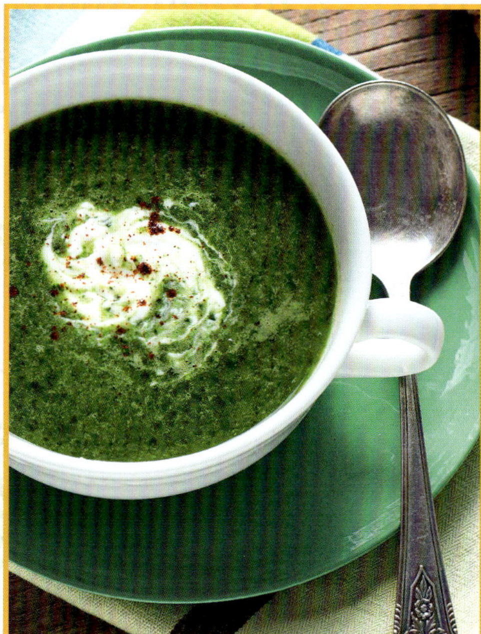

Spinatsuppe mit weißen Bohnen und Joghurt 61

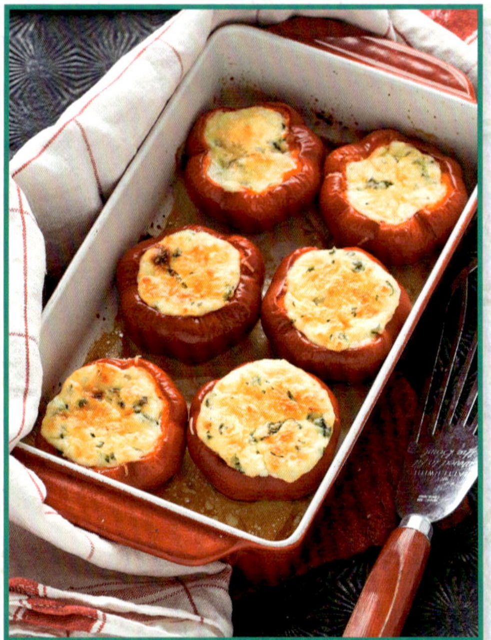

Gefüllte Paprika mit Ricotta und Tomaten 142

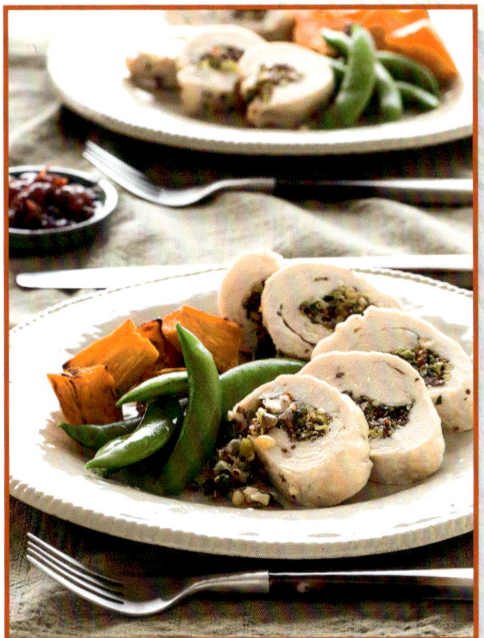

Putenbrust mit Quinoa-Kräuter-Füllung 206

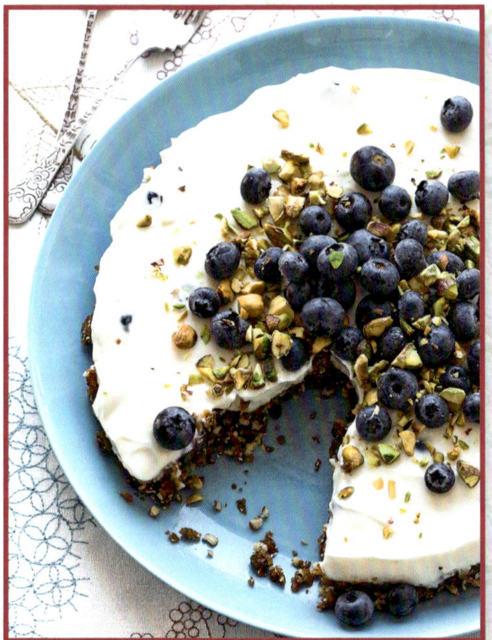

Blaubeer-Joghurt-Kuchen mit Ingwerkruste 256

Nahrung fürs Gehirn

Wir alle wünschen uns ein Gedächtnis in Bestform. Wie wir heute wissen, spielt die Ernährung dafür eine wichtige Rolle. Entscheidend für die Leistungsfähigkeit des Gehirns sind eine gute Nährstoffversorgung, ein gesundes Herz-Kreislauf-System und eine regelmäßige Energiezufuhr. All das erreicht man am besten durch eine ausgewogene Ernährung mit möglichst vielen frischen Lebensmitteln, die den Körper mit wichtigen Nährstoffen versorgen. Dieses Buch bietet Ihnen eine große Auswahl an gesunden wie schmackhaften Rezepten mit frischem Obst, Gemüse, Vollkornprodukten, Hülsenfrüchten, Nüssen, Saaten, Fisch und magerem Fleisch. Überzeugen Sie sich selbst, und Sie werden schnell feststellen, dass eine ausgewogene Ernährung viel Genuss und Vergnügen bereiten kann.

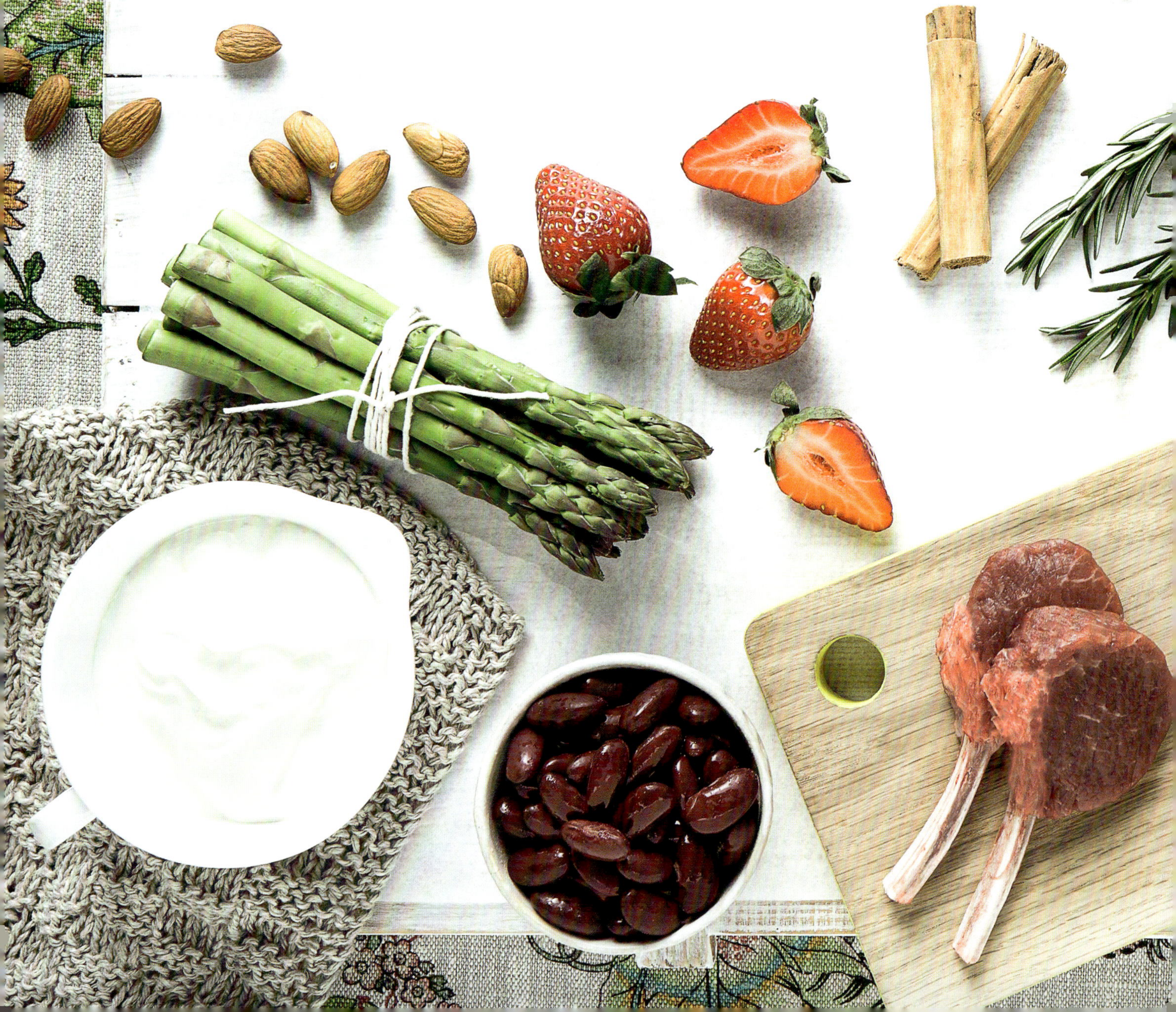

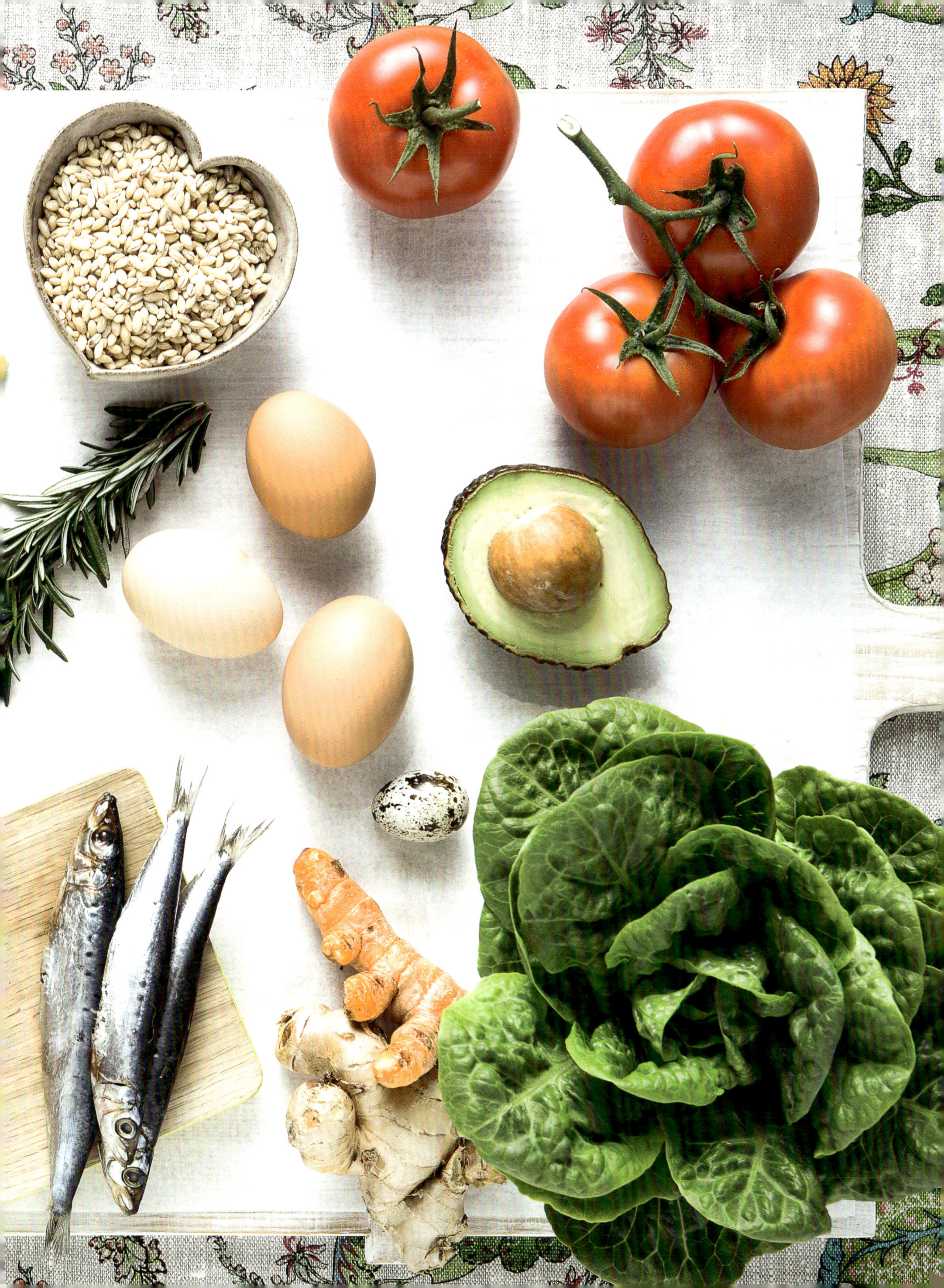

Die Grundlagen

Das Gehirn ist die Schaltzentrale des Körpers, doch über seine Funktionsweise war lange Zeit wenig bekannt. Dank der Fortschritte auf dem Gebiet der bildgebenden Verfahren, die es Forschern heute ermöglichen, das Gehirn bei der Arbeit zu beobachten, hat sich das jedoch enorm geändert.

Wunderwerk Gehirn

Das Gehirn besteht aus einem riesigen Netz von Nervenzellen. Allein die Großhirnrinde, der denkende Teil des Gehirns, enthält ca. 20 Mrd. dieser sogenannten Neuronen. Jedes davon ist mit einem langen Schwanz, dem Axon, ausgestattet, der gewissermaßen die Funktion eines Datenkabels erfüllt und von einer Schutzschicht namens Myelin umhüllt wird. Die Axone verzweigen sich und sind über Knotenpunkte – sogenannte Synapsen – miteinander verbunden. Tausende von Neuronen bilden so eine Einheit. Durch die Axone fließen elektrische Signale, die an den Synapsen von speziellen Botenstoffen, den Neurotransmittern, übertragen und zu Rezeptoren im benachbarten Neuron transportiert werden. Hier entscheidet sich, ob das Signal weitergeleitet wird. Dabei kann die Intensität dieses Signals durch Hormone, Verhaltensweisen, Gedanken oder andere Faktoren beeinflusst werden.

Einige Lebensmittel enthalten Substanzen, die den Neurotransmittern in Struktur und Wirkung ähneln. Andere können die Bildung von Neurotransmittern fördern, sie zerstören, ihre Zerstörung verhindern oder einen Rezeptor blockieren, an den sie üblicherweise andocken. Der dabei im Körper ablaufende Prozess ist sehr komplex (vgl. dazu „So wirkt Koffein" auf S. 11).

Die Blut-Hirn-Schranke verhindert, dass Substanzen aus unserem Blut unkontrolliert ins Gehirn gelangen. Die Zellen an der Innenwand der hirneigenen Blutgefäße sind so dicht verknüpft, dass sie nur wenige Stoffe hindurchlassen. Zu diesen zählen Hormone, Proteine und andere Substanzen, die für das reibungslose Funktionieren des Gehirns benötigt werden.

Stimmungsmacher

Unsere Stimmungen sind abhängig vom Zusammenwirken verschiedener Chemikalien im Gehirn. Wie sie miteinander reagieren, bestimmen unterschiedliche Reize. Ein solcher Reiz kann ausgelöst werden, wenn man beispielsweise einen Preis gewinnt, sein Portemonnaie verliert, sein Lieblingslied hört oder auf der Straße angepöbelt wird. Auch die Nahrung, die wir zu uns nehmen, sendet über ihre Inhaltsstoffe Reize aus.

Zu den Chemikalien, die unsere Stimmung beeinflussen, zählen die Monoamine – Neurotransmitter wie Serotonin, Melatonin, Dopamin, Noradrenalin und Adrenalin – sowie mit diesen verwandte Amine. Jede Monaminart gelangt mithilfe eines eigenen Transporters in die Zellen und übernimmt ganz spezielle Aufgaben im Körper. Dabei beeinflusst sie unsere jeweilige Grundstimmung und wirkt sich möglicherweise auch auf unsere Persönlichkeit aus.

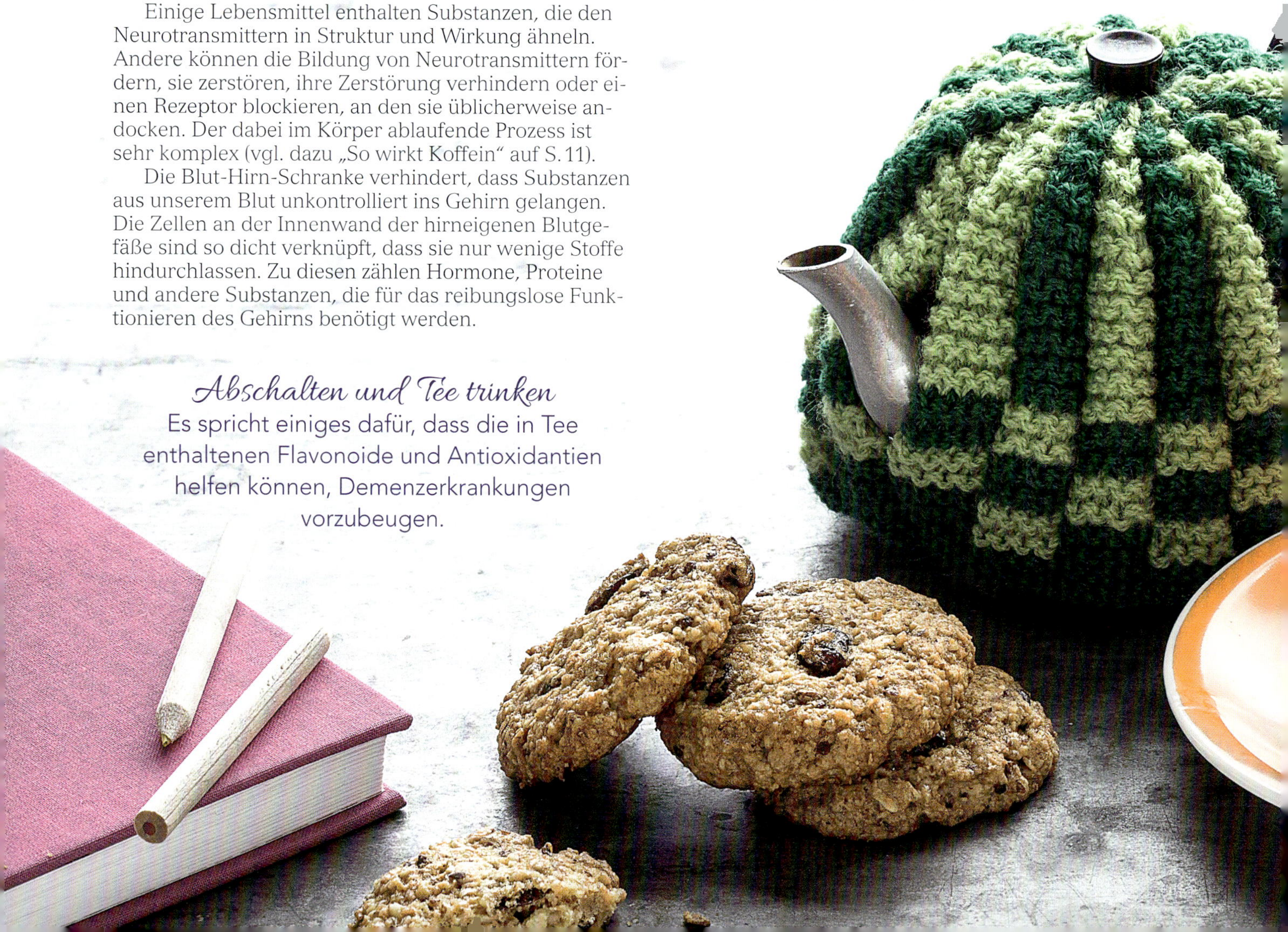

Abschalten und Tee trinken

Es spricht einiges dafür, dass die in Tee enthaltenen Flavonoide und Antioxidantien helfen können, Demenzerkrankungen vorzubeugen.

Richtig essen – gut schlafen

Zu innerer Ruhe und Gelassenheit verhilft uns das Gewebehormon Serotonin. Gebildet wird Serotonin aus der Aminosäure Tryptophan. Nahrungsmittel mit einem hohen Tryptophananteil, wie beispielsweise Milch- und Sojaprodukte, Eier, Fleisch und Geflügel, tragen zur Entspannung und zur Vorbereitung auf den Schlaf bei. Auch Omega-3-Fettsäuren fördern die Bildung von Serotonin.

Insulin unterstützt das Tryptophan beim Überwinden der Blut-Hirn-Schranke, daher können kohlenhydrathaltige Lebensmittel, die die Insulinproduktion anregen, ebenfalls dazu beitragen, den Serotoninspiegel zu erhöhen. Die Aufnahme von Kohlenhydraten am Abend verhindert auch einen rasanten Abfall des Blutzuckerspiegels über Nacht, was schlechte Laune und Schlaflosigkeit zur Folge haben kann. Wenn es draußen dunkel wird, wandelt das Gehirn Serotonin in das zum Einschlafen anregende Melatonin um. Auch Vitamin B_6 und Nicotinsäure sind an der Serotoninproduktion beteiligt. Etliche Antidepressiva wirken stimmungsaufhellend, weil sie den Abbau von Serotonin im Körper verlangsamen.

Adrenalin und Noradrenalin regulieren die Notreaktion des Körpers in Gefahrensituationen. Ihre Ausschüttung erhöht die Herzfrequenz und verleiht den Muskeln eine Extraenergie, damit man sich entweder einem womöglich bevorstehenden Kampf stellen oder schnell flüchten kann. Normalerweise hält dieser Zustand nur kurze Zeit an, bis die Gefahr gebannt ist. Unter Dauerstress kann die Adrenalinausschüttung jedoch Probleme verursachen, weil sie die Verdauung, den normalen Schlafrhythmus und verschiedene Hirnfunktionen (etwa das Erinnerungszentrum) beeinträchtigt und einer zufriedenen, entspannten Verfassung entgegenwirkt, was im schlimmsten Fall zu Depressionen führen kann.

Vitamine fürs Gemüt

Individuelle Schwankungen bei der Ausschüttung, der Aufnahme und dem Abbau der Monamine im Körper können bei verschiedenen Menschen in der gleichen Situation unterschiedliche Stimmungen hervorrufen. Auch Medikamente, Genussgifte und unsere Ernährung können den Ablauf dieser Prozesse beeinflussen.

Monaminähnliche Substanzen kommen z. B. in reifem Käse, abgehangenem oder industriell verarbeitetem Fleisch, Schokolade und alkoholischen Getränken vor, zudem findet man sie in Produkten, die kurz vor dem Erreichen ihres Mindesthaltbarkeitsdatums stehen – und sie können in der Darmflora gebildet werden. Normalerweise gelangen sie nicht in schädlichen Mengen in den Körper. Einige Menschen neigen jedoch dazu, sie in hohem Maße aufzunehmen, und wenn sie die Blut-Hirn-Schranke überwinden, können sie sich negativ auf das Gemüt auswirken. So gibt es Personen, die nach dem Verzehr von Schokolade in Hochstimmung geraten, einen Tag später jedoch in ein Stimmungstief stürzen. Das kann an einem starken Abbau von Serotonin liegen, das 48 Stunden braucht, um sich zu erneuern, und an einer gleichzeitigen Erhöhung des Noradrenalinspiegels, was einen dauerstressähnlichen Zustand hervorruft.

Depressive Menschen leiden oft unter Vitaminmangel, was zeigt, wie wichtig bestimmte Nährstoffe für eine ausgeglichene Gemütsverfassung sind. Zu diesen entscheidenden Nährstoffen zählen Vitamin B_{12}, Thiamin, Folsäure, Eisen, Selen, Zink und Magnesium.

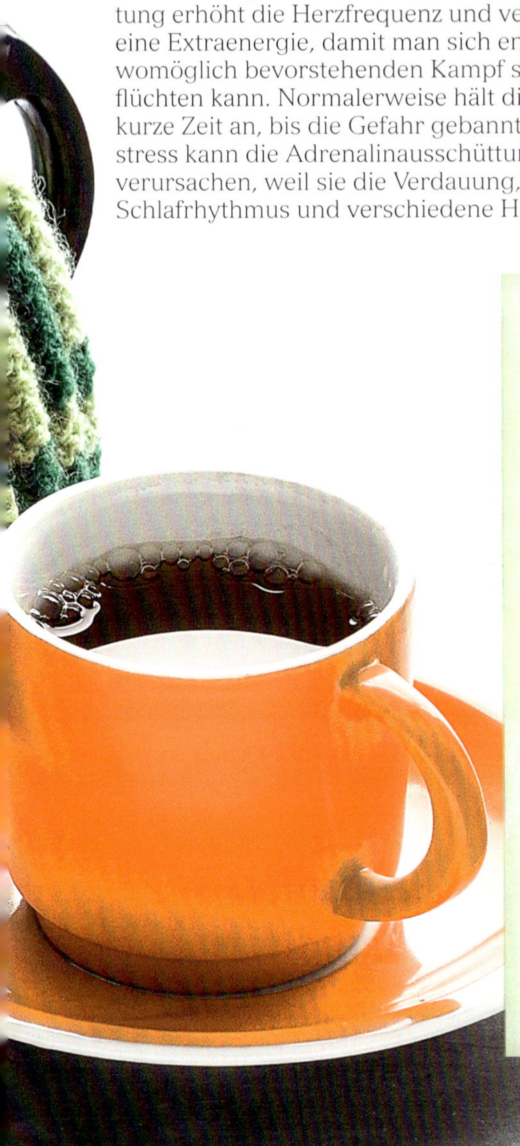

So wirkt Koffein

KAFFEE, TEE UND KAKAO enthalten von Natur aus Koffein, einigen Softdrinks wird es als Zusatz beigemischt. Das Alkaloid gelangt etwa eine Stunde nach dem Genuss in den Blutkreislauf, verbleibt dort für ca. vier Stunden und wird schließlich in der Leber abgebaut.

Während dieser Zeit beeinflusst es andere Substanzen, die Auswirkungen auf unseren Blutdruck, die Zusammensetzung unseres Blutes, unser Gehirn und unser Nervensystem besitzen. Zuweilen wirkt es dabei den natürlichen Abläufen im Körper entgegen. Adenosin etwa ist ein Neuromodulator, der die Nervenaktivität bremst. Eine seiner Hauptaufgaben ist es, die Hirntätigkeit zu drosseln und den Körper auf den Schlaf vorzubereiten. Er ruft Müdigkeit hervor und erweitert die Gefäße, um für das Gehirn während des Schlafes eine optimale Sauerstoffversorgung zu gewährleisten.

Koffein besetzt die Adenosin-Rezeptoren im Gehirn, sodass das Adenosin seine Wirkung nicht mehr entfalten kann und die Müdigkeit unterdrückt wird. Zudem fördert Koffein die Ausschüttung von Adrenalin und erhöht die Dopaminproduktion. Die Verstoffwechselung von Koffein läuft allerdings bei jedem anders ab, sodass konkrete Wirkung und Wirkdauer des Koffeins individuell unterschiedlich sind.

Neben dem Koffein enthalten Schokolade, Tee und Kaffee noch andere Substanzen, z. B. Antioxidantien, die Einfluss auf die Hirntätigkeit haben können.

Test

Erhält Ihr Gehirn genug Nährstoffe?

Vielleicht ernähren Sie sich ja schon optimal, um Ihr Gehirn leistungsfähig zu halten. Finden Sie es heraus, indem Sie die folgenden Fragen beantworten.

		Stimmt	Stimmt nicht
1	Das Frühstück lasse ich oft ausfallen	☐	☐
2	Zwischendurch greife ich öfter zu Obst, Nüssen oder Joghurt statt zu Gebäck oder Süßigkeiten	☐	☐
3	Zwischen den Mahlzeiten überkommt mich oft ein starkes Hungergefühl, insbesondere am Nachmittag, wenn ich einen toten Punkt erreiche	☐	☐
4	Fast Food esse ich möglichst nur einmal in zwei Wochen oder seltener	☐	☐
5	Ich liebe Knuspriges, Gebratenes und Frittiertes und esse es ständig	☐	☐
6	Ich plane meine Mahlzeiten meist im Voraus und kaufe nur nach Liste ein	☐	☐
7	Ich weiß, dass Gemüse gesund ist, aber ich esse es nicht oft, weil es mir einfach nicht so gut schmeckt	☐	☐
8	Ich ernähre mich möglichst abwechslungsreich und wortwörtlich bunt	☐	☐
9	Ungesalzenes schmeckt mir nicht, ich brauche Salz am Essen	☐	☐
10	Ich versuche, mit möglichst vielen frischen Lebensmitteln zu kochen	☐	☐

Werten Sie jede „Stimmt nicht"-Antwort bei den Fragen 1, 3, 5, 7 und 9 mit 1 Punkt und jede „Stimmt"-Antwort bei den Fragen 2, 4, 6, 8 und 10 ebenfalls mit 1 Punkt.

7 Punkte oder mehr: Glückwunsch! Sie ernähren sich genau richtig, um Ihr Gehirn fit zu halten. Einiges lässt sich dennoch verbessern. In diesem Buch finden Sie viele wertvolle Tipps.

4 bis 6 Punkte: Manche Ihrer Ernährungsgewohnheiten kommen Ihrem Gehirn bereits zugute. Einiges können Sie jedoch noch für die Erhaltung der Leistungsfähigkeit Ihres Gehirns tun. Dieses Buch gibt Anregungen, wie Sie Ihre Ernährung entsprechend umstellen können.

3 Punkte oder weniger: Die gute Nachricht ist, dass Sie Ihre Hirnfunktion mit nur wenigen einfachen Änderungen an Ihrer Ernährung signifikant verbessern können. Dadurch können Sie nicht nur einer Demenzerkrankung vorbeugen, sondern auch Übergewicht, Bluthochdruck und Diabetes. Dieses Buch wird Ihnen dabei eine große Hilfe sein.

Das Gehirn braucht viel Energie – es beansprucht bis zu 20 % des täglichen Energiebedarfs. Dabei kommt es jedoch auf die richtigen Energielieferanten an. Komplexe Kohlenhydrate, wie sie in Hülsenfrüchten und Vollkornprodukten vorkommen, sorgen für eine gleichbleibende und kontinuierliche Nährstoffversorgung des Gehirns und können Ihnen so helfen, Ihr Konzentrationsvermögen merklich zu verbessern.

Energieversorgung im Gehirn

Allein auf unser Gehirn entfallen rund 20 % unseres täglichen Energiebedarfs. Am liebsten nimmt es Energie in Form von Glukose auf. Diese muss konstant zugeführt werden, damit das Gehirn optimal funktionieren kann. Glukose entsteht bei der Aufspaltung von Zucker und Stärke. Stärke besteht aus langen, verzweigten Glukosemolekülketten, die während des Verdauungsprozesses in Einzelmoleküle aufgespalten werden. Im Zucker kann Glukose als Einzel- oder Doppelmolekül vorliegen, klassischer Haushaltszucker (Saccharose) besteht aus einem Glukose- und einem Fruktosemolekül. (Fruktose ist der im Obst natürlich vorkommende Fruchtzucker.) Aus einer Scheibe Brot kann der Körper 15–20 Gramm Glukose gewinnen. Der Stoff geht im Darm in den Blutkreislauf über und wird von dort aus für die Energiegewinnung zu den Zellen transportiert.

Der glykämische Index

Einige Nahrungsmittel können den Körper rasch mit Glukose versorgen, weil sie in ihnen in einer leicht verdaulichen Form vorliegt. Ein extremes Beispiel ist reiner Glukosesirup, der gar nicht erst verstoffwechselt werden muss, um dem Körper Energie zu liefern. Auch aus den meisten zuckerhaltigen Lebensmitteln und Weißmehlprodukten wird Glukose rasch aufgenommen. Der glykämische Index (GI) zeigt an, wie schnell die Glukose aus einem Lebensmittel ins Blut übergeht. Lebensmittel, die stark gesüßt sind oder einen hohen Weißmehlanteil besitzen, haben in der Regel einen hohen GI, weil die Glukose daraus schnell in den Blutkreislauf gelangt und der Blutzuckerspiegel nach dem Verzehr rasch ansteigt. Dies wiederum führt zu einer starken Ausschüttung von Insulin, das die Glukose in den nächsten ein bis zwei Stunden schnell wieder abbaut. Danach fühlt man sich oft träge und verspürt erneut Hunger. Das Gehirn kann unter solch starken Schwankungen bei der dem Körper zugeführten Energie nur schwerlich optimale Leistungen erbringen. Wer sich fast ausschließlich von Produkten mit einem hohen GI ernährt, schädigt seine Gesundheit langfristig auch in anderer Hinsicht, denn der durch dauerhafte Schwankungen belastete Insulinhaushalt erhöht das Risiko, an einem Typ-2-Diabetes zu erkranken und fördert Entzündungsreaktionen im Körper.

Nahrungsmittel, die länger im Magen verbleiben, und solche, die nur langsam verdaut werden, haben in der Regel einen niedrigen GI. Meist sind sie reich an Ballaststoffen oder komplexen Kohlenhydraten, die länger brauchen, um aufgespalten zu werden, oder enthalten Fette oder Proteine, die den Verdauungsprozess verlangsamen. Lebensmittel mit einem niedrigen GI sorgen für einen langsamen Anstieg der Blutzuckerwerte und damit eine konstante Glukoseversorgung. Das schützt vor Leistungseinbrüchen zwischen den Mahlzeiten und ist weniger belastend für den Körper. Insgesamt fühlt man sich dadurch wacher und leistungsfähiger.

Wichtige Nährstoffe fürs Gehirn

Ein gesunder Blutzuckerspiegel ist aber nicht die einzige Voraussetzung für ein leistungsfähiges Gehirn. Zur Umwandlung von Glukose in Energie benötigen die Zellen Sauerstoff, Vitamine und Mineralien. Mangelt es auch nur an einem, kann es zu einer Unterversorgung des Gehirns kommen. Darüber hinaus kommt es auf eine gute Durchblutung an, damit die aus der Nahrung gewonnene Glukose überhaupt dorthin transportiert werden kann, wo sie gebraucht wird. Ein gesundes Herz und gesunde Gefäße sind also entscheidende Voraussetzungen für ein gesundes Gehirn.

Wenn der Tank leer ist

Wenn der Körper nicht genug Kohlenhydrate erhält, um ausreichend Glukose daraus zu gewinnen, holt er sich die benötigte Energie aus Ketonen, also Stoffen, die beim Fettabbau freigesetzt werden. Das Problem ist, dass das so versorgte Gehirn nicht die volle Leistung bringen kann. Eine sehr kohlenhydratarme Ernährung kann überdies andere Gesundheitsrisiken erhöhen, z. B. die Verringerung der Knochendichte, eine Schwächung des Herz-Kreislauf-Systems und der Leber. Für einige mag es durchaus sinnvoll sein, den Verzehr von Kohlenhydraten zu reduzieren, es empfiehlt sich jedoch nicht, ihn so weit einzuschränken, dass das Gehirn auf seine gewohnte Energiequelle verzichten muss.

Lebensmittel mit niedrigem GI

Folgende Lebensmittel haben einen niedrigen glykämischen Index:

HÜLSENFRÜCHTE – z. B. Linsen, Kidney-Bohnen, Kichererbsen

MILCHPRODUKTE – z. B. Milch und Joghurt (auch die fettarmen Varianten)

SOJAPRODUKTE – z. B. Sojamilch und Sojajoghurt

OBST – z. B. Äpfel, Birnen, Zitrusfrüchte, Steinobst

GETREIDE – z. B. Gerste, Hafer, Roggen

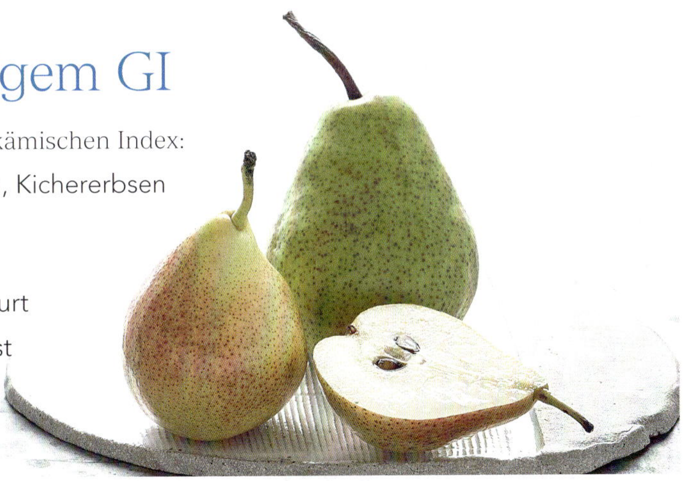

So bleibt Ihr Gehirn gesund

Es ist ganz natürlich, dass mit zunehmendem Alter die Leistungsfähigkeit nachlässt. Das Gehirn ist dabei besonders gefährdet, denn die Neuronen reagieren äußerst empfindlich auf freie Radikale – reaktionsfreudige Moleküle, die auf ihrem Weg durch den Körper schwere Zellschäden anrichten können. Antioxidantien helfen, die freien Radikale unschädlich zu machen und so neben dem Gehirn auch das gesamte Herz-Kreislauf-System zu schützen. Viele der bunten Farbpigmente im Obst und Gemüse sind solche Radikalfänger. Eine ausgewogene Ernährung ist daher immer auch bunt.

Wichtige Mikronährstoffe

Vitamine und Mineralstoffe sind für ein leistungsfähiges Gehirn ebenso entscheidend wie Antioxidantien. Sie spielen eine zentrale Rolle für den Bluttransport zum Gehirn, sind wichtig für den Kommunikationsfluss und den Energiestoffwechsel in unserem Denkzentrum und werden zudem zur Herstellung verschiedener Substanzen benötigt, die das Gehirn braucht, um optimal funktionieren zu können. So ist Vitamin B_{12} beispielsweise an der Produktion von Neurotransmittern und dem Erhalt der neuronalen Schutzschicht Myelin beteiligt. Riboflavin ist wichtig für die Energieversorgung aller Zellen, auch der Gehirnzellen, und Vitamin B_6 fördert die Produktion des Gute-Laune-Hormons Serotonin. Einigen Studien zufolge besteht überdies ein Zusammenhang zwischen einem guten Gedächtnis und einer ausreichenden Vitamin-B_6-Versorgung.

Ein Mangel an den genannten Nährstoffen kann zu geistiger Verwirrung führen. Die Symptome lassen jedoch nach, sobald dem Körper die fehlenden Substanzen wieder zugeführt werden. Ungewiss ist, ob eine erhöhte Zufuhr dieser Nährstoffe über die Nahrung die Gehirnfunktion weiter verbessern oder sogar altersbedingte Demenz verhindern kann.

Gute Durchblutung

Wichtig für die mentale Leistungsfähigeit ist neben einer ausreichenden Nährstoffversorgung auch eine gute Durchblutung des Gehirns. Es verfügt zwar über ein weit verzweigtes Netz von Blutgefäßen, doch wie viel Glukose, Sauerstoff und Nährstoffe darüber letztendlich zu den Zellen gelangen, hängt vom Zustand des gesamten Herz-Kreislauf-Systems ab. Wenn die Gefäße durch lang anhaltenden Bluthochdruck vernarbt oder durch Ablagerungen infolge eines erhöhten Cholesterinspiegels verengt sind, erhält das Gehirn nicht mehr genügend Sauerstoff und Energie, um optimal funktionieren zu können, und das Risiko nimmt zu, an Demenz zu erkranken oder einen Schlaganfall zu erleiden. Was für ein gesundes Herz und gesunde Gefäße zuträglich ist, kommt auch dem Gehirn zugute. Grundlegend für eine solche Ernährung sind die Auswahl gesunder Fette, eine salzreduzierte Kost und der Verzehr von reichlich frischem Obst und Gemüse, das reich an Ballaststoffen und Antioxidantien ist. Wichtig ist auch eine ausreichende Proteinzufuhr. Aminosäuren sind die Grundbausteine aller Proteine, und bestimmte Aminosäuren werden für die Bildung von Neurotransmittern, den gehirneigenen Botenstoffen, benötigt. Zudem sind Proteine wichtig für die Reparatur von Zellgewebe.

Gesunde Fette

Die Art der Fette, die wir zu uns nehmen, trägt wesentlich zur geistigen Leistungsfähigkeit bei. Unser Gehirn besteht aus sehr weichem Gewebe mit einem hohen Fettanteil. Dessen Zusammensetzung wird durch die verzehrten Fette bestimmt, da diese sich in den Hirnzellen anreichern. Wertvoll sind Omega-3-Fettsäuren,

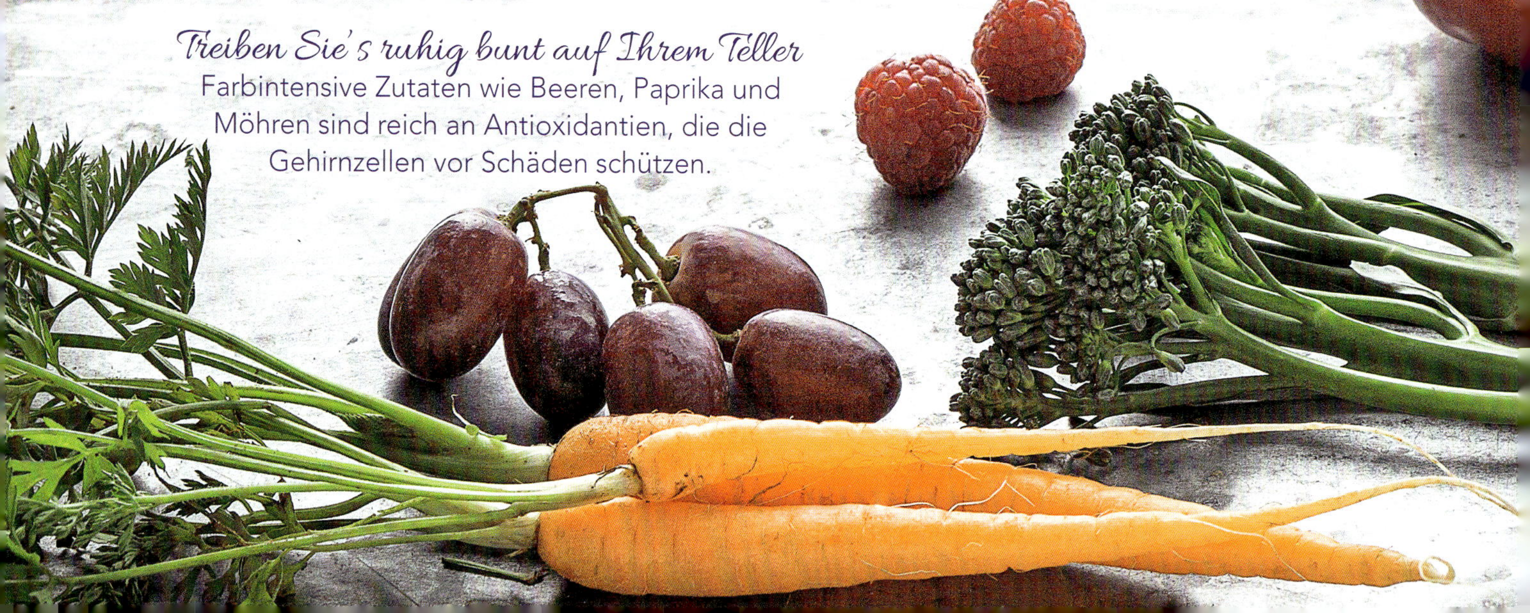

Treiben Sie's ruhig bunt auf Ihrem Teller
Farbintensive Zutaten wie Beeren, Paprika und Möhren sind reich an Antioxidantien, die die Gehirnzellen vor Schäden schützen.

da sie helfen, die Flexibilität und Reaktionsfähigkeit der Zellen zu steigern, wodurch sich die mentale Leistungsfähigkeit insgesamt verbessert. Darüber hinaus scheinen Omega-3-Fettsäuren die Gehirnfunktion dauerhaft zu stärken, was auf ihre entzündungshemmende Wirkung zurückzuführen sein könnte. Eine über sechs Jahre hin durchgeführte amerikanische Studie zur geistigen Leistungsfähigkeit ergab, dass die Testpersonen, die zweimal pro Woche Fisch aßen, geistig fitter blieben als diejenigen, die ganz auf Fisch verzichteten. Ähnlich positiv scheinen sich die einfach ungesättigten Fettsäuren in Olivenöl, Nüssen und Saaten auf die Hirnfunktion auszuwirken. Entscheidend ist allerdings nicht die reine Menge an gesunden Fetten, die wir zu uns nehmen, sondern das Verhältnis, in dem sie zu den anderen Fetten auf unserem täglichen Speiseplan stehen. Konkret bedeutet das: Die gesunden Fette sollten nicht zusätzlich verzehrt werden, sondern die weniger gesunden auf dem Speiseplan ersetzen. Empfehlenswert ist dies nicht zuletzt auch, um eine unkontrollierte Gewichtszunahme zu vermeiden.

Fast Food

Dass Übergewicht dem Körper schadet, ist allgemein bekannt. Dass schon eine ungesunde Ernährung allein die körpereigenen Entzündungswerte in die Höhe treiben und damit schädliche Auswirkungen haben kann, weniger. Bei Ratten, die im Rahmen einer australischen Studie sechs Tage lang mit Fast Food gefüttert wurden, war eine deutliche Verschlechterung ihres Erinnerungsvermögens festzustellen, obwohl sie in dieser Zeit nicht an Gewicht zulegten. Die Forscher vermuten, dass der hohe Gehalt an gesättigten Fettsäuren, Salz und Zucker in dem Fast Food zu einer Entzündung im Hippocampus führte, dem Teil des Gehirns, der für das Lernen und die Gedächtnisfunktion zuständig ist.

Alkohol

Die Auswirkungen von Alkohol auf die Gehirnfunktion sind sehr komplex. Es scheint tatsächlich so zu sein, dass sich das Risiko, an Demenz zu erkranken oder einen Schlaganfall zu erleiden, durch ein gelegentliches alkoholisches Getränk zu den Mahlzeiten verringern lässt. Allerdings nehmen die durch den Alkohol verursachten Gesundheitsrisiken rasant zu, sobald die gängigen Empfehlungen zu den gesundheitlich verträglichen Mengen (die in Deutschland bei maximal 20 Gramm Alkohol täglich bei Frauen und 30 Gramm bei Männern liegt) überschritten werden. Übermäßiger Alkoholkonsum beeinträchtigt die Blutversorgung im Gehirn, begünstigt Bluthochdruck und Arterienverkalkung, senkt den Serotoninspiegel im Blut und entzieht dem Körper wichtige Vitamine, wodurch das Risiko, einen Schlaganfall oder Gedächtnisstörungen zu erleiden sowie an Depressionen oder Demenz zu erkranken, signifikant erhöht wird. Einer der Schlüssel zum Erhalt der mentalen Leistungsfähigkeit scheint demnach der Konsum einer geringen Menge Alkohol (insbesondere von Rotwein, der einen hohen Anteil an dem Antioxidans Resveratrol enthält) zu den Mahlzeiten zu sein.

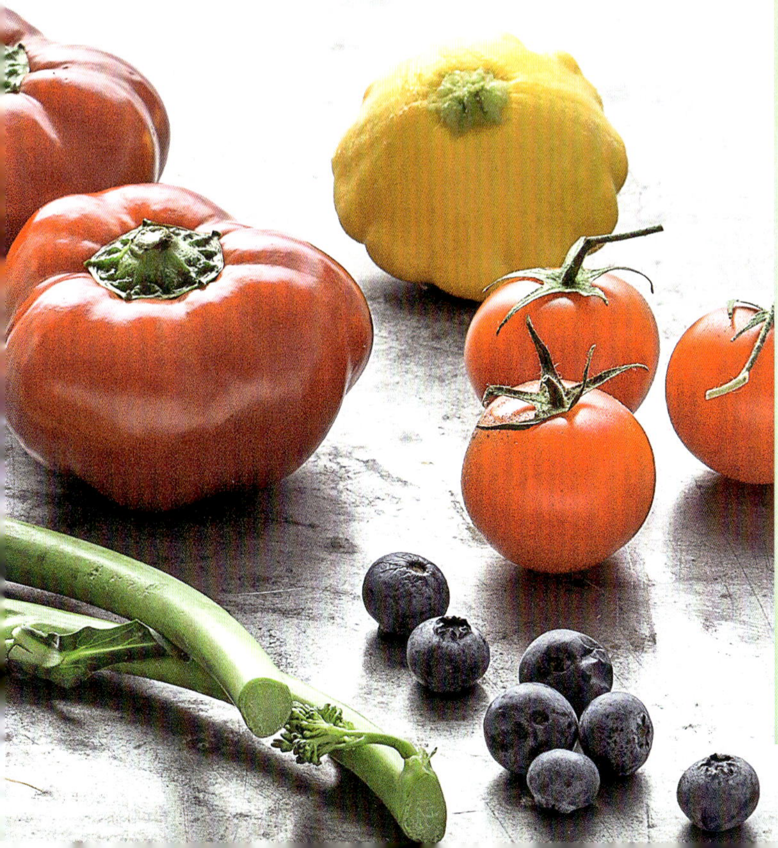

Ernährung mit Köpfchen – ein Leben lang

Mit dem Alter verändern sich die Bedürfnisse des Gehirns. Folgende Tipps helfen Ihnen, Ihre mentale Leistungsfähigkeit in jeder Lebensphase zu optimieren.

20–30 JAHRE Neueste Studien legen nahe, dass das Gehirn seinen Reifeprozess erst mit Anfang 20 abschließt. Während dieser Phase sind essenzielle Fettsäuren, wie sie in Fisch, Nüssen und Saaten vorkommen, ebenso wichtig für das Gehirn wie das in Algen enthaltene Spurenelement Jod. Entscheidend sind auch Zink und Eisen, die besonders in Krustentieren und magerem Fleisch zu finden sind.

30–60 JAHRE Mit zunehmendem Stress ist die Versuchung, Mahlzeiten einfach ausfallen zu lassen oder zu Fast Food zu greifen, groß. Ihr Gehirn benötigt jedoch regelmäßige, ausgewogene Mahlzeiten ohne überflüssige Kalorien. Nehmen Sie sich zwischendurch die Zeit, einen großen Topf Suppe oder Pastasauce mit viel frischen Zutaten zu kochen, die sie portionsweise einfrieren und bei Bedarf auftauen können.

60 JAHRE UND ÄLTER Um zu vermeiden, dass die Hirnfunktion mit dem Alter zu sehr nachlässt, scheinen ein gesundes Gewicht und gesunde Blutzuckerwerte ebenso wichtig zu sein wie kleine, regelmäßige, nährstoffreiche und salzarme Mahlzeiten mit niedrigem GI.

Ernährungsumstellung

Manchmal reicht schon eine kleine Änderung des Speiseplans, um Ihr Gehirn optimal zu versorgen.

Defizite analysieren und beheben

✘ Frühstückssünden: Weißbrot mit Butter und Marmelade, dazu ein großer Milchkaffee oder Weißmehl-Frühstücksflocken mit Vollmilch und Zucker. Nichts davon liefert dem Körper ausreichend Energie und die sättigenden Proteine, die er benötigt, um bis zum Mittagessen durchzuhalten.
✔ Frühstück für Aktive: Vollkorntoast mit Magerquark und Fruchtmus oder Ei, dazu eine Tasse Kaffee mit entrahmter Milch oder ein Vollkornmüsli mit frischem Obst und fettarmer Milch.
✔ So ist's besser: Vollkorn- statt Weißmehlprodukte versorgen das Gehirn nachhaltig mit Glukose. Proteine helfen, die Ausschüttung des schlaffördernden Serotonins zu unterbinden und wach zu bleiben. Mehr Ballaststoffe und weitgehender Verzicht auf gesättigte Fettsäuren fördern die Gefäßgesundheit und tragen zur Sauerstoff- und Nährstoffversorgung des Gehirns bei.

✘ Sünden beim Mittagessen: Weißbrot mit Schinken und Käse, eine Dose Cola und ein Stück Kuchen hinterher. Nach dieser Kalorienbombe aus leeren, schnell verbrannten Kohlenhydraten sind Ihre Energiereserven schon am frühen Nachmittag wieder erschöpft.
✔ Mittagessen für Aktive: Mageres Hühnchen mit Salat und Vollkornbrot, dazu Wasser und danach ein Obstsalat mit fettarmem Joghurt.
✔ So ist's besser: Trinken Sie viel Wasser, um Ihre mentale Leistungsfähigkeit zu steigern. Verzehren Sie mehr Ballaststoffe, dafür weniger Salz und gesättigte Fettsäuren. Bevorzugen Sie zudem eiweißreiche Kost und verzichten Sie auf leere Kohlenhydrate. Nahrungsmittel mit einem hohen GI werden schnell verdaut, was die Blutzuckerwerte rasch in die Höhe treibt, aber auch ebenso schnell wieder sinken lässt, sodass die gewonnene Energie schon bald wieder verpufft. Besser sind Lebensmittel mit einem niedrigen GI, die ihre Energie ganz allmählich freisetzen. Dazu zählt Kost mit einem hohen Anteil an Ballaststoffen, gesunden Fettsäuren und Proteinen. Sie werden langsam verdaut, sodass die enthaltene Glukose gleichmäßig freigesetzt und das Gehirn über mehrere Stunden nachhaltig mit Energie versorgt wird. Das kommt nicht nur der Konzentrationsfähigkeit und dem Gedächtnis zugute, sondern sorgt auch insgesamt für größere Ausgeglichenheit.

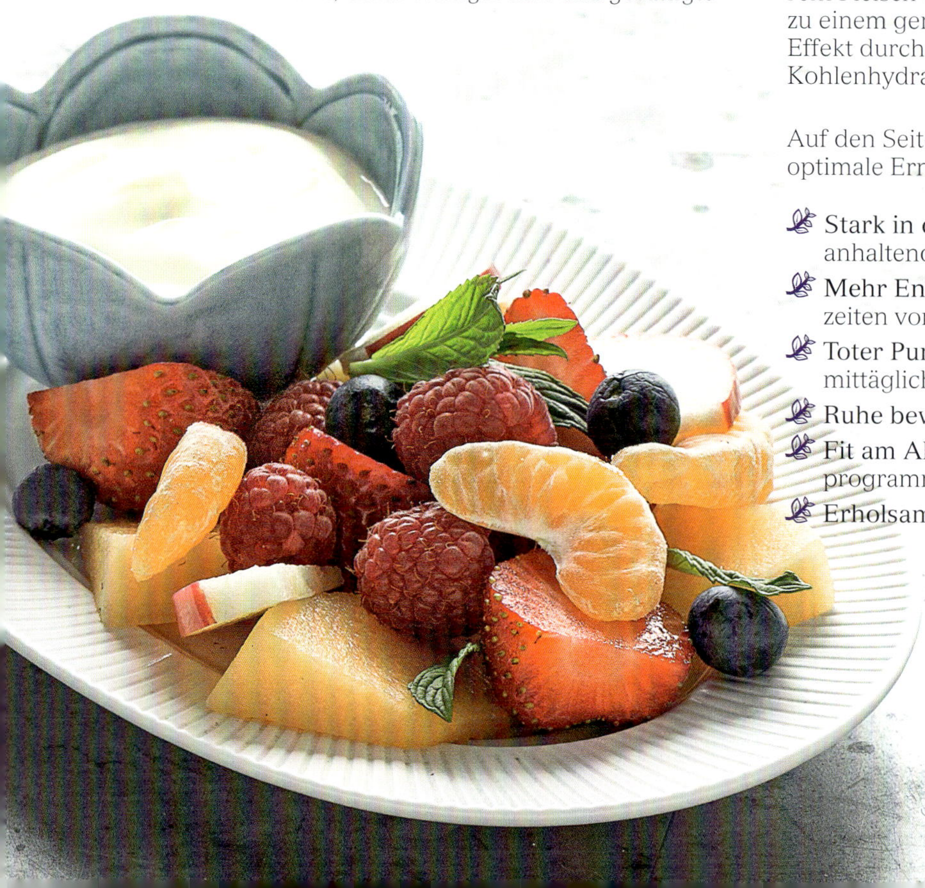

✘ Sünden beim Abendessen: Ein halbes Hähnchen mit Pommes Frites aus dem Schnellimbiss, dazu ein Bier und hinterher einen Kaffee. Solche Mahlzeiten können den Schlaf empfindlich stören. Fettreiche Speisen sind schwer verdaulich und bereiten dem Magen Extraarbeit, was Sie länger wachhält. Proteinreiche, stark gewürzte Speisen und Kaffee haben überdies eine anregende Wirkung. Auch Alkoholgenuss wirkt sich auf den Schlaf aus und kann verhindern, dass man am nächsten Morgen frisch und erholt aufwacht.
✔ Abendessen für Aktive: Gemüsepfanne mit dünn aufgeschnittenen Scheiben mageren Rindfleischs, dazu Vollkornreis und kurz vor dem Schlafengehen eine Tasse Kamillentee oder heiße Milch mit Honig.
✔ So ist's besser: Essen Sie mehr Ballaststoffe und weniger gesättigte Fettsäuren, um Ihr Herz-Kreislauf-System zu schützen und für eine gute Durchblutung des Gehirns zu sorgen. Kleine Mengen proteinreicher Kost mit einem hohen Anteil an Tryptophan, wie er in magerem Fleisch und Milchprodukten vorkommt, verhelfen zu einem geruhsamen Schlaf. Verstärkt wird dieser Effekt durch die zusätzliche Aufnahme einiger weniger Kohlenhydrate, z. B. aus Reis oder Honig.

Auf den Seiten 268–279 finden Sie Rezeptideen für die optimale Ernährung in konkreten Lebenslagen.

- **Stark in den Tag** – Frühstücksideen für eine lang anhaltende Energieversorgung
- **Mehr Energie für Höchstleistungen** – ideale Mahlzeiten vor Examen und Prüfungen
- **Toter Punkt ade!** – Kleinigkeiten gegen den nachmittäglichen Leistungsabfall
- **Ruhe bewahren** – Speisen für Stresssituationen
- **Fit am Abend** – Köstlichkeiten für ein aktives Spätprogramm
- **Erholsame Nachtruhe** – Leichtes vorm Zubettgehen

Auf diese Lebensmittel sollten Sie besser verzichten

Übergewicht und Fettleibigkeit wirken sich offenbar in jedem Alter negativ auf die geistige Leistungsfähigkeit aus – bei älteren Menschen jedoch besonders. Eine kalorienbewusste Ernährung hingegen scheint den Alterungsprozess insgesamt und damit auch das Nachlassen der Gedächtnisleistung zu verlangsamen. Wer auf ein gesundes Gewicht achtet, könnte also länger leben.

Ab einem Alter von 65 Jahren ist eine Verringerung der mentalen Kapazität nichts Ungewöhnliches, bei übergewichtigen Menschen setzt dies jedoch meist früher und in stärkerem Maße ein. Hohe Blutfett-, Blutzucker- und Blutdruckwerte tragen zusätzlich zur Verschlechterung bei. Im Rahmen der seit 1948 in den USA durchgeführten Framingham-Herzstudie fand man heraus, dass übergewichtige Männer mit Bluthochdruck im Vergleich zu Übergewichtigen mit normalem Blutdruck und Normalgewichtigen mit Bluthochdruck die geringste mentale Leistungsfähigkeit besitzen. Das scheint zu belegen, dass sich Übergewicht auf die Hirnfunktion insgesamt negativ auswirkt.

Zu viel Salz Gesunder Blutdruck hängt auch von der Salzversorgung des Körpers ab, denn ein Zuviel an dem im Salz enthaltenen Natrium kann gerade bei älteren Menschen den Blutdruck in die Höhe treiben. Laut Deutscher Gesellschaft für Ernährung reichen 6 g Kochsalz zur Deckung des Tagesbedarfs eines Erwachsenen. Das entspricht etwa der Menge eines Teelöffels. Viele nehmen jedoch gut das Doppelte davon oder sogar mehr zu sich.

Weißmehlprodukte Kohlenhydrate aus Weißmehlprodukten scheinen die Gedächtnisleistung ebenfalls negativ zu beeinflussen. Weißmehlprodukte besitzen in der Regel einen hohen GI und versorgen das Gehirn somit nur kurzfristig und nicht nachhaltig mit Glukose, was einen schnelleren Leistungsabfall begünstigt.

Zu viel Fett Doch nicht alle Lebensmittel mit niedrigem GI sind wertvoll. So besitzen etwa viele fettige Speisen wie z. B. Sahnetorte zwar einen vergleichsweise niedrigen GI, sind aber in gesundheitlicher Hinsicht eher bedenklich. Außerdem wird bei der Ermittlung des GI-Wertes immer nur der Glukosegehalt eines Lebensmittels berücksichtigt. Ob und wie viele andere Zuckerarten, wie z. B. Fruktose, darin vorkommen, ist daraus nicht ersichtlich. Einfacher Haushaltszucker, auch Saccharose genannt, der zur Hälfte aus Fruktose besteht, hat beispielsweise einen niedrigeren GI-Wert als Brot, kann aber dennoch gesundheitliche Probleme verursachen, wenn er in großen Mengen verzehrt wird. Zudem ist Fruktose weniger sättigend als Glukose, sodass man schnell zu viel davon zu sich nimmt.

Zu viel Zucker Insbesondere in den USA ist Fruktose als Süßungsmittel stark in die Kritik geraten. Dort wird sie in Form von High Fructose Corn Syrup (HFCS) zahlreichen industriell verarbeiteten Lebensmitteln, insbesondere Softdrinks, beigemischt. Durch Tierversuche konnte nachgewiesen werden, dass sich übermäßiger Verzehr von Fruktose oder Saccharose schädlich auf die Gehirnfunktion auswirkt, insbesondere auf die kognitiven Fähigkeiten und das Erinnerungsvermögen.

Kleinere, an Menschen durchgeführte Studien kamen zu ähnlichen Ergebnissen. Hier wie dort arbeitete man mit Fruktosemengen, die im Rahmen einer normalen Ernährung allerdings kaum jemand zu sich nimmt. Die Forscher unterscheiden zwischen „natürlichen" und „nicht natürlichen" Zuckerquellen, und solche Mengen, wie sie in den Studien verabreicht wurden, können z. B. beim Verzehr von ganzen Orangen nur schwer erreicht werden. Wahrscheinlicher ist dies jedoch bei extrem übermäßigem Konsum von Orangensaft oder HFCS-gesüßter Limonade.

Man vermutet, dass die Entzündungen, die sich infolge hohen Zuckerkonsums im Körper bilden, für die Veränderungen im Gehirn verantwortlich sind. Darüber hinaus besitzt ein erhöhter Zuckerkonsum noch einen indirekten Einfluss auf die Gehirnleistung: Überschüssiger Zucker wird vom Körper in Fett umgewandelt, was die Blutfettwerte in die Höhe treibt. Dies wiederum könnte zu einer Insulinresistenz führen, die die Glukoseversorgung des Gehirns beeinträchtigt.

Fast Food Nicht nur unsere mentale Leistungskraft, auch unsere Stimmung kann durch das, was wir essen, negativ beeinflusst werden. Neueste Studien zeigen, dass das Risiko, an einer Depression zu erkranken, bei regelmäßigem Fast-Food-Konsum zunimmt. Australische Forscher, die zwei Jahre lang die Ernährungsgewohnheiten von Jugendlichen unter die Lupe nahmen, fanden heraus, dass Fast Food in einem direkten Zusammenhang mit einer schlechten psychischen Verfassung steht. Zu ähnlichen Ergebnissen kamen Studien, an denen Kinder, Erwachsene und Schwangere teilnahmen.

Gesättigte Fettsäuren Gesättigte Fettsäuren und Transfette können zu Entzündungen führen, die sich negativ auf die Gehirnfunktion auswirken. Zudem beeinträchtigen sie nachweislich das Herz-Kreislauf-System, das dann für keine optimale Versorgung des Gehirns mit Glukose, Sauerstoff und wichtigen Mikronährstoffen mehr sorgen kann. Dies könnte eine Erklärung dafür sein, warum in Studien oft festgestellt wird, dass ein erhöhter Verzehr von gesättigten Fettsäuren mit geringeren kognitiven Leistungen, schlechterem Gedächtnis und einem erhöhten Risiko, an Demenz zu erkranken, einhergeht.

Sich regen bringt Segen

Lange glaubte man, dass das Gehirn irreparabel ist und einmal entstandene Schäden dauerhaft sind – dass quasi alle Kabel im Kopf fest verlötet sind wie in einem Computer und es im Lauf der Jahre mit dem Gehirn nur bergab geht. Den klassischen Heilungsprozess wie beispielsweise bei einer Schnittwunde am Arm, in deren Folge verletztes Gewebe abgestoßen und neues gebildet wird, gibt es im Gehirn nicht. Aus diesem Grund ging man lange Zeit davon aus, dass eine Heilung nach einem Hirnschaden unmöglich ist. Doch das stimmt nicht.

Permanente Veränderungen

Dank der Fortschritte auf dem Gebiet der bildgebenden Verfahren kann man die Vorgänge im Gehirn heute gut beobachten. Dabei entdeckte man die sogenannte neuronale Plastizität, also die Eigenschaft des Gehirns, sich ständig zu verändern, neue Nervenzellen zu bilden und bei Bedarf sogar ganze Funktionen auf andere Gehirnbereiche zu übertragen. Das Gehirn, so stellte sich heraus, ist äußerst flexibel. Es verändert sich durch unsere Erfahrungen, durch ständiges Üben und Trainieren und durch die Sinneseindrücke, die auf uns einströmen. Findet in einem Teil des Gehirns eine erhöhte Aktivität statt, beeinflusst das auch andere, nahegelegene oder mit dem aktiven Teil verbundene Gehirnbereiche. Dabei entwickeln sich völlig neue Schaltkreise oder vorhandene werden verändert, wodurch sich das Gehirn stellenweise sogar vergrößert. Heute wissen wir, dass sich im Gehirn ständig neue Nerven bilden, selbst bei älteren Menschen.

Die grauen Zellen anregen

Eine neue Umgebung, neue Erfahrungen und körperliche Aktivitäten können das neuronale Wachstum anregen. Wer sich körperlich betätigt, erhöht nicht nur die Sauerstoffzufuhr im Gehirn, sondern setzt sich auch neuen Eindrucken aus, was das Gehirn stimuliert. Auch Neues zu lernen, wirkt dem geistigen Verfall entgegen, denn es sorgt dafür, dass das Gehirn weiter wächst.

Visualisierung ist eine Form von Meditation, die schon lange als Methode gepriesen wird, um Ziele, die man vor Augen hat, leichter zu erreichen. Die Ergebnisse aus der aktuellen Hirnforschung zeigen, warum sie so erfolgreich ist: Ein Objekt zu visualisieren, regt dieselben Gehirnbereiche an, die aktiviert werden, wenn man es tatsächlich sieht. Und eine Handlung im Geiste durchzuspielen, führt zu denselben physischen Veränderungen im Gehirn, wie sie tatsächlich auszuführen. Studien haben gezeigt, dass Menschen, die Tätigkeiten häufig im Kopf durchspielen, aber nur selten physisch ausführen, ähnlich gute Fertigkeiten erwerben können wie diejenigen, die lediglich die physische Ausführung trainieren. Man sollte meinen, dass die Muskeln das direkte Training brauchen, um die nötige Routine zu entwickeln, in Wahrheit aber findet das Lernen nicht in den Muskeln statt, sondern im Gehirn. Mit zunehmender Gewandtheit werden mehr und mehr Neuronen für eine gefragte Tätigkeit aktiviert und mehr Gehirnbereiche zur Unterstützung einbezogen. Die Kommunikation zwischen den einzelnen Neuronen wird immer effizienter und die Signale, die die Nerven aussenden, werden präziser und schneller. Das kann einerseits nützlich sein, wenn man etwas Neues erlernen möchte, andererseits aber auch problematisch, wenn man schlechte Angewohnheiten loswerden will, denn die erwähnten Abläufe sorgen ebenfalls dafür, dass wir uns solche Muster dauerhaft einprägen.

Fitnesstraining fürs Gehirn

Studien auf dem Gebiet der neuronalen Plastizität haben erwiesen, dass zur Optimierung der Gehirnleistung bestimmte Übungen und Aktivitäten besser geeignet sind als andere. Am direktesten und nachhaltigsten spricht das Gehirn auf Konzentrationsübungen an sowie auf Aktivitäten, bei denen man neue Erfahrungen sammeln kann. Leider lassen wir uns mit zunehmendem Alter, wenn wir in besonders starkem Maße davon profitieren könnten, immer weniger auf Neues ein. Dadurch gerät man leicht in einen Teufelskreis: Hat der geistige Abbau bereits eingesetzt, lassen das Selbstvertrauen und damit die Lust zu reisen oder Neues zu erleben immer mehr nach, sodass man letztlich genau die Herausforderungen vermeidet, die für den Erhalt der geistigen Leistungskraft entscheidend sind.

Die Sinne anregen hilft, dem Gehirn die nötigen Impulse zu geben, um sich fortwährend zu erneuern. Am besten eignen sich dazu Aktivitäten, die eine hohe Aufmerksamkeit und Konzentration erfordern, wie etwa eine neue Sprache oder ein Instrument zu erlernen. Aber auch mit dem Bus an einen Ort zu fahren, den man nicht kennt, oder barfuß über Sand oder Gras zu laufen, kann die Bildung neuer Neuronen anregen.

Einfache Übungen, die zum Erhalt der geistigen Leistungsfähigkeit beitragen, sind Geschichten zu erzählen, Kopfrechnen, Kreuzwort- oder Sudoku-Rätsel zu lösen sowie das aktuelle Tagesgeschehen zu verfolgen und mit anderen darüber zu diskutieren. Lösen Sie die Denksportaufgaben auf den Seiten 280–289. Auch ein Ehrenamt, ein anspruchsvolles Hobby oder eine berufliche Veränderung können Sie mental wieder in Schwung bringen. Übertreiben Sie es jedoch nicht mit den neuen Herausforderungen, denn Stress ist Gift für die neuronale Plastizität. Um dauerhaft geistig fit zu bleiben, sollten Sie Stresssituationen daher möglichst vermeiden.

Neue Energie tanken

Obschon die Ernährung einen wesentlichen Einfluss auf unsere Hirnfunktion hat, können ihre positiven Effekte durch andere, negative Einflüsse auf unser Leben wieder zunichtegemacht werden. Diese Probleme anzugehen, kommt nicht nur unserem Gehirn, sondern dem gesamten Körper zugute.

Stress abbauen

Stress ist eine körperliche Reaktion auf Herausforderungen und Gefahren, er hält wach und fördert die Adrenalinausschüttung und Energieversorgung, damit wir schnell denken und handeln können. Als Dauerbelastung kann er das Gehirn jedoch schädigen, denn die Folge sind ein erhöhter Blutzuckerspiegel, der Anstieg von Blutdruck und Entzündungswerten sowie Verdauungs- und Schlafstörungen. Zudem hindert Stress den Körper daran, seine regelmäßige Selbstregeneration durchzuführen, und erhöht außerdem das Risiko, an Depressionen zu erkranken.

Chronischer Stress kann dass Gehirn daran hindern, neue Erinnerungen abzuspeichern oder alte abzurufen. Um geistig fit und gesund zu bleiben, ist es daher wichtig, Stress rechtzeitig zu erkennen und abzubauen. Auch wenn Sie nicht in der Lage sind, die Ursache für den Stress aus der Welt zu schaffen, können Sie Strategien entwickeln, um die Auswirkungen des Stresses auf Körper und Geist zu minimieren. Ausreichend Schlaf und regelmäßige Bewegung stehen dabei an erster Stelle. Nehmen Sie sich für das, was Sie tun müssen, die Zeit, die Sie brauchen. Erledigen Sie eine Aufgabe nach der anderen. Lächeln Sie – dadurch aktivieren Sie im Gehirn Substanzen, die für die Ausschüttung von Glückshormonen verantwortlich sind – und nehmen Sie sich auch Zeit, anderen etwas Gutes zu tun. Denken Sie an das, was Sie beglückt, und schwelgen Sie in schönen Erinnerungen. Studien zufolge fördert das den Optimismus und erhöht die Belastbarkeit, was in Stresssituationen enorm von Vorteil ist. Eine tiefe, ruhige Atmung, Entspannungsübungen, Meditation und Yoga können ebenfalls helfen, dem Stress entgegenzuwirken.

Mehr Bewegung

Ausdauertraining ist nicht nur gut für das Herz-Kreislauf-System, die Knochen und die Gelenke, denn es werden dabei auch Hormone ausgeschüttet, die zur Neubildung von Nervenzellen beitragen. Das Erinnerungsvermögen wird verbessert und der Hippocampus, der Bereich des Gehirns, in dem Erinnerungen gespeichert werden, wächst. Ideal sind Aktivitäten, die Sie zugleich in sozialer, geistiger und körperlicher Hinsicht anregen, wie Tanzen, Wandern oder Reisen. Bewegung fördert auch die Aufmerksamkeit und Konzentrationsfähigkeit und hebt die Laune. Das liegt zum Teil an der durch die Bewegung verbesserten Durchblutung, aber auch daran, dass man einmal abschalten und seinen Gedanken freien Lauf lassen kann. Stark übergewichtige Menschen denken oft, sie könnten gar keinen Sport treiben, was aber nicht stimmt. Allerdings sollten Sie vorab mit Ihrem Hausarzt sprechen. Die gesundheitliche Verfassung von Übergewichtigen, die regelmäßig Sport treiben, ist oft besser als die von Normalgewichtigen, die sich gar nicht bewegen.

Besser schlafen

Im Schlaf wechseln verschiedene Zyklen einander ab. Der REM-Schlaf (REM, Abk. f. engl. *__r__apid __e__ye __m__ovement*) erfrischt den Geist, der Tiefschlaf den Körper. Die REM-Phase ist auch die Traumphase, in der Erlerntes und Erlebtes in die Erinnerung eingespeist werden. Nach ihr fühlen wir uns wach und fit für den Tag. Gegen Morgen nehmen die REM-Phasen zu – wer also seinen Schlaf unterbricht oder z. B. infolge größeren Alkoholkonsums unruhig schläft, hat hier die größten Defizite. Der Neurotransmitter Dopamin ist an der Regulierung des Schlaf-Wach-Rhythmus beteiligt und mit dafür verantwortlich, ob man sich morgens ausgeschlafen und fit fühlt. In Tierversuchen, bei denen die Ausschüttung von Dopamin unterdrückt wurde, blieben die REM-Phasen vollständig aus. Kommt es regelmäßig zu Störungen des REM-Schlafs, verringert sich zudem die Anzahl der Dopamin-Rezeptoren im Gehirn, was dazu führt, dass man sich selbst nach ausnahmsweise längeren Schlafphasen immer noch müde und schlapp fühlt.

Tipps für einen erholsamen Schlaf

- Stehen Sie jeden Morgen zur selben Zeit auf.
- Tanken Sie Licht nach dem Aufwachen, indem Sie Vorhänge und Rollos öffnen oder nach draußen gehen.
- Brauchen Sie tagsüber Schlaf, legen Sie sich nach dem Mittagessen für höchstens 30 Minuten hin.
- Kein Koffein am Nachmittag.
- Keine schweren Mahlzeiten am Abend.
- Kein heißes Bad vor dem Schlafengehen.
- Eine Tasse Milch oder eine kleine kohlenhydrathaltige Nascherei vor dem Zubettgehen.

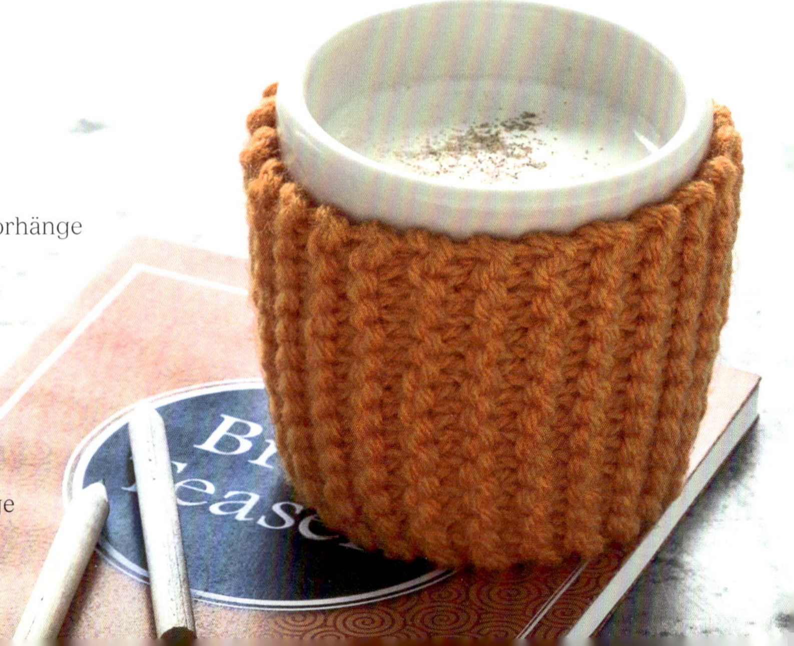

Das 7-Tage-Fitnessprogramm fürs Gehirn

Montag

Genug schlafen

Planen Sie den Abend sorgfältig, sodass Sie eine Stunde früher als üblich zum Schlafengehen bereit sind. Ein leichtes Abendbrot ohne Alkohol und ein kleines kohlenhydrathaltiges Betthupferl wirken ebenso schlaffördernd wie eine ruhige Betätigung in gedämpfter Atmosphäre vor dem Zubettgehen.

Dienstag

Aktiv sein

Ausdauertraining kommt dem ganzen Körper zugute, wirkt sich kurz- und langfristig aber auch positiv auf die Hirntätigkeit aus. Stellen Sie heute einen Bewegungsplan für die kommende Woche auf, und machen Sie es sich selbst möglichst leicht, ihn einzuhalten, indem Sie etwa Ihre Sportsachen schon am Abend vorher rauslegen oder sich mit Bekannten zum Wandern oder Tanzen verabreden.

Mittwoch

Die grauen Zellen trainieren

Trainieren Sie Ihr Gehirn mit einem Kreuzwort- oder Sudoku-Rätsel. Auch im Internet kann man Denksportaufgaben finden. Versuchen Sie, Jonglieren zu lernen (beginnen Sie zunächst mit kleinen Jonglierbällen), oder melden Sie sich zu einem Sprachkurs an. All diese Aktivitäten regen die Gehirntätigkeit an und helfen, sie langfristig zu verbessern.

Donnerstag

Einen Gesundheits-Check-up machen

Wann waren Sie zum letzten Mal beim Arzt? Bluthochdruck, Typ-2-Diabetes, Herzleiden (und Rauchen) können sich negativ auf die Hirnleistung auswirken, daher ist es wichtig, diese Krankheiten möglichst früh zu erkennen und zu behandeln.

Freitag

Geselliges Miteinander

Laden Sie Freunde zum Essen ein, gründen Sie einen Lesezirkel, rufen Sie Verwandte an oder gehen Sie mit Ihrem Hund in den Park und sprechen Sie mit anderen Hundebesitzern. Oxytocin, ein Hormon, das in einem Zustand der Zuneigung zu anderen freigesetzt wird, wirkt stresslindernd und entzündungshemmend. Wer allein lebt und keinen Partner hat, kann auch täglich 10 Minuten mit seiner Katze kuscheln, um die Oxytocin-Ausschüttung zu fördern.

Samstag

Neues ausprobieren

Gehen Sie woanders einkaufen als üblich, kochen Sie nach einem neuen Rezept, oder probieren Sie ein neues Lebensmittel. Wie jede andere neue Erfahrung regt auch ein neuer Geschmack das Nervenwachstum an. Wenn Sie schon dabei sind, nutzen Sie die Gelegenheit, um ein gesundes Lebensmittel kennenzulernen, das Ihre mentale Leistungskraft stärkt.

Sonntag

Entspannen und regenerieren

Falls Sie in letzter Zeit unter Stress standen, überlegen Sie, was dazu geführt hat. Fragen Sie sich, ob Sie etwas tun können, um den Stress zu vermeiden, oder, falls nicht, wie Sie damit umgehen können. Scheuen Sie sich nicht, Nein zu sagen, wenn andere zu viel von Ihnen verlangen, und nehmen Sie sich Zeit für sich selbst. Das ist wichtig, weil Stress das Nervenwachstum verhindern und Entzündungen im Körper verursachen kann. Planen Sie jeden Tag eine Mußestunde ein, in der Sie ein Buch lesen oder einem ruhigen Hobby nachgehen, bei dem Sie entspannen können. Auch Meditations- oder Yogaübungen können hilfreich sein.

Ernährung und Demenz

Orientieren Sie sich an dieser Checkliste, um Ihr Gehirn auch im Alter in Schwung zu halten:

- ❑ Mein Gewicht bewegt sich in dem für mein Alter gesunden Bereich.
- ❑ Ich trinke nur wenig Alkohol, vorzugsweise zu den Mahlzeiten.
- ❑ Ich achte beim Einkauf auf salzarme Produkte.
- ❑ Ich esse nur selten Fertiggerichte.
- ❑ Meist esse ich frisches Obst und Gemüse, Vollkornprodukte, Nüsse und Saaten.
- ❑ Ich esse nur geringe Mengen mageres Fleisch.
- ❑ Pro Tag nehme ich drei Portionen fettarme Milchprodukte zu mir.
- ❑ Ich verzichte auf stark gesüßte, industriell verarbeitete Speisen und Getränke.
- ❑ Ich salze und zuckere mein Essen sparsam.
- ❑ Ich esse statt drei großer Mahlzeiten über den Tag verteilt mehrere kleine.

Geistig rege bleiben

Dass die geistigen Fähigkeiten ab etwa 65 Jahren langsam nachlassen, ist ganz normal. Doch etwa jeder Fünfte hat in diesem Alter mit größeren Schwierigkeiten im Bereich des Erinnerungs-, Konzentrations- und Urteilsvermögens sowie der sozialen Kompetenz zu kämpfen. Demenz ist ein fortschreitender Verfall der Hirnfunktion, ausgelöst z. B. durch Gefäßschäden, Schlaganfälle oder Alzheimer. Die Zahl der Demenzerkrankungen ließe sich Fachleuten zufolge durch eine einfache Änderung von Lebensgewohnheiten jedoch halbieren. Das würde bedeuten, dass jeder, der ausreichend schläft, sich fit hält, nicht raucht, geistig rege bleibt und sich gesund ernährt, das Risiko, an Demenz zu erkranken, beträchtlich senken kann.

Die richtige Ernährung

Möglichen Schutz vor Demenz im Rahmen der Ernährung bietet mediterrane Kost mit vielen frischen, pflanzlichen Nahrungsmitteln sowie geringen Mengen Alkohol und Koffein. Statt fettem Fleisch, viel Salz und Butter sollten daher mehr Gemüse, Hülsenfrüchte und Vollkornprodukte, Nüsse und Saaten sowie Fisch und Olivenöl auf dem Speiseplan stehen. Was gut fürs Herz ist, ist auch gut fürs Gehirn – das könnte eine Erklärung dafür sein, warum übermäßiger Verzehr von gesättigten Fettsäuren und Transfetten das Risiko, an Demenz zu erkranken, zu verdoppeln scheint. Mit zunehmendem Alter wird Vitamin B_{12} für die Gesundheit immer wichtiger. Für den Körper wird es allerdings immer schwerer, Nährstoffe aus der Nahrung aufzunehmen. Da Vitamin B_{12} nur in tierischen Produkten vorkommt, ist es wichtig, reichlich fettarme Milchprodukte, mageres Fleisch, Fisch und Eier zu verzehren. Veganer sollten ein Vitamin-B_{12}-Präparat einnehmen.

Diabetes und Hirnfunktion

Starkes Übergewicht und ein Typ-2-Diabetes können das Demenzrisiko um das Zwei- bis Dreifache erhöhen. Aber auch wer nicht an Diabetes leidet, hat mit erhöhten Blutzuckerwerten ein höheres Demenzrisiko. Derzeit läuft in Australien eine Studie mit über 1000 älteren Teilnehmern, deren Hirnfunktion alle 2 Jahre überprüft wird, und die Hinweise, dass der geistige Verfall bei Diabetes-Patienten schneller voranschreitet, mehren sich. Ebenso verdichten sich die Anzeichen dafür, dass bei Personen ohne Diabetes mit einem hohen Nüchternblutzucker ähnliche, wenn auch weniger dramatische mentale Veränderungen auftreten. Der Blutzuckerwert scheint in direktem Zusammenhang mit dem Verlust von Hirnsubstanz und geistigem Verfall zu stehen. Hohe Blutzuckerwerte haben u. a. zur Folge, dass im Blut vorkommende Proteine an Zuckermoleküle gebunden werden, dieser Vorgang nennt sich Glykosylierung. Glykosylierte Proteine im Blut verstärken Entzündungen und andere zellschädigende Reaktionen. Bewusste Ernährung, Gewichtskontrolle und ausreichend Bewegung sind wichtig, um dem entgegenzuwirken.

Die Blutzuckerwerte kontrollieren

Um die Blutzuckerwerte zu senken und damit auch das Risiko, an Demenz zu erkranken, wird oft empfohlen, weniger Kohlenhydrate zu essen. Manche sind daher radikal und verzichten möglichst ganz auf Kohlenhydrate. Das ist im Hinblick auf die Gehirnleistung allerdings nicht ideal (vgl. dazu S. 13 „Energieversorgung im Gehirn"). Um die Blutzuckerwerte stabil und relativ niedrig zu halten, ist es sinnvoller, stark Gezuckertes und Weißmehlprodukte vom Speiseplan zu streichen und dafür mehr Gemüse und Ballaststoffe zu essen.

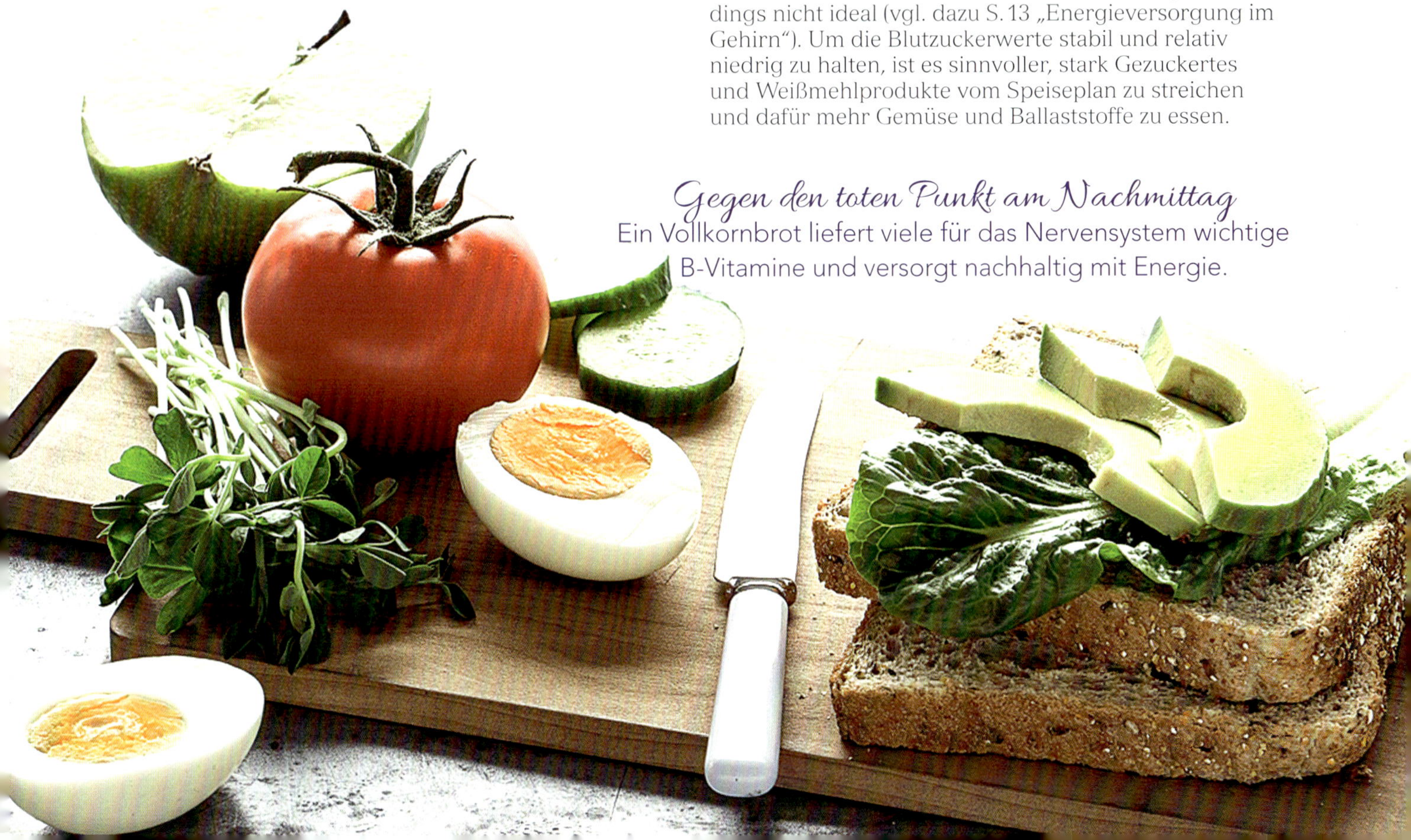

Gegen den toten Punkt am Nachmittag
Ein Vollkornbrot liefert viele für das Nervensystem wichtige B-Vitamine und versorgt nachhaltig mit Energie.

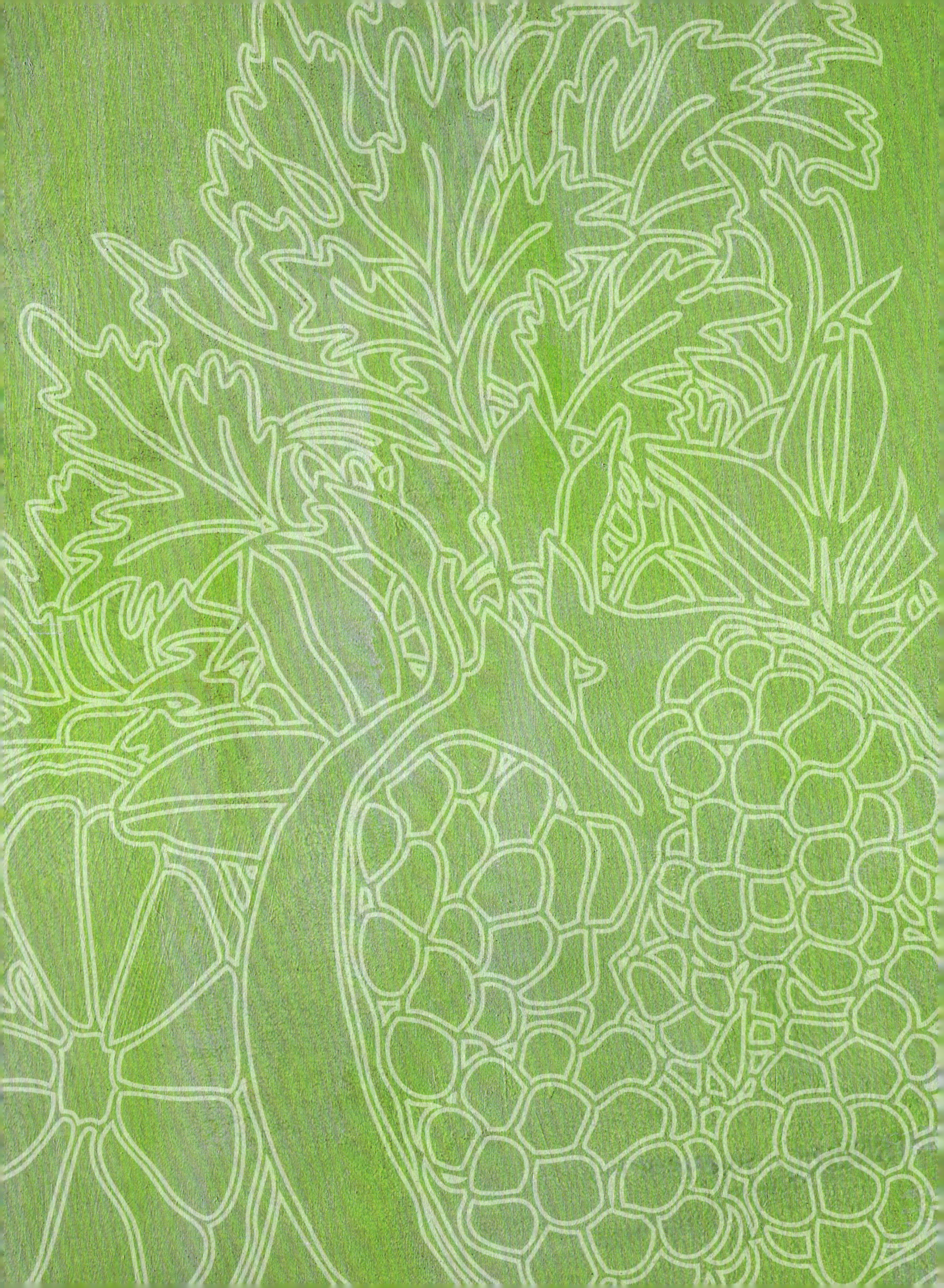

Frühstück

Eine ausgewogene Mahlzeit am Morgen liefert reichlich Energie für einen gelungenen Start in den Tag.

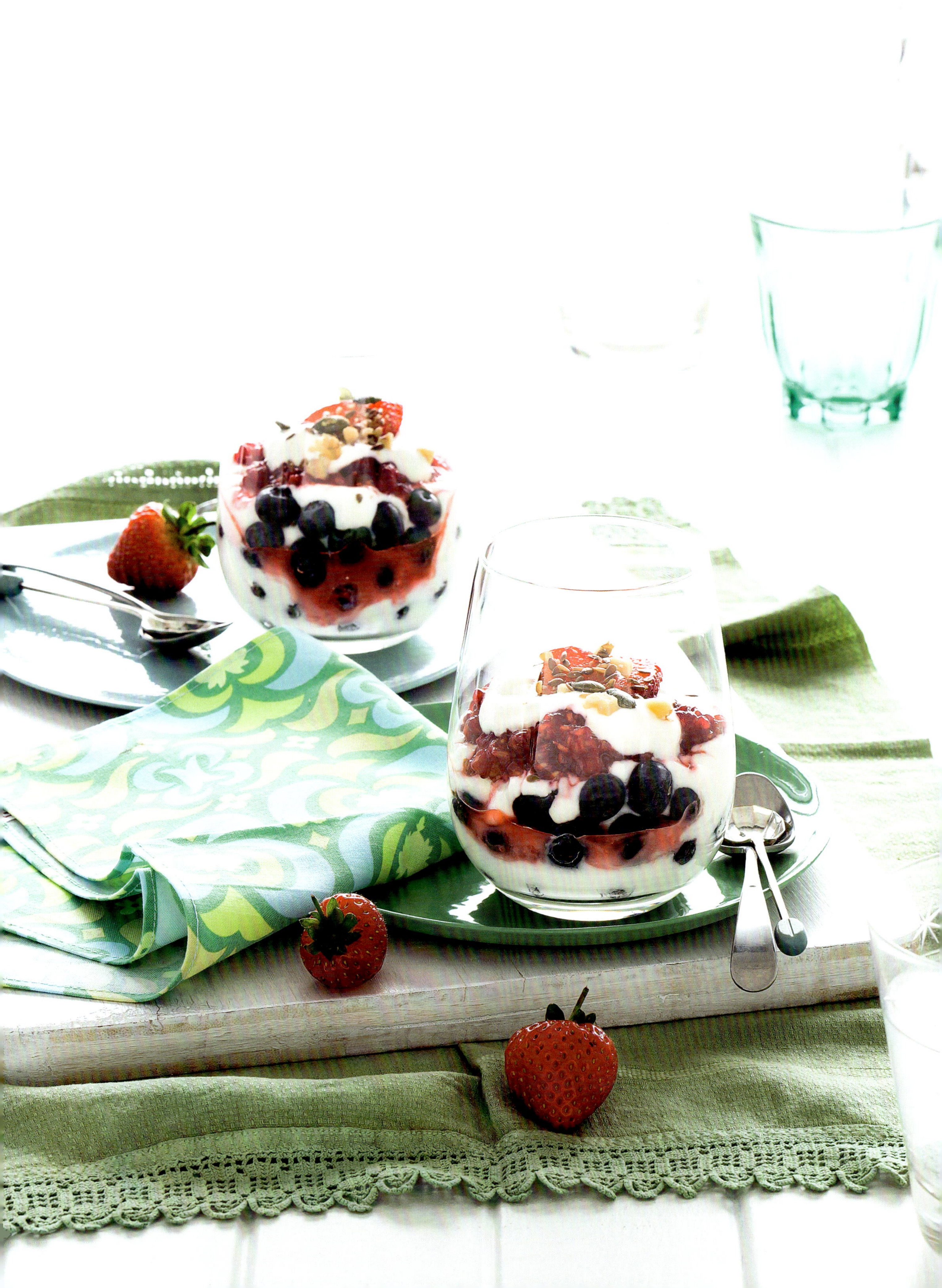

Waldbeerjoghurt mit Walnüssen und Kürbiskernen

Wenn Beeren-Saison ist, sollten Sie unbedingt diesen bunten Fruchtjoghurt probieren. Er ist nicht nur ein wahrer Genuss, sondern liefert reichlich Energie und alle Nährstoffe, die Sie morgens benötigen.

ZUBEREITUNG **10 MINUTEN**
GARZEIT **5 MINUTEN**
FÜR **4 PERSONEN**

25 g Walnusskerne
2 EL Kürbiskerne
2 TL Honig
$^{1}/_{2}$ TL Zimtpulver
800 g fettarmer Naturjoghurt
125 g Blaubeeren
125 g Himbeeren
125 g Erdbeeren, geputzt und in Scheiben geschnitten
2 TL Leinsamen

1 Den Backofen auf 170 °C vorheizen. Walnüsse und Kürbiskerne voneinander getrennt auf ein großes Backblech geben und 5 Minuten rösten, bis sie aromatisch duften und leicht gebräunt sind. Dann abkühlen lassen. Die abgekühlten Walnüsse hacken.

2 Honig, Zimtpulver und Joghurt verrühren. Die Blaubeeren auf 4 Gläser verteilen. Die Hälfte des Joghurts darüberschichten. Die Himbeeren mit einer Gabel leicht andrücken und ebenfalls auf die Gläser verteilen. Dann den restlichen Joghurt zugeben.

3 Die Erdbeerscheiben auf dem Joghurt anrichten. Dann Walnüsse, Kürbiskerne und Leinsamen darüberstreuen. Den fertigen Joghurt sofort servieren.

Die Beerenmischung können Sie nach Belieben variieren. Blaubeeren sollten aber möglichst immer dabei sein. Außerhalb der Saison können Sie statt frischer Beeren auch tiefgekühlte verwenden.

Walnüsse und Kürbiskerne können im Voraus geröstet werden. Nach dem Abkühlen luftdicht verschlossen aufbewahren.

NÄHRWERTE PRO PORTION

1473 kJ, 352 kcal, 19 g Eiweiß, 14 g Fett (5 g gesättigte Fettsäuren), 36 g Kohlenhydrate (25 g Zucker), 5 g Ballaststoffe, 305 mg Natrium

Unter den Wissenschaftlern herrscht Einigkeit darüber, dass *Walnüsse* und *Leinsamen* die besten pflanzlichen Lieferanten von Omega-3-Fettsäuren sind. Zudem enthalten sie für die Hirnfunktion wichtige Antioxidantien.

Fruchtige Vollkornschnitte mit Hüttenkäse

Variieren Sie dieses Gericht mit frischen Saisonfrüchten. Auch Bananen, Äpfel, Birnen, Erdbeeren, Blaubeeren, Weintrauben, Kirschen und Mandarinen eignen sich hervorragend hierfür.

ZUBEREITUNG **10 MINUTEN** KOCHZEIT **2 MINUTEN** FÜR **4 PERSONEN**

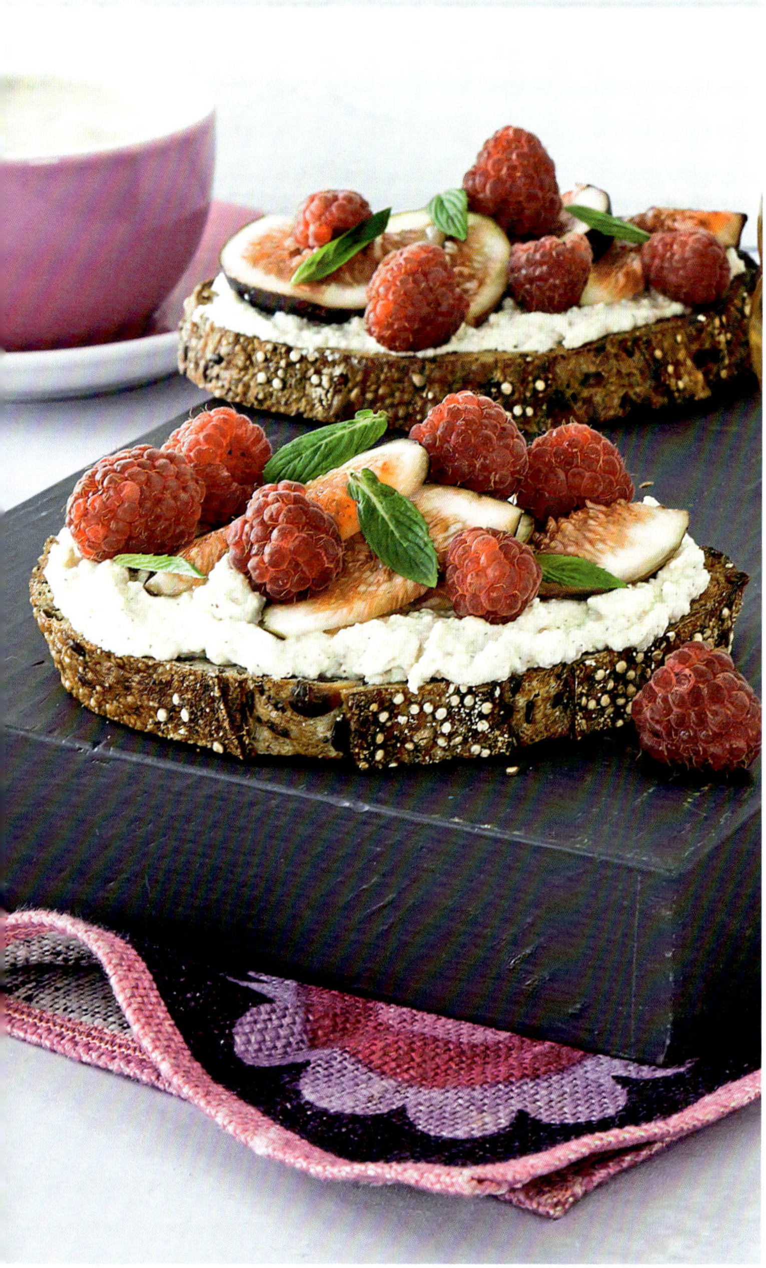

8 Scheiben Vollkornbrot
150 g Hüttenkäse
3 TL Honig
1 TL Zimtpulver
4 Feigen, in Scheiben geschnitten
125 g Himbeeren
2 EL frische Minzeblättchen

1 Das Vollkornbrot goldbraun toasten.

2 Hüttenkäse, Honig und Zimtpulver in einer kleinen Schale verrühren. Dann dick auf die vorbereiteten Brotscheiben streichen.

3 Die Brote mit Feigenscheiben und Himbeeren belegen und ein paar Minzeblättchen darüberstreuen.

Das Brot vor dem Bestreichen etwas abkühlen lassen. Statt Hüttenkäse können Sie auch Magerquark verwenden, der allerdings nicht so fest ist wie Hüttenkäse.

Außerhalb der Beerenzeit können Sie auch tiefgekühlte Beeren verwenden. Diese am besten auf einem Küchentuch abtropfen lassen, um beim Auftauen austretenden Saft aufzufangen.

NÄHRWERTE PRO PORTION

1415 kJ, 338 kcal, 13 g Eiweiß, 7 g Fett (3 g gesättigte Fettsäuren), 52 g Kohlenhydrate (13 g Zucker), 12 g Ballaststoffe, 326 mg Natrium

Die komplexen Kohlenhydrate in *Vollkornbrot* sorgen dafür, dass die enthaltene Glukose nur langsam aufgespalten und das Gehirn nachhaltig mit Energie versorgt wird.

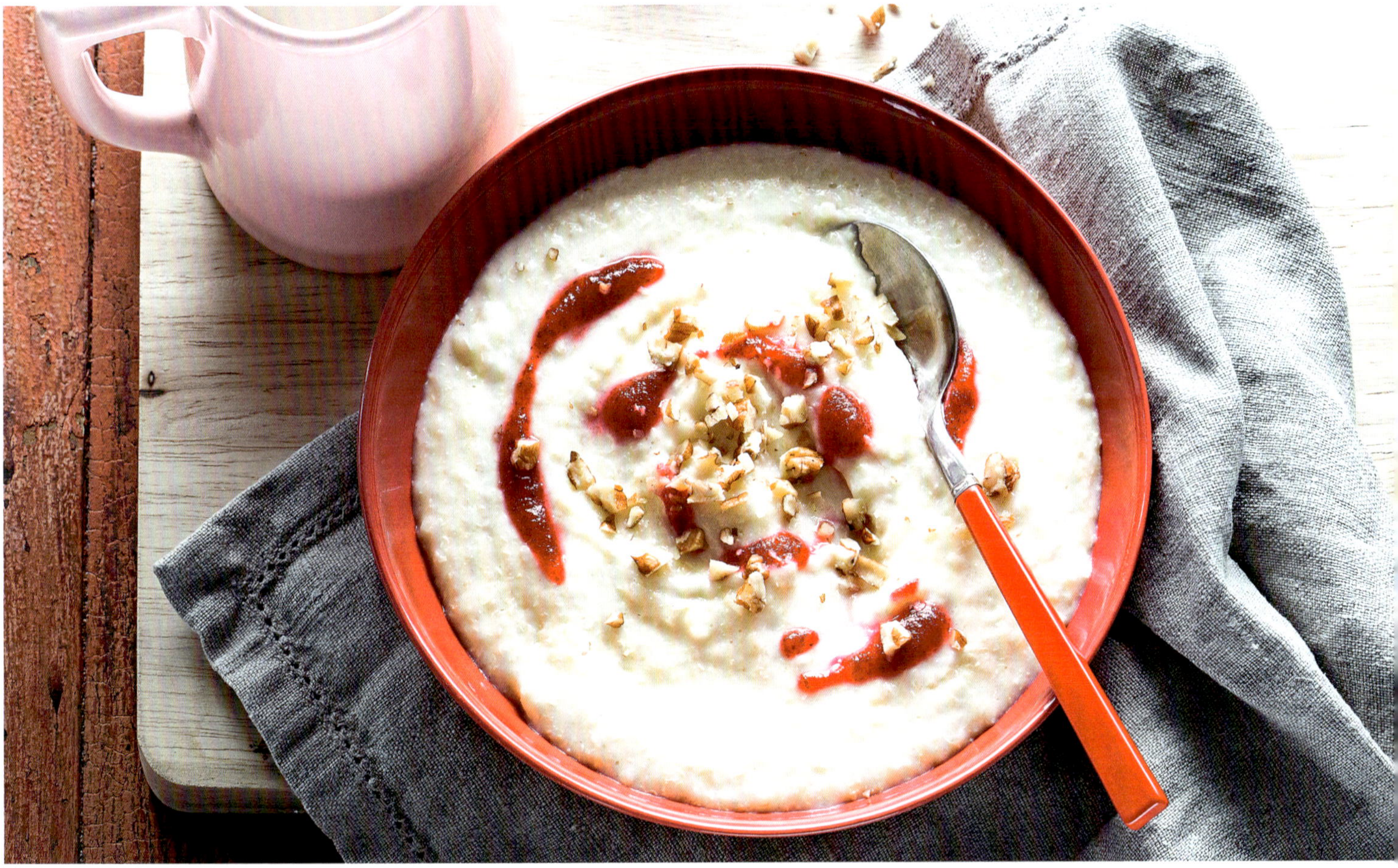

Quinoa-Cranberry-Brei

Cranberrys enthalten viele wertvolle Nährstoffe. Bei uns sind sie meist tiefgekühlt oder getrocknet erhältlich, frische findet man hier nur selten.

ZUBEREITUNG **10 MINUTEN** KOCHZEIT **10 MINUTEN** FÜR **4 PERSONEN**

80 g Quinoa-Flocken
500 ml fettarme Milch
60 g tiefgekühlte Cranberrys, aufgetaut
2 TL Honig
1 EL Pekannüsse, gehackt

1 Die Quinoa-Flocken mit der Milch und 250 ml Wasser in einem Topf aufkochen. Die Hitze reduzieren und alles 5 Minuten sanft köcheln lassen, bis die Mischung eingekocht und cremig geworden ist.

2 Unterdessen die Cranberrys und den Honig mit 2 EL Wasser in einem Mixer glatt pürieren. Das fertige Püree in einem kleinen Topf leicht erwärmen.

3 Den Milchbrei auf 4 Teller verteilen und mit dem Cranberry-Püree garnieren. Anschließend ein wenig Pekannüsse darüberstreuen.

Quinoa-Flocken finden Sie im Bio-Laden oder in den entsprechenden Abteilungen gut sortierter Supermärkte und Drogerien mit Lebensmittelabteilung.

NÄHRWERTE PRO PORTION

783 kJ, 187 kcal, 9 g Eiweiß, 5 g Fett (2 g gesättigte Fettsäuren), 26 g Kohlenhydrate (12 g Zucker), 2 g Ballaststoffe, 78 mg Natrium

Cranberrys enthalten viele Antioxidantien, die die Hirnzellen schützen und das Demenzrisiko senken. Ergebnisse aus Tierversuchen lassen vermuten, dass sie auch die Gedächtnisleistung und die Koordination verbessern können.

Haferbrei mit Mus aus getrockneten Früchten

Ein wärmendes Gericht für kalte Wintertage. Viele komplexe Kohlenhydrate und Proteine sorgen für eine lang anhaltende Glukoseversorgung und ausreichend Energie trotz eisiger Temperaturen.

ZUBEREITUNG **15 MINUTEN**
KOCHZEIT **10 MINUTEN**
FÜR **4 PERSONEN**

125 g Haferflocken
2 EL Pistazienkerne, gehackt und leicht geröstet
250 ml entrahmte Milch

Fruchtmus

40 g Rosinen
35 g getrocknete Aprikosen, gewürfelt
30 g getrocknete Cranberrys
1 EL brauner Zucker (nach Belieben)
½ TL Zimtpulver

1 Für das Fruchtmus Rosinen, Aprikosen, Cranberrys und nach Belieben den Zucker in einen Topf geben. 250 ml Wasser zugießen und alles gut verrühren, damit sich der Zucker auflöst. Den Topf abdecken und den Inhalt bei geringer Hitze erst aufwallen, dann 5 Minuten köcheln lassen. Den Deckel abnehmen, die Hitze erhöhen und das Obst weitere 5 Minuten unter gelegentlichem Rühren kochen, bis es weich geworden und die Flüssigkeit reduziert ist. Den Zimt einrühren und den Topf vom Herd nehmen.

2 Während das Mus kocht, die Haferflocken mit 750 ml kaltem Wasser in einen Topf geben und bei mittlerer Hitze unter Rühren langsam aufkochen. Dann die Hitze reduzieren und die Haferflocken weiterhin unter Rühren 5 Minuten köcheln lassen, bis sie weich und cremig geworden sind.

3 Den fertigen Haferbrei auf Teller verteilen. Das Mus darauf anrichten und mit den Pistazien bestreuen. Anschließend die Milch darüberträufeln und alles sofort servieren.

Das Trockenobst für das Fruchtmus können Sie nach Belieben variieren.

NÄHRWERTE PRO PORTION

1130 kJ, 270 kcal, 9 g Eiweiß, 8 g Fett (2 g gesättigte Fettsäuren), 41 g Kohlenhydrate (17 g Zucker), 7 g Ballaststoffe, 50 mg Natrium

Haferflocken enthalten viele Ballaststoffe, die nur langsam verdaut werden. Auch Milch und Obst verfügen über einen niedrigen GI und erhöhen den Blutzuckerspiegel nur langsam und geringfügig. Damit sorgt das ganze Gericht für lang anhaltende Energie bis zur Mittagszeit.

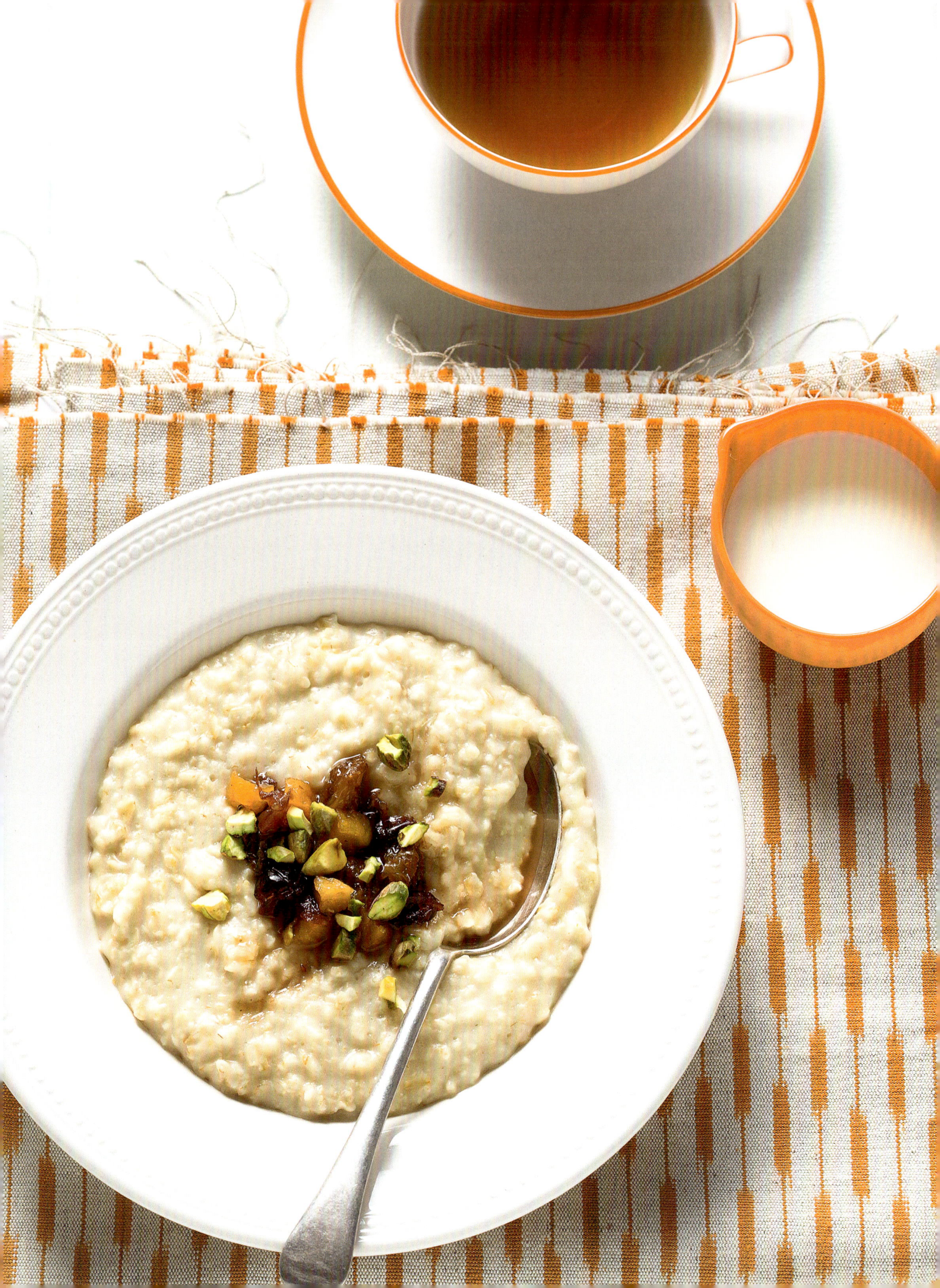

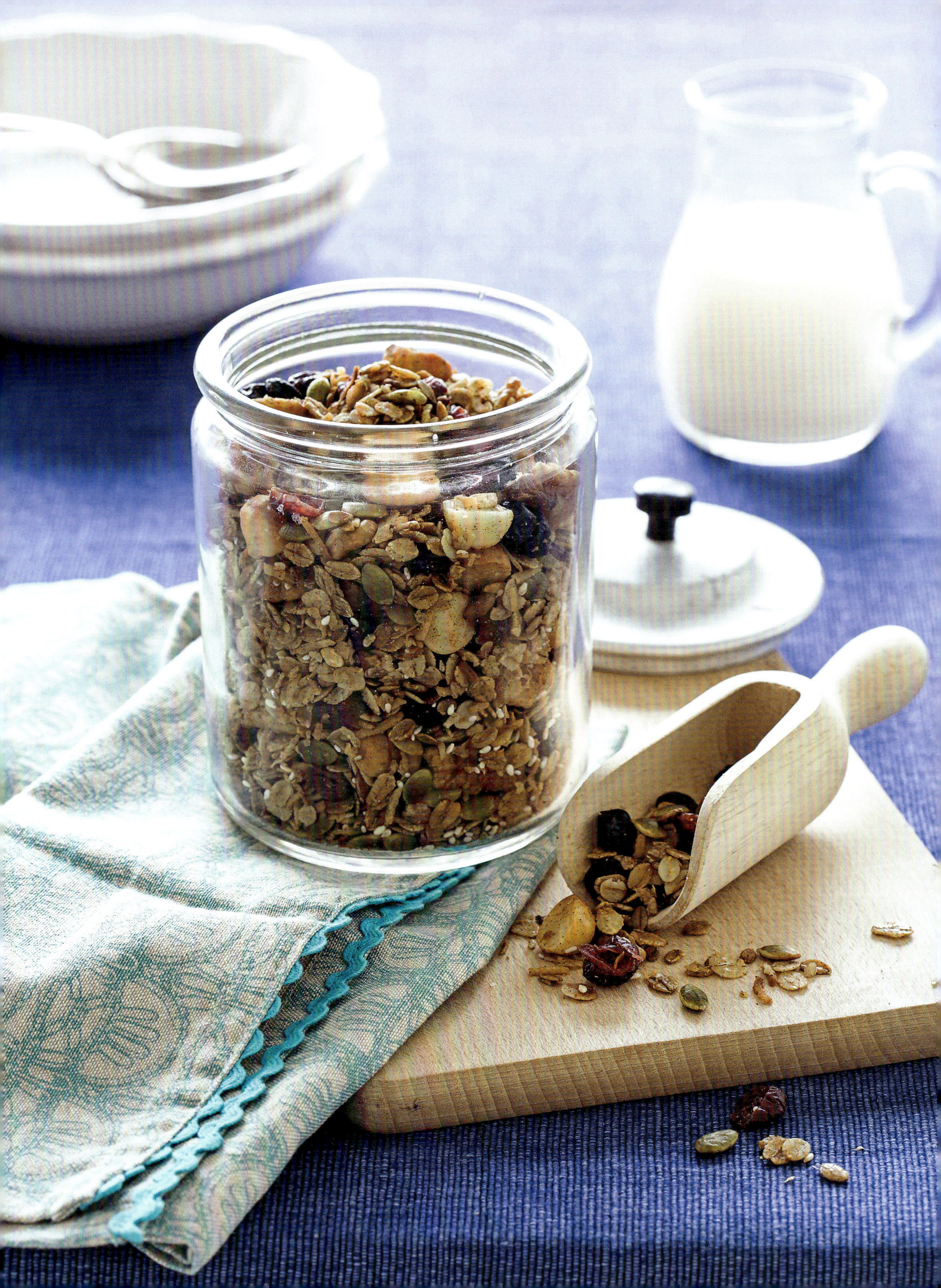

Fruchtige Knuspermüsli-Mischung

Mit etwas fettarmer Milch oder fettarmem Joghurt verhilft Ihnen diese so köstliche wie gesunde Müslimischung zu einem schwungvollen Start in den Tag. Statt der getrockneten Früchte sollten im Sommer am besten frische verwendet werden.

ZUBEREITUNG **5 MINUTEN**
GARZEIT **25 MINUTEN**
ERGIBT **10 PORTIONEN**

200 g 5-Korn-Flocken-Mischung
30 g Kokosraspel
70 g Kürbiskerne
2 EL Sesamsaat
50 g Walnusskerne
50 g Macadamianusskerne
1 TL Zimtpulver
1 TL gemahlener Kardamom
60 ml Olivenöl
60 ml Ahornsirup
50 g getrocknete Blaubeeren
50 g getrocknete Cranberrys
2 EL Leinsamen

1 Den Backofen auf 180 °C vorheizen und zwei große Backbleche mit Backpapier auslegen.

2 Flocken-Mischung, Kokosraspel, Kürbiskerne, Sesam, Nüsse und Gewürze in einer großen Schüssel vermengen.

3 Olivenöl und Ahornsirup in einem kleinen Topf bei mittlerer Hitze 5 Minuten erwärmen. Dann zur Müslimischung gießen und gut unterrühren. Die fertige Mischung auf die vorbereiteten Backbleche verteilen.

4 Die Bleche in den Backofen geben und die Müslimischung 20 Minuten backen; dabei regelmäßig wenden, damit sie von allen Seiten gleichmäßig bräunt. Dann zur Seite stellen und auf den Blechen abkühlen lassen.

5 Die erkaltete Müslimischung in eine Schale geben. Die getrockneten Früchte und den Leinsamen zufügen und gut unterrühren. Bis zur Verwendung luftdicht verschlossen aufbewahren.

Die 5-Korn-Flocken-Mischung verleiht dem Müsli eine besondere Konsistenz, Sie können stattdessen aber auch reine Haferflocken verwenden.

NÄHRWERTE PRO PORTION

1330 kJ, 318 kcal, 6 g Eiweiß, 21 g Fett (4 g gesättigte Fettsäuren), 28 g Kohlenhydrate (9 g Zucker), 7 g Ballaststoffe, 6 mg Natrium

Kürbiskerne enthalten viel Zink, einen für eine gute Immunfunktion sehr wertvollen Nährstoff. Außerdem ist er mitverantwortlich für die Kontrolle der körpereigenen Stressreaktion. Zink ist für die Hirnentwicklung unerlässlich und kann darüber hinaus vermutlich vor Depressionen schützen.

Muffins mit Blaubeeren und Haferflocken

Am besten schmecken diese kleinen Küchlein, solange sie noch frisch sind. Sie können jedoch bis zu 1 Monat tiefgekühlt aufbewahrt werden. Anschließend bei Raumtemperatur auftauen und bei geringer Hitze im Backofen erwärmen.

ZUBEREITUNG **15 MINUTEN**
BACKZEIT **20 MINUTEN**
ERGIBT **12 MUFFINS**

240 g Vollkornmehl
2½ TL Backpulver
60 g brauner Zucker
1 TL Zimtpulver
100 g Haferflocken
180 ml entrahmte Milch
60 ml Rapsöl
2 Eier
5 Tropfen Vanillearoma
2 reife Bananen, zerdrückt
50 g Pekannüsse, grob gehackt
125 g Blaubeeren

1 Den Backofen auf 180 °C vorheizen. Je eine Muffin-Papierform in die 12 Vertiefungen einer Standard-Muffinform setzen.

2 Mehl und Backpulver in eine große Schüssel sieben. Die im Sieb zurückbleibenden Spelzen ebenfalls zugeben. Dann Zucker, Zimt und Haferflocken zufügen, alles gut verrühren und eine Vertiefung in die Mitte der Mischung drücken.

3 In einer separaten Schüssel Milch, Rapsöl, Eier und Vanillearoma mit einer Gabel verquirlen. Die Mischung zusammen mit den zerdrückten Bananen zu den trockenen Zutaten geben und kurz unterheben, bis alle Zutaten gerade vermengt sind. Dann vorsichtig Nüsse und Blaubeeren unterziehen.

4 Den Teig auf die vorbereiteten Papierformen verteilen. Das Blech in den vorgeheizten Backofen geben und die Muffins 20 Minuten backen, bis sie goldbraun geworden und aufgegangen sind und leicht zurückfedern, wenn man mit dem Finger vorsichtig daraufdrückt.

Für dieses Rezept benötigen sie 2 große, richtig reife Bananen. Auch leicht überreife Früchte sind ideal.

NÄHRWERTE PRO PORTION (1 MUFFIN)

930 kJ, 222 kcal, 6 g Eiweiß, 10 g Fett (1 g gesättigte Fettsäuren), 28 g Kohlenhydrate (10 g Zucker), 4 g Ballaststoffe, 154 mg Natrium

Blaubeeren enthalten farbintensive Anthocyane, die das Herz und das Nervensystem schützen. Sie verleihen vielen Obst-, Gemüse- und Getreidesorten eine rote, violette oder blaue Farbe. Sie gehören zu einer Gruppe von Flavonoiden, denen eine positive Wirkung auf die allgemeine Hirnfunktion zugeschrieben wird.

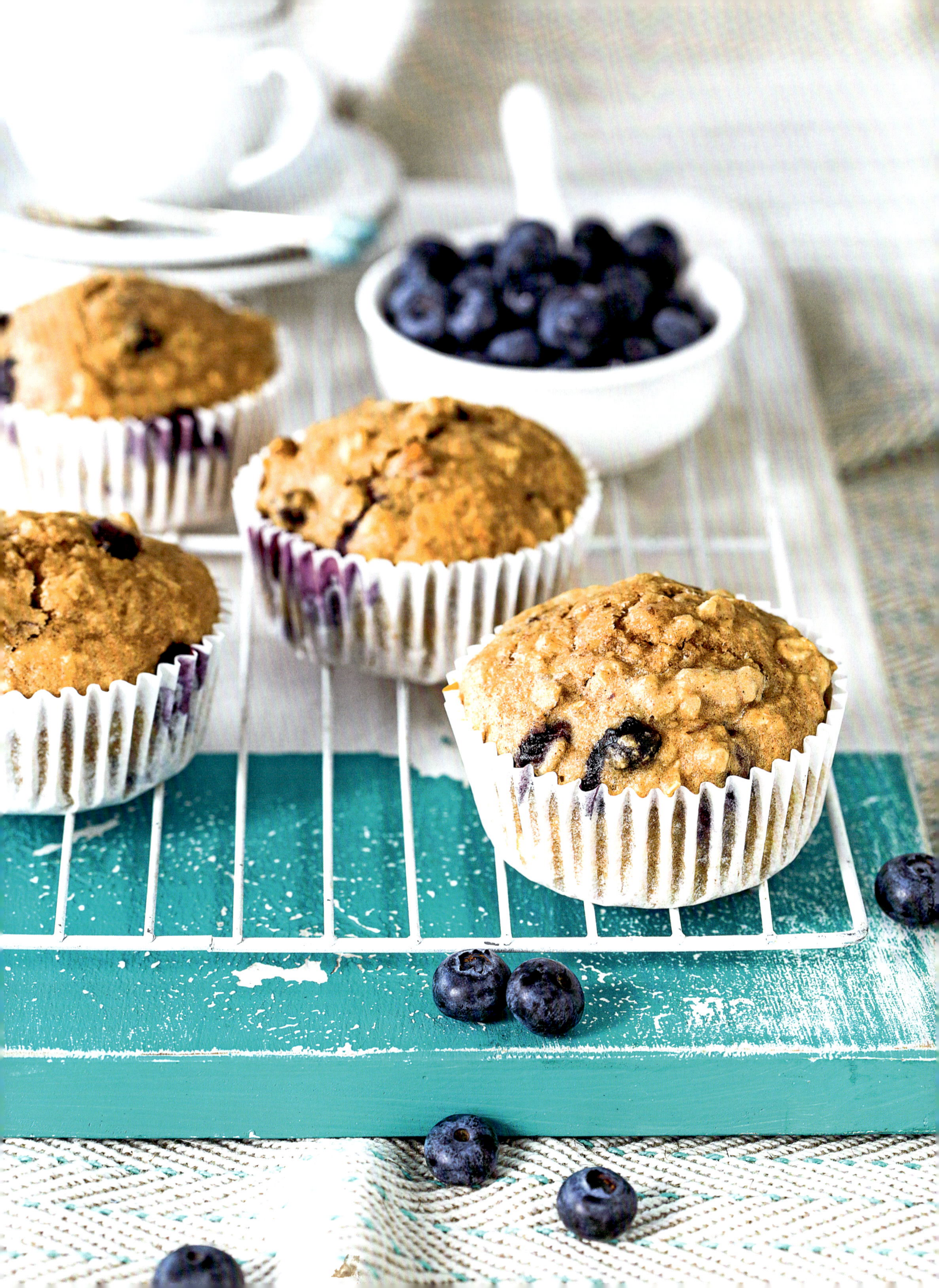

Diese sättigenden, vitaminreichen Getränke sind eine gute Frühstücksalternative an Tagen, an denen Sie es eilig haben. Dazu eine Scheibe Toast oder ein paar Nüsse und Sie bleiben bis mittags gesättigt.

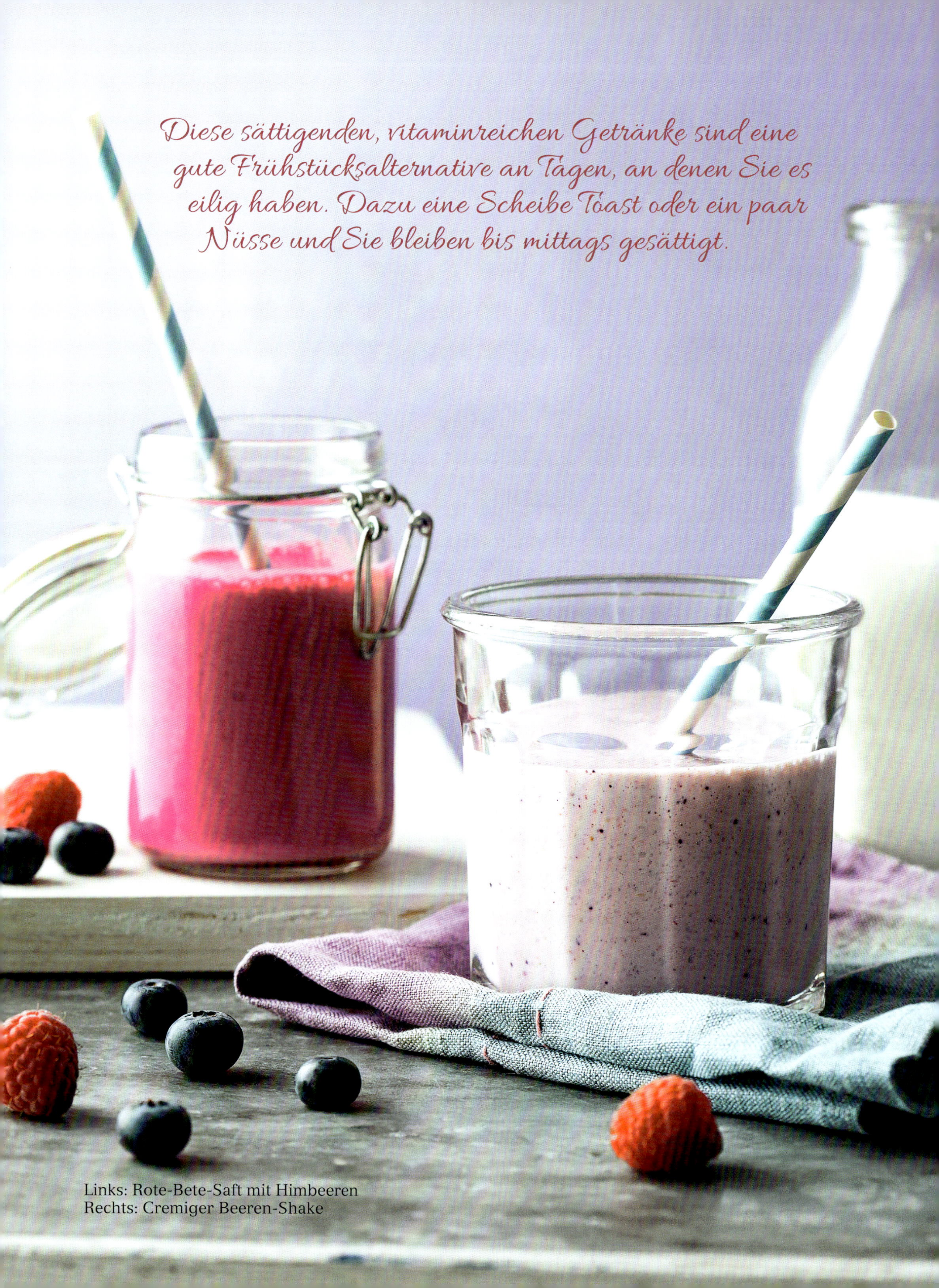

Links: Rote-Bete-Saft mit Himbeeren
Rechts: Cremiger Beeren-Shake

Rote-Bete-Saft mit Himbeeren

ZUBEREITUNG **10 MINUTEN**
FÜR **4 PERSONEN**

2 vorgegarte Rote Beten (ca. 125 g), abgekühlt und grob gehackt
60 g Himbeeren, plus etwas mehr zum Garnieren (nach Belieben)
250 ml Cranberry-Saft, gekühlt
250 g fettarmer Naturjoghurt

1 Die Roten Beten mit den Himbeeren und dem Cranberry-Saft im Mixer pürieren.

2 Das Püree durch ein Sieb in eine große Schüssel streichen, um die Himbeersamen zu entfernen. Danach den Großteil des Joghurts unterrühren.

3 Den fertigen Saft auf 4 Gläser verteilen. Den restlichen Joghurt zufügen, nur leicht einrühren, und die Gläser nach Belieben mit ganzen Himbeeren garnieren.

Frische Rote Bete putzen und waschen. Schale, Wurzeln und Blattstängel unberührt lassen. Die Knollen in einen Topf geben, mit Wasser bedecken und aufkochen. Die Hitze reduzieren und die Roten Beten 30 Minuten köcheln lassen, bis sie gar sind. Abgießen und unter fließend kaltem Wasser abschrecken. Dann schälen und auf Küchenpapier abtropfen lassen. Auch vorgegarte, vakuumierte Rote Bete aus dem Supermarkt ist für dieses Rezept geeignet, sauer eingelegte Scheiben sind es hingegen nicht.

Etwas dünnflüssiger wird der Saft durch die Zugabe von Mineralwasser.

NÄHRWERTE PRO PORTION

347 kJ, 83 kcal, 5 g Eiweiß, <1 g Fett (<1 g gesättigte Fettsäuren), 15 g Kohlenhydrate (15 g Zucker), 2 g Ballaststoffe, 69 mg Natrium

Die Inhaltsstoffe der *Roten Bete* können helfen, bei älteren Menschen die Durchblutung des Gehirns, insbesondere des Stirnlappens, zu verbessern. Der Stirnlappen ist der Hirnbereich, der bei Demenzkranken oft nur schlecht durchblutet ist.

Cremiger Beeren-Shake

ZUBEREITUNG **5 MINUTEN**
FÜR **2 PERSONEN**

125 g gemischte Beeren
1 reife Banane, gehackt
250 ml fettarme Milch
250 g fettarmer Naturjoghurt
1 Prise Zimtpulver

1 Alle Zutaten in einem Mixer pürieren, bis eine glatte cremige Masse entstanden ist.

2 Den fertigen Shake auf 2 Gläser verteilen und sofort servieren.

Für dieses Rezept eignen sich frische Beeren genauso gut wie Tiefkühlware. Sie können nach Lust und Laune kombinieren. Für einen eisgekühlten Shake tiefgekühlte Beeren direkt aus dem Gefrierfach verwenden.

Wer mag, kann diesen Shake statt mit Kuhmilch auch mit Soja-, Reis- oder Mandelmilch zubereiten.

NÄHRWERTE PRO PORTION

870 kJ, 208 kcal, 15 g Eiweiß, <1 g Fett (<1 g gesättigte Fettsäuren), 33 g Kohlenhydrate (28 g Zucker), 4 g Ballaststoffe, 170 mg Natrium

Ein *ausgeglichener Flüssigkeitshaushalt* ist für die gesunde Hirnfunktion entscheidend, denn wenn das Gehirn dehydriert ist, wird der Energie- und Nährstofftransport gestört. Dieser Shake enthält viele Proteine, Kalzium und Antioxidantien.

Sommerfrüchte

Leckere Früchte wie Himbeeren, Blaubeeren, Johannisbeeren, Brombeeren oder Kirschen enthalten jede Menge wertvolle Nährstoffe. Sie liefern nicht nur reichlich Antioxidantien und Ballaststoffe, sondern sind auch noch kalorienarm und sehr schmackhaft.

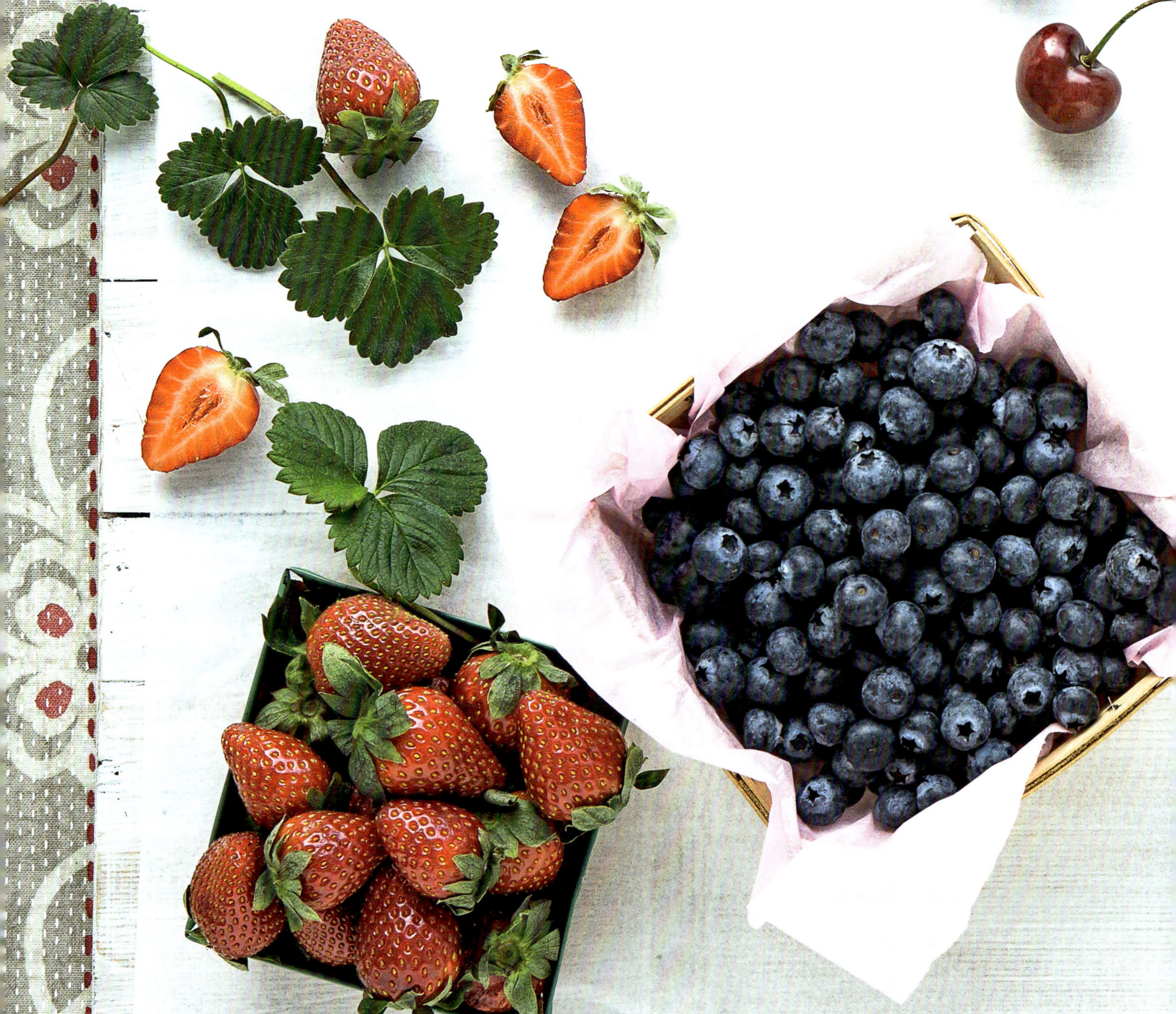

V. l. n. r.: Erdbeeren, Blaubeeren, Kirschen, Himbeeren, Brombeeren

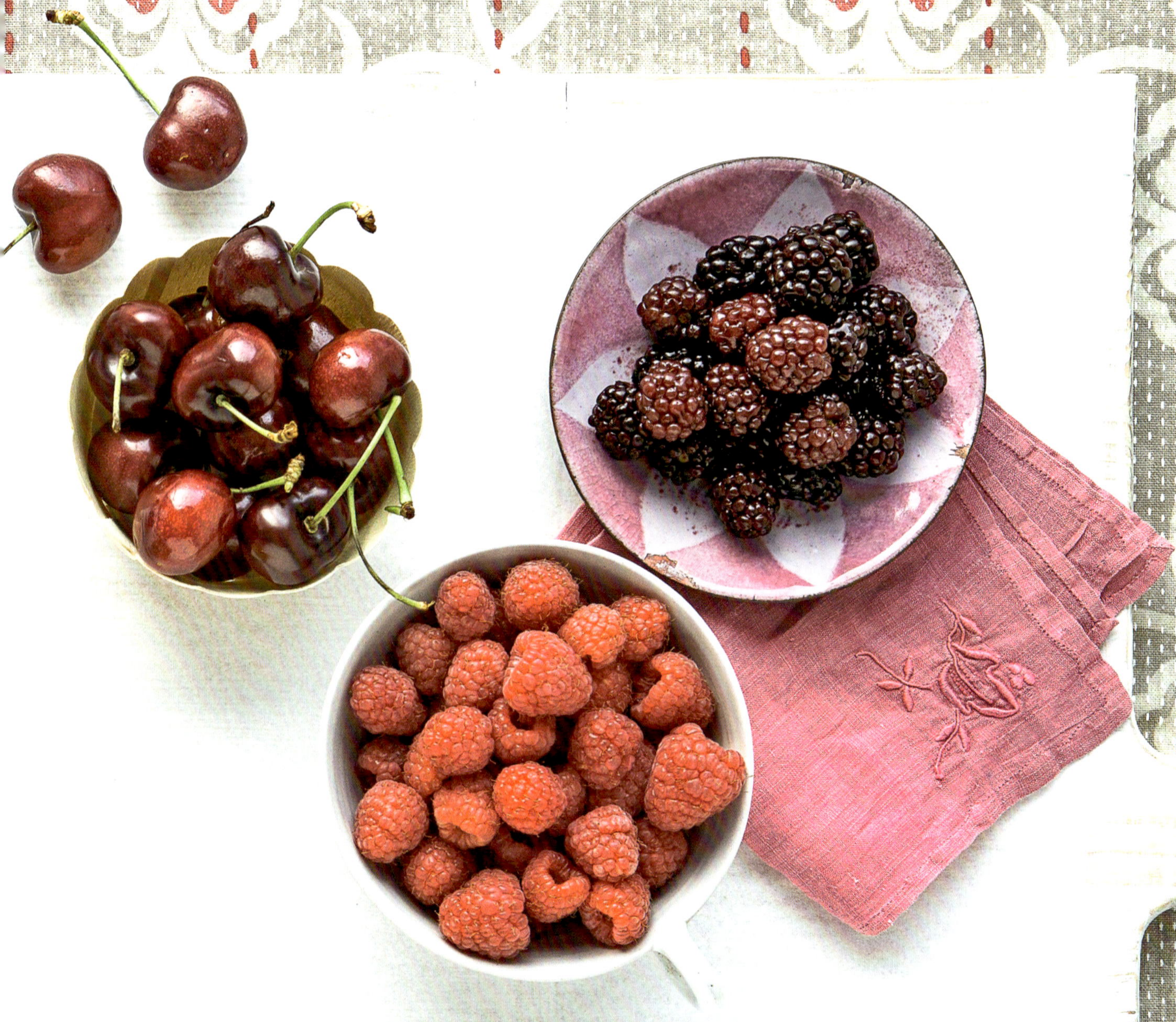

Beeren enthalten viel Vitamin C, das zur Abwehr freier Radikale benötigt wird. Wichtig ist es auch für die Synthese von Noradrenalin und für eine optimale Zellschutzwirkung von Vitamin E. In Stresszeiten ist der Vitamin-C-Bedarf erhöht. Ein Mangel kann Müdigkeit, Depressionen und Hirnschäden verursachen. Vitamin C unterstützt auch die Eisenaufnahme, womit es besonders Vegetariern zugutekommt.

Blaubeeren enthalten Anthocyane, über die man bei Tierversuchen hinsichtlich des Themas Gedächtnisverlust einiges erfuhr. Ältere Ratten, die zwei Monate lang mit Blaubeerextrakt gefüttert wurden, zeigten bessere Ergebnisse beim Labyrinthtest als andere Altersgenossen. Die Forscher führen das auf eine erhöhte neuronale Aktivität durch die in den Beeren enthaltenen Antioxidantien zurück.

Außerhalb der Saison sind frische Beeren sehr teuer, doch auf Tiefkühlware kann man das ganze Jahr hindurch zurückgreifen. Was den reinen Nährwert anbelangt, sind tiefgekühlte Beeren außerhalb der Saison den frischen sogar überlegen. Eisgekühle Milchshakes lassen sich damit ebenso gut zubereiten wie Kuchen und Pfannkuchen (im Kuchen bleiben sie z. B. schön fest und werden nicht matschig, wenn sie noch gefroren zum Teig hinzugefügt werden). Aber auch warme oder kalte Saucen lassen sich damit raffiniert verfeinern. Und es muss nicht unbedingt Süßes sein, was Sie mit den Beeren zaubern. Ein süß-saures Himbeerdressing passt bestens zu einem warmen Salat mit Hähnchenbrust, und eine Handvoll Blaubeeren rundet eine Reispfanne oder einen einfachen grünen Salat wunderbar ab.

Kleine Früchstücks-Quiches mit Lachs

Damit es morgens schneller geht, können Sie die Böden der Quiches bereits am Vortag zubereiten. Abgekühlt werden sie luftdicht verschlossen bis zum nächsten Tag aufbewahrt. Gefüllt und gebacken werden die Quiches erst kurz vor dem Servieren.

ZUBEREITUNG **20 MINUTEN**
GARZEIT **25 MINUTEN**
ERGIBT **12 QUICHES**

Olivenöl
12 Scheiben Vollkornbrot ohne Kruste
200 g Räucherlachs, fein zerkleinert
1 EL frische Schnittlauchröllchen
1 EL frische Dillspitzen
4 Eier, leicht verquirlt
1 EL frisch geriebener Parmesan

1 Den Backofen auf 180 °C vorheizen. Das Öl in einen Ölsprüher füllen und die 12 Vertiefungen einer Standard-Muffinform damit einsprühen.

2 Das Brot mit einer Teigrolle flach walzen und mit einer runden Ausstechform (10 cm ∅) je einen Kreis aus jeder Scheibe ausstechen. Die Brotkreise in die Vertiefungen der Muffinformen drücken und leicht mit Olivenöl besprühen. 10 Minuten im vorgeheizten Backofen backen, bis sie leicht gebräunt und angetrocknet sind, dann aus den Formen herausnehmen und auf einem Kuchengitter auskühlen lassen.

3 Die erkalteten Böden in die Muffinformen zurückgeben. Lachs und Kräuter vermengen und auf den Brotböden verteilen. Anschließend jeweils etwas Eimasse zugießen und alles mit Parmesan bestreuen.

4 Die gefüllten Quiches 12–15 Minuten backen, bis die Eimasse gestockt und goldbraun ist. Noch warm oder auf Zimmertemperatur abgekühlt servieren.

Brot vom Vortag ist für die Zubereitung besser geeignet als ganz frisches.

NÄHRWERTE PRO PORTION (3 QUICHES)

1394 kJ, 333 kcal, 26 g Eiweiß, 15 g Fett (4 g gesättigte Fettsäuren), 19 g Kohlenhydrate (1 g Zucker), 10 g Ballaststoffe, 450 mg Natrium

Lachs zählt wie eine ganze Reihe andere fettige Fischsorten unbestritten zu den besten Quellen für Omega-3-Fettsäuren, die für eine gesunde Hirnfunktion außerordentlich wichtig sind.

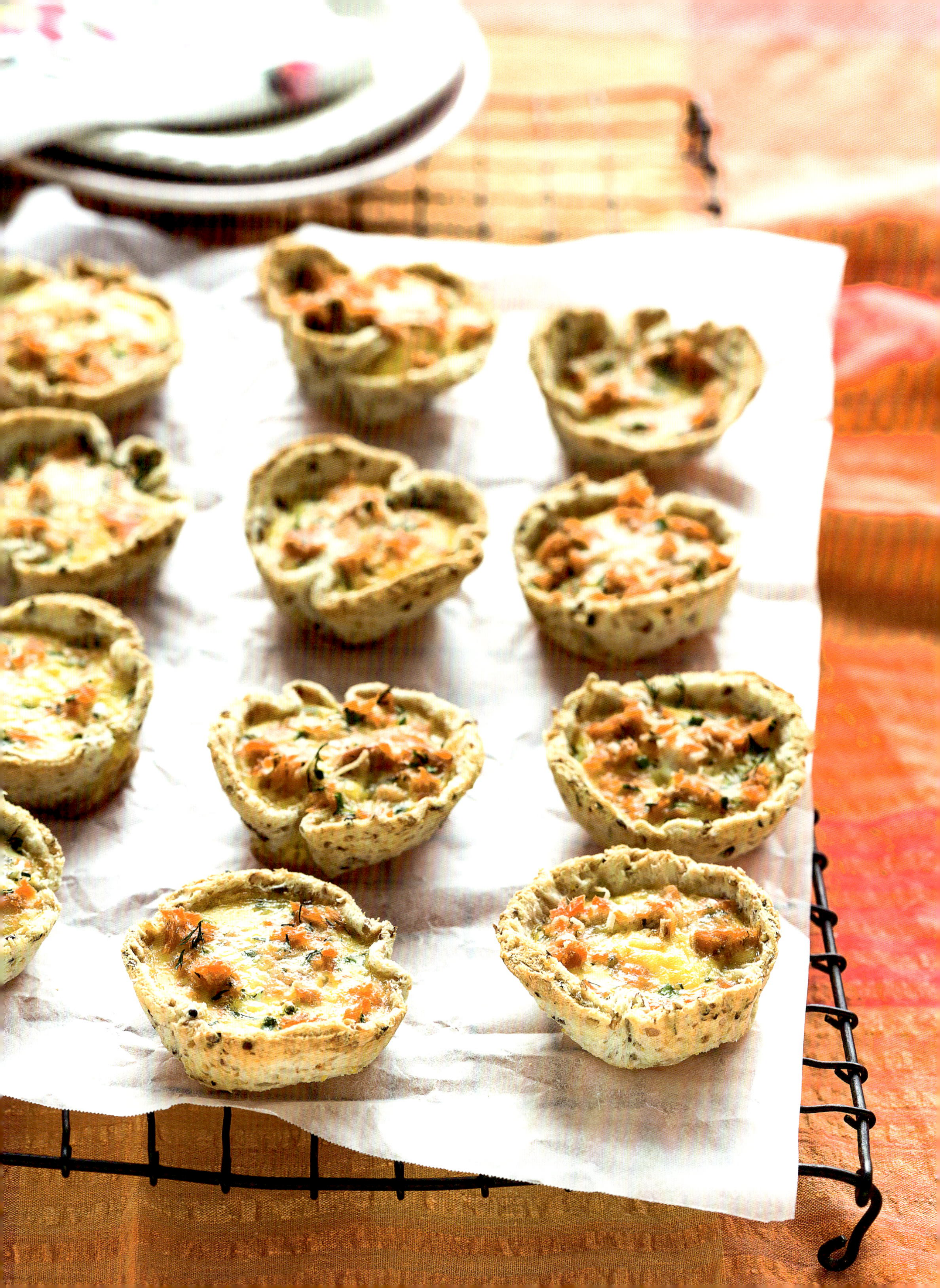

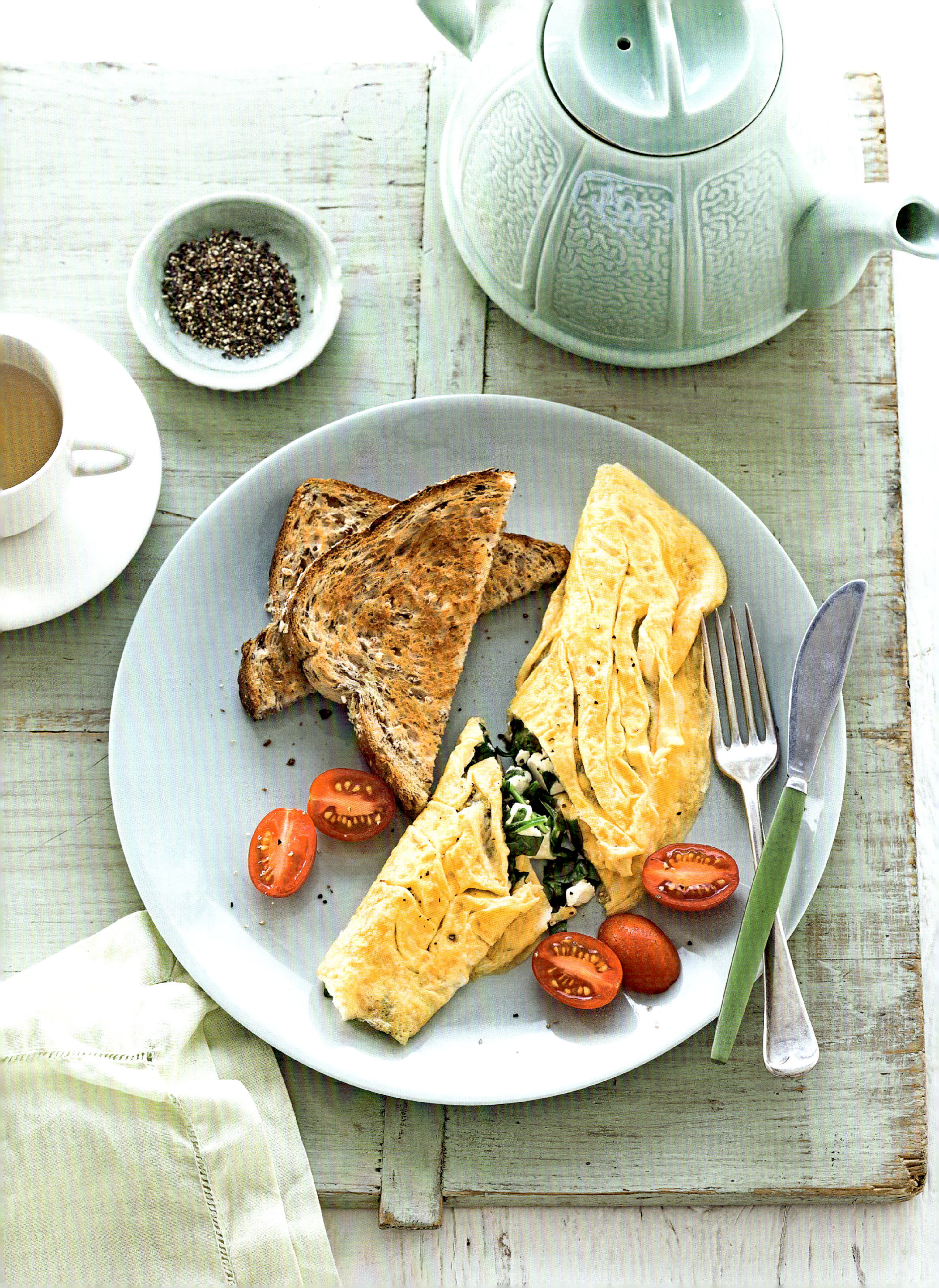

Omelett mit Spinat und Feta

Dank dieses eiweißreichen Frühstücks haben Sie für Stunden genug Energie. Eine Scheibe Vollkorntoast liefert eine Extraportion Ballaststoffe. Mit einem Salat dazu wird daraus ein nahrhaftes Mittagessen.

ZUBEREITUNG **10 MINUTEN**
KOCHZEIT **10 MINUTEN**
ERGIBT **4 OMELETTS**

4 TL Olivenöl
8 Eier, leicht verquirlt
100 g frischer junger Spinat, klein geschnitten
125 g fettarmer Feta, zerbröselt
frisch gemahlener schwarzer Pfeffer
250 g Kirschtomaten, halbiert

1 Bei mittlerer Hitze 1 TL Öl in einer beschichteten Pfanne (26 cm ∅) erhitzen. Ein Viertel der Eimasse zugießen und durch Schwenken in der Pfanne verteilen.

2 Sobald die Eimasse zu stocken beginnt, diese am Rand mit einem Pfannenwender anheben und die Pfanne leicht kippen, damit die noch flüssige Eimasse unter die schon gestockte laufen kann. Nach 1–2 Minuten ist die Masse von unten ganz gestockt, von oben aber noch leicht flüssig. Nun Spinat und Feta darauf verteilen und das Omelett behutsam zusammenklappen.

3 Das fertige Omelett auf einen Teller gleiten lassen und mit frisch gemahlenem Pfeffer würzen. Mit dem restlichen Olivenöl und der restlichen Eimasse wie beschrieben 3 weitere Omeletts zubereiten. Anschließend mit Kirschtomaten als Beilage servieren.

Sie können die Tomaten auch mit ein wenig Öl ca. 5 Minuten bei mittlerer Hitze in der Pfanne braten, bis die Haut gerade einreißt. Anschließend warm halten, bis die Omeletts fertig sind.

NÄHRWERTE PRO PORTION

1115 kJ, 266 kcal, 22 g Eiweiß, 19 g Fett (7 g gesättigte Fettsäuren), 2 g Kohlenhydrate (2 g Zucker), 1 g Ballaststoffe, 493 mg Natrium

Vitamin K hilft vermutlich, neuronale Schäden im Gehirn zu verhindern. Derzeit wird untersucht, ob gute Vitamin-K-Lieferanten, wie z. B. Spinat, etwas dazu beitragen können, Demenzfolgen zu lindern.

Quinoa-Küchlein mit Himbeerkompott

Quinoa-Mehl hat einen sehr charakteristischen Geschmack, stärker noch als die unverarbeiteten Samen. Überdies ist es glutenfrei und reich an wertvollen Proteinen.

ZUBEREITUNG **25 MINUTEN**
KOCHZEIT **20 MINUTEN**
ERGIBT **12 PFANNKUCHEN**

200 g Quinoa-Mehl
1 TL Backpulver
1/2 TL Zimtpulver
1 EL feinster Zucker
375 ml Buttermilch
2 Eier
5 Tropfen Vanillearoma
Pflanzenöl, zum Braten
160 g fettarmer Naturjoghurt

Himbeerkompott

250 g Himbeeren, frisch oder tiefgekühlt
1 EL feinster Zucker

1 Für das Kompott Himbeeren und Zucker in einem kleinen Topf bei geringer Hitze unter Rühren erwärmen, bis sich der Zucker gelöst hat und die Beeren durcherhitzt sind.

2 Mehl, Backpulver und Zimtpulver in eine Schüssel sieben. Den Zucker unterrühren und eine Vertiefung in die Mitte drücken. Buttermilch, Eier und Vanillearoma verquirlen. Die Eimischung in die Vertiefung gießen und alles unter Rühren vermengen.

3 Etwas Pflanzenöl in eine große Pfanne geben und bei mittlerer Hitze erwärmen. Pro Küchlein 2 leicht gehäufte Esslöffel Teig in die Pfanne geben und zu einem Kreis von etwa 10 cm Durchmesser ausstreichen. Je nach Größe der Pfanne weiteren Teig für ein zweites und drittes Küchlein hinzufügen.

4 Die Küchlein ca. 2 Minuten braten, bis sie von unten goldbraun sind. Wenden und weitere 1–2 Minuten braten, bis auch die Oberseite gebräunt ist. Dann aus der Pfanne nehmen und warm halten, bis alle Pfannkuchen fertig sind.

5 Je 3 Pfannkuchen auf einem Teller anrichten und mit Joghurt und Himbeerkompott servieren.

Zum Warmhalten die Küchlein in einen auf geringe Hitze vorgewärmten Backofen geben und mit Alufolie abdecken.

NÄHRWERTE PRO PORTION (3 PFANNKUCHEN)
1550 kJ, 370 kcal, 18 g Eiweiß, 8 g Fett (2 g gesättigte Fettsäuren), 52 g Kohlenhydrate (19 g Zucker), 7 g Ballaststoffe, 192 mg Natrium

Quinoa enthält mehr Eiweiß als jedes Getreide. Zudem ist die Proteinstruktur von Quinoa vollständig, d. h. der Körper wird beim Verzehr mit allen essenziellen Aminosäuren versorgt.

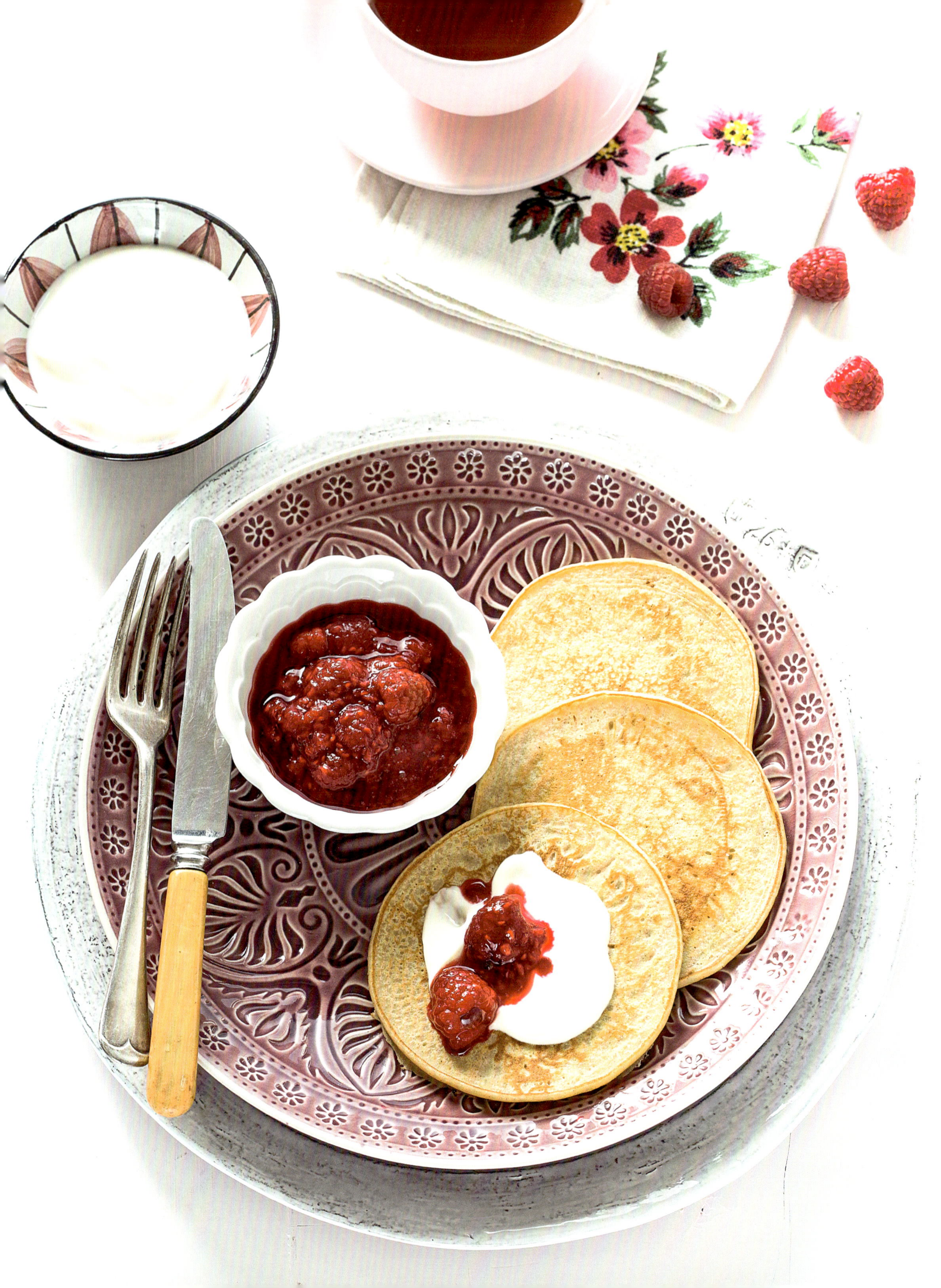

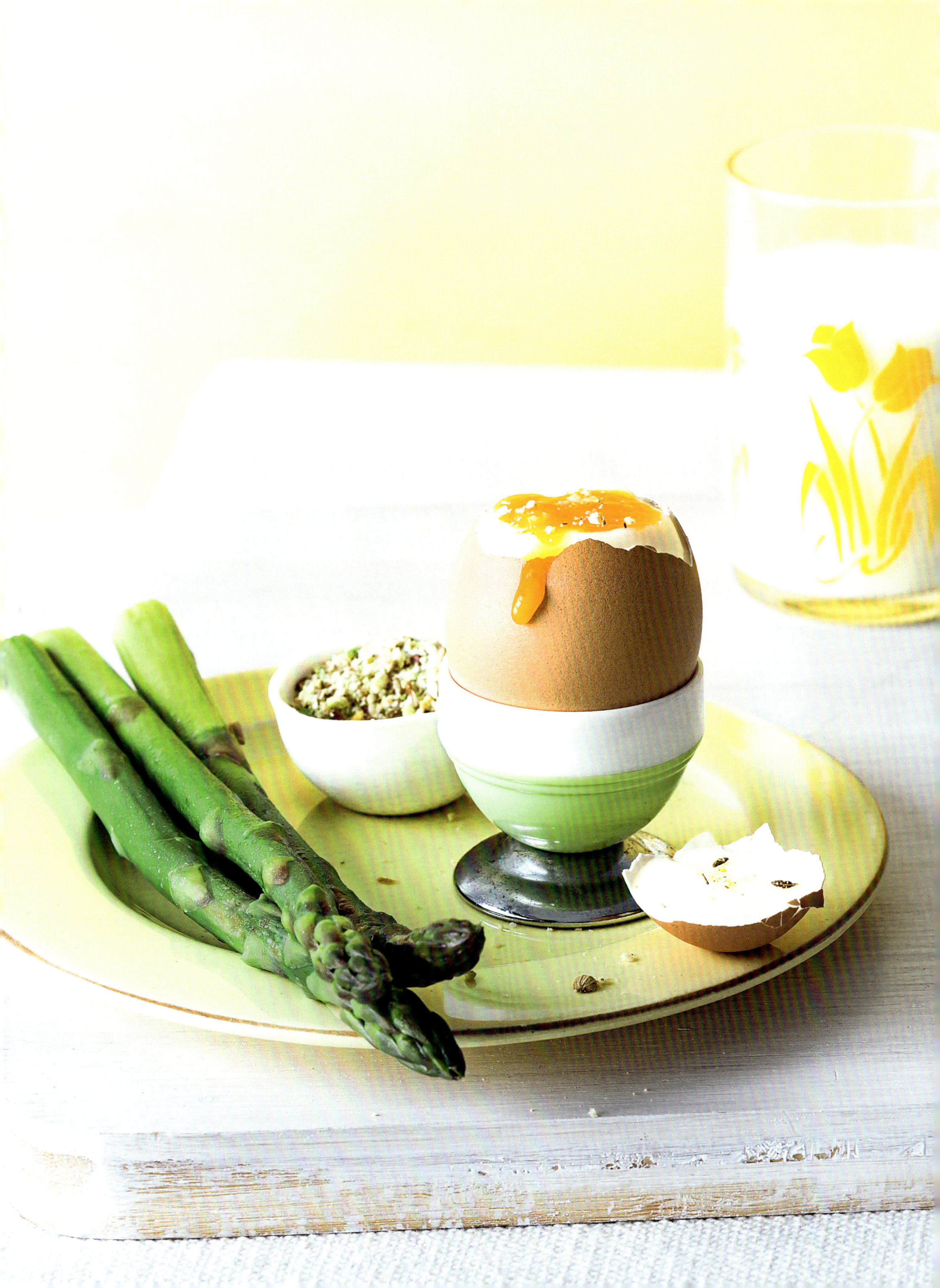

Gekochte Eier mit Dukkah und grünem Spargel

Dukkah ist eine ägyptische Würzmischung, die über Gemüse gestreut oder als Dip verwendet werden kann. Sie enthält Nüsse und Gewürze, wobei die zu verwendenden Sorten nicht fest vorgeschrieben sind, sodass sich jeder seine individuelle Mischung zusammenstellen kann.

ZUBEREITUNG **15 MINUTEN**
KOCHZEIT **10 MINUTEN**
FÜR **4 PERSONEN**

12 Stangen grüner Spargel, geputzt
4 Eier

Dukkah

2 EL Pistazienkerne, grob gehackt
1 EL Sesamsaat
2 TL Koriandersamen
2 TL Kreuzkümmelsamen

1 Für das Dukkah die Pistazien in eine kleine Pfanne geben und unter gelegentlichem Rühren bei mittlerer Hitze 2 Minuten ohne Fett rösten. Dann abkühlen lassen. Die Sesamsaat auf die beschriebene Weise 1 Minute rösten. Koriander- und Kreuzkümmelsamen ebenfalls 1 Minute rösten. Sobald alles abgekühlt ist, die Mischung in einer Gewürzmühle, einer sauberen Kaffeemühle oder einem Mörser grob vermahlen bzw. zerstoßen.

2 Den Spargel in eine hitzebeständige Schüssel geben, mit kochendem Wasser übergießen und 2 Minuten ziehen lassen. Dann abgießen und mit Küchenpapier trocken tupfen.

3 Die Eier in einen Topf geben und mit kaltem Wasser bedecken. Das Wasser bei starker Hitze aufkochen. Sobald es kocht, die Eier noch 3 weitere Minuten kochen, dann abgießen. Im leeren Topf leicht abkühlen lassen.

4 Die fertig gekochten Eier auf Eierbecher verteilen und die Köpfe abschlagen. Mit je 3 Spargelstangen zum Dippen und 1 TL Dukkah zum Würzen servieren.

Übrig gebliebenes Dukkah kann luftdicht verschlossen bis zu 3 Wochen aufbewahrt werden.

Der Frischetest fürs Ei: Das rohe Ei in eine Schale mit kaltem Wasser gleiten lassen. Ist es frisch, sinkt es zu Boden. Schwimmt es oben, ist es schlecht und sollte weggeworfen werden.

NÄHRWERTE PRO PORTION

384 kJ, 92 kcal, 8 g Eiweiß, 6 g Fett (2 g gesättigte Fettsäuren), 1 g Kohlenhydrate (<1 g Zucker), <1 g Ballaststoffe, 68 mg Natrium

Es wird vermutet, dass *Pistazien* dadurch, dass sie zu gesunden Blutfettwerten beitragen, die Sauerstoffzufuhr zum Gehirn verbessern. Zudem helfen sie vermutlich, entzündungsfördernde Substanzen im Gehirn zu blockieren.

Bunter Bohnensalat mit Spiegelei

Tomaten, weiße Bohnen und Rucola sind klassische Zutaten aus der italienischen Küche, die bestens zu Spiegelei passen. Tomaten und Rucola liefern wertvolle Antioxidantien, das Ei ist ein guter Proteinlieferant. Durch das Rösten erhalten die Tomaten ein süßliches Aroma.

ZUBEREITUNG **20 MINUTEN**
GARZEIT **20 MINUTEN**
FÜR **4 PERSONEN**

250 g rote Kirschtomaten
400 g weiße Bohnen aus der Dose, abgespült und abgetropft
1 Avocado, gewürfelt
60 g Rucola
1 EL frische Schnittlauchröllchen
1 EL Zitronensaft
2 TL Olivenöl
4 Eier
frisch gemahlener schwarzer Pfeffer

1 Den Backofen auf 190 °C vorheizen. Ein Backblech mit Backpapier auslegen, die Tomaten darauf verteilen und 15 Minuten im vorgeheizten Backofen rösten, bis sie weich und leicht gebräunt sind. Danach etwas abkühlen lassen.

2 Tomaten, Bohnen, Avocado, Rucola, Schnittlauch und Zitronensaft mischen und auf 4 Teller verteilen.

3 Das Öl in einer großen beschichteten Pfanne bei mittlerer Hitze erwärmen. Die Eier aufschlagen, in die Pfanne gleiten lassen und ca. 3 Minuten braten, bis das Eiweiß gestockt ist.

4 Die fertigen Spiegeleier auf die vorbereitete Salatmischung setzen und mit frisch gemahlenem schwarzen Pfeffer gewürzt servieren.

Für pochierte Eier Wasser in einem Topf aufkochen. Ein Ei in eine Tasse aufschlagen. Das Wasser im Topf rühren, sodass ein leichter Strudel entsteht. Das aufgeschlagene Ei hineingleiten lassen und 2 Minuten kochen oder etwas länger, falls Sie hart gekochtes Eigelb bevorzugen. Das fertige Ei mit einem Schaumlöffel aus dem Topf heben. Höchstens 2 pochierte Eier zugleich in einem Topf zubereiten. Mit 1 EL Essig im Kochwasser stockt das Ei besser.

NÄHRWERTE PRO PORTION

1154 kJ, 276 kcal, 12 g Eiweiß, 21 g Fett (5 g gesättigte Fettsäuren), 9 g Kohlenhydrate (3 g Zucker), 6 g Ballaststoffe, 240 mg Natrium

Tomaten enthalten Uridin, das, wie in einer Reihe von Tierversuchen nachgewiesen wurde, antidepressiv wirkt. Uridin ist wichtig für das Gehirn, da es für die Bildung und den Erhalt des Hirngewebes entscheidend ist.

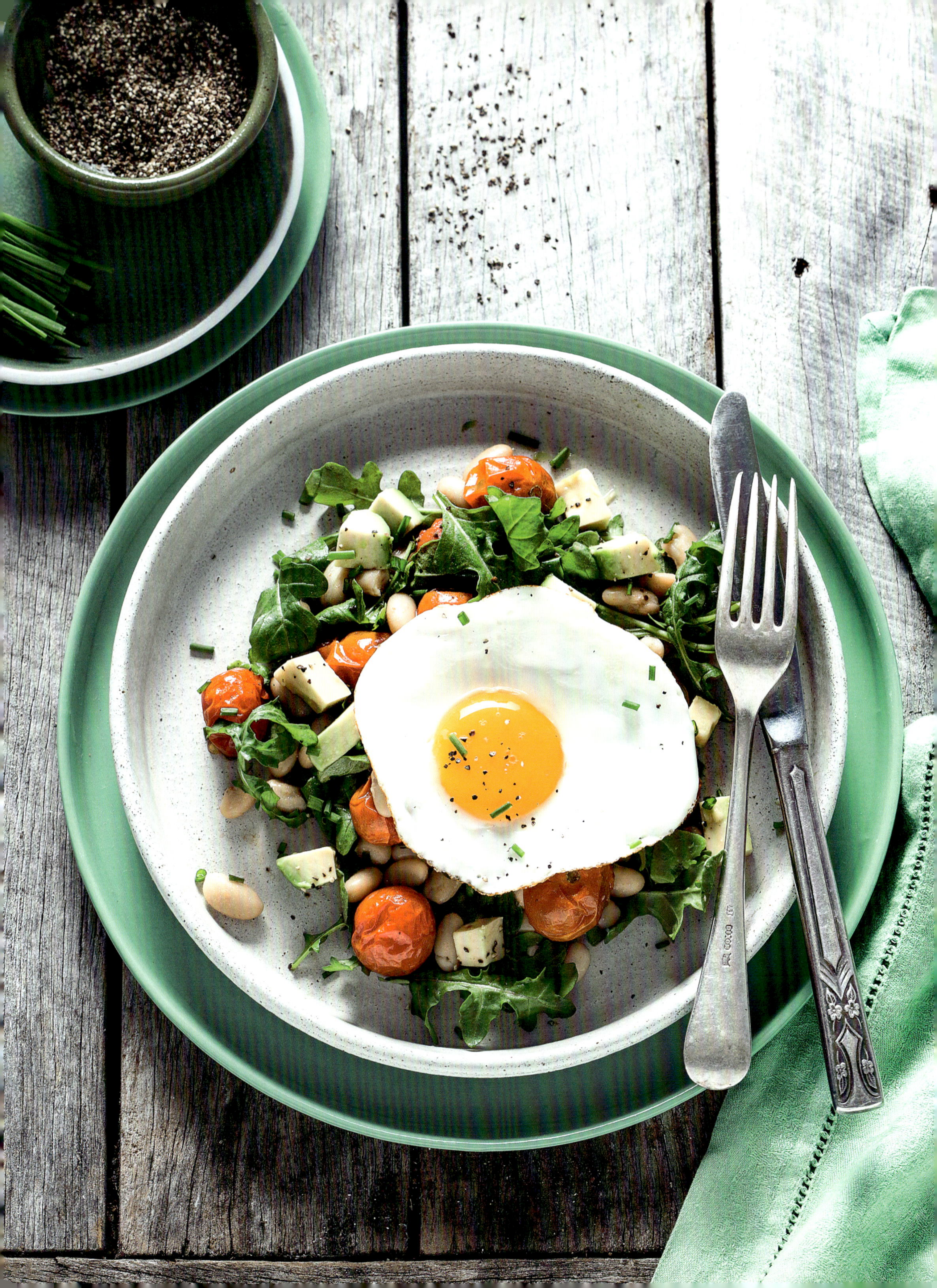

Eier

Als einzige Nahrungsquelle von ungeschlüpften Küken enthalten Eier alle Proteine und Mikronährstoffe, die für das Wachstum wichtig sind. Doch sie sind nicht nur äußerst nahrhaft, sondern auch vielfältig in der Küche einsetzbar.

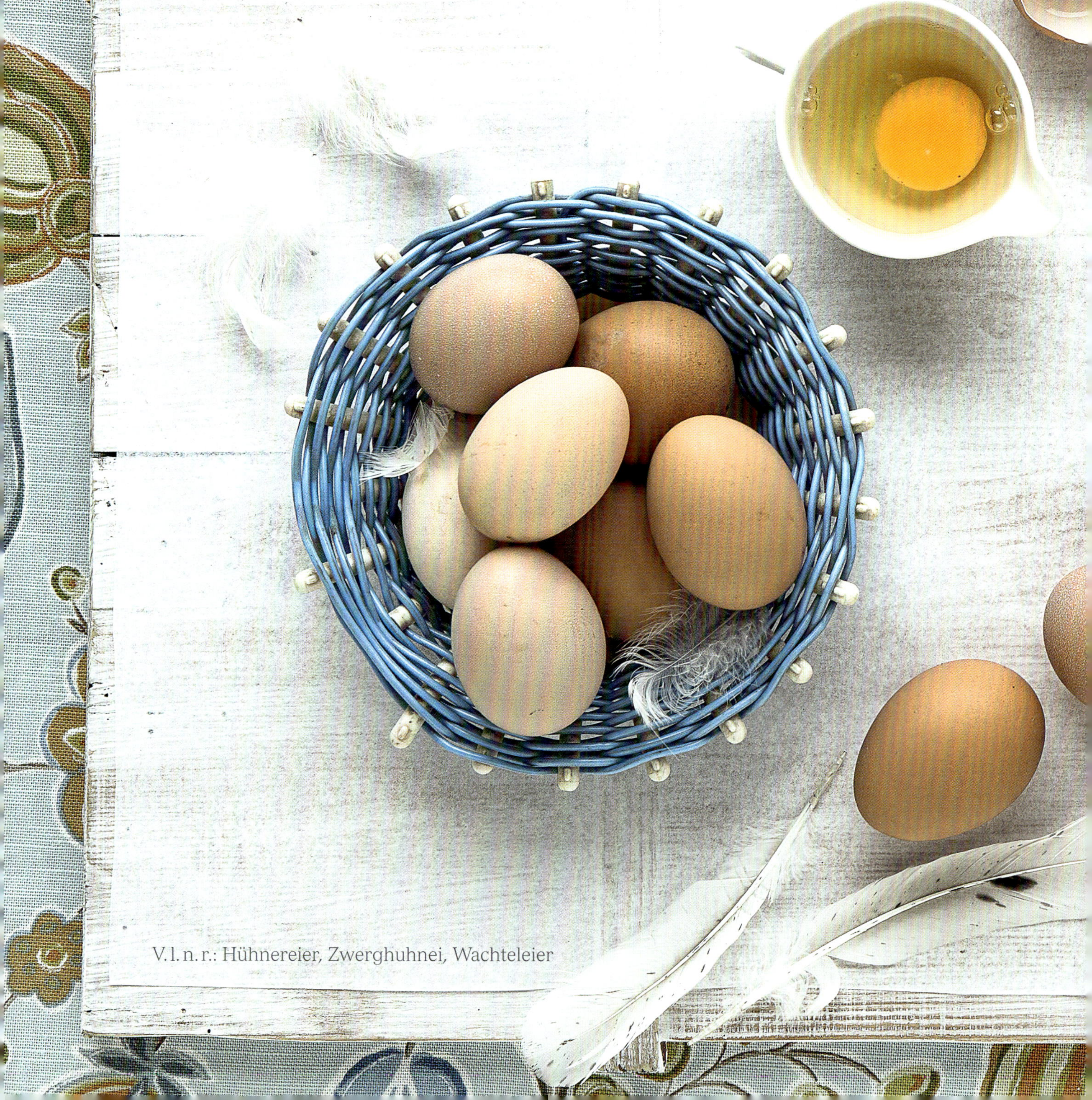

V. l. n. r.: Hühnereier, Zwerghuhnei, Wachteleier

Eier besitzen einzigartige funktionelle Eigenschaften. Eiweiß stockt und hilft so, Lebensmittel zu binden oder fest werden zu lassen. Zudem schäumt es beim Aufschlagen stark und schließt viel Luft ein, wodurch es das Volumen eines Gerichts vergrößern kann. Darüber hinaus wirken Eier als Emulgatoren, die die Verbindung zweier nicht mischbarer Flüssigkeiten, wie Öl und Wasser, unterstützen. Eier eignen sich perfekt als Grundlage vieler schneller, einfacher und vor allem auch nahrhafter Mahlzeiten. Die meisten Mikronährstoffe des Eis sind im Dotter enthalten, daher sollte man ihn unbedingt mitessen. Wer keinen erhöhten Cholesterinspiegel hat, muss beim Verzehr von Eiern auch kein schlechtes Gewissen haben.

Einer der weniger bekannten Inhaltsstoffe von Eiern ist Cholin. Dieser Stoff ist eng mit den B-Vitaminen verwandt und an der Bildung von Neurotransmittern und dem Erhalt der die Nervenbahnen schützenden Myelinschicht beteiligt. Außerdem ist Cholin ein Bestandteil der Zellmembran und eine Vorstufe des Neurotransmitters Acetylcholin, der zum Erhalt der Gedächtnisfunktion und zur Muskelkontrolle beiträgt. Ein Cholinmangel während des Wachstums kann zu Lern- und Gedächtnisstörungen führen. Derzeit laufen Studien, die untersuchen, ob Cholin dem Gedächtnisverlust bei älteren Menschen entgegenwirken kann. Zwar enthalten auch andere Lebensmittel Cholin, in Eiern steckt allerdings besonders viel davon. Sie enthalten zudem auch Tryptophan, die Vorstufe von Serotonin.

Auch Vitamin B_{12} kommt verstärkt in Eiern vor. Es wird für den Erhalt der Myelinschicht, für die Blutbildung und zur Umwandlung von Homocystein in eine andere Aminosäure benötigt. Ein Mangel an Vitamin B_{12} kommt mit zunehmendem Alter häufig vor. Die Symptome sind vorwiegend mentaler Natur, z. B. Gedächtnisverlust, Konzentrationsschwierigkeiten und Taubheitsgefühle.

Eier sind auch eine der besten Quellen für Pantothensäure (Vitamin B_5); gekocht enthalten sie zudem viel Biotin, das an der Verstoffwechselung von Fetten und Proteinen beteiligt und für eine optimale Hirnfunktion unerlässlich ist. Ein Mangel kann zu Taubheit, Lethargie und Depressionen führen.

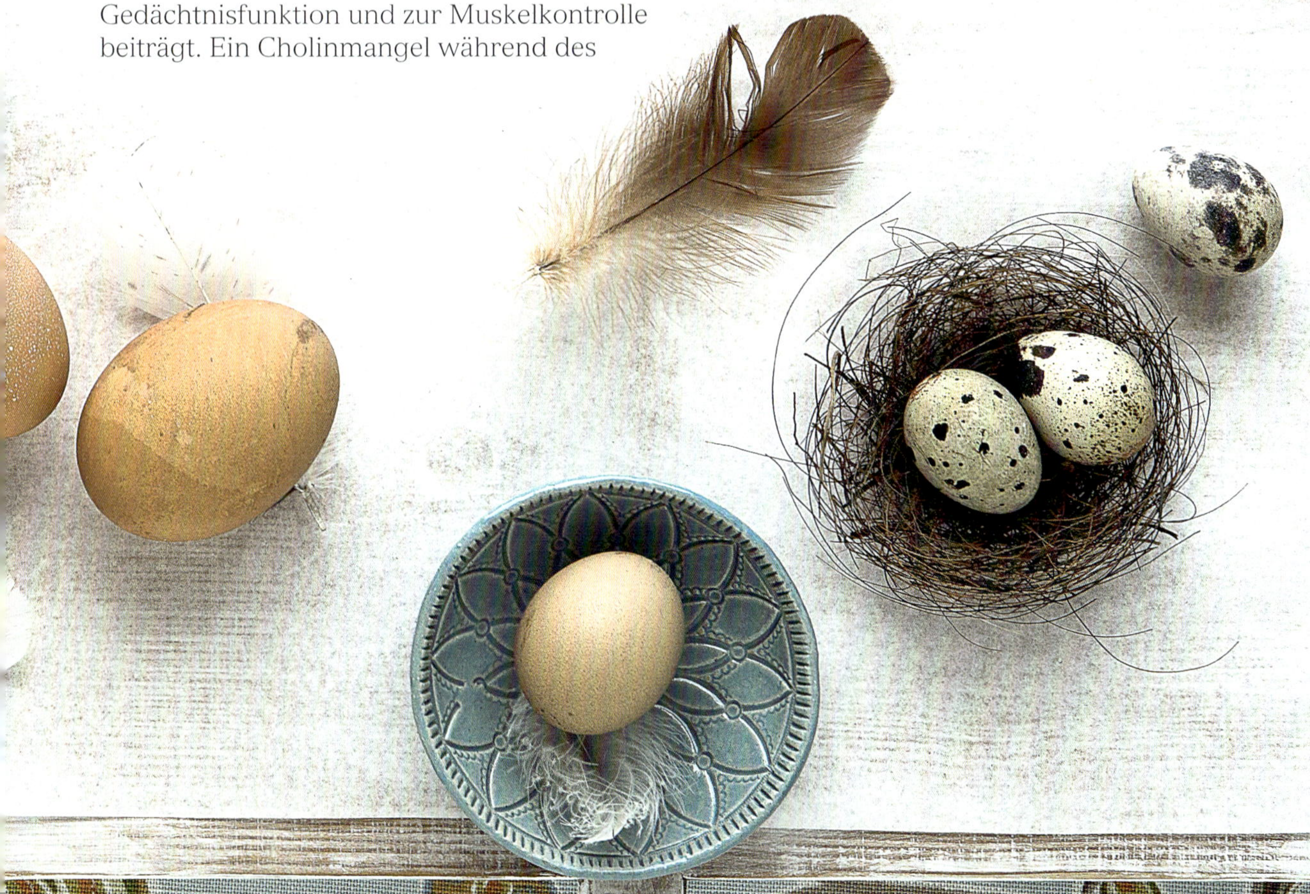

Suppen und Salate

Ob herzhafter Eintopf oder leichter Salat – versorgen Sie Ihr Gehirn mit allen Nährstoffen, die es braucht.

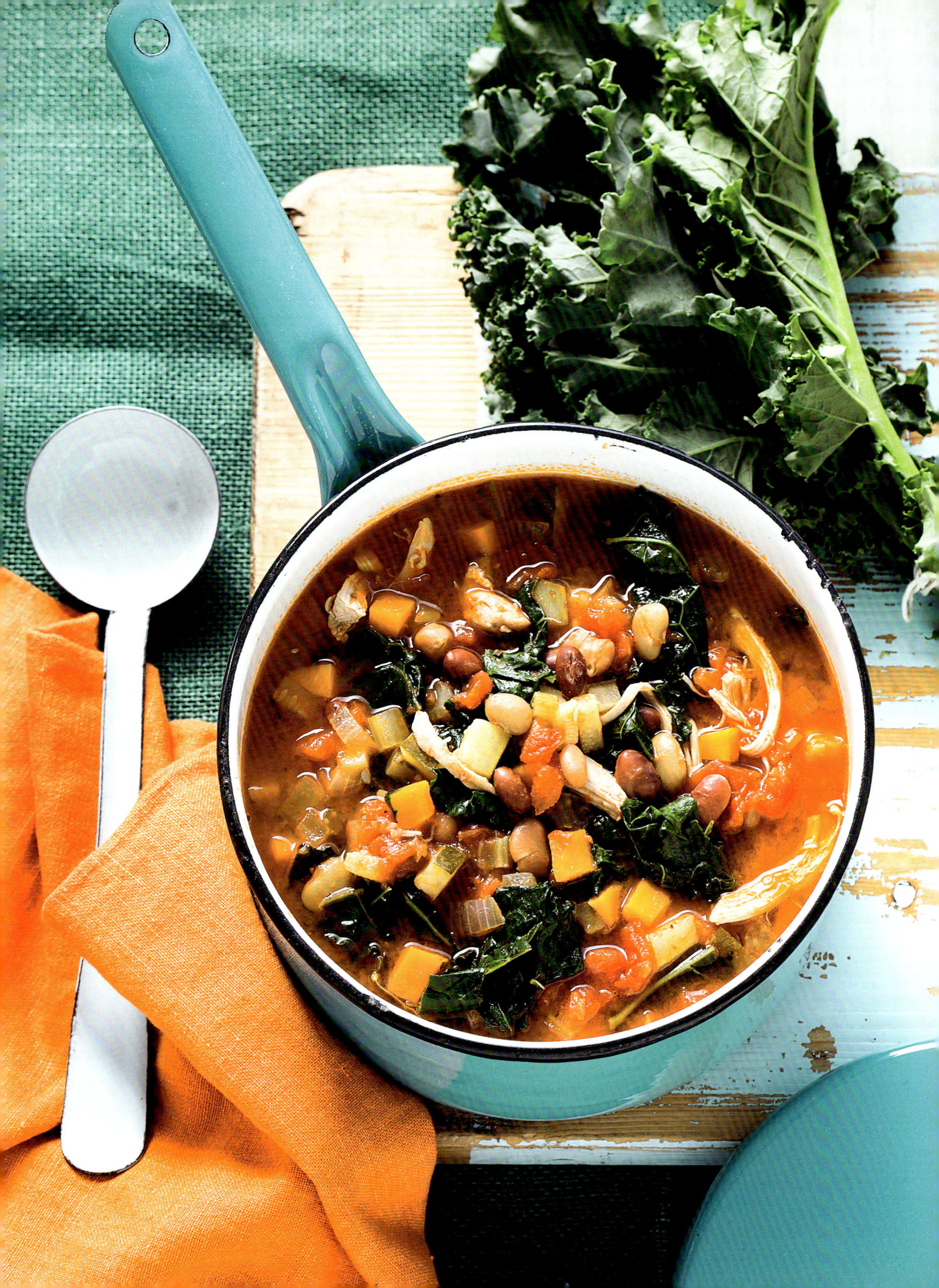

Bohneneintopf auf italienische Art

Dieser Eintopf ist ideal für kalte Wintertage. Bereiten Sie am besten gleich eine größere Menge davon zu und frieren Sie den Rest portionsweise ein. Jede Bohnensorte ist für dieses Gericht geeignet, sie können stattdessen aber auch Linsen oder Kichererbsen verwenden.

ZUBEREITUNG **15 MINUTEN**
KOCHZEIT **40 MINUTEN**
FÜR **4 PERSONEN**

1½ EL Olivenöl
1 Zwiebel, gehackt
1 Möhre, gewürfelt
2 Selleriestangen, gewürfelt
1 Zucchini, gewürfelt
400 g gehackte Tomaten aus der Dose
400 g Bohnen aus der Dose, abgetropft
300 g Hähnchenbrustfilet, in schmale Streifen geschnitten
1 l Hühnerbrühe
1 Lorbeerblatt
1 TL getrockneter Oregano
abgeriebene Schale von 1 Zitrone (nach Belieben)
150 g Grünkohl, gehackt

1 Bei mittlerer Hitze 1 EL Olivenöl in einem großen Topf erhitzen. Die Zwiebel darin 10 Minuten dünsten, bis sie weich und goldbraun geworden ist. Dann Möhren- und Selleriewürfel zufügen und 5 Minuten mitdünsten, bis sie gerade weich werden.

2 Zucchini, Tomaten, Bohnen und Hähnchenbrustfilet zufügen. Dann die Hühnerbrühe und 250 ml Wasser zugießen. Lorbeerblatt, Oregano und nach Belieben Zitronenschale unterrühren und alles ca. 20 Minuten köcheln lassen, bis Gemüse und Hähnchenbrustfilet gar sind.

3 Unterdessen 1 TL Öl in einem separaten Topf bei mittlerer Hitze erhitzen. Den Grünkohl mit etwas Wasser zugeben, abdecken und ca. 15 Minuten dünsten, bis er zusammengefallen ist.

4 Den gedünsteten Kohl mit einem Schaumlöffel aus dem Topf heben und zu den anderen Eintopfzutaten geben. Alles verrühren und noch einmal 5 Minuten köcheln lassen, bis sich die Aromen verbunden haben. Den fertigen Eintopf auf 4 Portionsschalen verteilen und sofort servieren.

Sie können statt Grünkohl auch Spinat verwenden. Dieser muss nicht vorgegart, sondern kann in Schritt 4 roh zu den anderen Zutaten gegeben und 5 Minuten mitgedünstet werden.

NÄHRWERTE PRO PORTION

1053 kJ, 252 kcal, 23 g Eiweiß, 9 g Fett (2 g gesättigte Fettsäuren), 20 g Kohlenhydrate (10 g Zucker), 6 g Ballaststoffe, 1030 mg Natrium

Durch die *Bohnen* erhält das Gericht eine Extraportion Proteine und Ballaststoffe, die nicht nur sättigen, sondern auch das Herz-Kreislauf-System stärken. Und ein kräftiges Herz und gesunde Gefäße sind wichtig für den optimalen Nährstofftransport zum Gehirn.

Lauchsuppe mit Austern und Vollkorn-Crackern

Statt des Mohns können Sie für die Cracker beliebige andere Saaten oder fein gehackte Nüsse verwenden. Durch Zufügen verschiedener Kräuter oder Gewürze schafft man reizvolle Geschmacksvarianten.

ZUBEREITUNG **20 MINUTEN**
GARZEIT **25 MINUTEN**
FÜR **4 PERSONEN**

800 g Lauch (ca. 2–3 Stangen)
2 EL Olivenöl
300 g Kartoffeln mit Schale, grob gewürfelt
500 ml Hühner- oder Gemüsebrühe
12 frische Austern
2 EL frische Schnittlauchröllchen
zerstoßener schwarzer Pfeffer

Vollkorn-Cracker
2 TL Trockenhefe
120 g Vollkornmehl, plus etwas mehr zum Ausrollen
50 g Mohn
2 EL Olivenöl

1 Für die Cracker 85 ml lauwarmes Wasser in eine große Schüssel geben. Die Hefe einstreuen und kurz einweichen lassen. Dann das Mehl zufügen und gründlich unterkneten. Sobald alle Zutaten gut vermischt sind, den Mohn einrühren und alles weiterkneten, bis eine glatte Teigkugel entstanden ist. Diese abdecken und an einem warmen Ort gehen lassen, während die Suppe vorbereitet wird.

2 Den Backofen auf 250 °C vorheizen und ein Backblech mit Backpapier auslegen.

3 Den Lauch längs halbieren und gründlich waschen. Das Weiße und die zarten grünen Teile in dünne Streifen schneiden. Den Rest wegwerfen. Das Öl in einem großen Topf erhitzen. Den Lauch darin 5 Minuten weich dünsten. Dann Kartoffeln und Brühe zufügen und alles 15 Minuten köcheln lassen, bis die Kartoffeln gar sind.

4 Inzwischen den Teig für die Cracker in 4 Portionen teilen. Jede davon zu einer Kugel rollen. Die Arbeitsfläche und eine Teigrolle mit Mehl bestäuben und die Kugeln zu langen, möglichst dünnen (1–2 mm dicken) Ovalen ausrollen. Diese mit etwas Abstand auf das vorbereitete Backblech legen und mit dem Olivenöl bestreichen. Dann 10–15 Minuten goldbraun und knusprig backen.

5 Die Suppe leicht abkühlen lassen und im Mixer oder in der Küchenmaschine glatt pürieren. Sollte sie zu dickflüssig sein, noch etwas Brühe, Wasser oder Milch angießen.

6 Die Suppe bei Bedarf noch einmal kurz aufwärmen. Dann auf 4 Suppenschalen verteilen. Je 3 frische Austern in die Mitte setzen, mit Schnittlauchröllchen und schwarzem Pfeffer garnieren und sofort mit den Crackern servieren.

Statt mit einer Teigrolle können Sie den Teig für die Cracker auch in einer Nudelmaschine flach walzen. Dazu den Teig in 8 Portionen teilen und pro Person 2 Cracker zubereiten.

NÄHRWERTE PRO PORTION

1984 kJ, 474 kcal, 20 g Eiweiß, 27 g Fett (4 g gesättigte Fettsäuren), 39 g Kohlenhydrate (10 g Zucker), 14 g Ballaststoffe, 505 mg Natrium

Saaten und *Nüsse* enthalten eine Menge wertvoller Fette, die für die optimale Funktion des Gehirns und des Herz-Kreislauf-Systems entscheidend sind.

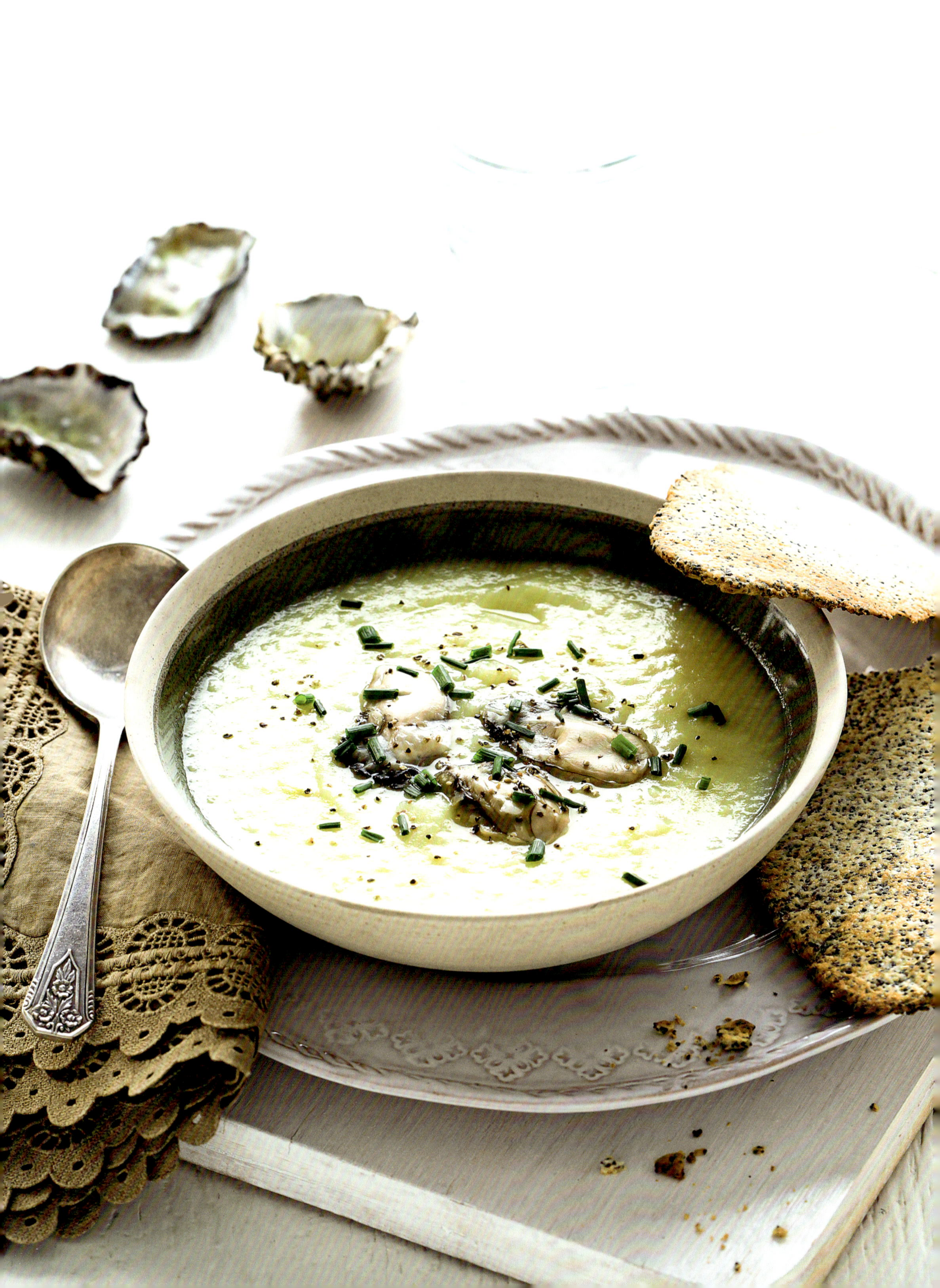

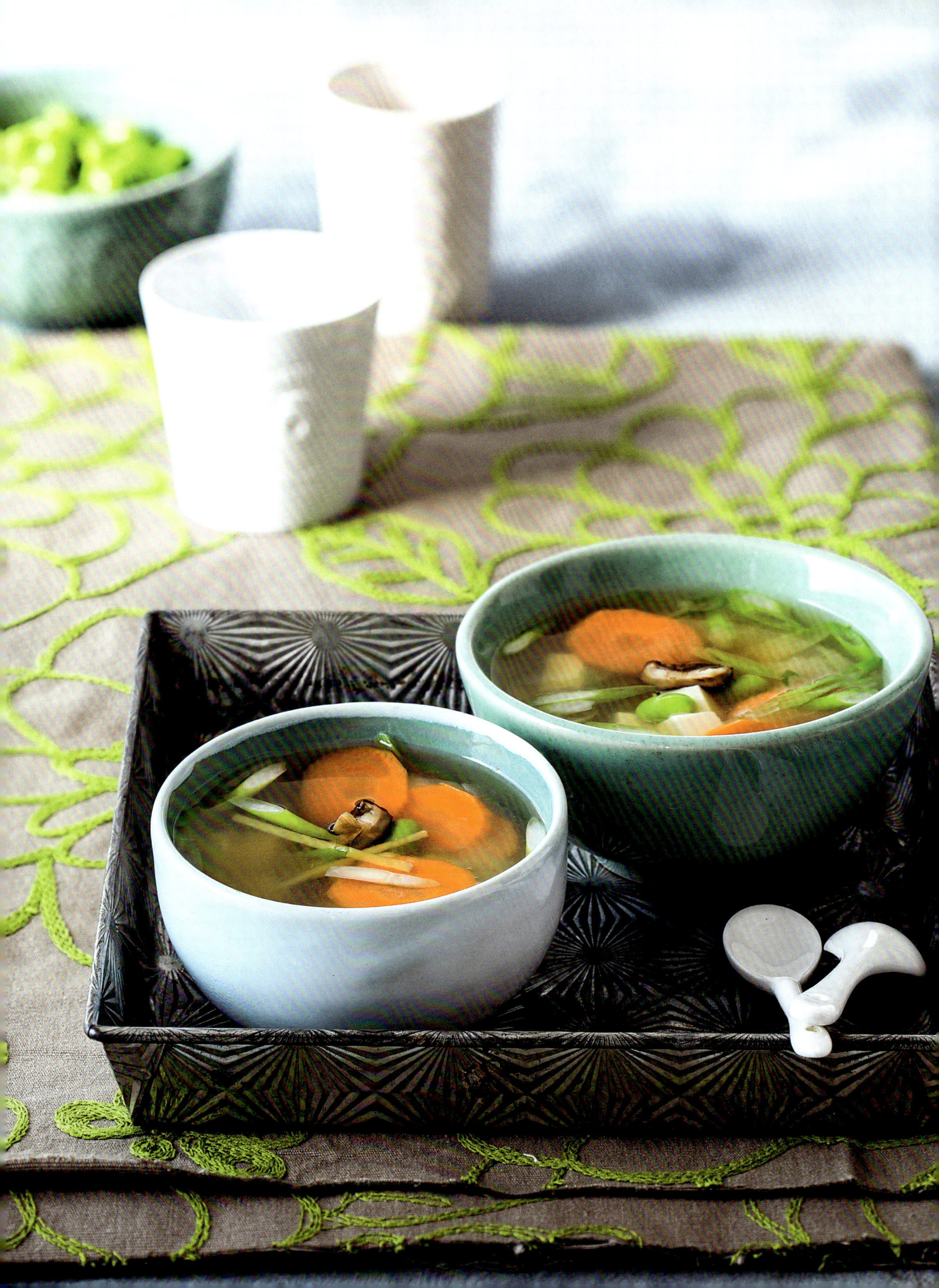

Japanische Miso-Suppe mit Edamame-Bohnen und Ingwer

Um die wertvollen Enzyme in dieser Suppe zu erhalten, darf sie nicht mehr aufkochen, nachdem das Miso hinzugefügt wurde. Shiro Miso ist eine helle Miso-Paste, die weniger Salz enthält als die dunkle.

ZUBEREITUNG **10 MINUTEN**
KOCHZEIT **25 MINUTEN**
FÜR **4 PERSONEN**

4 Frühlingszwiebeln, schräg in dünne Ringe geschnitten
1 Möhre, in dünne Scheiben geschnitten
1 Daikon-Rettich (japanischer oder chinesischer Rettich), in dünne Scheiben geschnitten
6 getrocknete Shiitake-Pilze, in kleine Stücke gebrochen
5 cm frischer Ingwer, geschält und in feine Stifte geschnitten
2 EL Shiro Miso
180 g gepalte Edamame-Bohnen
150 g Seidentofu, fein gewürfelt

1 Einen großen Topf mit 1,25 l Wasser füllen. Frühlingszwiebeln, Möhren, Daikon-Rettich, Shiitake-Pilze und Ingwer zufügen. Das Wasser aufkochen, die Hitze reduzieren und alles 15 Minuten köcheln lassen.

2 Von der heißen Brühe 2 EL abschöpfen und mit dem Miso verrühren. Anschließend das Miso in den Topf geben. Die Suppe darf danach nicht mehr kochen.

3 Edamame-Bohnen und Tofu zufügen und 5 Minuten in der heißen Brühe ziehen lassen, bis sie zart geworden sind.

4 Zunächst den Tofu und das Gemüse auf 4 Suppenschalen verteilen, dann die heiße Brühe zugießen.

Daikon-Rettich, Shiro Miso und tiefgekühlte Edamame-Bohnen finden Sie in asiatischen Lebensmittelgeschäften.

NÄHRWERTE PRO PORTION

620 kJ, 148 kcal, 10 g Eiweiß, 4 g Fett (<1 g gesättigte Fettsäuren), 20 g Kohlenhydrate (6 g Zucker), 6 g Ballaststoffe, 377 mg Natrium

Miso wird aus fermentierten Sojabohnen hergestellt. Manche Sorten enthalten zusätzlich noch Reis oder Gerste. Bei der Fermentation werden wertvolle Nährstoffe freigesetzt. Unpasteurisiertes Miso enthält zudem probiotische Bakterien, die die Darmgesundheit fördern und das Immunsystem stärken. Allerdings enthält Miso sehr viel Salz, weshalb Sie es sparsam verwenden sollten.

Herzhafter Rindfleischtopf

Dank aromatischer Gemüsesorten wie Zwiebeln, Möhren und Sellerie werden mache Eintöpfe besonders schmackhaft. Wem diese Variante zu zutatenreich ist, kann sie mit etwas Brühe oder Wasser verlängern.

ZUBEREITUNG **20 MINUTEN**
KOCHZEIT **1 STUNDE 15 MINUTEN**
FÜR **4 PERSONEN**

1 EL Öl
350 g Rinderschmorfleisch, von überschüssigem Fett befreit und gewürfelt
1 Lauchstange, nur der weiße Teil, in Ringe geschnitten, oder 1 Zwiebel, fein gehackt
2 Knoblauchzehen, zerdrückt
1 Möhre, halbiert und in Scheiben geschnitten
2 Selleriestangen, in dünne Scheiben geschnitten
400 g gehackte Tomaten aus der Dose oder 3 frische Tomaten, fein gehackt
500 ml Gemüse- oder Rindfleischbrühe
1 Lorbeerblatt
1 Zucchini, halbiert und in Scheiben geschnitten
¼ Weißkohl, in Streifen geschnitten
2 EL frisch gehackte Petersilie

1 Die Hälfte des Öls in einem großen Topf stark erhitzen. Das Fleisch darin unter Rühren portionsweise je 2–3 Minuten anbraten, bis es rundum gebräunt ist. Dann auf einem Teller beiseitestellen.

2 Das restliche Öl im Topf erhitzen und Lauch und Knoblauch 2–3 Minuten darin weich dünsten.

3 Möhren und Sellerie zufügen. Dann Rindfleisch, Tomaten, Brühe, Lorbeerblatt und 500 ml Wasser zugeben. Die Mischung aufkochen, dann die Hitze reduzieren und alles 1 Stunde sanft köcheln lassen, bis Fleisch und Gemüse gar sind. Falls die Suppe zu sehr eindickt, etwas Wasser zugießen. Eventuell aufsteigenden Schaum mit einem Schaumlöffel abschöpfen.

4 Zucchini und Weißkohl zugeben und alles weitere 5 Minuten kochen, bis die Zucchini weich und der Kohl zusammengefallen ist. Das Lorbeerblatt herausnehmen und wegwerfen.

5 Den fertigen Eintopf mit frisch gehackter Petersilie bestreuen, auf 4 Suppentassen verteilen und sofort servieren.

NÄHRWERTE PRO PORTION

864 kJ, 206 kcal, 22 g Eiweiß, 9 g Fett (2 g gesättigte Fettsäuren), 10 g Kohlenhydrate (9 g Zucker), 5 g Ballaststoffe, 665 mg Natrium

Eisen und *Zink* sind für die gesunde Hirnfunktion unerlässlich und stärken zudem das Immunsystem. Mageres Fleisch ist eine der besten Quellen für diese wertvollen Mineralstoffe.

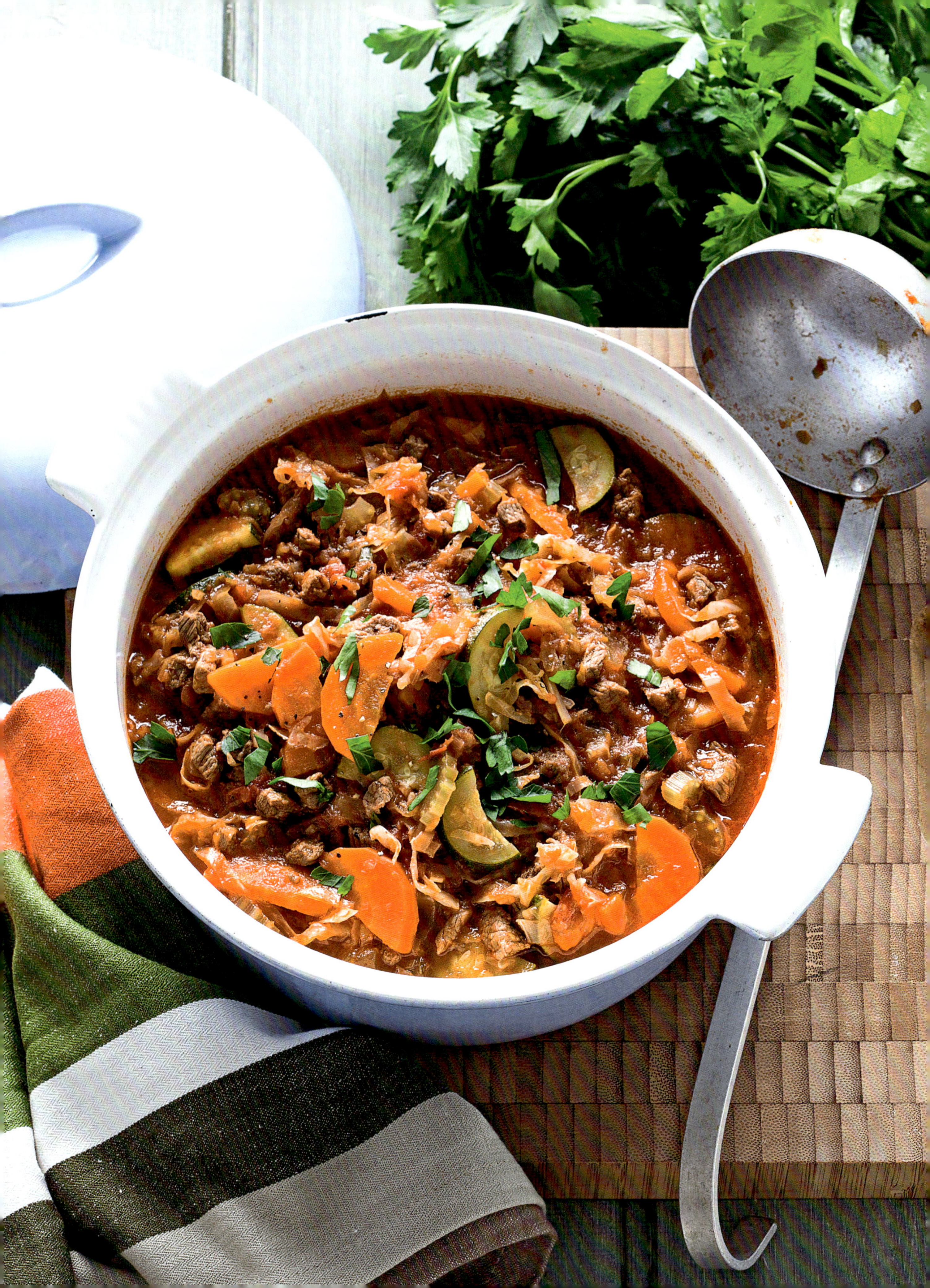

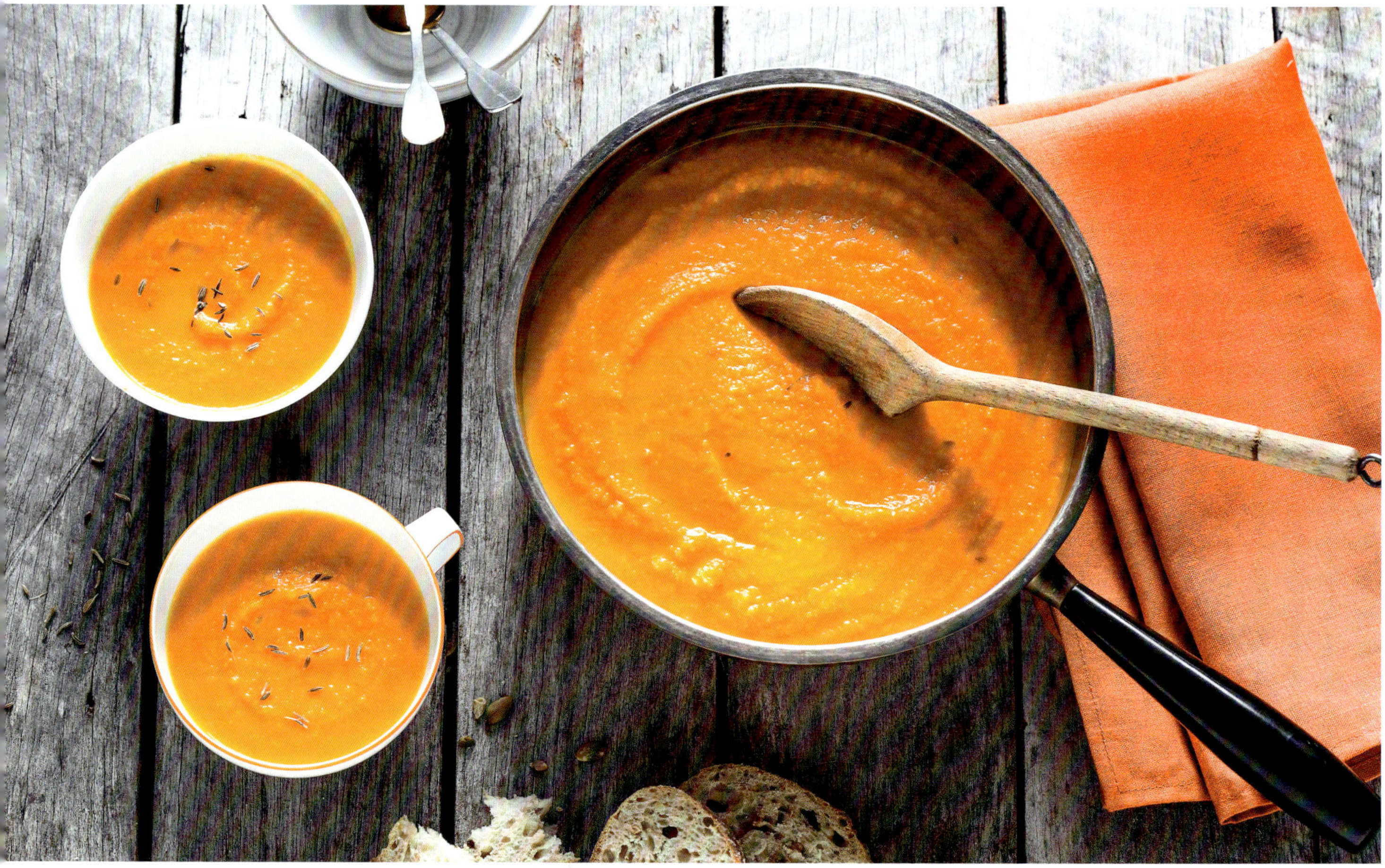

Möhrensuppe mit Kümmel

Für diese Suppe werden die Möhren vor dem Kochen geröstet, um ihre natürliche Süße zu betonen.

ZUBEREITUNG **20 MINUTEN** GARZEIT **55 MINUTEN** FÜR **4 PERSONEN**

1 kg Möhren
1 EL Olivenöl
1 Zwiebel, fein gehackt
2 Knoblauchzehen, zerdrückt
$1\frac{1}{2}$ EL Kümmel, plus etwas mehr zum Garnieren
1 l Gemüsebrühe
frisch gemahlener schwarzer Pfeffer
4 Scheiben Vollkornbrot als Beilage

1 Den Backofen auf 180 °C vorheizen. Ein großes Backblech mit Backpapier auslegen. Die Möhren schälen und längs vierteln. Dann auf das Backblech legen und 45 Minuten rösten, bis sie weich und leicht gebräunt sind.

2 Das Öl in einem großen Topf erhitzen. Die Zwiebel darin bei mittlerer Hitze 4 Minuten weich dünsten. Knoblauch und Kümmel zufügen und alles 1 weitere Minute dünsten. Dann die gerösteten Möhren, die Brühe und 250 ml Wasser zugeben.

3 Alle Zutaten mit einem Pürierstab pürieren. Die Suppe aufkochen, dann die Hitze reduzieren und die Suppe 5 Minuten köcheln lassen.

4 Die Suppe pfeffern, auf 4 Schalen verteilen, mit Kümmel garnieren und mit Vollkornbrot servieren.

NÄHRWERTE PRO PORTION

639 kJ, 153 kcal, 4 g Eiweiß, 6 g Fett (<1 g ges. Fettsäuren), 21 g Kohlenhy. (18 g Zucker), 9 g Ballastst., 1141 mg Natrium

Gekocht liefern die ballaststoffreichen *Möhren* erstaunlicherweise mehr wertvolle Antioxidantien als roh, weil der Körper diese Substanzen nach dem Kochen offenbar leichter aufnehmen kann.

Spinatsuppe mit weißen Bohnen und Joghurt

Diese sämige Suppe kann im Sommer auch gekühlt serviert werden. Zur Abwechslung können Sie statt Bohnen auch andere Hülsenfrüchte verwenden und nach Belieben frische Kräuter zufügen.

ZUBEREITUNG **15 MINUTEN** KOCHZEIT **10 MINUTEN** FÜR **4 PERSONEN**

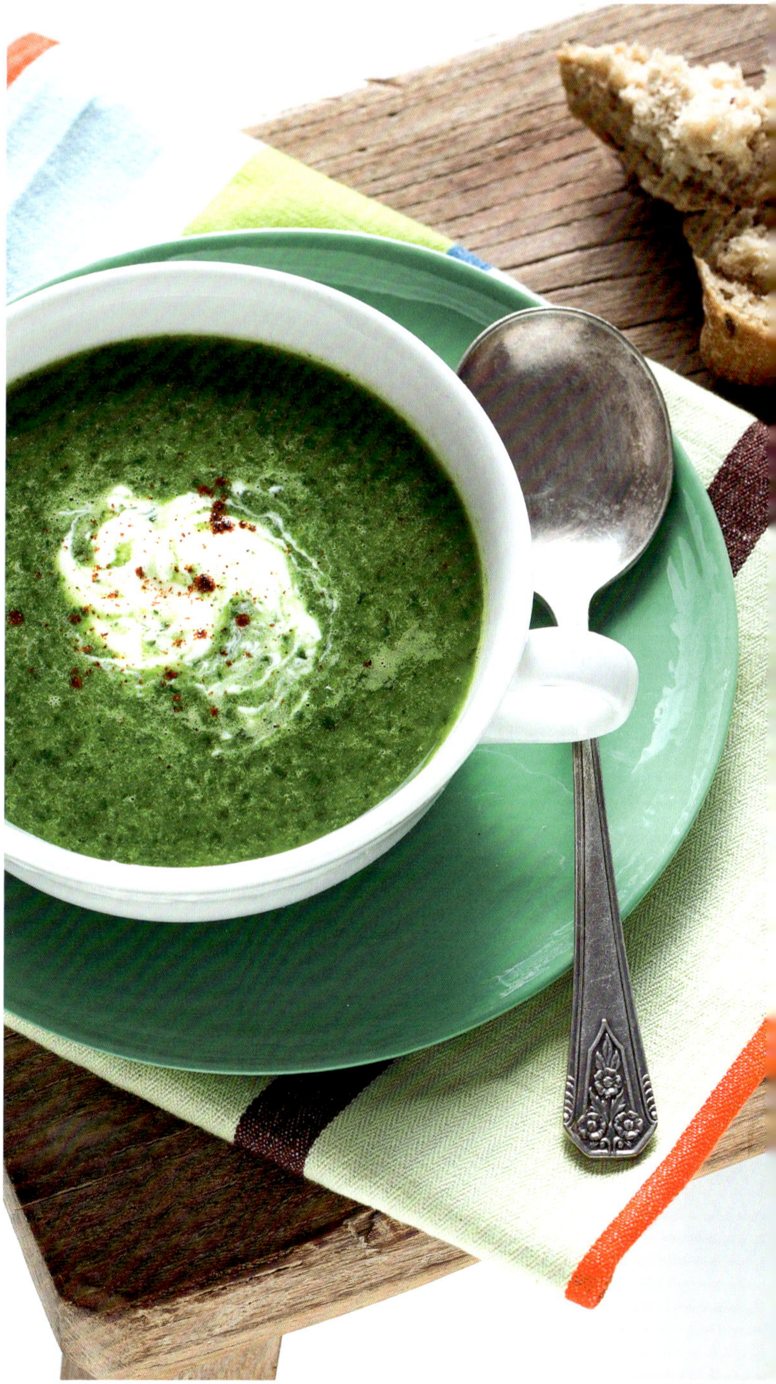

1 EL Olivenöl
1 Zwiebel, gehackt
2 Knoblauchzehen, zerdrückt
875 ml Gemüse- oder Hühnerbrühe
800 g weiße Bohnen aus der Dose, abgespült und abgetropft
600 g frischer Spinat, geputzt
90 g fettarmer Naturjoghurt
¼ TL Paprikapulver

1 Das Öl in einem großen Topf erhitzen. Die Zwiebel darin bei mittlerer Hitze 4 Minuten weich dünsten. Den Knoblauch zufügen und 1 Minute unter Rühren mitdünsten.

2 Brühe und Bohnen zufügen und die Mischung aufkochen. Dann den Spinat zugeben und alles köcheln lassen, bis er zusammengefallen ist.

3 Die Suppe mit dem Pürierstab pürieren, auf 4 Schalen verteilen und mit je einem Klacks Joghurt und einer Prise Paprikapulver garnieren.

Wer keinen Pürierstab hat, kann die Suppe auch portionsweise im Mixer pürieren. Dazu leicht abkühlen lassen und nach dem Pürieren noch einmal vorsichtig erwärmen.

Statt Bohnen aus der Dose können Sie für die Suppe auch 200 g getrocknete Bohnen verwenden, die allerdings vorgekocht werden müssen.

NÄHRWERTE PRO PORTION

1146 kJ, 274 kcal, 19 g Eiweiß, 7 g Fett (1 g gesättigte Fettsäuren), 28 g Kohlenhydrate (10 g Zucker), 13 g Ballaststoffe, 951 mg Natrium

Grünes Blattgemüse wie Spinat spielt als Nährstoffquelle eine entscheidende Rolle, da es dem Gehirn wertvolle Vitamine, Mineralstoffe und Antioxidantien liefert.

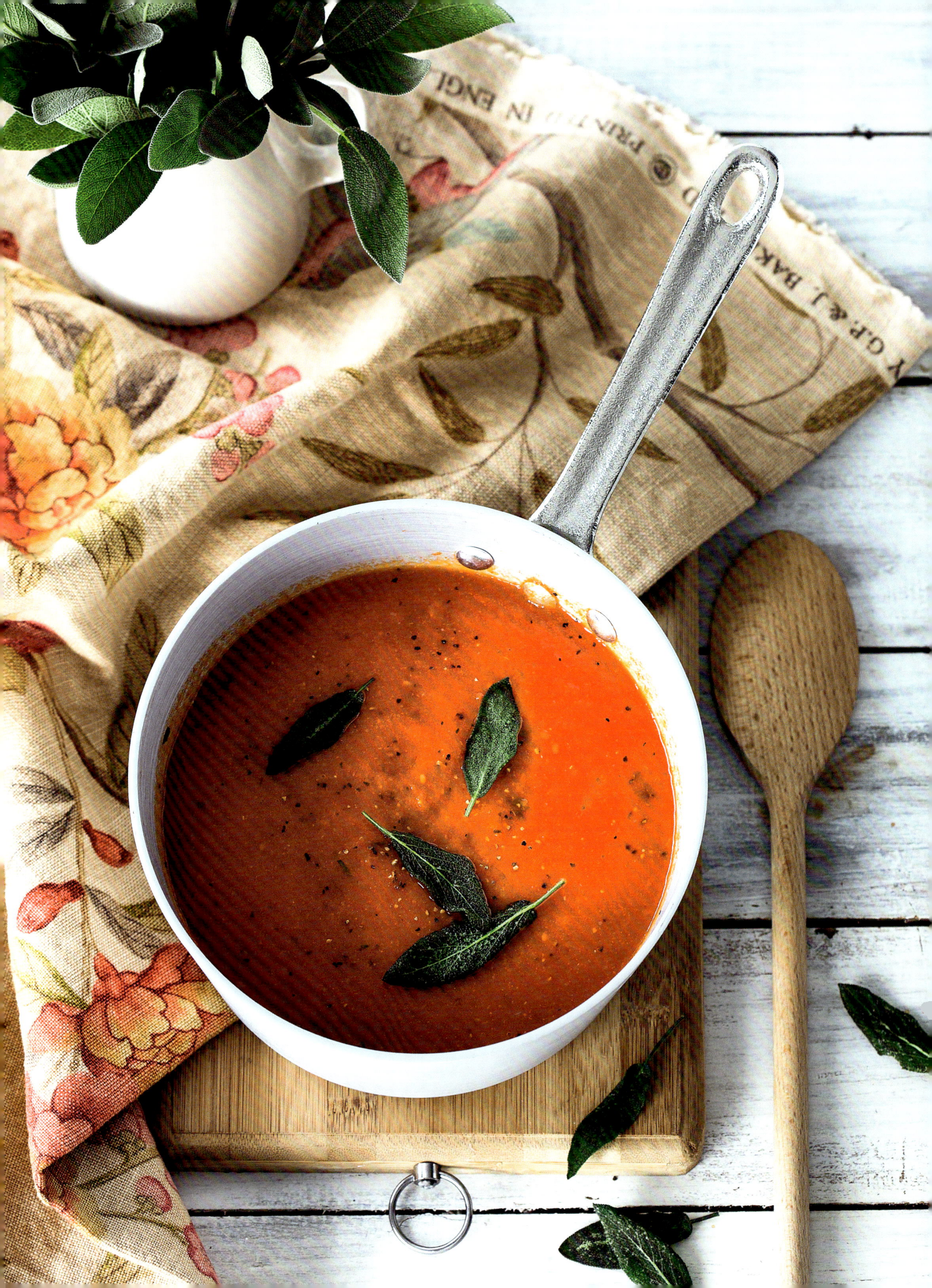

Paprika-Tomaten-Suppe

Diese köstliche, farbenfrohe Suppe ist vor allem im Herbst ein Hit. Das intensive Tiefrot zeugt von ihrem hohen Gehalt an Antioxidantien. Durch das Rösten wird die natürliche Süße der Zutaten noch verstärkt.

ZUBEREITUNG **20 MINUTEN**
GARZEIT **1 STUNDE 10 MINUTEN**
FÜR **4 PERSONEN**

4 große rote Paprika
8 große Roma-Tomaten, längs halbiert
1 rote Zwiebel, in 6 Spalten geschnitten
4 große Knoblauchzehen mit Schale
1½ EL Olivenöl
750 ml Gemüse- oder Hühnerbrühe
2 TL frisch gehackter Salbei
16 frische Salbeiblätter
frisch gemahlener schwarzer Pfeffer

1 Den Backofen auf 190 °C vorheizen. Zwei große Backbleche mit Backpapier auslegen. Die Paprika im Ganzen auf eines der Bleche legen, die Tomaten mit der Schnittfläche nach oben auf das Zweite setzen. Dann beides 20 Minuten im Backofen rösten.

2 Nun Zwiebelspalten und Knoblauchzehen zufügen. Die Zwiebel mit ½ EL Olivenöl beträufeln und das Gemüse weitere 40 Minuten rösten, dabei die Paprika einmal wenden. Das fertige Gemüse sollte sehr weich sein.

3 Die Paprika häuten, aufschneiden und das Kerngehäuse entfernen. Die Tomaten ebenfalls häuten und mit Paprika und Zwiebeln in einen Mixer geben. Den gerösteten Knoblauch aus der Schale pressen und zum restlichen Gemüse in den Mixer geben. Anschließend alles sehr glatt pürieren.

4 Das pürierte Gemüse in einen Topf geben. Brühe und Salbei zufügen und die Mischung sanft aufwallen lassen.

5 Inzwischen 1 EL Olivenöl bei mittlerer Hitze in einer kleinen Pfanne erhitzen. Die ganzen Salbeiblätter zufügen und ein paar Minuten braten, bis sie knusprig sind. Auf Küchenpapier abtrocknen lassen und beiseitestellen.

6 Die Suppe auf 4 Schalen verteilen. Mit den gebratenen Salbeiblättern garnieren und ein paar Tropfen des Salbeibratöls darüberträufeln. Mit schwarzem Pfeffer bestreuen und sofort servieren.

Sie können das Gemüse auch im Ganzen zur Brühe in den Topf geben und mit einem Pürierstab pürieren.

Getoastetes Vollkornbrot ist eine ideale Beilage zu dieser Suppe.

Rote Paprika enthalten viel Betakarotin und Vitamin C, die den Fett- und Natriumhaushalt regulieren. Als Vorstufe von Vitamin A ist Betakarotin gut für die Augen und spielt auch für das Immunsystem eine wichtige Rolle.

NÄHRWERTE PRO PORTION

656 kJ, 157 kcal, 6 g Eiweiß, 9 g Fett (1 g gesättigte Fettsäuren), 14 g Kohlenhydrate (9 g Zucker), 8 g Ballaststoffe, 492 mg Natrium

Indische Linsensuppe mit Kürbis, Tomaten und grünen Bohnen

Verwenden Sie für diese Suppe je nach Geschmack milde oder scharfe Currypaste. Sie können auch ganz darauf verzichten. Geben Sie für eine Extraportion Nährstoffe gegen Ende der Garzeit noch eine Handvoll grünes Blattgemüse wie Spinat oder Mangold hinzu.

ZUBEREITUNG **15 MINUTEN**
KOCHZEIT **50 MINUTEN**
FÜR **6 PERSONEN**

1 EL Olivenöl
1 Zwiebel, gehackt
2 Selleriestangen, gewürfelt
2 Möhren, gewürfelt
2 Knoblauchzehen, zerdrückt
2 EL indische Currypaste
1 kg Butternusskürbis, gewürfelt
400 g gehackte Tomaten aus der Dose
750 ml Gemüse- oder Hühnerbrühe
400 g braune Linsen, abgespült und abgetropft
100 g grüne Bohnen, in kurze Stücke geschnitten
125 g fettarmer Naturjoghurt, zum Garnieren

1 Das Öl bei geringer Hitze in einem großen Topf erhitzen. Zwiebel, Sellerie und Möhren darin 10 Minuten dünsten, bis sie weich und goldbraun angebraten sind. Dabei regelmäßig rühren, damit nichts anbrennt.

2 Knoblauch und Currypaste zufügen und alles 1 weitere Minute kochen. Dann Kürbis, Tomaten und Brühe zugeben. Den Topf abdecken und die Brühe aufkochen. Dann die Hitze reduzieren und das Gemüse 30 Minuten köcheln lassen, bis der Kürbis weich ist.

3 Linsen und Bohnen zufügen und die Suppe weitere 5 Minuten kochen, bis die Bohnen gar sind.

4 Die fertige Suppe auf 6 Schalen verteilen und mit einem Klacks Joghurt garniert servieren.

Statt Linsen aus der Dose können Sie auch 100 g getrocknete verwenden, wobei diese allerdings vorgekocht werden müssen.

NÄHRWERTE PRO PORTION

823 kJ, 197 kcal, 7 g Eiweiß, 6 g Fett (<1 g gesättigte Fettsäuren), 31 g Kohlenhydrate (10 g Zucker), 7 g Ballaststoffe, 695 mg Natrium

Linsen tragen durch ihren niedrigen GI zu einem stabilen Blutzuckerspiegel bei. Sie verringern die glykämische Last – eine Erweiterung des GI, die auch die Kohlenhydratdichte berücksichtigt – und sorgen dafür, dass das Gehirn lange und gleichmäßig mit Energie versorgt wird.

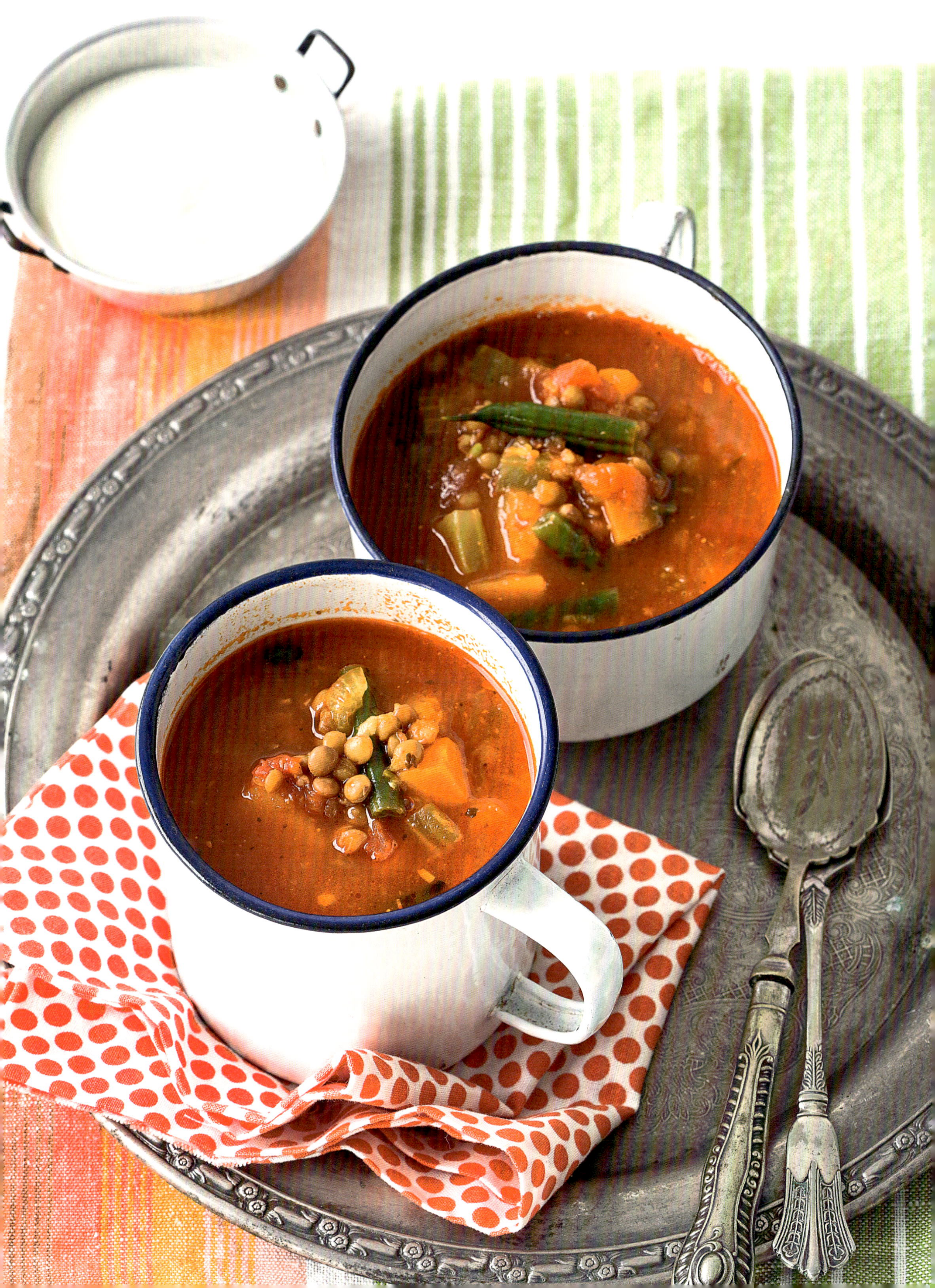

Hülsenfrüchte

Hülsenfrüchte, wie Bohnen, Erbsen und Linsen, sind eine hervorragende rein pflanzliche Proteinquelle. Zudem sind sie fettarm und nährstoffreich und enthalten viele Ballaststoffe, die den Blutzucker- und den Cholesterinspiegel positiv beeinflussen.

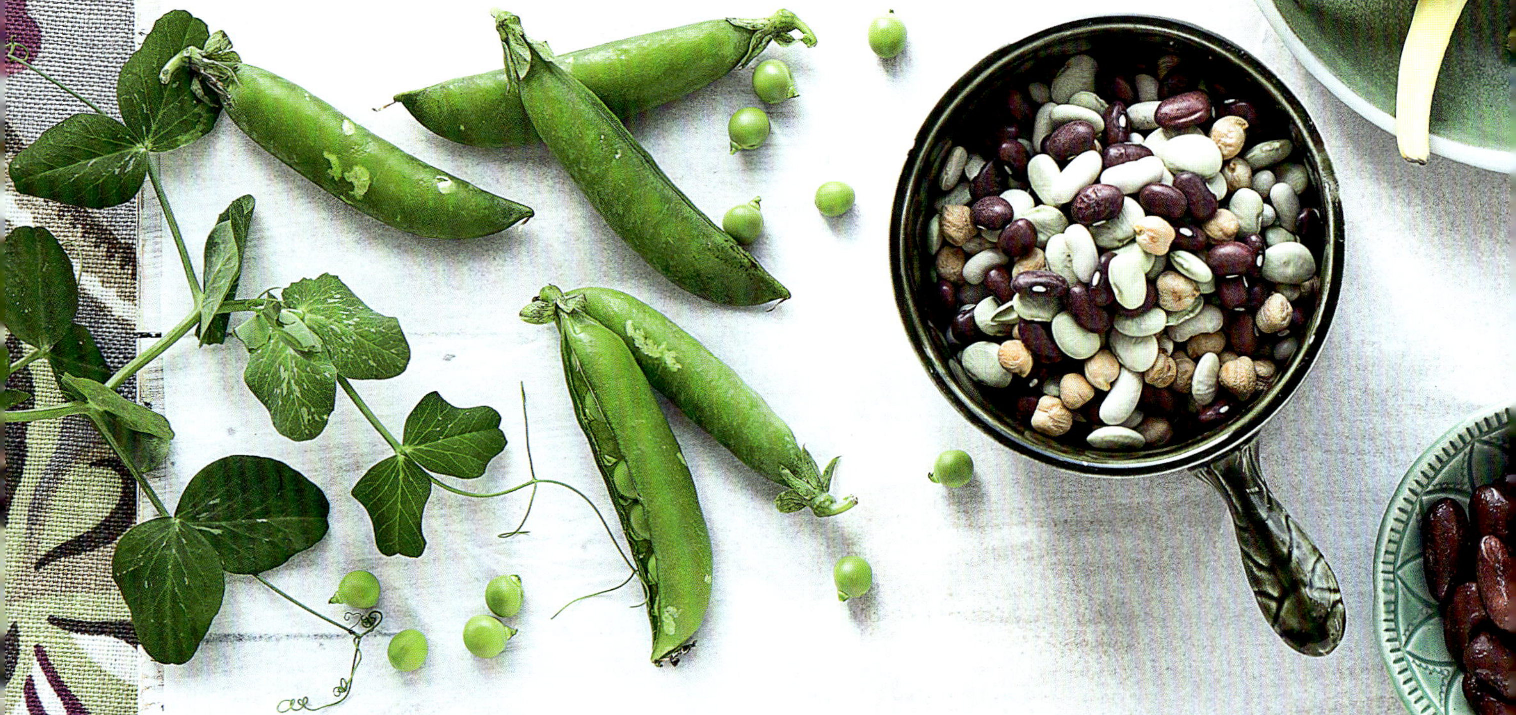

Proteine liefern dem Körper lebenswichtige Aminosäuren. Anders als andere pflanzliche Lebensmittel enthalten Hülsenfrüchte trotz ihres hohen Eiweißgehalts aber nicht alle dieser für den Menschen essenziellen Substanzen. Kombiniert man sie geschickt mit den richtigen Getreiden, Nüssen oder Saaten, ist es allerdings nicht schwer, den kompletten Proteinbedarf auch mit pflanzlichen Nahrungsmitteln zu decken. Und das ist gut, denn anders als tierische Produkte enthalten Hülsenfrüchte auch reichlich Ballaststoffe und haben einen niedrigen glykämischen Index, wodurch sie den Blutzuckerspiegel stabil und niedrig halten – eine gute Voraussetzung für ein gesundes Gehirn.

Auch für ein intaktes Herz-Kreislauf-System sind die in den Hülsenfrüchten enthaltenen Ballaststoffe wichtig. Sie sorgen dafür, dass der Körper mehr Cholesterin verwertet und den Cholesterinspiegel auf diese Weise abbaut. Dadurch werden Gefäßverengungen verhindert, was eine gute Durchblutung des Gehirns gewährleistet. Ein weiterer Vorteil von Hülsenfrüchten ist ihr hoher Magnesiumgehalt. Magnesium hilft, den Blutdruck zu regulieren, wird allem Anschein nach vom Gehirn zum Stressabbau benötigt und ist offenbar auch an den klassischen Abläufen im Neurotransmitter-Kreislauf beteiligt. Ein ausgewogener Magnesiumhaushalt kann daher möglicherweise die Merkfähigkeit und das Erinnerungsvermögen stärken.

Auch Kalzium und viele B-Vitamine – insbesondere Folsäure, aber auch Nicotinsäure und Thiamin – sind reichlich in Hülsenfrüchten vorhanden. Ein Mangel an Nicotinsäure kann

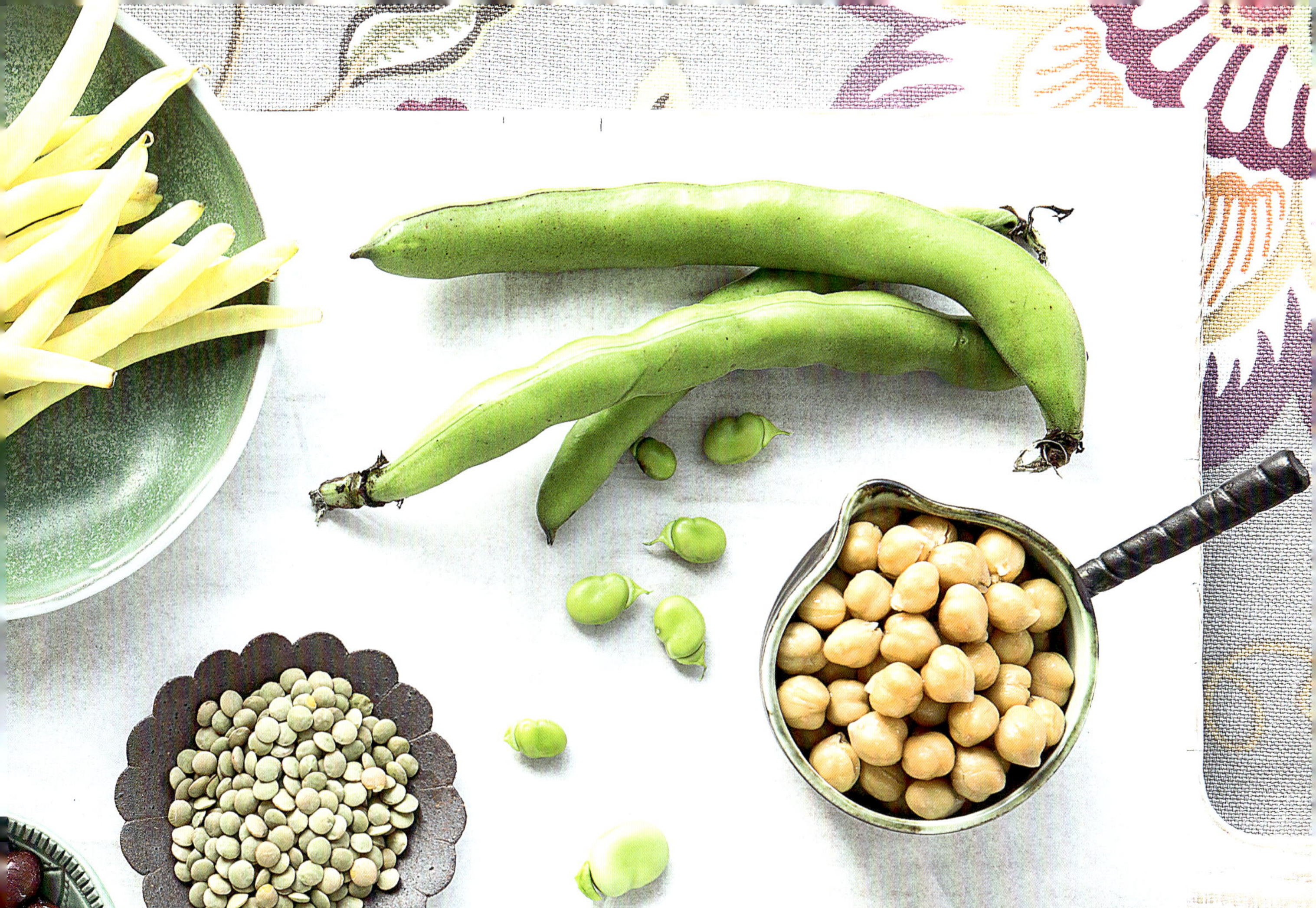

Von links im Uhrzeigersinn: Erbsen, grüne Bohnen, Wachsbohnen, Dicke Bohnen, Kichererbsen, grüne Linsen, Kidney-Bohnen, Bohnenmix (Kidney-Bohnen, Limabohnen, Kichererbsen und Cannelini-Bohnen)

Stimmungsschwankungen hervorrufen und sich negativ auf die normale Hirnfunktion auswirken. Das auch unter dem Namen „Stimmungsvitamin" bekannte Thiamin wird vom Körper zur Energiegewinnung benötigt und zur Regulierung der normalen neurologischen Prozesse.

Ordentlich versorgt wird man durch Hülsenfrüchte auch mit Eisen und Zink, an denen es pflanzlichen Nahrungsmitteln ansonsten eher mangelt. Während das in Pflanzen enthaltene Zink vom Körper in annehmbaren Mengen aufgenommen wird, ist das beim Eisen allerdings nicht der Fall. Zink ist wichtig für den Zellstoffwechsel und wird auch für eine optimale Hirnfunktion benötigt. Ein Mangel kann demnach eine Beeinträchtigung dieser Funktion zur Folge haben. Eine Unterversorgung mit Zink in der Schwangerschaft kann dazu führen, dass ein Kind später auffällige Lernschwächen und Aufmerksamkeitsdefizite entwickelt. Eisen wird zur Bildung der die Nervenstränge schützenden Myelinschicht und zur Synthese von Neurotransmittern benötigt.

Auch der körpereigene Energiehaushalt, der natürlich auch für die Energieversorgung des Gehirns zuständig ist, kann ohne Eisen nicht auskommen. Um die Aufnahme von Eisen aus pflanzlichen Nahrungsmitteln zu verbessern, sollte neben den Hülsenfrüchten zugleich ein Vitamin-C-haltiges Produkt oder ein eisenreiches tierisches Lebensmittel wie z. B. Fleisch verzehrt werden. Kombinieren Sie Hülsenfrüchte beispielsweise mit Paprika oder Tomaten oder bereiten Sie eine Nudelsauce mit Linsen und Hackfleisch zu.

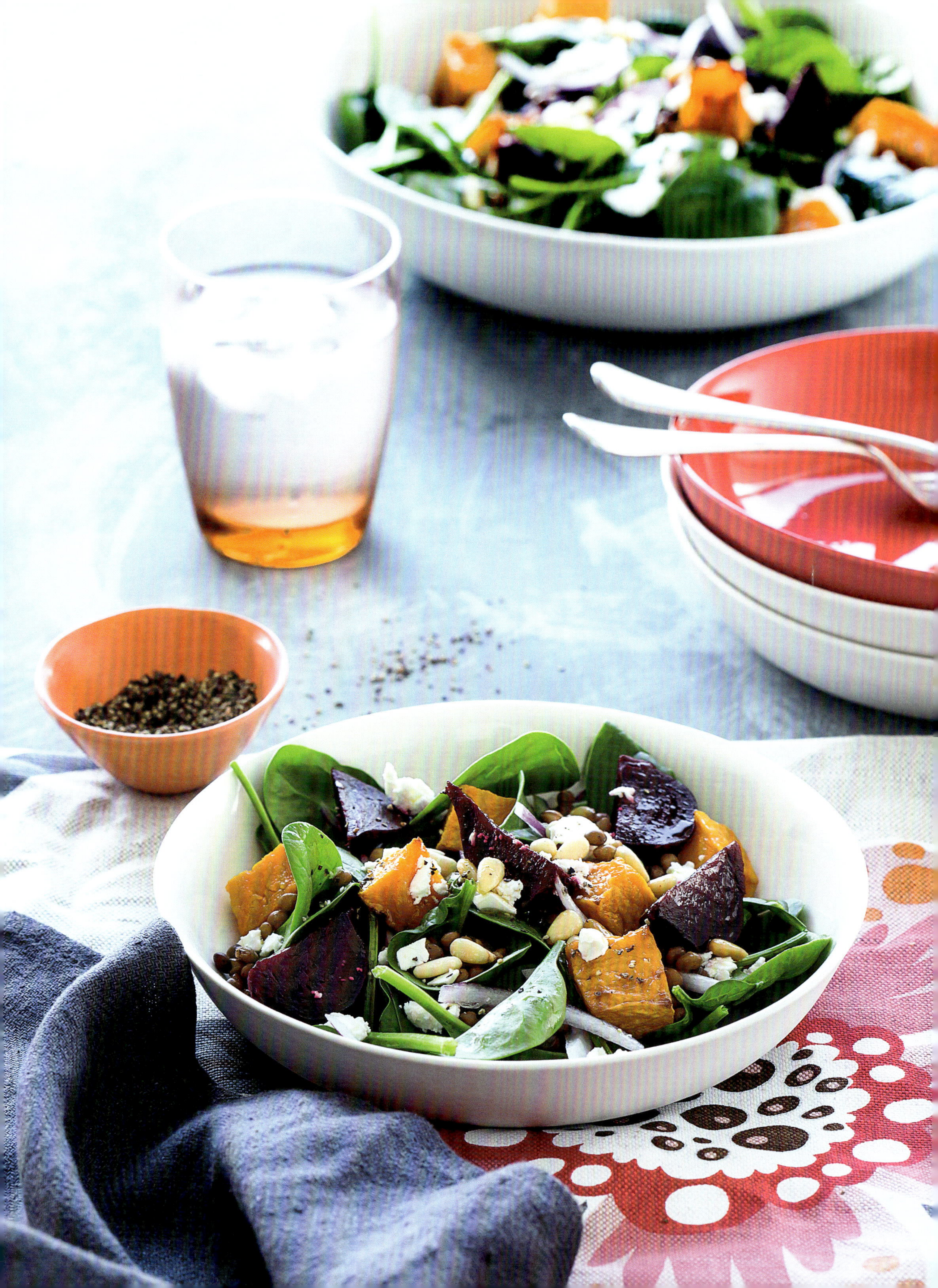

Linsensalat mit Kürbis und Roter Bete

Dieser Salat ist schnell gemacht. Rösten Sie Kürbis und Rote Bete, während Sie andere Speisen zubereiten. Mit einer Scheibe Vollkornbrot erhalten Sie eine leichte, ausgewogene Hauptmahlzeit.

ZUBEREITUNG **20 MINUTEN**
GARZEIT **1 STUNDE 5 MINUTEN**
FÜR **4 PERSONEN**

750 g Butternusskürbis, gewürfelt
etwas Olivenöl
4 kleine Rote Beten (insgesamt ca. 250 g), geputzt
2 EL Pinienkerne
400 g braune Linsen aus der Dose, abgespült und abgetropft
1 kleine rote Zwiebel, halbiert und dünn aufgeschnitten
60 g junger Spinat
1 EL Rotweinessig
1 EL natives Olivenöl
100 g fettarmer Feta, zerbröselt
frisch gemahlener schwarzer Pfeffer

1 Den Backofen auf 200 °C vorheizen und ein Backblech mit Backpapier auslegen.

2 Die Kürbiswürfel auf dem vorbereiteten Blech verteilen. Das Öl in einen Ölsprüher füllen und die Kürbiswürfel damit besprühen. Die Roten Beten in ein großes Stück Alufolie wickeln und in den vorgeheizten Backofen geben. Nach 15 Minuten das Blech mit dem Kürbis ebenfalls in den Ofen schieben und das Gemüse weitere 45 Minuten rösten, bis der Kürbis gar und leicht gebräunt ist und sich die Roten Beten mit einem Messer leicht einstechen lassen. Die Roten Beten aus der Folie wickeln und ebenso wie die Kürbiswürfel bei Zimmertemperatur abkühlen lassen.

3 Die Pinienkerne auf einem zweiten Backblech verteilen und 3 Minuten goldbraun rösten. Dann auf einen Teller geben und abkühlen lassen.

4 Die Roten Beten schälen und in je 6 Spalten schneiden.

5 Linsen, Zwiebeln und Spinat in einer großen Salatschüssel mischen. Essig und Öl zugeben und gut unterheben. Die Kürbis- und Rote-Bete-Stücke darauflegen. Den Salat mit Feta und Pinienkernen bestreuen und mit Pfeffer würzen.

Gummihandschuhe schützen beim Schälen der Roten Beten vor Verfärbungen an den Fingern.

Statt Linsen aus der Dose können Sie auch 130 g getrocknete verwenden, wobei diese allerdings vorgekocht werden müssen.

NÄHRWERTE PRO PORTION
1286 kJ, 307 kcal, 13 g Eiweiß, 15 g Fett (3 g gesättigte Fettsäuren), 34 g Kohlenhydrate (10 g Zucker), 8 g Ballaststoffe, 509 mg Natrium

Dieser Salat enthält neben vielen *ungesättigten Fettsäuren* auch jede Menge *Ballaststoffe*. Beide tragen zu einem gesunden Herz-Kreislauf-System bei und sorgen somit für eine gute Durchblutung des Gehirns.

Salat mit Thunfisch und Bohnen

ZUBEREITUNG **20 MINUTEN**
KOCHZEIT **2 MINUTEN**
FÜR **4 PERSONEN**

150 g grüne Bohnen, geputzt
1 kleiner Romana-Salat, geputzt
420 g Thunfisch aus der Dose, abgetropft und klein gezupft
400 g Kidney-Bohnen aus der Dose, abgespült und abgetropft
3 Frühlingszwiebeln, in Ringen
200 g Kirschtomaten, halbiert
frisch gemahlener schwarzer Pfeffer

Dressing

1 EL Zitronensaft
1½ EL natives Olivenöl
1 Knoblauchzehe, halbiert

1 Für das Dressing alle Zutaten in einer kleinen Schale gründlich mischen.

2 Die grünen Bohnen 2 Minuten in kochendem Wasser blanchieren. Dann abgießen, mit Eiswasser abschrecken und trocken tupfen.

3 Die Romana-Salat-Blätter in einer Schüssel anrichten. Grüne Bohnen, Thunfisch, Kidney-Bohnen, Frühlingszwiebeln und Tomaten darauf verteilen.

4 Die Knoblauchhälften aus dem Dressing entfernen. Das Dressing über den Salat streuen und diesen mit frisch gemahlenem schwarzen Pfeffer würzen.

Statt Kidney-Bohnen können Sie weiße Bohnen oder Kichererbsen verwenden. Zudem können Sie den Salat zusätzlich mit Paprikawürfeln oder Stangenselleriestückchen verfeinern.

NÄHRWERTE PRO PORTION

1039 kJ, 248 kcal, 28 g Eiweiß, 10 g Fett (2 g gesättigte Fettsäuren), 12 g Kohlenhydrate (4 g Zucker), 7 g Ballaststoffe, 282 mg Natrium

Für die rote Farbe der *Kidney-Bohnen* sind Anthocyane, wasserlösliche Pflanzenfarbstoffe, verantwortlich, deren antioxidative Wirkung die Hirnfunktion positiv beeinflussen soll.

Salat mit Thunfisch und Avocado

ZUBEREITUNG **20 MINUTEN, PLUS MARINIERZEIT**
KOCHZEIT **4 MINUTEN**
FÜR **4 PERSONEN**

2 Knoblauchzehen, zerdrückt
1 TL getrockneter Oregano
2 TL Olivenöl
frisch gemahlener schwarzer Pfeffer
4 Thunfischsteaks (à 150 g)
60 g Salatmischung aus jungem Spinat und Rucola
400 g Kichererbsen aus der Dose, abgespült und abgetropft
1 rote Paprika, gewürfelt
1 kleine rote Zwiebel, halbiert und dünn aufgeschnitten
1 Avocado, in Scheiben geschnitten
2 EL Zitronensaft
2 EL natives Olivenöl

1 Knoblauch, Oregano und Olivenöl in einer flachen Schale verrühren und mit frisch gemahlenem schwarzen Pfeffer würzen. Die Thunfischsteaks in der Masse wenden, abdecken und 15 Minuten im Kühlschrank marinieren.

2 Eine Grillpfanne bei mittlerer Hitze ohne Fett erhitzen. Die Thunfischsteaks darin von jeder Seite 2 Minuten braten, bis sie gerade gar sind. Beiseitestellen und etwas abkühlen lassen, dann mit einer Gabel in Stücke teilen.

3 Salat, Kichererbsen, Paprika, Zwiebel, Avocado und Thunfisch in einer Schüssel anrichten. Zitronensaft und Olivenöl darüberträufeln und servieren.

Sie können die Kichererbsen aus der Dose auch durch 110 g getrocknete Kichererbsen ersetzen, wobei diese allerdings vorgekocht werden müssen.

NÄHRWERTE PRO PORTION

2245 kJ, 536 kcal, 44 g Eiweiß, 30 g Fett (8 g gesättigte Fettsäuren), 12 g Kohlenhydrate (3 g Zucker), 5 g Ballaststoffe, 226 mg Natrium

Thunfisch ist reich an *Cholin*, das auch in Spinat enthalten ist. Es ist an der Zellbildung beteiligt und eine Vorstufe des für die Gedächtnisfunktion wichtigen Neurotransmitters Acetylcholin.

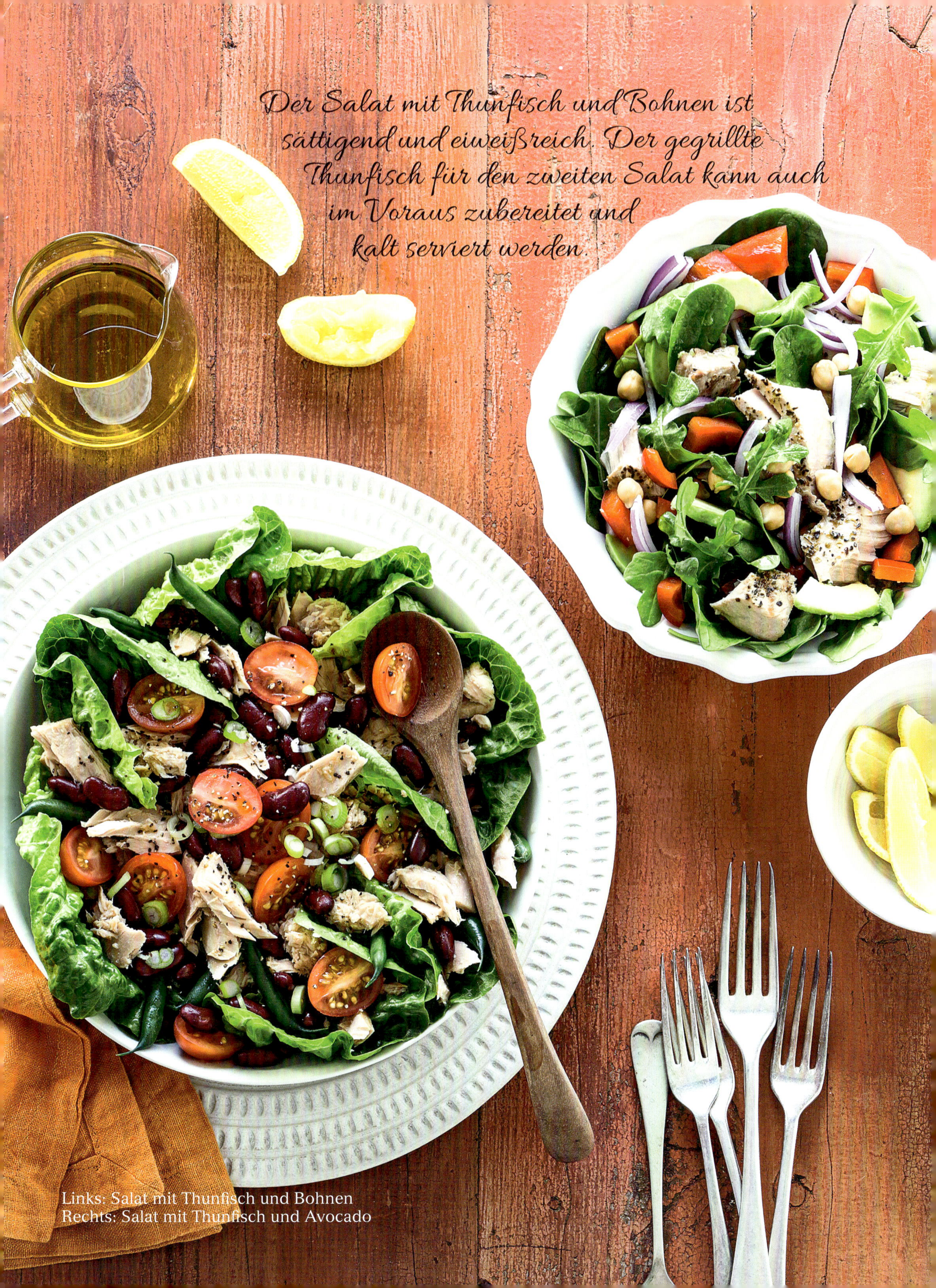

Der Salat mit Thunfisch und Bohnen ist sättigend und eiweißreich. Der gegrillte Thunfisch für den zweiten Salat kann auch im Voraus zubereitet und kalt serviert werden.

Links: Salat mit Thunfisch und Bohnen
Rechts: Salat mit Thunfisch und Avocado

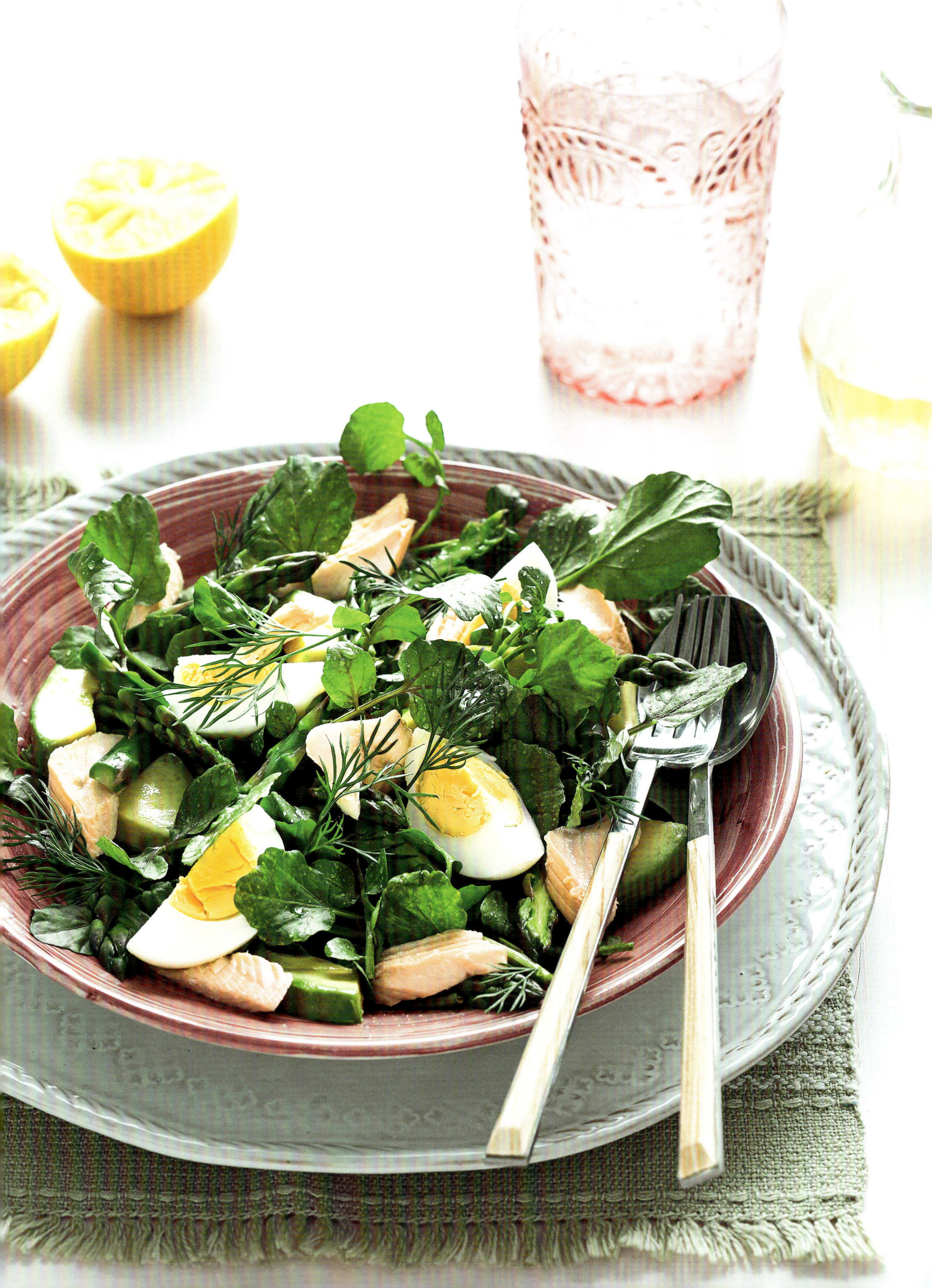

Brunnenkressesalat mit Forelle, Ei und grünem Spargel

Proteine und gesunde Fette machen diesen Salat zu einer leichten, aber dennoch sättigenden Mahlzeit. Servieren Sie ihn mit einer Scheibe Vollkornbrot als Beilage.

ZUBEREITUNG **15 MINUTEN**
KOCHZEIT **10 MINUTEN**
FÜR **4 PERSONEN**

4 Eier
1 Lachsforelle (ca. 350 g), entschuppt und ausgenommen
300 g grüner Spargel, holzige Enden abgeschnitten
60 g Brunnenkresse, geputzt
1 Avocado, gewürfelt
2 EL Zitronensaft
1 EL Oliven- oder Macadamia-Nuss-Öl
2 EL frische Dillspitzen

1 Die Eier in einen Topf geben und mit kaltem Wasser bedecken. Das Wasser bei starker Hitze aufkochen. Sobald es sprudelt, die Eier 8 Minuten kochen lassen. Dann abgießen und mit kaltem Wasser abschrecken.

2 Inzwischen eine tiefe Pfanne zur Hälfte mit Wasser füllen. Das Wasser aufkochen und die Forelle hineingeben. Sobald das Wasser wieder köchelt, die Pfanne abdecken und die Forelle 8 Minuten pochieren, bis sie gerade gar ist. Den Fisch aus der Pfanne heben und leicht abkühlen lassen. Dann häuten und das Fleisch in groben Stücken von den Gräten lösen.

3 Den Spargel in eine hitzebeständige Schale legen und mit kochendem Wasser übergießen. 2 Minuten ziehen lassen, dann abgießen und in eine Schale mit Eiswasser geben. Erneut abgießen und mit Küchenpapier trocken tupfen. Dann alle Stangen zunächst längs halbieren, dann dritteln.

4 Die Eier schälen und vierteln. Danach die Brunnenkresse auf 4 Tellern anrichten. Avocadowürfel, Spargelstücke, Forellenstücke und Eierspalten darauf verteilen.

5 Zitronensaft und Olivenöl über den Salat gießen, die Dillspitzen darüberstreuen und sofort servieren.

Sehr dünne Spargelstangen müssen vor dem Dritteln nicht längs halbiert werden.

NÄHRWERTE PRO PORTION

1416 kJ, 338 kcal, 27 g Eiweiß, 25 g Fett (6 g gesättigte Fettsäuren), 2 g Kohlenhydrate (2 g Zucker), 3 g Ballaststoffe, 139 mg Natrium

Omega-3-Fettsäuren scheinen unsere Stimmung, die Gehirnfunktion und das Herz-Kreislauf-System positiv zu beeinflussen. Auch Eier enthalten Omega-3-Fettsäuren, wobei die Menge stark von dem Futter abhängig ist, mit dem Hennen, die sie gelegt haben, gefüttert wurden. Bei Eiern von freilaufenden Hühnern ist der Gehalt in der Regel höher als bei Eiern von Hühnern aus Bodenhaltung.

Salat mit Kürbis und blauen Kartoffeln

Violette Kartoffeln sind auch als blaue oder Trüffelkartoffeln bekannt. Wer sie nicht bekommt, kann einfache gelbe Kartoffeln verwenden. Diese besitzen aber nicht dieselben positiven Inhaltsstoffe fürs Gehirn.

ZUBEREITUNG **20 MINUTEN** GARZEIT **40 MINUTEN** FÜR **4 PERSONEN**

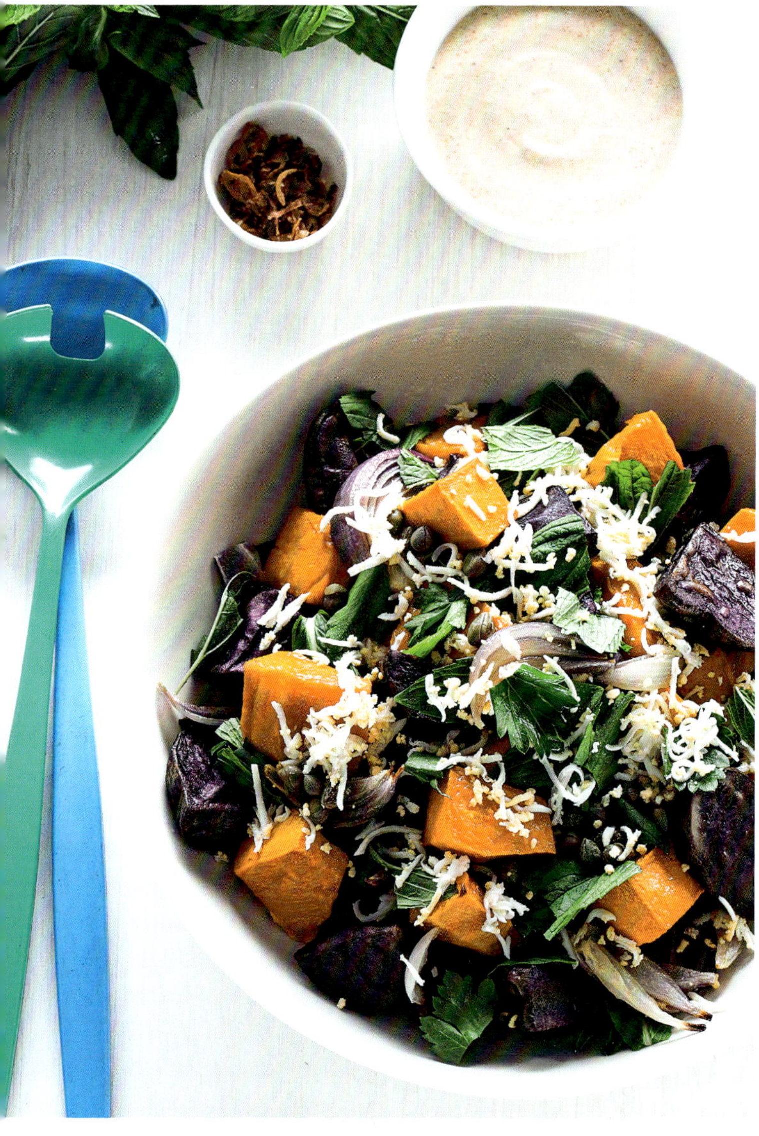

400 g blaue Kartoffeln, gewaschen
400 g Hokkaido-Kürbis
1 rote Zwiebel, in dünne Spalten geschnitten
1 EL Olivenöl
2 Eier
5 g frische Minzeblättchen, klein gezupft
5 g frische Blattpetersilie, grob gehackt
2 EL Kapern, abgespült und ausgedrückt
2 EL Röstzwiebeln

Dressing

60 g fettarmer Naturjoghurt
2 TL Dijon-Senf
1/2 TL Pimentón de la Vera

1 Den Backofen auf 200 °C vorheizen. Ein großes Backblech mit Backpapier auslegen. Kartoffeln und Kürbis grob würfeln und auf dem Blech verteilen. Die Zwiebelspalten zufügen, das Gemüse mit Öl beträufeln und 40 Minuten backen, bis es weich ist.

2 Unterdessen die Eier in einem kleinen Topf mit kaltem Wasser bedecken. Das Wasser aufkochen. Sobald es sprudelt, die Eier weitere 5 Minuten darin garen. Dann abgießen, abkühlen lassen und schälen.

3 Kartoffel- und Kürbiswürfel leicht abkühlen lassen und in eine Schüssel geben. Dann Minze und Petersilie zufügen.

4 Alle Zutaten für das Dressing in einer Schale verquirlen und kurz vor dem Servieren über den Salat träufeln. Oder das Dressing separat dazu reichen. Die hart gekochten Eier über den Salat reiben, dann die Karpern und die Röstzwiebeln darüberstreuen.

Viele wertvolle *Antioxidantien* mit wichtiger Schutzwirkung fürs Gehirn finden sich in farbintensiven Obst- und Gemüsesorten. So enthalten blaue Kartoffeln beispielsweise weitaus mehr Flavonoide als klassische gelbe Sorten.

Pimentón de la Vera ist ein spanisches Gewürzpulver auf der Basis geräucherter Paprika. Ersatzweise können Sie einfaches Paprikapulver verwenden.

NÄHRWERTE PRO PORTION

896 kJ, 214 kcal, 10 g Eiweiß, 8 g Fett (2 g gesättigte Fettsäuren), 24 g Kohlenhydrate (8 g Zucker), 4 g Ballaststoffe, 181 mg Natrium

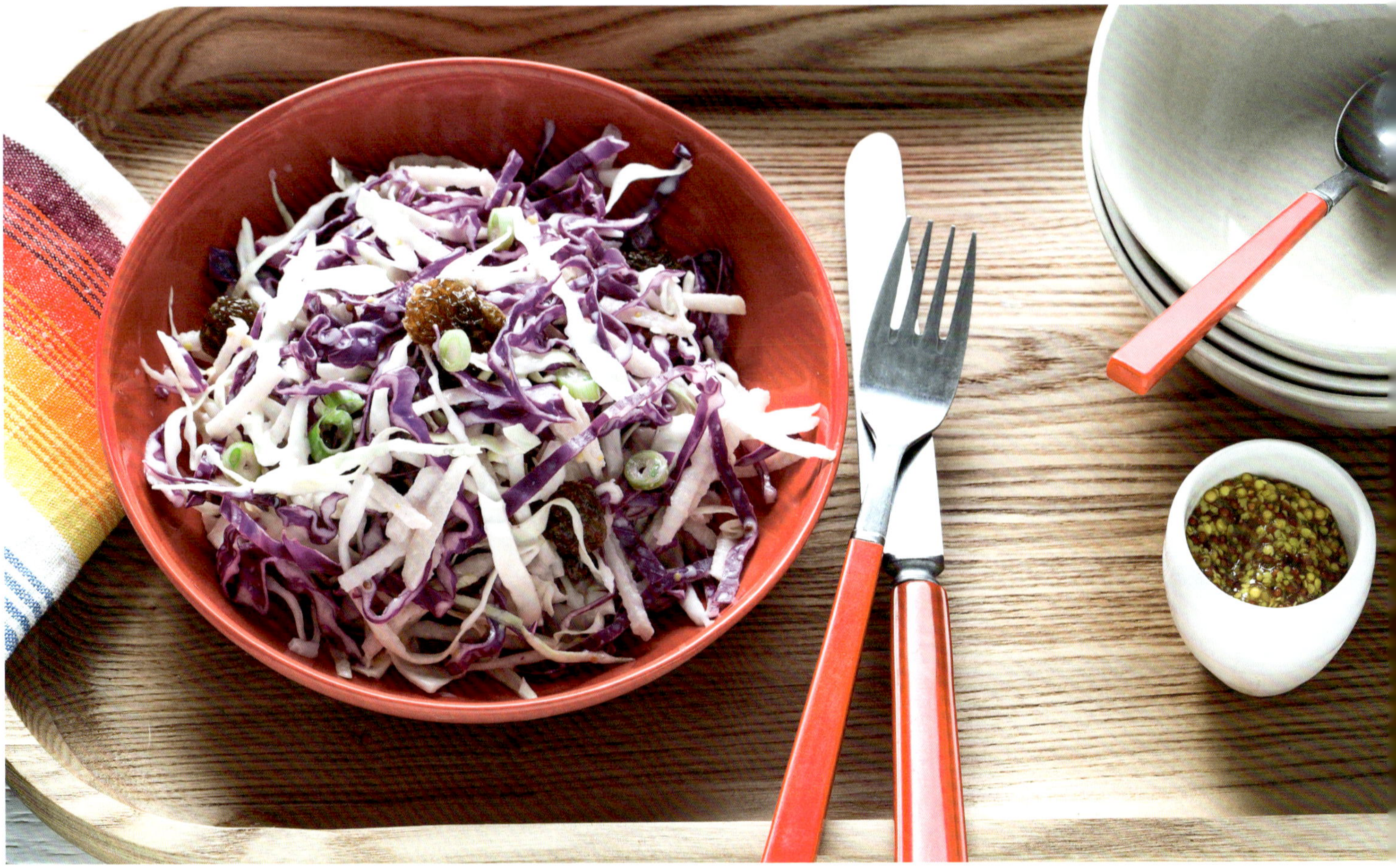

Krautsalat mit Äpfeln und Rosinen

Als gesunde Alternative zur Mayonnaise wird für das Dressing dieses Krautsalats fettarmer Joghurt verwendet.

ZUBEREITUNG **20 MINUTEN** FÜR **6 PERSONEN**

40 g Rosinen
1 EL Zitronensaft
2 grüne Äpfel
175 g Weißkohl, in dünnen Streifen
175 g Rotkohl, in dünnen Streifen
2 Frühlingszwiebeln, in dünnen Ringen

Dressing

125 g fettarmer Naturjoghurt
2 TL Dijon-Senf oder grobkörniger Senf
2 TL Olivenöl
2 TL Zitronensaft

1 Rosinen und Zitronensaft in eine Schale geben. Die ungeschälten Äpfel grob reiben, zu den Rosinen geben und unter den Zitronensaft heben, damit sie nicht braun werden.

2 Alle Zutaten für das Dressing in einer kleinen Schale verquirlen.

3 Kurz vor dem Servieren Apfelmischung, Kohlsorten und Frühlingszwiebeln in einer großen Schüssel mischen und mit dem Dressing vermengen.

NÄHRWERTE PRO PORTION

407 kJ, 97 kcal, 3 g Eiweiß, 3 g Fett (<1 g ges. Fettsäuren), 16 g Kohlenhy. (14 g Zucker), 4 g Ballastst., 84 mg Natrium

Wie alle Kohlarten sind *Weiß*- und *Rotkohl* reich an Antioxidantien. Rotkohl enthält überdies einen Cyanidin genannten Farbstoff, ein Antioxidans, das zur Gruppe der Anthocyanidine zählt und nachweislich eine wertvolle Schutzwirkung fürs Gehirn besitzt.

Bunter Kartoffelsalat mit Lachs

Kalte Kartoffeln haben einen niedrigen GI-Wert und sind damit eine nachhaltige Energiequelle für Körper und Geist. Hier liefern sie mit Lachs und einem fettarmen Dressing wertvolle Nährstoffe fürs Gehirn.

ZUBEREITUNG **20 MINUTEN**
GARZEIT **20 MINUTEN**
FÜR **4 PERSONEN**

400g Lachsfilet, gehäutet
600g kleine neue Kartoffeln
150g Zuckererbsen
2 Selleriestangen, in dünne Scheiben geschnitten
1 rote Paprika, in schmale Streifen geschnitten
frisch gemahlener schwarzer Pfeffer

Dressing

125ml Buttermilch
1 Knoblauchzehe, zerdrückt
1TL Dijon-Senf
2EL Zitronensaft
1TL fein abgeriebene Zitronenschale

1 Den Backofen auf 160°C vorheizen. Den Lachs in ein großes Stück Backpapier einschlagen; dabei die Enden gut zusammenfalten, um das Paket fest zu verschließen. Den Lachs auf ein Backblech legen und 20 Minuten im Backofen garen. Dann beiseitestellen und leicht abkühlen lassen.

2 Unterdessen die Kartoffeln in einem großen Topf mit kochendem Wasser 10 Minuten garen, bis sie weich sind. Zum Testen des Gargrads eine Kartoffel mit einer dünnen Messerspitze oder einer Gabel einstechen. Dann abgießen und abkühlen lassen.

3 Die Zuckererbsen in eine hitzebeständige Schale geben, mit kochendem Wasser übergießen und 2 Minuten ziehen lassen. Dann abgießen und in Eiswasser abschrecken. Erneut abgießen, harte Spitzen abschneiden und längs in dünne Streifen schneiden.

4 Für das Dressing alle Zutaten in einer kleinen Schale glatt rühren.

5 Den Lachs mit einer Gabel klein zupfen, die Kartoffeln vierteln. Dann mit Zuckererbsen, Sellerie und Paprika auf einem großen Servierteller anrichten. Mit der Hälfte des Dressings beträufeln und frisch gemahlenen schwarzen Pfeffer darüberstreuen. Das restliche Dressing bei Tisch in einem Kännchen dazureichen.

NÄHRWERTE PRO PORTION

1192kJ, 285kcal, 26g Eiweiß, 8g Fett (2g gesättigte Fettsäuren), 25g Kohlenhydrate (5g Zucker), 5g Ballaststoffe, 114mg Natrium

Obschon der Name anderes suggeriert, ist *Buttermilch* sehr fettarm und kann beim Kochen als Alternative zur Sahne dienen. Sie enthält wesentlich weniger gesättigte Fettsäuren und schont so das Herz-Kreislauf-System, das für die Durchblutung des Gehirns verantwortlich ist.

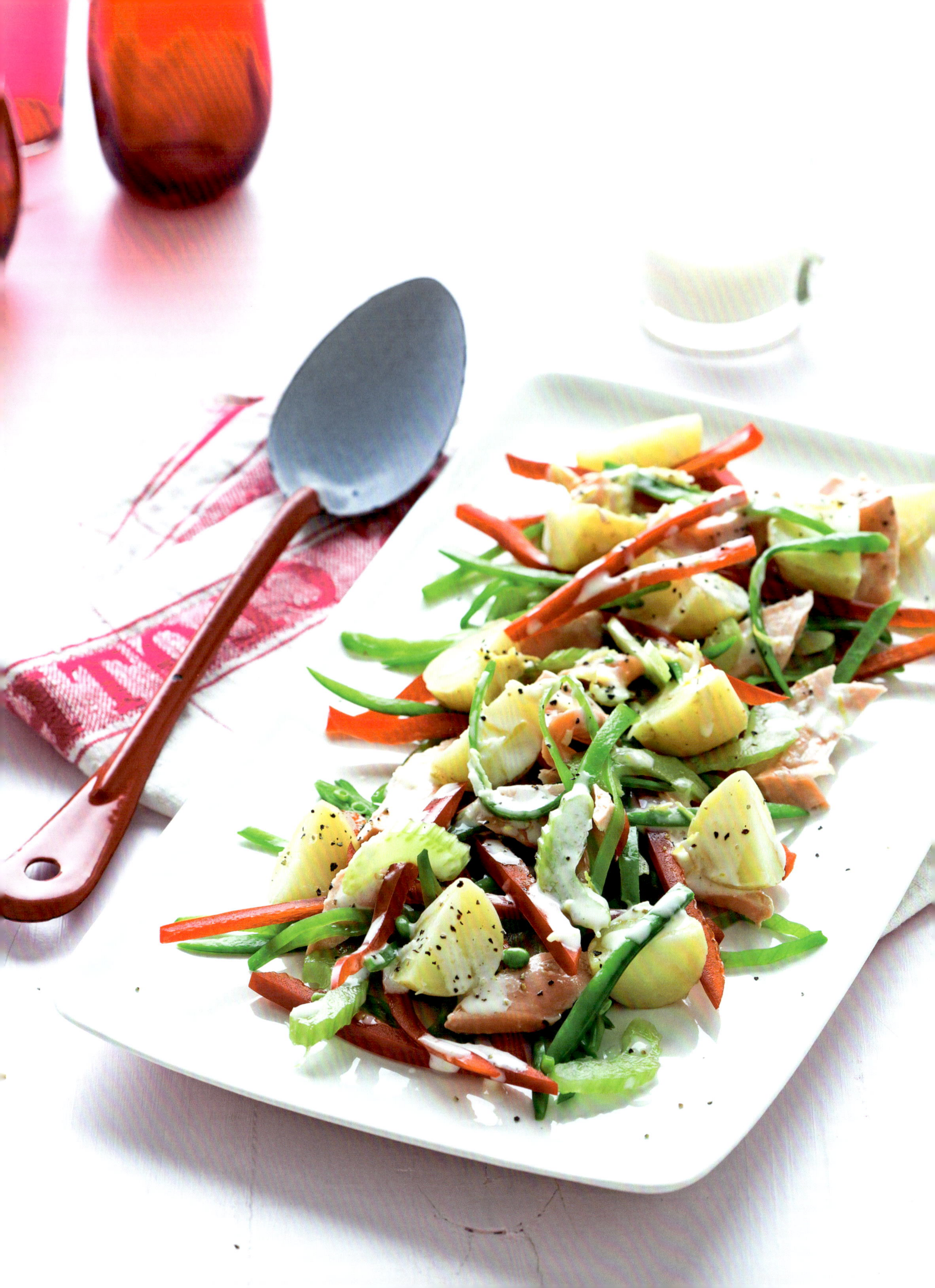

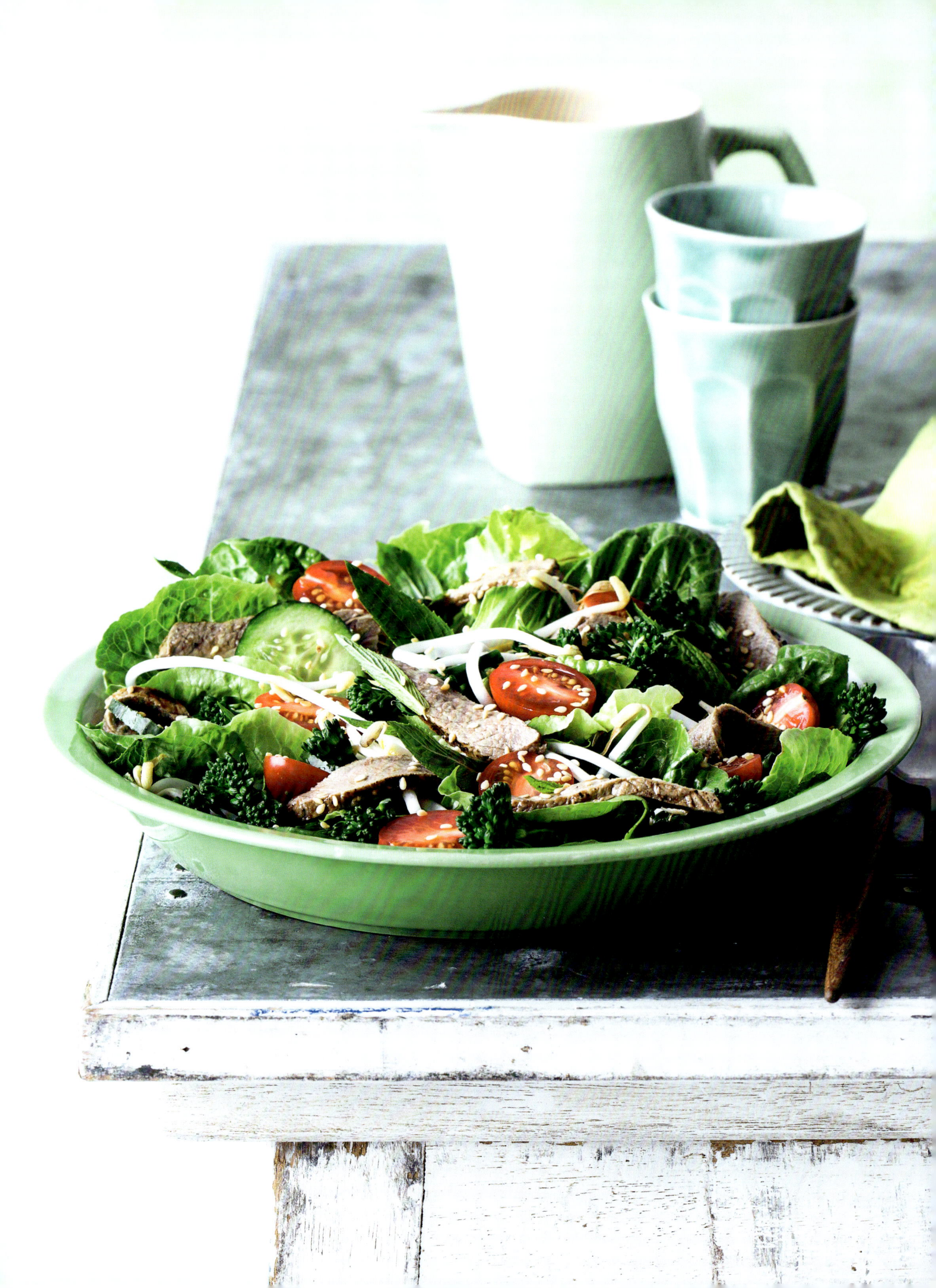

Rindfleisch-Brokkoli-Salat

Hier wird mageres Rindfleisch mit antioxidantienreichem Gemüse kombiniert. Je nach Saison und Geschmack können Sie andere Gemüsesorten verwenden, z. B. Zuckererbsen oder Spargel statt Brokkoli.

ZUBEREITUNG **20 MINUTEN**
KOCHZEIT **15 MINUTEN**
FÜR **4 PERSONEN**

300 g Rumpsteak
frisch gemahlener weißer Pfeffer
1 EL Oliven- oder Rapsöl
200 g Brokkoli, in kleinen Röschen
100 g Romana-Salat, gewaschen und klein gezupft
1 Salatgurke, in dünnen Scheiben
100 g frische Sojasprossen, geputzt
200 g Kirschtomaten, halbiert
10 g frische Minze
2 EL geröstete Sesamsaat

Dressing

einige Tropfen Sesamöl
2 EL Zitronensaft
2 EL Apfelsaft (möglichst frisch entsaftet)
1 EL Sojasauce

1 Eine Grillpfanne bei mittlerer Hitze erhitzen. Das Steak pfeffern, mit dem Öl einreiben und von jeder Seite 3–5 Minuten braten, sodass es innen rosa ist. Aus der Pfanne heben, abdecken und ruhen lassen, während die restlichen Zutaten verarbeitet werden.

2 Die Brokkoliröschen in einen Dämpfeinsatz geben und 5 Minuten über kochendem Wasser dämpfen, bis sie gerade weich werden.

3 Die Salatblätter in einer Servierschale anrichten. Brokkoli, Gurke, Sojasprossen, Tomaten, Minze und die Hälfte der Sesamsaat zugeben.

4 Das Fleisch in mundgerechte Stücke schneiden und auf dem Salat verteilen.

5 Für das Dressing alle Zutaten in einer kleinen Schale verquirlen.

6 Das Dressing über den vorbereiteten Salat träufeln und mit der restlichen Sesamsaat bestreuen.

Lassen Sie das Fleisch nach dem Braten unbedingt ruhen, damit es schön saftig bleibt. Erst kurz vor dem Servieren schräg zur Faser anschneiden.

NÄHRWERTE PRO PORTION

930 kJ, 222 kcal, 22 g Eiweiß, 12 g Fett (3 g gesättigte Fettsäuren), 8 g Kohlenhydrate (5 g Zucker), 4 g Ballaststoffe, 249 mg Natrium

> Eisenreiches *mageres Rindfleisch* ist eine hervorragende Proteinquelle. Alternativ können sie auch Wildbret von Reh oder Hirsch verwenden, das noch magerer ist und mehr Omega-3-Fettsäuren enthält.

Asiatischer Nudelsalat mit Lachs

Soba-Nudeln werden traditionell aus Buchweizen hergestellt. Die meisten Sorten bestehen heute aber aus einer Kombination von Buchweizen- und Weizenmehl. Wer auf sortenreine Buchweizennudeln Wert legt, wird in der Regel im Reformhaus oder im Bio-Laden fündig.

ZUBEREITUNG **25 MINUTEN**
KOCHZEIT **15 MINUTEN**
FÜR **4 PERSONEN**

400 g Lachsfilet, gehäutet
200 g Zuckererbsen
270 g Soba-Nudeln
4 Frühlingszwiebeln, schräg in dünne Ringe geschnitten
1 Möhre, in Julienne geschnitten
1 rote Paprika, in Julienne geschnitten
1 kleine Salatgurke, entkernt und in Julienne geschnitten
10 g frische Korianderblätter, grob zerkleinert

Dressing

1½ EL Rotweinessig
1 EL Rapsöl
2 TL Sesamöl
2 TL Sojasauce

1 Eine tiefe Pfanne zur Hälfte mit Wasser füllen. Das Wasser aufkochen. Die Hitze reduzieren, bis das Wasser nur noch leicht köchelt, und den Lachs zufügen. Wenn das Wasser wieder köchelt, den Deckel auflegen und den Lachs 10 Minuten pochieren, bis er gerade gar ist. Mit einem Schaumlöffel aus dem Topf heben und auf einem Teller leicht abkühlen lassen. Dann mit einer Gabel in Stücke zupfen.

2 Unterdessen Wasser in einem großen Topf bei starker Hitze aufkochen. Die Zuckererbsen darin 1 Minute blanchieren. Mit einem Schaumlöffel herausheben und in eine Schale mit Eiswasser gleiten lassen. Abgießen, mit Küchenpapier trocken tupfen und schräg in dünne Streifen schneiden.

3 Das Wasser erneut aufkochen. Die Nudeln zufügen und 4 Minuten kochen. Dann durch ein Sieb abgießen und unter fließend kaltem Wasser abschrecken.

4 Für das Dressing alle Zutaten in einer kleinen Schale verquirlen

5 Nudeln und Gemüse in einer großen Schüssel mischen. Das Dressing zugießen und vorsichtig unterheben. Dann Lachs und Koriander zufügen und ebenfalls unterheben. Den fertigen Salat sofort verzehren oder im Kühlschrank abkühlen lassen und kalt servieren.

NÄHRWERTE PRO PORTION

2027 kJ, 484 kcal, 30 g Eiweiß, 15 g Fett (2 g gesättigte Fettsäuren), 53 g Kohlenhydrate (5 g Zucker), 5 g Ballaststoffe, 773 mg Natrium

Trotz seines Namens ist der *Buchweizen* nicht mit dem Weizen verwandt. Das glutenfreie Getreide enthält viel Kupfer, Zink, Magnesium und Mangan, die das Gehirn für all seine natürlichen Prozesse benötigt.

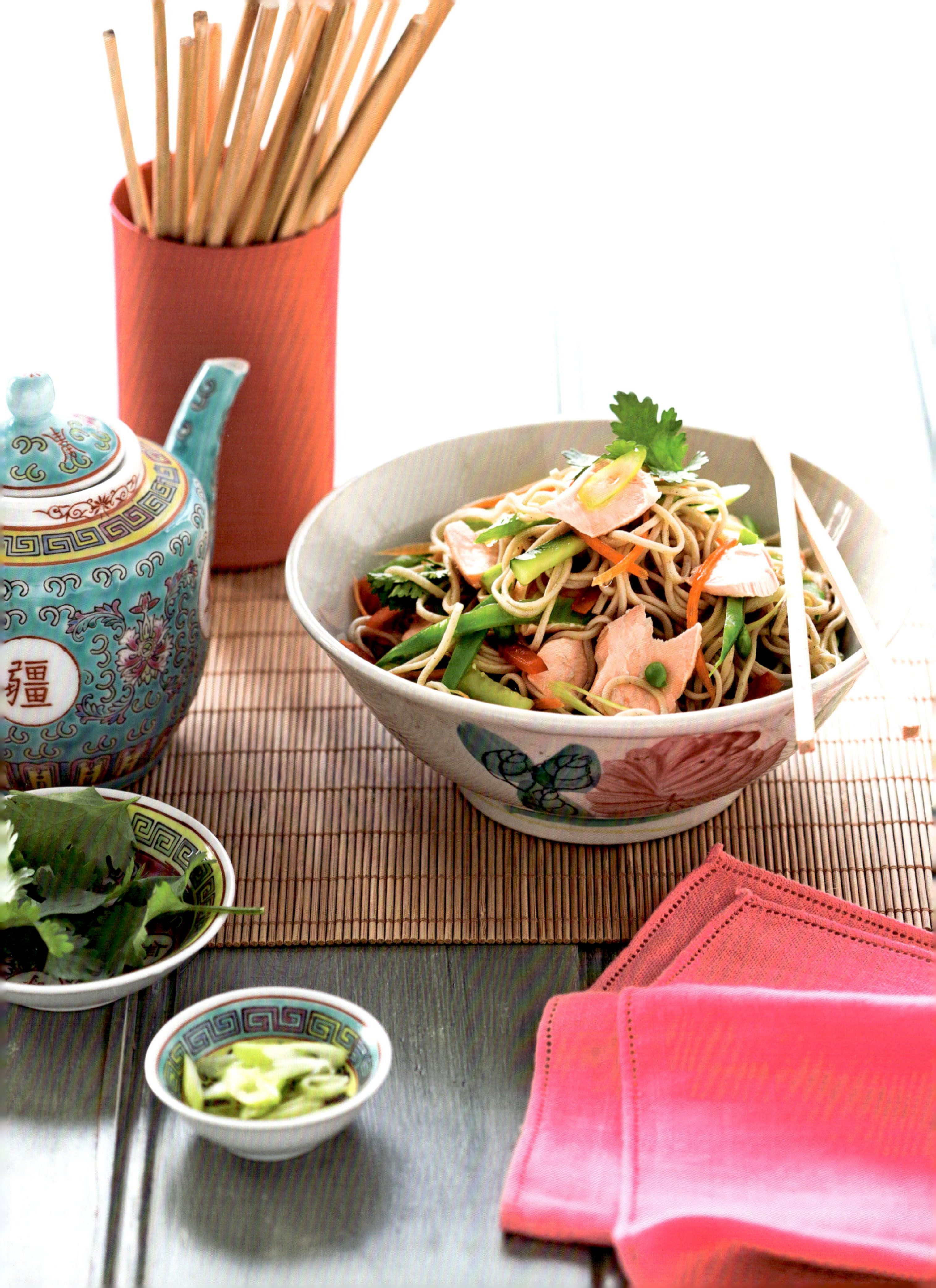
疆

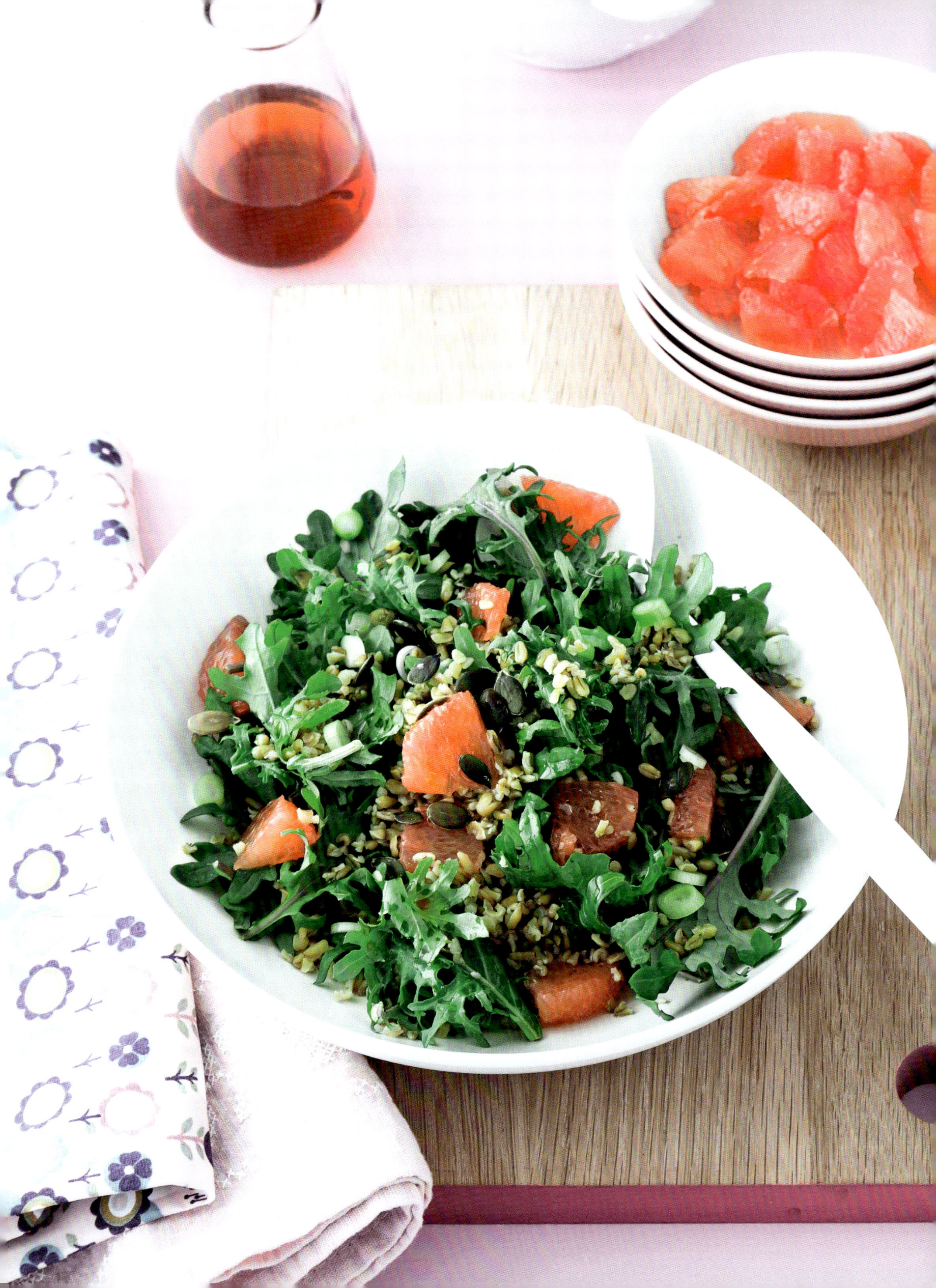

Rucola-Grünkern-Salat mit Kürbiskernen und rosa Grapefruit

Grünkern ist Dinkel, der geerntet wird, solange er noch grün ist. Danach wird er künstlich getrocknet. Im Handel ist er als ganzes Korn oder geschrotet erhältlich. Für diesen leichten, frischen Salat, der ideal als Beilage zu Gegrilltem ist, benötigen Sie die geschrotete Variante.

ZUBEREITUNG **15 MINUTEN**
KOCHZEIT **20 MINUTEN**
FÜR **6 PERSONEN**

175 g Grünkernschrot
2 rosa Grapefruits
60 g Rucola, größere Blätter klein gezupft
3 Frühlingszwiebeln
1 EL natives Olivenöl
1 EL Rotweinessig
30 g Kürbiskerne, leicht geröstet

1 Den Grünkernschrot in einem großen Topf mit kochendem Wasser etwa 20 Minuten garen, bis er weich ist. Dann abgießen und abkühlen lassen.

2 Die Grapefruitschale oben und unten gerade abschneiden, damit die Frucht sicher auf der Arbeitsfläche steht. Mit einem scharfen Messer von oben nach unten hinter der Haut entlangfahren, um die Schale mitsamt Haut zu entfernen. Die geschälte Grapefruit in die Hand nehmen und die Filets mit dem Messer links und rechts entlang der Scheidewände einkerben, um die einzelnen Segmente auszulösen.

3 Grünkernschrot, Grapefruitfilets, Rucola und Frühlingszwiebeln in einer großen Schüssel mischen. Öl und Essig darüberträufeln und vorsichtig unterheben. Dann die Kürbiskerne einstreuen und ebenfalls unterheben.

Zum Rösten der Kürbiskerne den Backofen auf 160 °C vorheizen. Die Kürbiskerne auf einem Backblech verteilen und 5 Minuten im Backofen rösten. Dann auf einem Teller abkühlen lassen.

NÄHRWERTE PRO PORTION

772 kJ, 184 kcal, 6 g Eiweiß, 6 g Fett (<1 g gesättigte Fettsäuren), 26 g Kohlenhydrate (4 g Zucker), 6 g Ballaststoffe, 11 mg Natrium

Grünkern enthält nicht nur viele Proteine und Ballaststoffe, sondern ist auch reich an Vitaminen der B-Gruppe, die für viele wichtige Prozesse im Gehirn veranwortlich sind.

Mangoldsalat mit karamellisierten Zwiebeln, Walnüssen und Feta

Dieser bunte Salat wird mit einem aromatischen Dressing verfeinert. Das Obst verleiht ihm nicht nur Süße, es enthält auch viel Vitamin C, das dem Körper hilft, das im Mangold enthaltene Eisen aufzunehmen.

ZUBEREITUNG **20 MINUTEN**
KOCHZEIT **20 MINUTEN**
FÜR **4 PERSONEN**

600 g Mangold
1 Orange
1 EL Olivenöl
2 rote Zwiebeln, in Spalten geschnitten
100 g Walnusskerne
30 g Kürbiskerne
1 TL gemahlener Kreuzkümmel
1 TL Zimtpulver
1 TL Ahornsirup
1 roter Apfel, in dünne Scheiben geschnitten
100 g Feta, zerbröselt

Dressing

2 EL natives Olivenöl
1 EL Rotweinessig
1 TL Ahornsirup
1 TL Dijon-Senf
1 kleine Knoblauchzehe, zerdrückt

1 Die weißen Stängel vom Mangold entfernen. Die Blätter in Streifen schneiden und in einen Dämpfeinsatz geben. Einen großen Topf mit wenig Wasser füllen, den Dämpfeinsatz hineingeben und den Mangold ca. 5 Minuten dämpfen, bis er gerade zusammenfällt; dabei gelegentlich wenden. Danach mit kaltem Wasser abspülen, damit er nicht weitergart.

2 Die Orangenschale oben und unten gerade abschneiden, damit die Frucht sicher auf der Arbeitsfläche steht. Mit einem scharfen Messer von oben nach unten hinter der Haut entlangfahren, um die Schale mitsamt Haut zu entfernen. Die geschälte Orange in die Hand nehmen und die Filets mit dem Messer links und rechts entlang der Scheidewände einkerben, um die einzelnen Segmente auszulösen.

3 Das Öl in einer großen Pfanne erhitzen. Die Zwiebeln darin bei mittlerer Hitze 10 Minuten braten, bis sie karamellisieren. Walnüsse, Kürbiskerne und Gewürze zufügen. Sobald die Gewürze ihr Aroma entfalten, den Ahornsirup einrühren und 1 Minute mitkochen. Dann vom Herd nehmen.

4 Für das Dressing alle Zutaten in einer kleinen Schale mischen. Den Mangold auf einem großen Servierteller anrichten. Apfelscheiben, Orangenspalten und Zwiebelmischung darauf verteilen. Das Dressing darüberträufeln und vorsichtig unterheben. Dann den Feta über den Salat streuen.

Mangold gart schnell. Achten Sie beim Kochen darauf, dass er nicht zu stark zusammenfällt. Wenn er nicht ganz in Ihren Dämpfeinsatz passt, garen Sie ihn portionsweise.

NÄHRWERTE PRO PORTION

2123 kJ, 507 kcal, 15 g Eiweiß, 42 g Fett (9 g gesättigte Fettsäuren), 17 g Kohlenhydrate (14 g Zucker), 8 g Ballaststoffe, 485 mg Natrium

Dieser bunte, köstliche Salat enthält reichlich *Antioxidantien* und *ungesättigte Fettsäuren*, die eine gesunde Hirnfunktion fördern und überdies vor Entzündungen schützen.

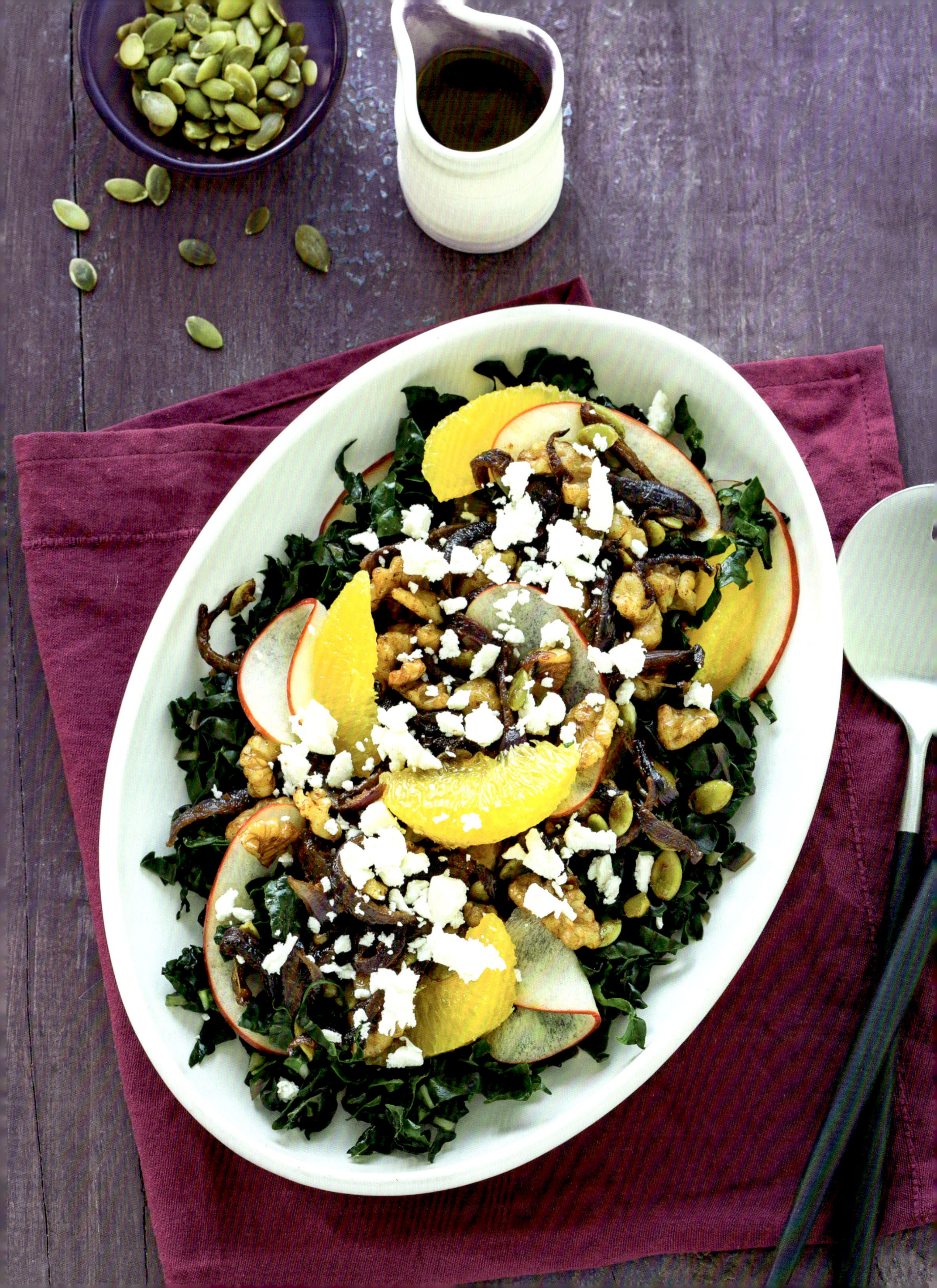

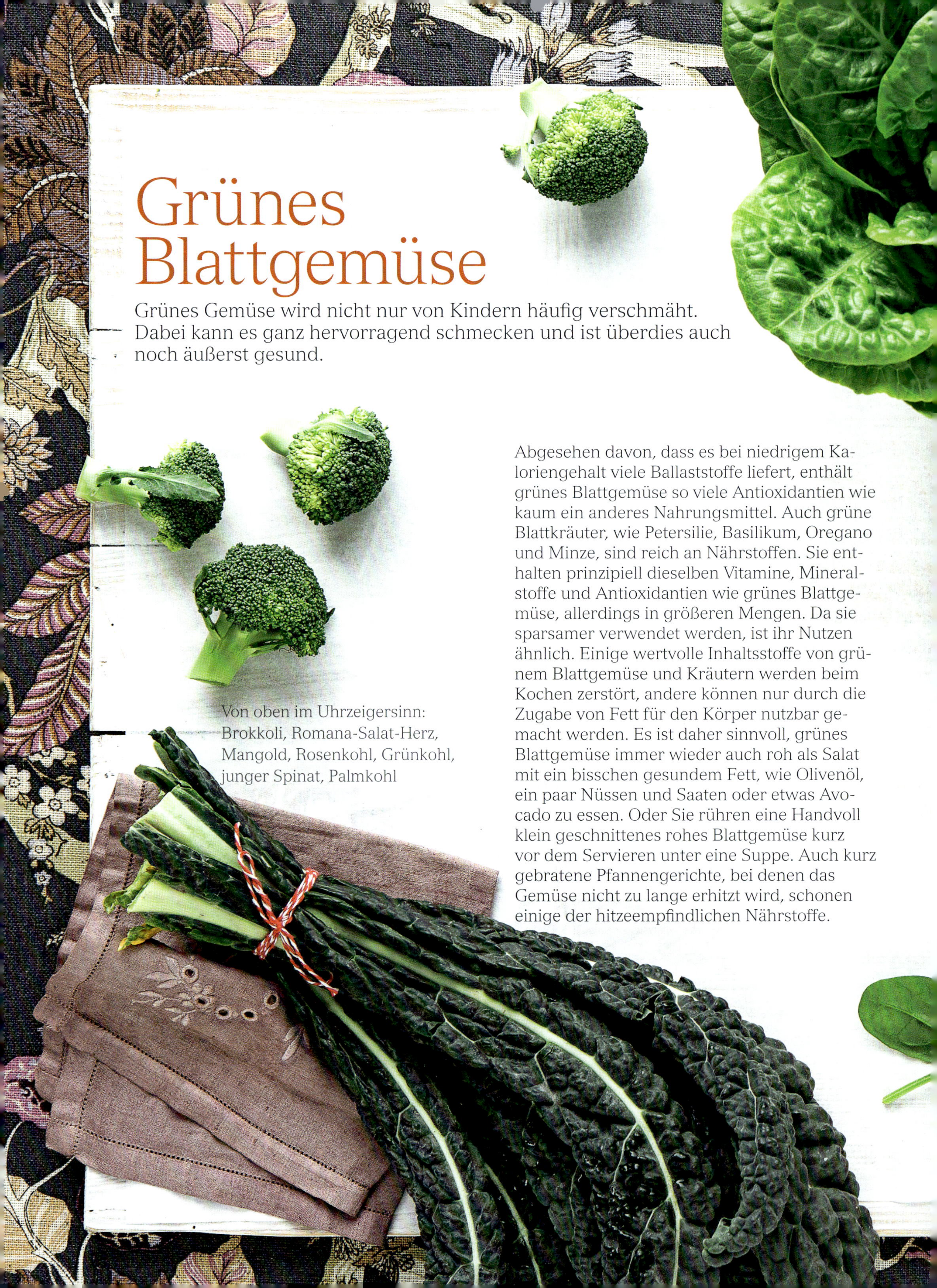

Grünes Blattgemüse

Grünes Gemüse wird nicht nur von Kindern häufig verschmäht. Dabei kann es ganz hervorragend schmecken und ist überdies auch noch äußerst gesund.

Von oben im Uhrzeigersinn: Brokkoli, Romana-Salat-Herz, Mangold, Rosenkohl, Grünkohl, junger Spinat, Palmkohl

Abgesehen davon, dass es bei niedrigem Kaloriengehalt viele Ballaststoffe liefert, enthält grünes Blattgemüse so viele Antioxidantien wie kaum ein anderes Nahrungsmittel. Auch grüne Blattkräuter, wie Petersilie, Basilikum, Oregano und Minze, sind reich an Nährstoffen. Sie enthalten prinzipiell dieselben Vitamine, Mineralstoffe und Antioxidantien wie grünes Blattgemüse, allerdings in größeren Mengen. Da sie sparsamer verwendet werden, ist ihr Nutzen ähnlich. Einige wertvolle Inhaltsstoffe von grünem Blattgemüse und Kräutern werden beim Kochen zerstört, andere können nur durch die Zugabe von Fett für den Körper nutzbar gemacht werden. Es ist daher sinnvoll, grünes Blattgemüse immer wieder auch roh als Salat mit ein bisschen gesundem Fett, wie Olivenöl, ein paar Nüssen und Saaten oder etwas Avocado zu essen. Oder Sie rühren eine Handvoll klein geschnittenes rohes Blattgemüse kurz vor dem Servieren unter eine Suppe. Auch kurz gebratene Pfannengerichte, bei denen das Gemüse nicht zu lange erhitzt wird, schonen einige der hitzeempfindlichen Nährstoffe.

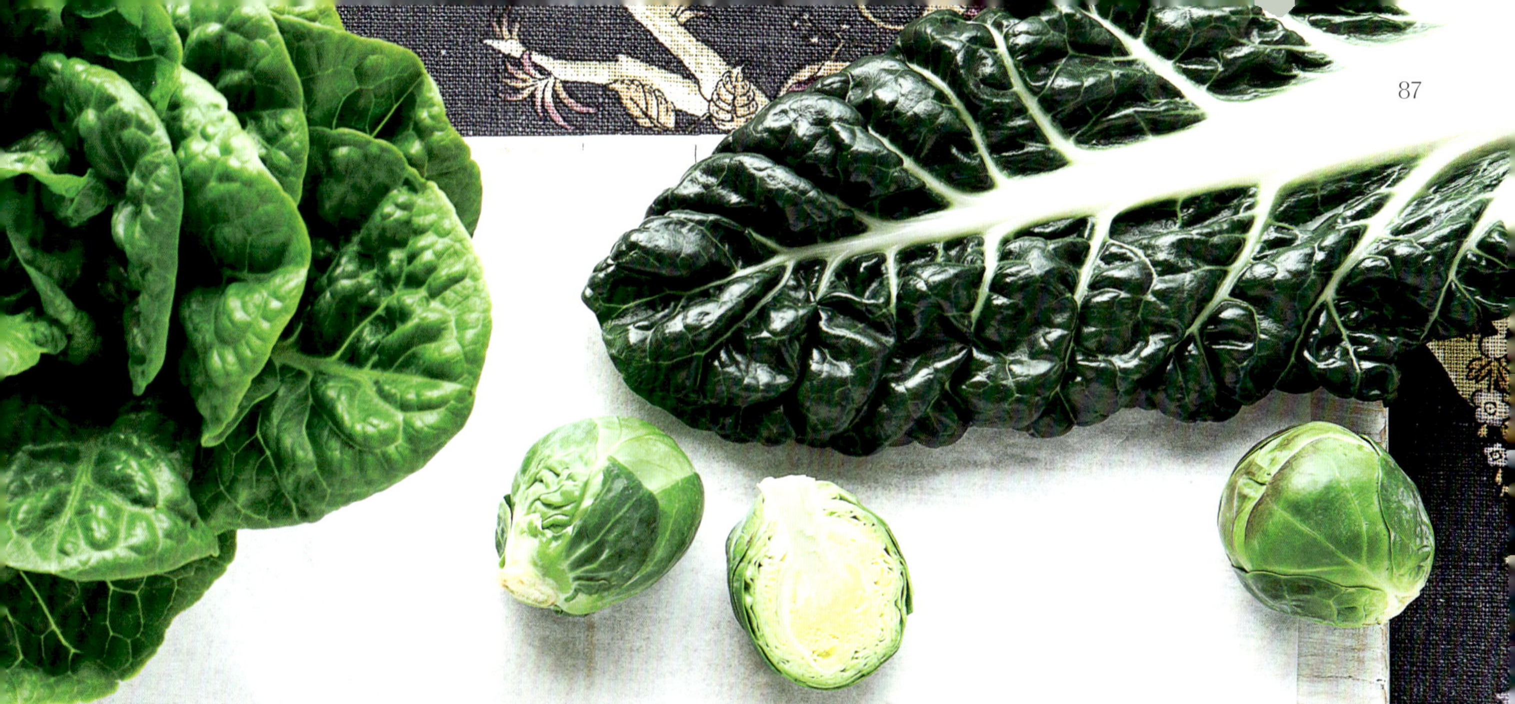

Grünes Blattgemüse enthält viel Vitamin C, Cholin und Folsäure. Folsäure arbeitet im Körper so eng mit Vitamin B_{12} zusammen, dass sie erst Mitte des 20. Jahrhunderts als eigenständige Substanz ausgemacht wurde. Ohne Vitamin B_{12} kann die Folsäure ihre Aufgaben im Körper nicht erfüllen. Gemeinsam regulieren sie den Homocysteinspiegel und sind an der DNA-Synthese beteiligt, was u. a. für die Blutbildung von Bedeutung ist. Außerdem ist Folsäure mitverantwortlich für die Bildung und den Abbau diverser Neurotransmitter, darunter Noradrenalin, Serotonin und Dopamin. Ein Mangel kann bei Erwachsenen zu Stimmungsschwankungen, Gedächtnis- und Schlafstörungen führen.

Auch Kalzium, Kalium und Magnesium kommen in grünem Blattgemüse vor. All diese Substanzen sind wichtig fürs Gehirn. Zudem regulieren sie den Blutdruck und reduzieren so das Schlaganfallrisiko. Magnesium ist an Hunderten von körpereigenen Prozessen beteiligt; viele davon betreffen auch die Hirnfunktion. Ein stabiler Magnesiumspiegel ist für den Körper wichtig, denn ein Zuviel verursacht Müdigkeit und ein Mangel kann zu Krämpfen führen. Auch Migräne und das Restless-Legs-Syndrom werden gelegentlich mit einem akuten Magnesiummangel in Verbindung gebracht; als Gegenmaßnahme wird oft die Einnahme von Magnesiumpräparaten empfohlen. In Stresszeiten scheint sich der Magnesiumbedarf deutlich zu erhöhen, was man in solchen Phasen bei der Ernährung auf jeden Fall berücksichtigen sollte. Derzeit wird erforscht, inwieweit Magnesium den kognitiven Alterungsprozess verlangsamen kann.

Zu den in grünem Blattgemüse vorkommenden Antioxidantien zählen Karotinoide, wie z. B. Lutein, das der Makuladegeneration, einer insbesondere bei älteren Menschen auftretenden Form der Sehschwäche, entgegenwirken soll. Insgesamt gibt es also reichlich gute Gründe, grünes Blattgemüse nicht zu verschmähen.

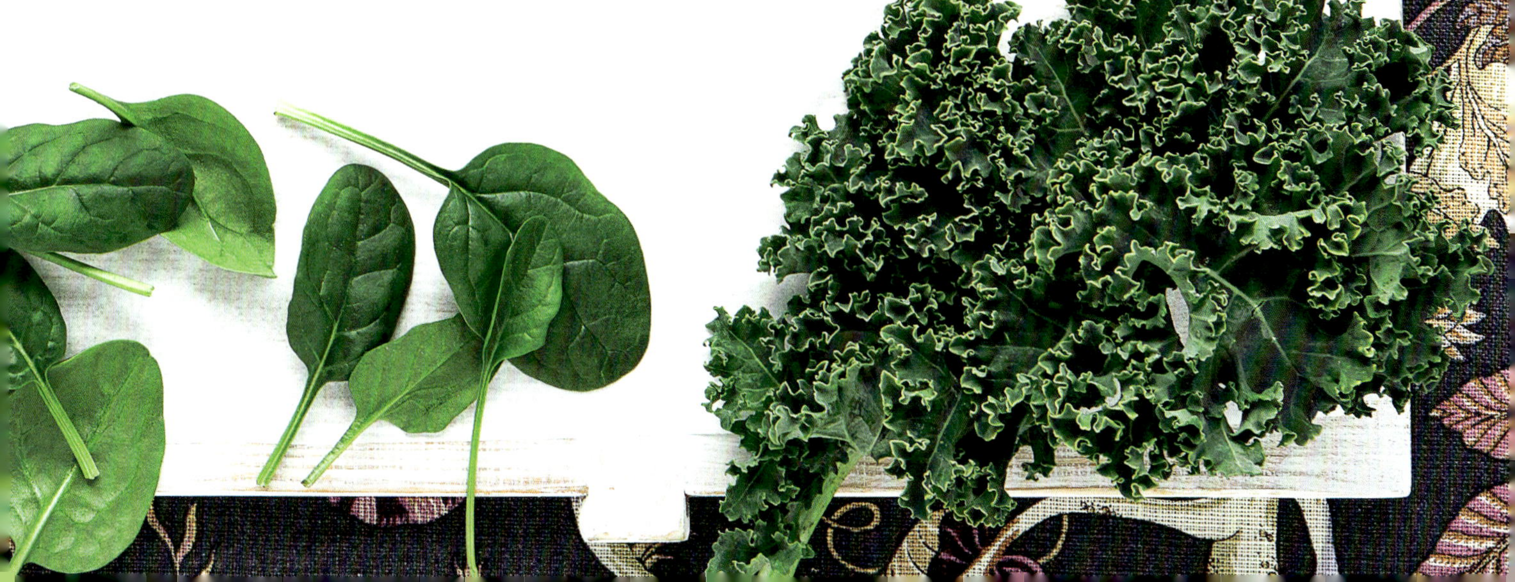

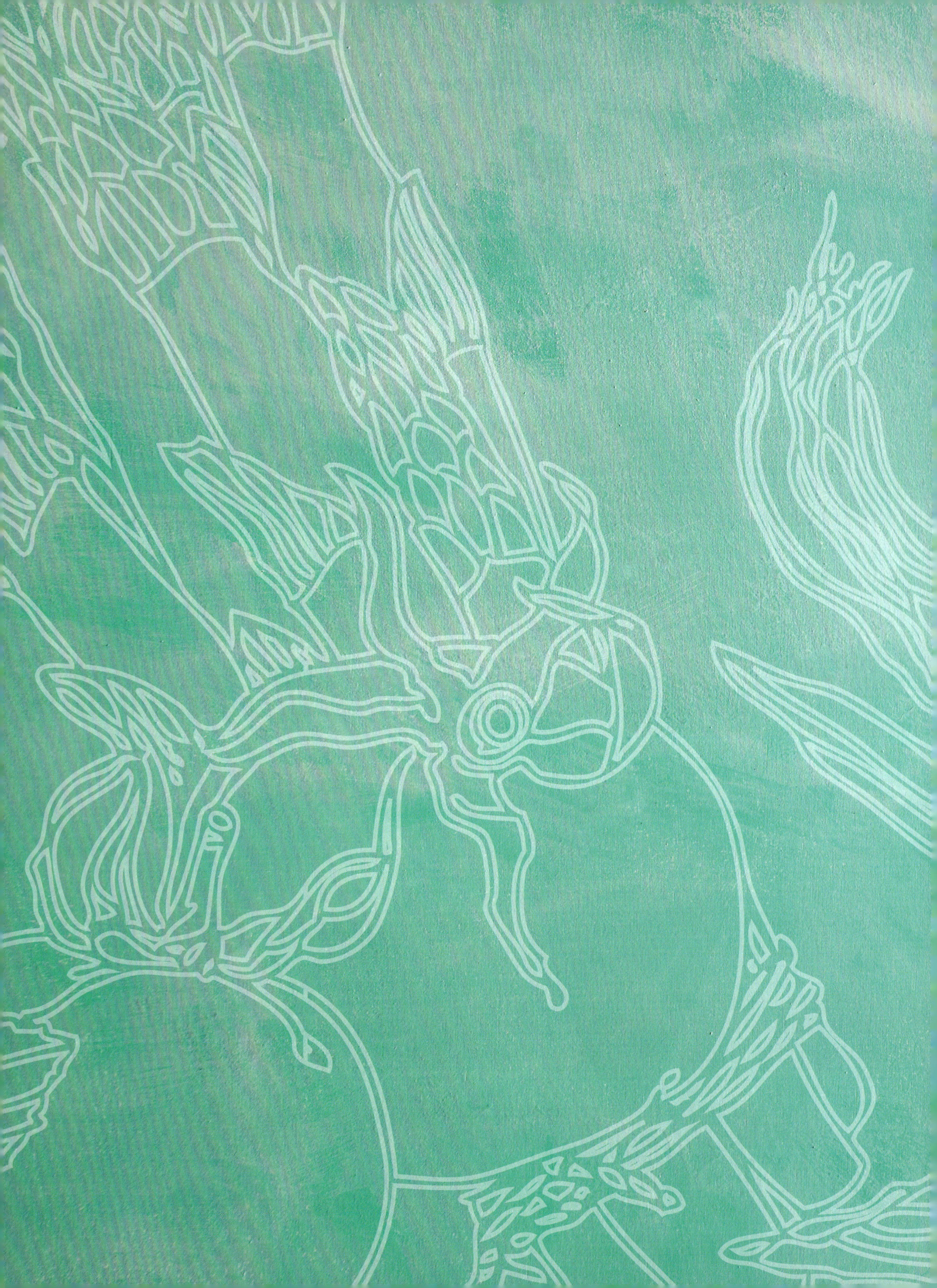

Snacks und Beilagen

Schnell zubereitete Leckerbissen für einen zusätzlichen Energieschub zwischen den Mahlzeiten

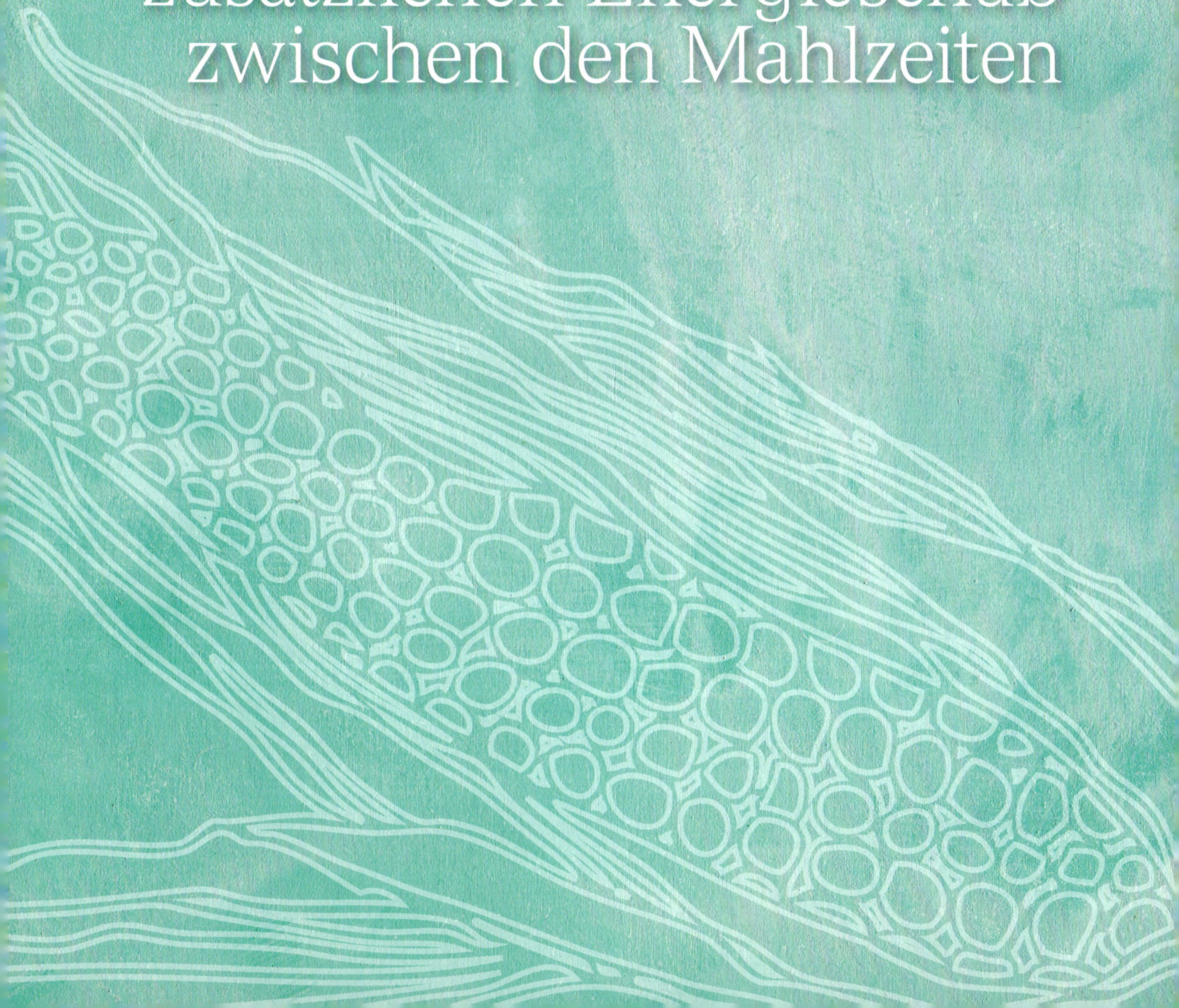

Kleine Zwischenmahlzeiten

Diese Snacks versorgen Sie mit vielen Ballaststoffen, allen essenziellen Aminosäuren sowie verschiedenen Vitaminen und Mineralstoffen, die helfen, dass Sie bis zum Abend geistig topfit bleiben. Kombiniert mit einem Salat wird aus jeder dieser Köstlichkeiten eine Hauptmahlzeit.

Gebackene Bohnen mit Tortilla-Chips

2 große Maismehltortillas, in Dreiecke geschnitten
400 g gebackene Bohnen aus der Dose
2 EL frisch geriebener fettarmer Gouda
2 EL küchenfertige mexikanische Salsa

Die Tortillastücke ca. 3 Minuten in die Mikrowelle geben (dabei darauf achten, dass sie nicht anbrennen). Die gebackenen Bohnen ebenfalls in der Mikrowelle aufwärmen. Dann mit dem Käse bestreuen, die Salsa obenauf geben und mit den vorbereiteten Tortillas servieren.

FÜR 2 – 4 PERSONEN ALS SNACK

Avocado-Toast

4 Scheiben Vollkorntoast
90 g Hüttenkäse
abgeriebene Schale und Saft von 1 Zitrone
1 kleine reife Avocado, geviertelt
zerstoßener schwarzer Pfeffer
2 EL gemischte Saaten

Das Brot im Toaster goldbraun aufbacken. Unterdessen Hüttenkäse, Zitronenschale und -saft vermengen. Die Avocadospalten auf den Toasts verteilen und mit einer Gabel leicht flach drücken, aber nicht zerquetschen. Je einen Klacks Hüttenkäsemischung auf die Avocadospalten geben und mit zerstoßenem Pfeffer und Saaten bestreuen.

FÜR 2 – 4 PERSONEN ALS SNACK

Pikanter Kichererbsen-Knabber-Mix

200 g getrocknete Kichererbsen
80 g Mandeln
80 g Paranüsse
80 g Cashewkerne
Olivenöl, in einen Ölsprüher gefüllt
½ TL gemahlener Kreuzkümmel
½ TL gemahlener Koriander
¼ TL Cayennepfeffer

Die Kichererbsen in eine große Schüssel geben, mit kaltem Wasser bedecken und mindestens 8 Stunden einweichen lassen. Abgießen, in einen großen Topf geben, erneut mit Wasser aufkochen und die Kichererbsen 1 Stunde kochen lassen, bis sie weich sind. Dann abgießen und abkühlen lassen. Den Backofen auf 200 °C vorheizen. Ein großes, tiefes Backblech mit Backpapier auslegen. Die Kichererbsen darauf verteilen und 30 Minuten backen. Dann die Nüsse zufügen. Alle Zutaten auf dem Blech mit Olivenöl einsprühen und die Gewürze unterheben. Alles weitere 15 Minuten backen. Dann abkühlen lassen. Luftdicht verpackt ist der Mix bis zu 2 Wochen haltbar.

ERGIBT CA. 700 GRAMM (14 PORTIONEN À 50 GRAMM)

Nüsse enthalten zwar gesunde Fette, aber auch viele Kalorien. Verzehren Sie daher nicht mehr als eine kleine Handvoll davon pro Tag.

Um eine kontinuierliche Energiezufuhr und eine ausgewogene Nährstoffversorgung zu gewährleisten, sollten Snacks immer eine *Eiweißquelle*, wie Joghurt, Hüttenkäse, Hülsenfrüchte, Fisch, Hummus, Erdnussbutter oder Ei, enthalten oder mit einem Glas fettarmer Milch verzehrt werden. Für Eilige: Rohkost in küchenfertigen Hummus dippen.

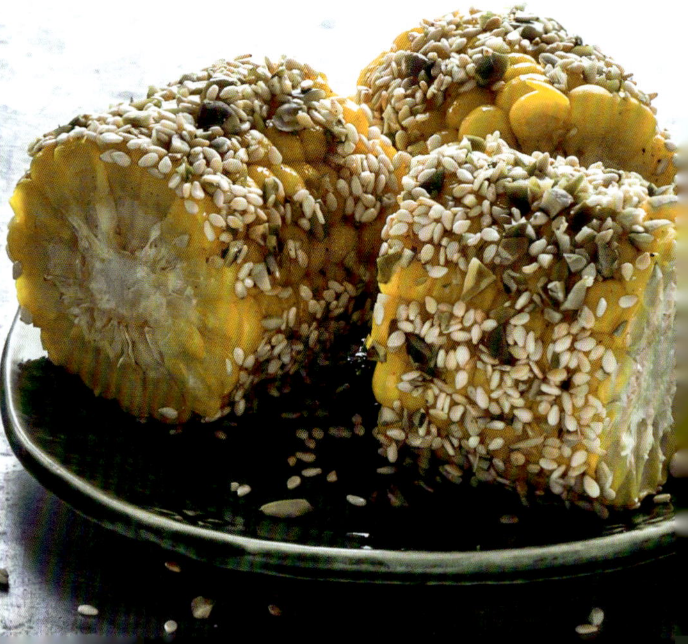

Maiskolben mexikanisch

4 Maiskolben mit Hüllblättern
1 EL Pflanzenöl
½ TL Paprikapulver
2 EL geröstete Sesamsaat
2 EL fein gehackte Kürbiskerne

Den Mais in der Mikrowelle weich garen (bei 900 Watt ca. 8 Minuten, dabei einmal wenden). Sobald er etwas abgekühlt ist, die Hüllblätter entfernen und die Kolben in der Mitte durchbrechen. Öl und Paprikapulver mischen und den Mais damit bestreichen. Dann in Sesamsaat und Kürbiskernen wälzen.

FÜR 4 PERSONEN ALS SNACK

Knusperfrüchte mit Joghurt

2 rote Äpfel oder anderes Obst nach Wahl
250 g fettarmer Naturjoghurt
130 g küchenfertiges Knuspermüsli

Das Obst in Spalten schneiden. Joghurt und Müsli in separaten Schalen anrichten. Zum Verzehr das Obst zunächst in den Joghurt, dann ins Müsli eintauchen.

FÜR 2–4 PERSONEN ALS SNACK

Nussige Sellerieschiffchen

90 g Erdnussbutter
50 g Hüttenkäse
4 Selleriestangen, in 10 cm langen Stücken
1 EL Rosinen oder Sultaninen
1 EL Sonnenblumenkerne

Erdnussbutter und Hüttenkäse mischen und in die Vertiefungen der Selleriestücke streichen. Rosinen und Sonnenblumenkerne in die Mischung drücken.

FÜR 2–4 PERSONEN ALS SNACK

Eier-Tomaten-Canapés

8 große Vollkorn-Cracker
2 EL Pesto
2 reife Roma-Tomaten, in Scheiben
4 hart gekochte Eier, in dünnen Scheiben
frisch gemahlener schwarzer Pfeffer
frische Basilikumblätter, klein gezupft

Die Cracker dünn mit Pesto bestreichen, mit Tomaten- und Eierscheiben belegen, pfeffern und mit Basilikumblättern garnieren.

FÜR 2–4 PERSONEN ALS SNACK

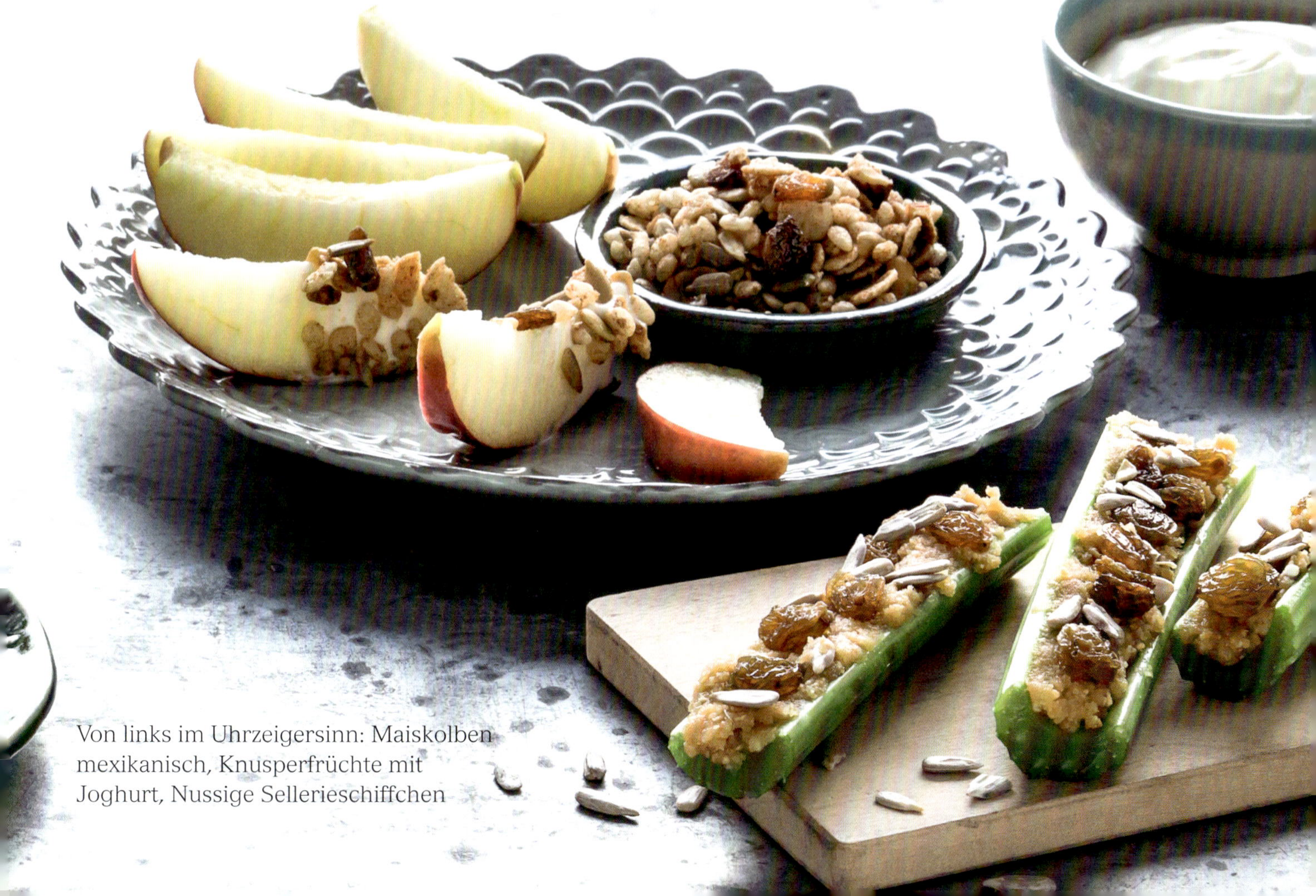

Von links im Uhrzeigersinn: Maiskolben mexikanisch, Knusperfrüchte mit Joghurt, Nussige Sellerieschiffchen

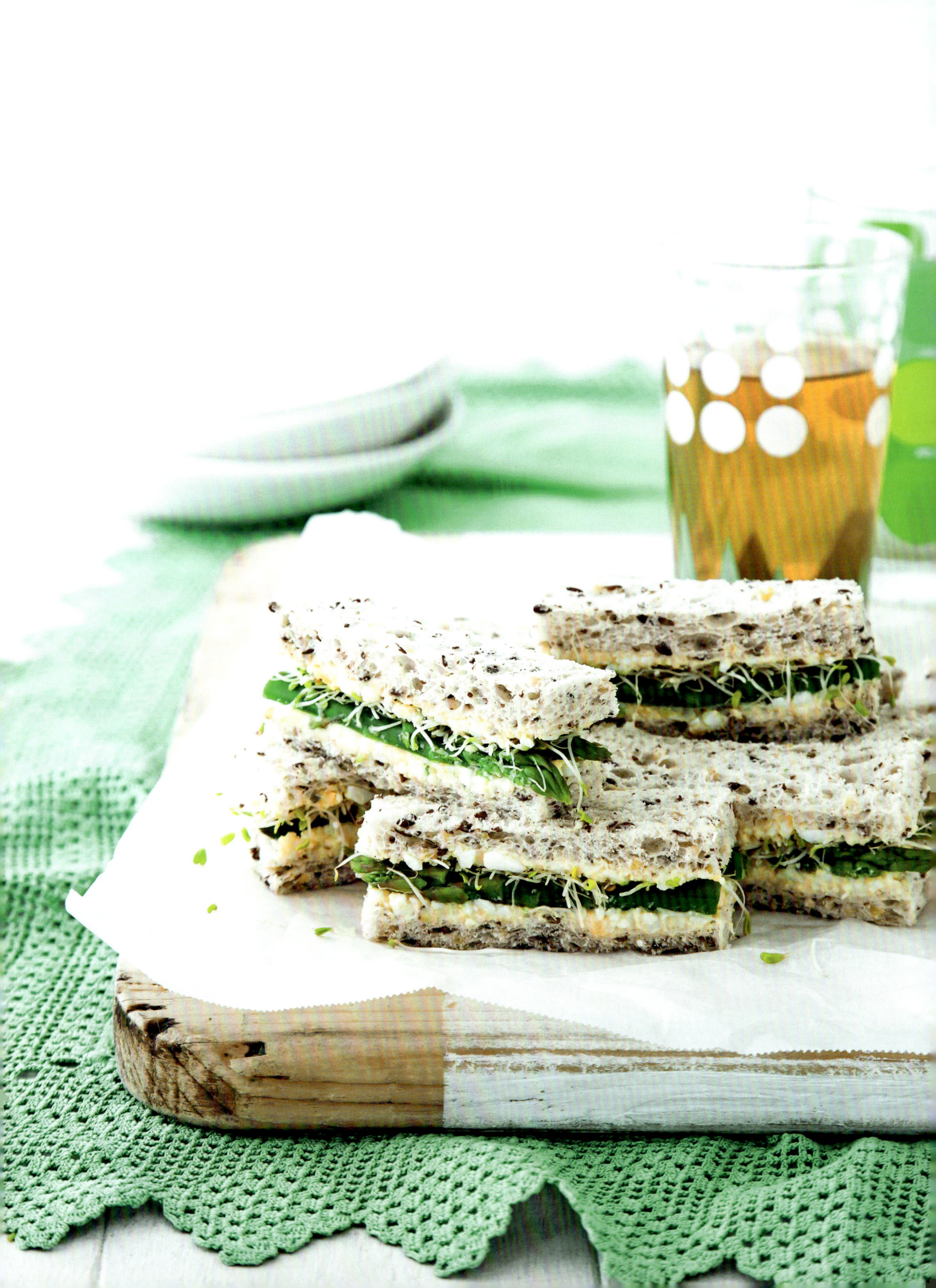

Spargel-Sandwiches mit Eier-Senf-Aufstrich

Nehmen Sie schlanken, grünen Spargel für dieses Rezept. Die holzigen Enden abschneiden und die Stangen längs halbieren, damit sie flach aufliegen. Kurzes Blanchieren schont die Nährstoffe.

ZUBEREITUNG **10 MINUTEN**
KOCHZEIT **15 MINUTEN**
FÜR **4 PERSONEN**

3 zimmerwarme Eier
125 g schlanker grüner Spargel (ca. 12 Stangen)
1 EL fettarmer Naturjoghurt
1 TL körniger Senf
8 dicke Scheiben Vollkornbrot, Krusten entfernt
60 g Alfalfa-Sprossen

1 Die Eier in einen Topf geben und mit kaltem Wasser bedecken. Das Wasser bei starker Hitze aufkochen. Sobald es sprudelt, die Eier 8 Minuten kochen lassen. Dann abgießen, mit kaltem Wasser abschrecken und schälen.

2 Die Spargelstangen längs halbieren, dann auf die Länge der Brotscheiben kürzen. Eine Pfanne zur Hälfte mit Wasser füllen. Das Wasser aufkochen, den Spargel zufügen und 2 Minuten kochen, bis er gerade weich wird. Dann abgießen, in Eiswasser oder unter fließend kaltem Wasser abschrecken und mit Küchenpapier trocken tupfen.

3 Die Eier in einer kleinen Schale mit einer Gabel zerdrücken. Joghurt und Senf zufügen und alles gut vermengen.

4 Die Brote mit dem Eier-Senf-Aufstrich bestreichen. Die Hälfte der Scheiben mit den Spargelstangen und den Alfalfa-Sprossen belegen. Die unbelegten Scheiben darüberklappen. Vor dem Servieren jedes Brot in 3 breite Streifen schneiden.

NÄHRWERTE PRO PORTION

1073 kJ, 256 kcal, 17 g Eiweiß, 9 g Fett (2 g gesättigte Fettsäuren), 22 g Kohlenhydrate (2 g Zucker), 11 g Ballaststoffe, 273 mg Natrium

Spargel enthält viele Antioxidantien und wichtige Vitamine fürs Gehirn, wie z. B. Folsäure. Außerdem findet sich darin das Spurenelement Chrom, das dem Hormon Insulin dabei hilft, die Glukose ins Gehirn zu transportieren.

Herzhafter Rindfleisch-Gemüse-Toast

Die Rindfleischmischung lässt sich vorkochen und im Kühlschrank aufbewahren. Sie schmeckt nicht nur auf Toast, sondern ist ebenso als Füllung ideal. Auch eingerollt in ein Salatblatt ist sie köstlich.

ZUBEREITUNG **10 MINUTEN** KOCHZEIT **35 MINUTEN** FÜR **6 PERSONEN ALS SNACK**

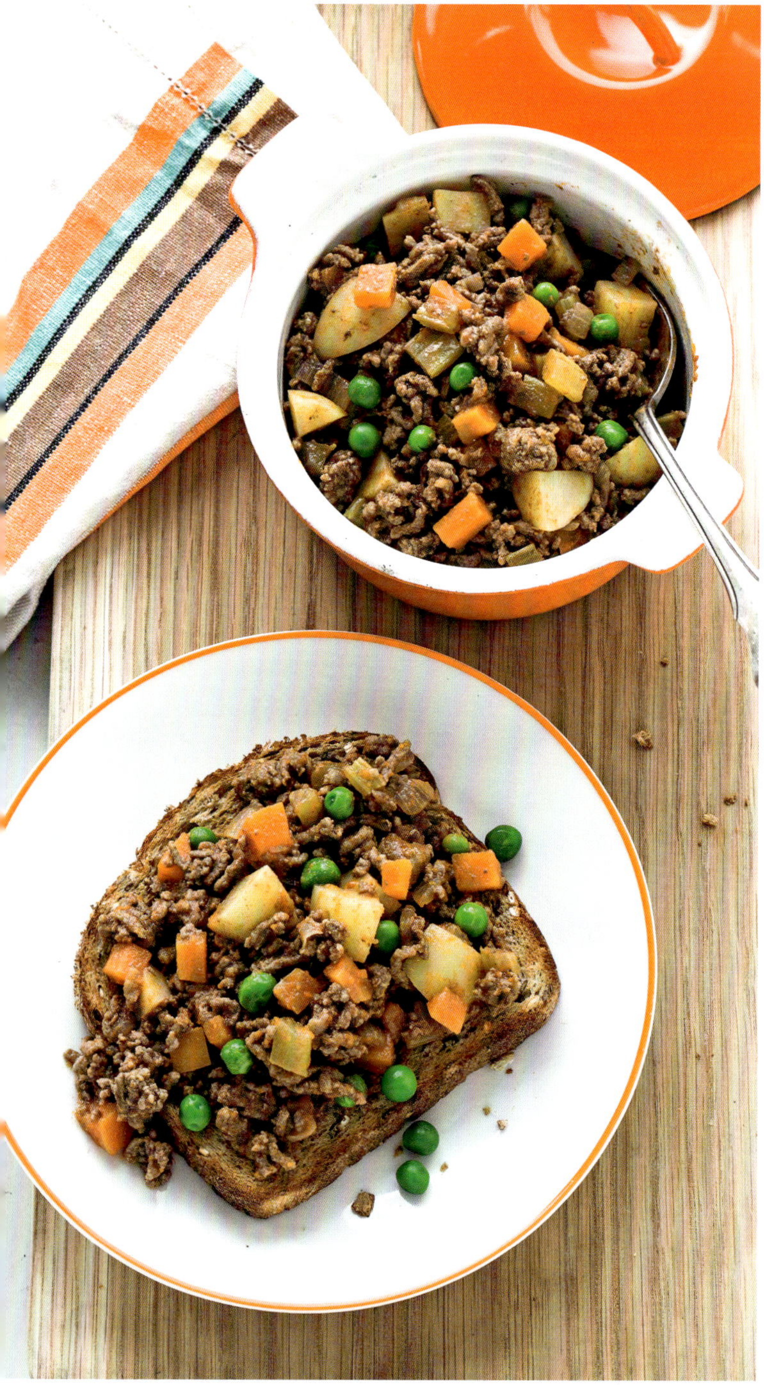

1 EL Olivenöl
1 kleine Zwiebel, fein gehackt
500 g mageres Rinderhack
1 Möhre, fein gewürfelt
2 Selleriestangen, fein gewürfelt
125 g kleine neue Kartoffeln, gewürfelt
125 ml Rindfleischbrühe
1 EL Worcestersauce (nach Belieben)
1 EL Tomatenmark
80 g tiefgekühlte Erbsen
4 dicke Scheiben Vollkornbrot

1 Das Öl in einer großen Pfanne erhitzen. Die Zwiebel darin bei mittlerer Hitze 10 Minuten goldbraun anbraten. Das Hackfleisch zufügen und 5 Minuten mitbraten, bis es rundum gebräunt ist.

2 Möhre, Sellerie, Kartoffeln und einen Schuss Brühe zugeben und alles weitere 10 Minuten braten, bis das Gemüse gerade weich wird.

3 Worcestersauce, Tomatenmark und die restliche Brühe zufügen. Alles unter Rühren aufkochen und so lange rühren und weiterkochen, bis die Mischung leicht eindickt. Die Erbsen zufügen und 5 Minuten mitkochen, bis sie gerade weich werden.

4 Das Brot goldbraun toasten und mit der Rindfleischmischung belegen.

NÄHRWERTE PRO PORTION

999 kJ, 239 kcal, 23 g Eiweiß, 11 g Fett (3 g gesättigte Fettsäuren), 12 g Kohlenhydrate (2 g Zucker), 5 g Ballaststoffe, 235 mg Natrium

Mageres Rindfleisch ist reich an Eisen- und Zinkverbindungen, die vom Körper gut aufgenommen werden können. Beide Mineralstoffe sind für die Energieversorgung des Gehirns wichtig.

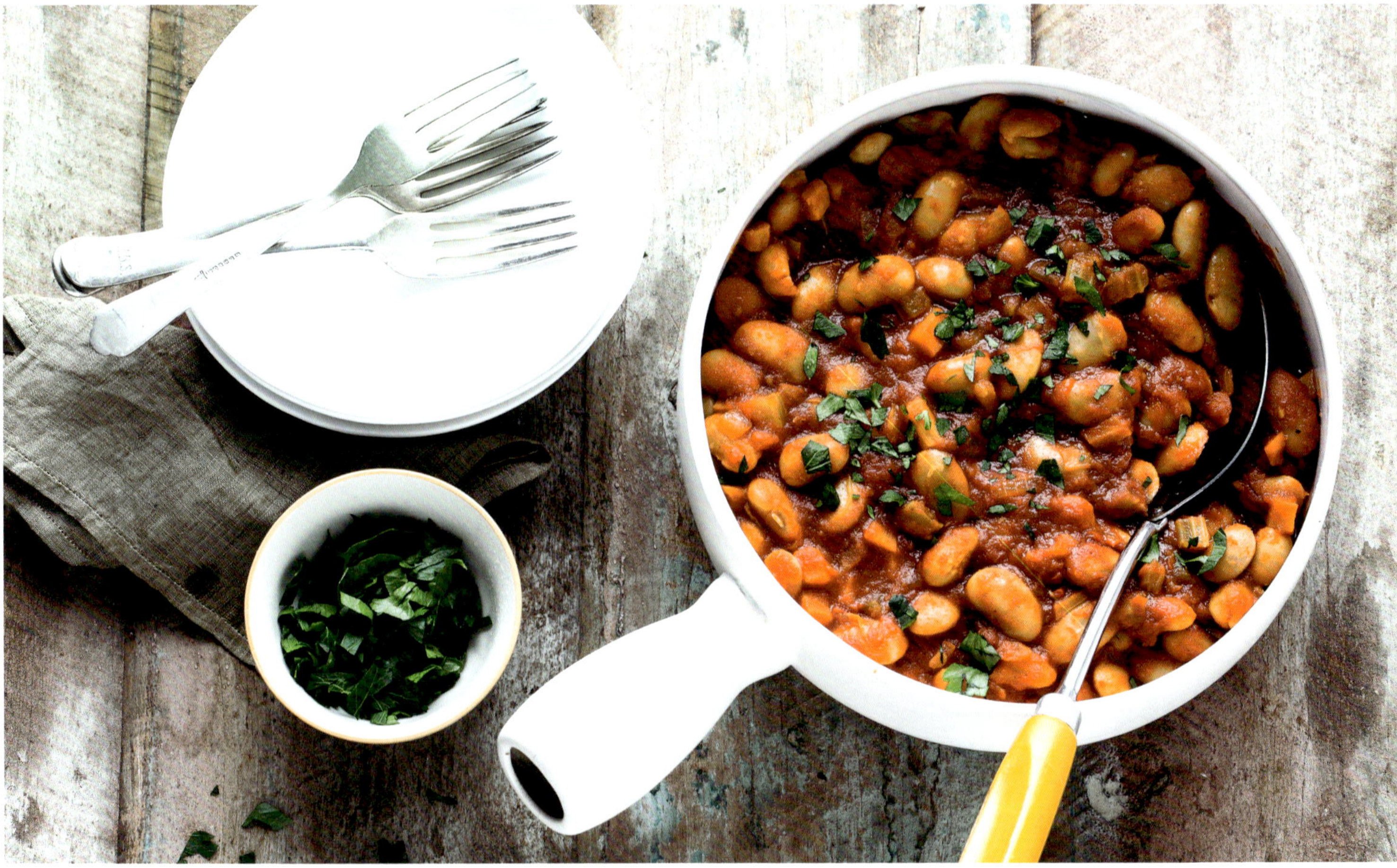

Gebackene Bohnen

Kombiniert mit Spinat ergeben diese Bohnen eine schmackhafte Omelettfüllung oder einen herzhaften Brotbelag.

ZUBEREITUNG **10 MINUTEN** GARZEIT **1 STUNDE** FÜR **6 PERSONEN ALS SNACK**

1 EL Olivenöl
1 Zwiebel, fein gehackt
1 Möhre, fein gehackt
2 Selleriestangen, fein gehackt
2 TL Paprikapulver
1 EL Zuckerrübensirup oder brauner Zucker
800 g weiße Bohnen aus der Dose, abgespült und abgetropft
750 ml passierte Tomaten
2 EL frisch gehackte Petersilie

1 Den Backofen auf 220 °C vorheizen.

2 Das Öl in einem ofenfesten Topf (ca. 2,5 l Fassungsvermögen) erhitzen. Die Zwiebel darin bei mittlerer Hitze ca. 10 Minuten goldbraun dünsten.

3 Möhre und Sellerie zufügen und 5 Minuten mitdünsten. Dann Paprikapulver und Sirup oder Zucker zugeben und alles weitere 2 Minuten kochen.

4 Bohnen und passierte Tomaten einrühren. Alles aufkochen, dann die Bohnen 40 Minuten im Backofen fertig garen. Mit Petersilie bestreut servieren.

NÄHRWERTE PRO PORTION

995 kJ, 238 kcal, 13 g Eiweiß, 4 g Fett (<1 g gesättigte Fettsäuren), 32 g Kohlenhydrate, (15 g Zucker), 12 g Ballaststoffe, 813 mg Natrium

Hülsenfrüchte enthalten wenig Fett, dafür aber viele Proteine und Ballaststoffe. Sie tragen damit zur optimalen Durchblutung des Gehirns bei.

Joghurt-Kaltschalen

Die folgenden Rezepte sind für eine Person bemessen. Sie sind ideal für Schule, Uni oder Büro, denn luftdicht verpackt lassen sie sich problemlos transportieren. Obst- und Nusssorten können Sie nach Geschmack variieren.

Bananen-Zimt-Schoko-Schale

200 g fettarmer Naturjoghurt
1/2 TL Zimtpulver
1 kleine Banane, gehackt
5 Walnusshälften, grob gehackt
20 g dunkle Schokolade (70 % Kakaoanteil), gerieben

Joghurt und Zimt verrühren. Die Banane vorsichtig unterheben. Walnussstückchen und geriebene Schokolade darüberstreuen.

FÜR 1 PERSON

Granatapfel-Pistazien-Joghurt

Kerne von 1/2 Granatapfel (ca. 2 EL)
200 g fettarmer Naturjoghurt
35 g Pistazienkerne, grob gehackt
1 TL frische kleine Minzeblättchen

Granatapfelkerne und Joghurt verrühren; dabei die Kerne leicht zerdrücken, um den Saft auszupressen. Dann mit Pistazien und Minzeblättchen bestreuen.

FÜR 1 PERSON

Müsli mit Ahornsirup

5 Tropfen Vanillearoma
200 g fettarmer Naturjoghurt
30 g küchenfertige Müslimischung
1 EL Kürbiskerne
1 TL Ahornsirup

Vanillearoma und Joghurt mischen. Müslimischung, Kürbiskerne und Ahornsirup vermengen und zur Joghurtmischung geben.

FÜR 1 PERSON

Von links: Bananen-Zimt-Schoko-Schale, Granatapfel-Pistazien-Joghurt, Honigjoghurt mit Aprikosen und Mandeln

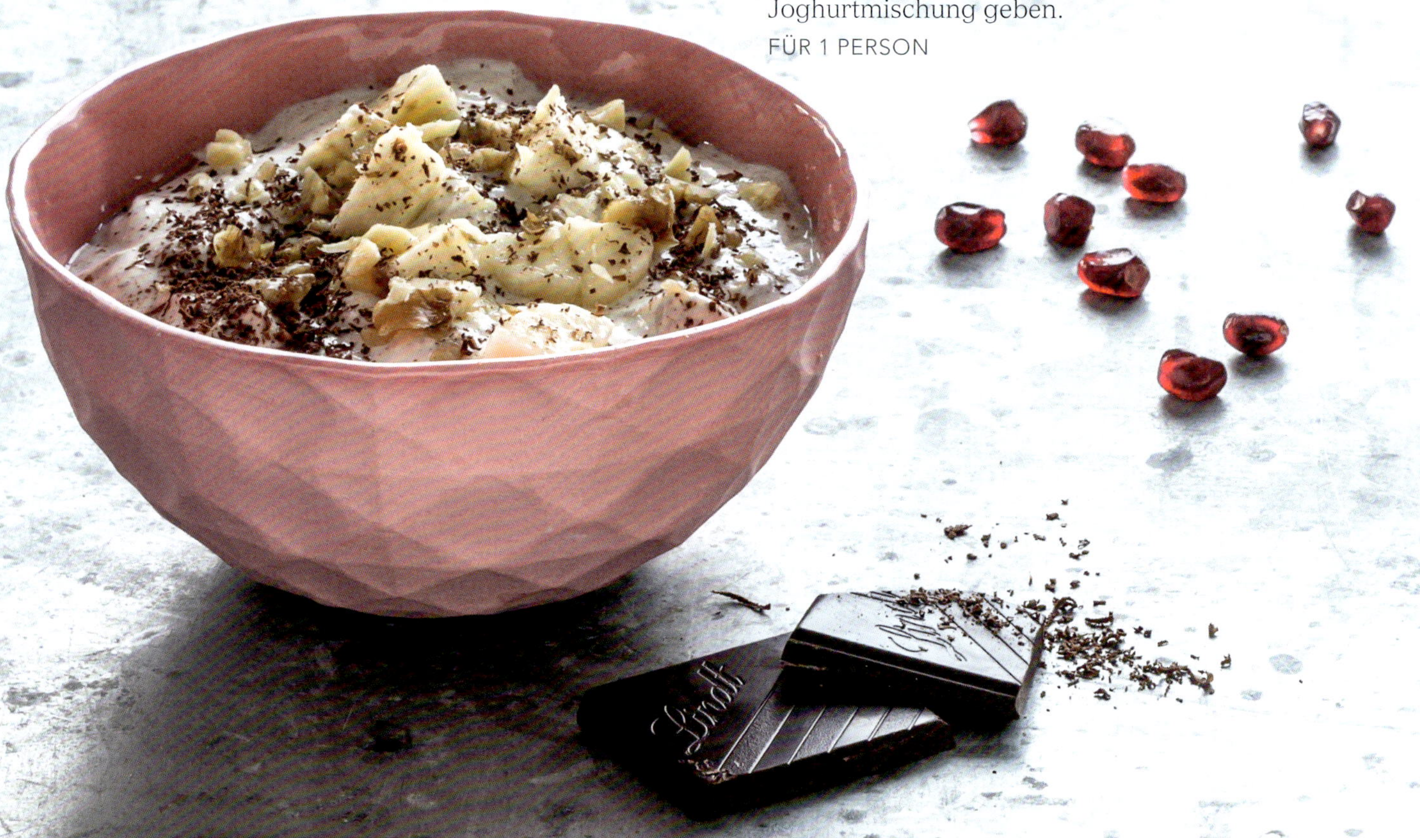

Nussiger Beerenjoghurt

2–3 Erdbeeren, geviertelt
200 g fettarmer Naturjoghurt
1 EL Blau- oder Brombeeren
1 EL Walnusskerne, grob gehackt
Honig, zum Abschmecken (nach Belieben)

Erdbeeren und Joghurt verrühren. Blau- oder Brombeeren daraufsetzen und die Walnüsse darüberstreuen. Nach Belieben mit Honig beträufeln.

FÜR 1 PERSON

Honigjoghurt mit Aprikosen und Mandeln

1 TL Honig
1 TL Rosen- oder Orangenblütenwasser
200 g fettarmer Naturjoghurt
5 getrocknete Aprikosen, gewürfelt
2 EL Mandelblättchen

Honig, Blütenwasser und Joghurt verrühren. Dann Aprikosen und Mandeln einstreuen.

FÜR 1 PERSON

Orientalische Joghurtschale

½ TL gemahlener Ingwer
½ TL Zimtpulver
200 g fettarmer Naturjoghurt
1 EL Sesamsaat
5 getrocknete Datteln, entsteint und fein gewürfelt
5 getrocknete Feigen, Stiel entfernt und fein gewürfelt

Ingwer, Zimt und Joghurt verrühren. Sesamsaat, Datteln und Feigen mischen und vorsichtig unter die Joghurtmischung ziehen.

FÜR 1 PERSON

Diese schnell gemachten *Joghurt*-Zubereitungen enthalten reichlich Proteine und haben dabei einen niedrigen GI. Damit verleihen sie ausreichend Energie für die Zeit zwischen den Mahlzeiten.

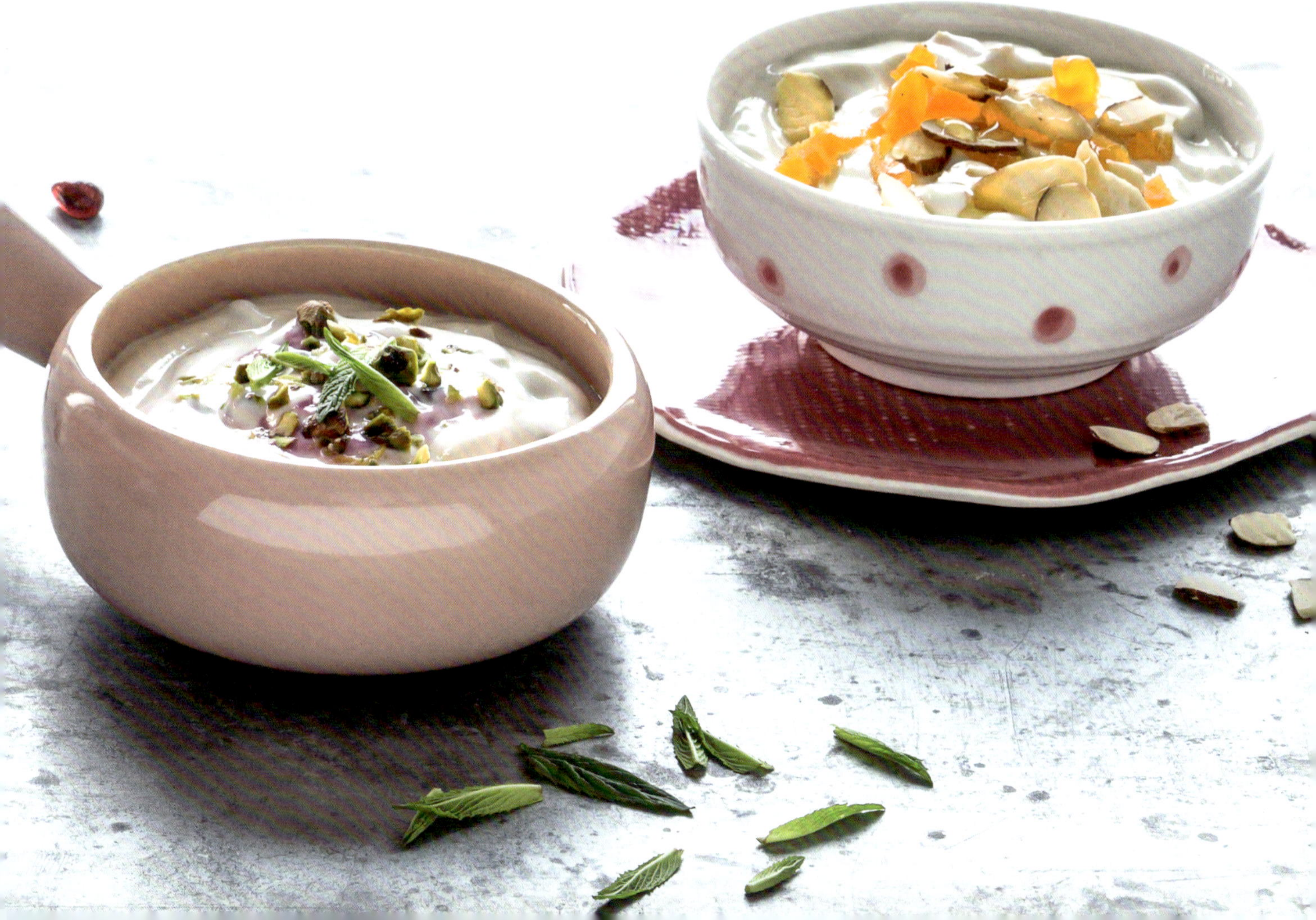

Huevos Rancheros mit grüner Salsa

Dieses leichte Gericht eignet sich auch hervorragend als warmes Frühstück. Wer morgens nichts Pikantes mag, lässt einfach die Chilischote weg. Statt Spinat können Sie auch Mangold verwenden.

ZUBEREITUNG **15 MINUTEN**
KOCHZEIT **30 MINUTEN**
FÜR **4 PERSONEN**

1 EL Olivenöl
1 Zwiebel, fein gehackt
1 grüne Chilischote, fein gehackt
1 grüne Paprika, fein gewürfelt
2 EL eingelegte Jalapeños, gehackt (nach Belieben)
1 TL gemahlener Kreuzkümmel (nach Belieben)
500 g grüne Tomaten, gehackt
100 g frischer Spinat, in dünne Streifen geschnitten
2 EL frisch gehackter Koriander, plus etwas mehr zum Garnieren
4 Eier
4 Maismehltortillas, aufgewärmt, als Beilage
Chilisauce oder Tabasco

1 Das Olivenöl bei mittlerer Hitze in einer großen Pfanne erhitzen. Zwiebel, Chilischote, Paprika und nach Belieben Jalapeños und Kreuzkümmel zufügen und 10 Minuten dünsten, bis die Zwiebel weich ist.

2 Die Tomaten zufügen und alles weitere 10 Minuten dünsten, bis die Tomaten weich geworden sind. Dann Spinat, Koriander und 60 ml Wasser einrühren und alles noch einmal 3 Minuten kochen, bis der Spinat zusammengefallen ist.

3 Mit der Unterseite eines Löffels 4 kleine Vertiefungen in die Tomatenmischung drücken. Die Eier aufschlagen und in je eine der Vertiefungen gleiten lassen. Die Pfanne abdecken und alles weitere 3 Minuten garen, bis das Eiweiß gestockt, das Eigelb aber noch weich ist.

4 Das fertige Gericht mit Koriander garnieren und mit den Tortillas sowie mit Chilisauce oder Tabasco zum Nachwürzen servieren.

Alternativ die Eier in einer beschichteten Pfanne separat braten. Die aufgewärmten Tortillas auf 4 Teller verteilen, die Tomatenmischung darauf anrichten und je ein Spiegelei daraufsetzen. Dann mit Koriander bestreuen und mit Chilisauce servieren.

Wer keine grünen Tomaten bekommt, kann stattdessen auch rote verwenden.

NÄHRWERTE PRO PORTION

626 kJ, 150 kcal, 9 g Eiweiß, 10 g Fett (2 g gesättigte Fettsäuren), 7 g Kohlenhydrate (4 g Zucker), 3 g Ballaststoffe, 89 mg Natrium

Das im *Spinat* enthaltene Mangan ist an der Produktion der Fette beteiligt, die die gesunde Hirnstruktur bilden. Ein weiterer Bestandteil von Spinat ist Tyrosin, das an der Synthese wichtiger Neurotransmitter mitwirkt.

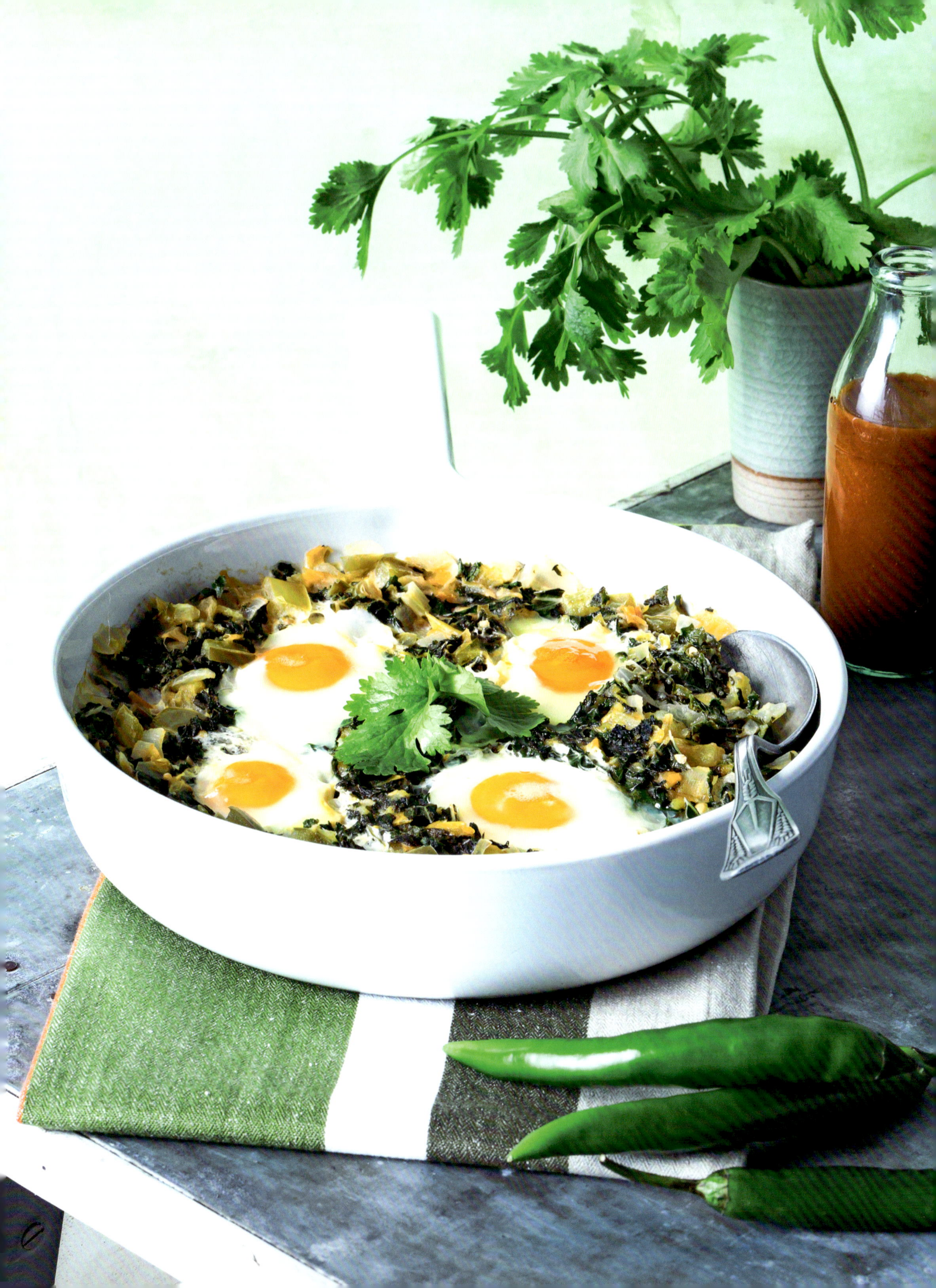

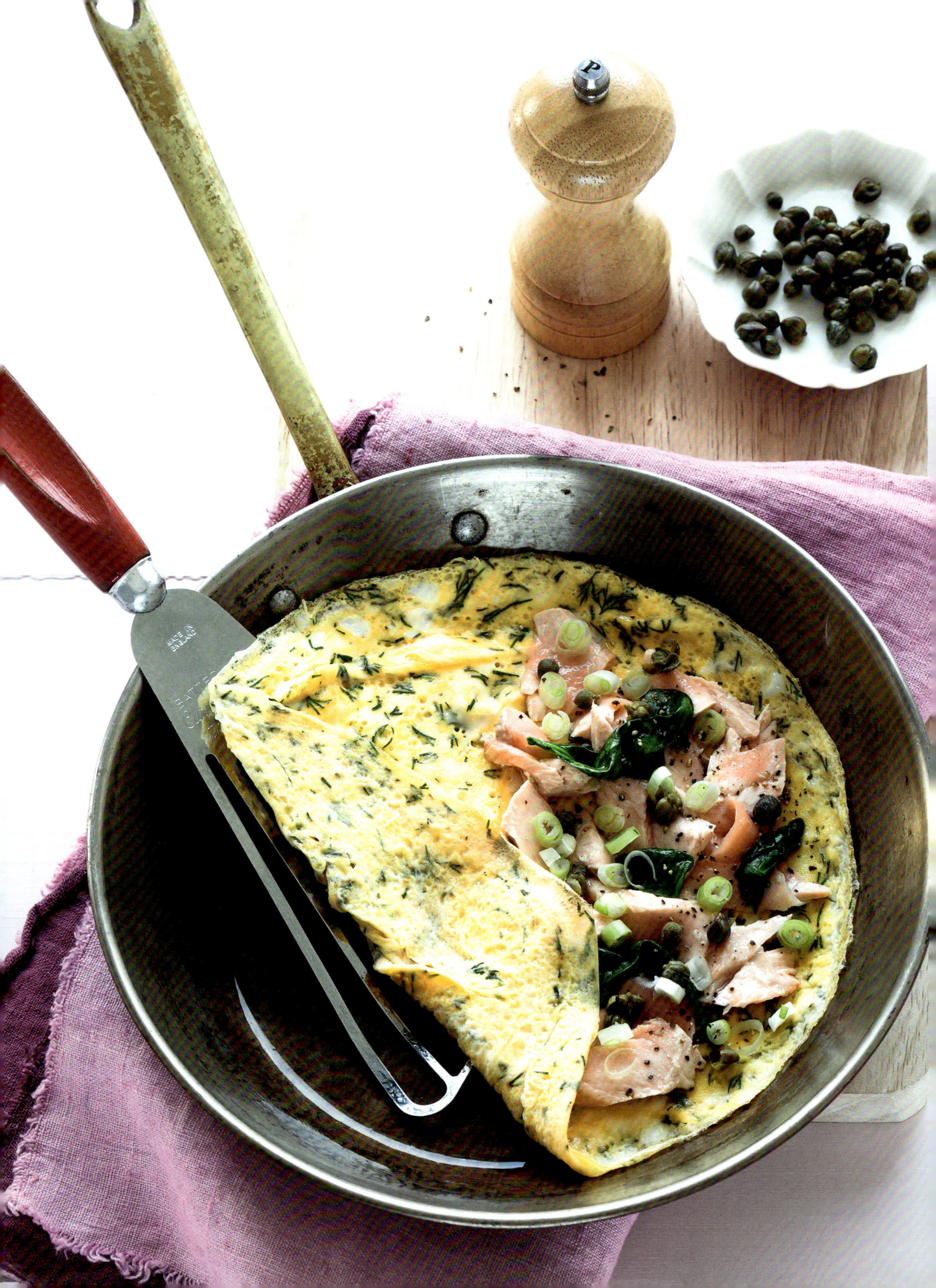

Forellen-Spinat-Omelett

Garen Sie den Fisch mit der Haut und ziehen Sie sie erst danach vorsichtig ab. Am besten verwenden Sie für dieses Gericht Forellenfilet. Falls Sie keins bekommen, entfernen Sie vor dem Garen die Gräten.

ZUBEREITUNG **15 MINUTEN**
KOCHZEIT **35 MINUTEN**
FÜR **4 PERSONEN**

400 g Lachsforellenfilet
1 Zitrone, in Scheiben
60 g junger Spinat
8 Eier
2 EL frische Dillspitzen
Olivenöl, zum Braten
3 Frühlingszwiebeln, in Ringe geschnitten
2 EL Kapern, abgespült und ausgedrückt
gestoßener schwarzer Pfeffer

1 Forelle und Zitronenscheiben in eine große Pfanne geben, mit Wasser bedecken und bei mittlerer Hitze 15 Minuten sanft pochieren, bis der Fisch gar ist. Den fertigen Fisch auf Küchenpapier abtropfen und abkühlen lassen. Dann häuten und in Stücke zupfen.

2 Den Spinat in eine hitzebeständige Schüssel geben und mit kochendem Wasser übergießen. Wenn er zusammengefallen ist, abgießen und abkühlen lassen. Überschüssiges Wasser auspressen und den Spinat grob zerkleinern.

3 In einer kleinen Schale 2 Eier und 2 TL Dillspitzen verquirlen. Eine beschichtete Pfanne (26 cm ∅) dünn mit Öl benetzen und bei mittlerer Hitze erwärmen, dann die Eimischung zugießen. Diese, sobald sie zu stocken beginnt, am Rand mit einem Pfannenwender anheben und die Pfanne leicht kippen, damit die noch flüssige Eimasse unter die schon gestockte laufen kann. Sobald die Masse von unten ganz gestockt, von oben aber noch leicht flüssig ist, eine Omeletthälfte mit je einem Viertel von Frühlingszwiebeln, Forelle, Spinat und Kapern belegen und mit gestoßenem schwarzen Pfeffer bestreuen.

4 Das Omelett behutsam zusammenklappen und weitere 3 Minuten garen, bis es vollständig gestockt ist. Dann aus der Pfanne heben und warm stellen, während die restlichen Omeletts wie beschrieben zubereitet werden.

Verwenden Sie eine kleine ganze Lachsforelle, falls Filets nicht erhältlich sind.

NÄHRWERTE PRO PORTION

1160 kJ, 277 kcal, 33 g Eiweiß, 15 g Fett (4 g gesättigte Fettsäuren), 2 g Kohlenhydrate (2 g Zucker), 1 g Ballaststoffe, 242 mg Natrium

Docosahexaensäure (DHA) ist die quantitativ bedeutendste Omega-3-Fettsäure im Gehirn. Nahrungsmittel mit einem hohen Anteil an DHA, wie die Lachsforelle, tragen zum Erhalt der Gehirnmasse bei.

Mangold-Mandel-Frittata

Mangold und Mandeln ergänzen sich hier geschmacklich und im Hinblick auf ihre Konsistenz optimal. Servieren Sie die Frittata warm oder kalt mit kräftigem Vollkornbrot und einem grünen Salat als Beilage.

ZUBEREITUNG **25 MINUTEN**
GARZEIT **20 MINUTEN**
FÜR **4 PERSONEN**

30 g blanchierte Mandeln
900 g Mangold
1 EL Olivenöl
1 kleine Zwiebel, fein gehackt
2 Knoblauchzehen, zerdrückt
125 g Hüttenkäse
1 EL frische Dillspitzen
1 TL fein abgeriebene Zitronenschale
6 Eier, leicht verquirlt

1 Die Mandeln in einer Pfanne ohne Fett bei mittlerer Hitze 3 Minuten rösten, bis sie leicht gebräunt sind. Dann abkühlen lassen.

2 Die weißen Stiele vom Mangold entfernen. Die Blätter waschen, trocken tupfen und grob zerkleinern. In eine hitzebeständige Schüssel geben und mit kochendem Wasser übergießen. Sobald sie zusammengefallen sind, abgießen und abkühlen lassen. Alle überschüssige Flüssigkeit auspressen und den Mangold in eine große Schüssel geben.

3 In einer beschichteten, ofenfesten Pfanne (18 cm ∅) 2 TL des Öls erhitzen. Die Zwiebel darin bei mittlerer Hitze 5 Minuten weich dünsten. Den Knoblauch zufügen und 1 Minute mitdünsten. Dann zum Mangold geben. Hüttenkäse, Dill, Zitronenschale und die gerösteten Mandeln ebenfalls zufügen und alles gründlich mit den Händen durchmischen.

4 Die Pfanne abspülen und trocken wischen. Das restliche Öl hineingeben und die Mangoldmischung zufügen. Dann die verquirlten Eier zugießen und mit einer Gabel in der Pfanne verteilen. Alles bei mittlerer Hitze 3–4 Minuten braten, bis die Frittata von unten und am Rand gestockt ist.

5 Den Backofengrill auf mittlerer Stufe vorheizen. Die Frittata darunter 4 Minuten grillen, bis die Eimasse komplett gestockt ist. (Testweise einmal mit der Gabel einstechen, die Eimasse könnte von oben schon gestockt, innen aber noch flüssig sein.)

6 Die fertige Frittata 5 Minuten ruhen lassen. Vor dem Servieren in 4 Stücke teilen.

Statt Mangold können Sie auch Spinat oder anderes grünes Blattgemüse verwenden.

Mangold ist ein naher Verwandter der Roten Bete und enthält sehr viel Folsäure, die für die optimale Hirnfunktion von großer Bedeutung ist.

NÄHRWERTE PRO PORTION

1144 kJ, 273 kcal, 18 g Eiweiß, 20 g Fett (5 g gesättigte Fettsäuren), 4 g Kohlenhydrate (4 g Zucker), 5 g Ballaststoffe, 637 mg Natrium

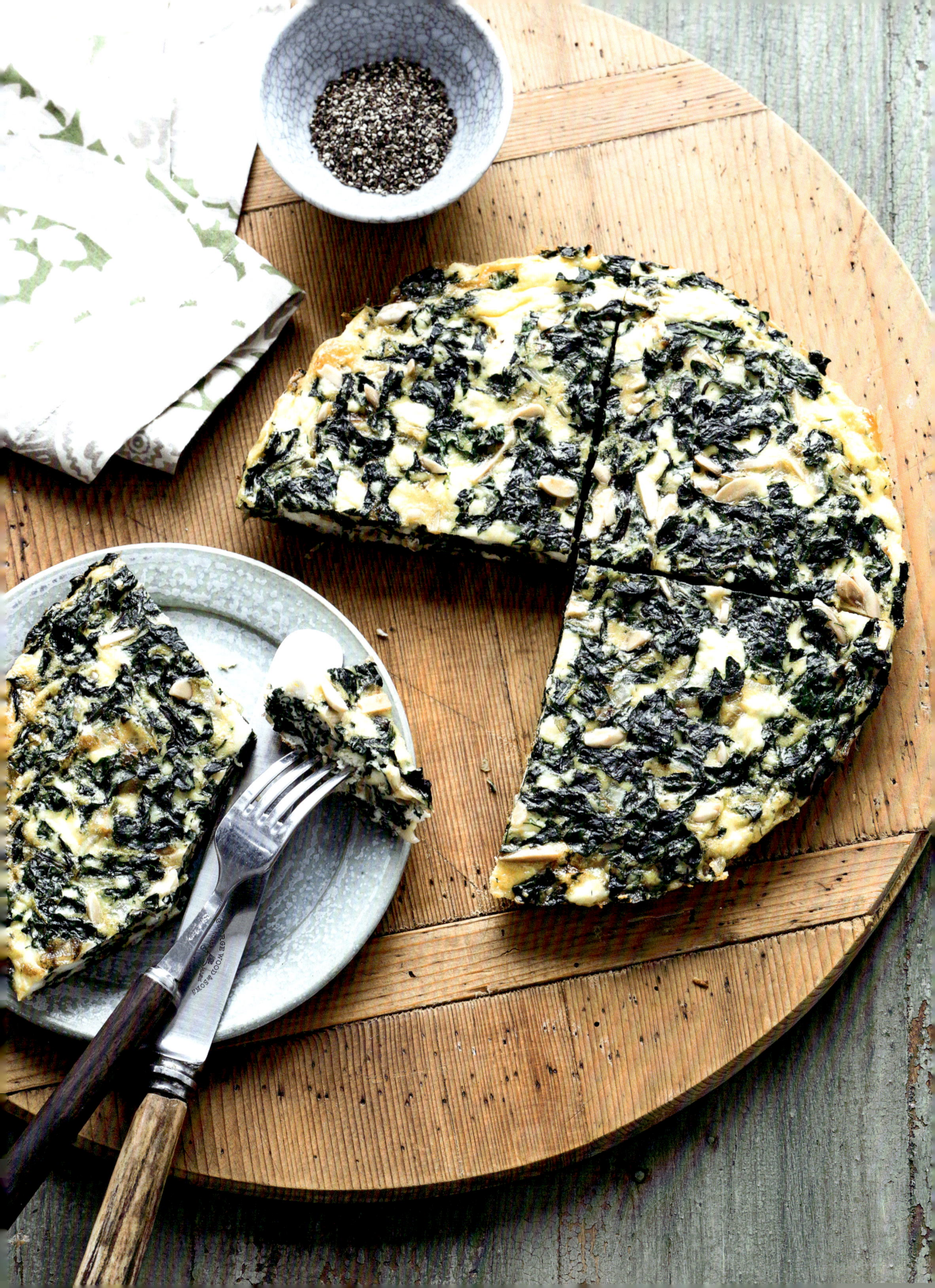

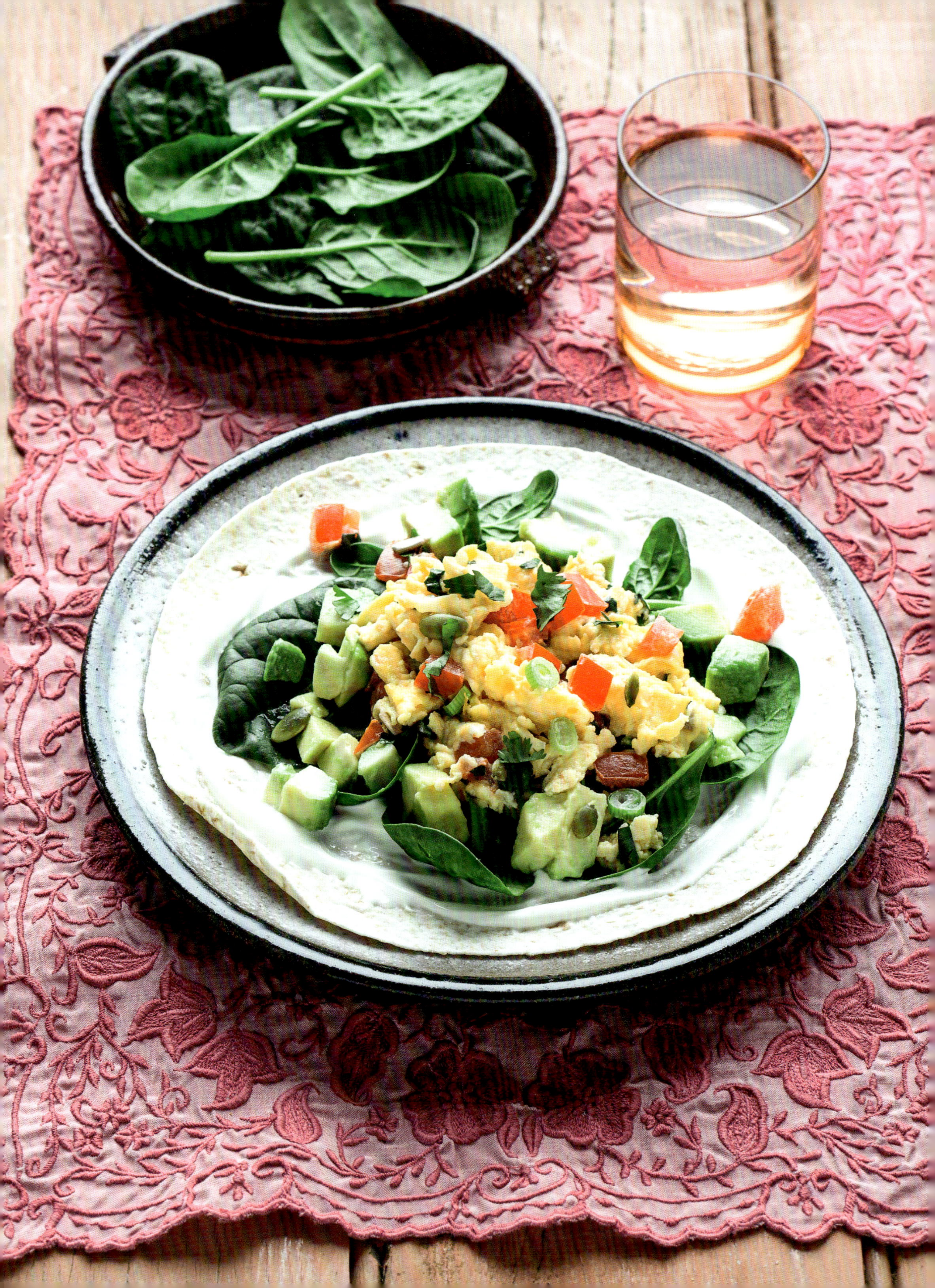

Tortilla mit Rührei und Spinat

Dieses Gericht eignet sich hervorragend für ein Picknick oder ein Lunchpaket. Packen Sie die Füllung dazu separat ein und belegen Sie die Tortilla erst kurz vor dem Verzehr.

ZUBEREITUNG **15 MINUTEN**
KOCHZEIT **5 MINUTEN**
FÜR **4 PERSONEN**

1 EL Olivenöl
2 Frühlingszwiebeln, in Ringe geschnitten
8 Eier, leicht verquirlt
2 kleine Tomaten, entkernt und gewürfelt
3 EL gemischte Saaten (z. B. Sonnenblumen- und Kürbiskerne)
1 EL frisch gehackter Koriander
4 Weizenvollkorntortillas
2 EL Naturjoghurt
30 g junger Spinat
1 Avocado, gewürfelt

1 Das Öl in einer großen Pfanne erhitzen. Die Frühlingszwiebeln darin bei mittlerer Hitze 3 Minuten weich dünsten.

2 Die Eier zugießen und leicht stocken lassen, dann unter Rühren weitergaren, bis sie komplett gestockt sind.

3 Tomatenwürfel, Saaten und Koriander zufügen und unterheben.

4 Die Tortillas auf 4 Teller legen und den Joghurt darauf verstreichen. Spinat und Avocado gleichmäßig darauf verteilen, dann die Rühreimischung zugeben. Die fertigen Tortillas vor dem Verzehr nach Belieben aufrollen; dabei das untere Ende einschlagen, um zu verhindern, dass die Füllung herausfällt.

Werden sie zu Hause verzehrt, schmecken die Tortillas besonders gut, wenn sie vor dem Anrichten aufgewärmt werden.

NÄHRWERTE PRO PORTION

1906 kJ, 455 kcal, 20 g Eiweiß, 33 g Fett (7 g gesättigte Fettsäuren), 21 g Kohlenhydrate (4 g Zucker), 5 g Ballaststoffe, 385 mg Natrium

Eier enthalten ziemlich viel Cholin. Diese vitaminähnliche Substanz ist die Vorstufe eines wichtigen Neurotransmitters und wird auch zur Bildung von Zellmembranen benötigt.

Krabben-Mais-Küchlein mit Avocado-Tomaten-Salsa

Für diese Küchlein eignet sich Mais aus der Dose ebenso gut wie tiefgekühlte oder frische Maiskörner. Falls Sie frischen Mais verwenden, benötigen Sie die Körner von zwei Kolben für dieses Rezept.

ZUBEREITUNG **25 MINUTEN**
KOCHZEIT **10 MINUTEN PRO PORTION**
FÜR **4 PERSONEN (ERGIBT 12 KÜCHLEIN)**

160 g Vollkornmehl
1½ TL Backpulver
½ TL Cayennepfeffer
2 Eier
60 ml Magermilch
250 g Maiskörner
100 g fettarmer Feta
2 EL frische Schnittlauchröllchen
200 g Krabben aus der Dose (Abtropfgewicht), abgetropft und fein gehackt
1½ EL Olivenöl

Avocado-Tomaten-Salsa

2 Tomaten, entkernt und gewürfelt
1 große Avocado, gewürfelt
1 EL Zitronensaft
2 EL frisch gehackter Koriander

1 Mehl, Backpulver und Cayennepfeffer in eine Schüssel sieben; alle ausgesiebten Spelzen wieder zufügen und eine Vertiefung in die Mitte der Mischung drücken. Eier und Milch verquirlen, in die Vertiefung gießen und unterrühren. Dann Mais, Feta, Schnittlauch und Krabben unterheben.

2 Für die Avocado-Tomaten-Salsa alle Zutaten verrühren.

3 Die Hälfte des Olivenöls bei mittlerer Hitze in einer beschichteten Pfanne erhitzen. Den Teig portionsweise (à ca. 60 ml) in die Pfanne geben und mit einem Löffel zu Kreisen von 8 cm Ø ausstreichen. Die Küchlein von jeder Seite 5 Minuten goldbraun braten, dann beiseitestellen und warm halten, während die restlichen Küchlein zubereitet werden.

4 Die fertigen Küchlein zu je 3 Stück mit einem Klacks Avocado-Tomaten-Salsa auf 4 Tellern anrichten.

Für die Zubereitung im Backofen den Backofen auf 190 °C vorheizen. Ein Backblech mit Backpapier auslegen, einzelne Teigportionen (ca. 60 ml) daraufsetzen und mit Olivenöl besprühen. Dann 5 Minuten backen, einmal wenden, erneut mit Öl besprühen und weitere 5 Minuten backen.

Wenn frischer Mais verwendet wird, die Kolben kochen, bis die Körner gerade gar sind. Abkühlen lassen, die Kolben aufrecht in eine Schüssel stellen und die Kerne mit einem scharfen Messer lösen.

NÄHRWERTE PRO PORTION (3 KÜCHLEIN)

2229 kJ, 532 kcal, 28 g Eiweiß, 29 g Fett (7 g gesättigte Fettsäuren), 39 g Kohlenhydrate (6 g Zucker), 9 g Ballaststoffe, 904 mg Natrium

Man vergisst leicht, dass es sich bei dem süßlichen *Mais* um ein Vollkornprodukt handelt. Er enthält viele Proteine, B-Vitamine und Ballaststoffe. Auch *Krabben* sind reich an Proteinen und enthalten überdies reichlich Selen, ein für das Gehirn wichtiges Spurenelement.

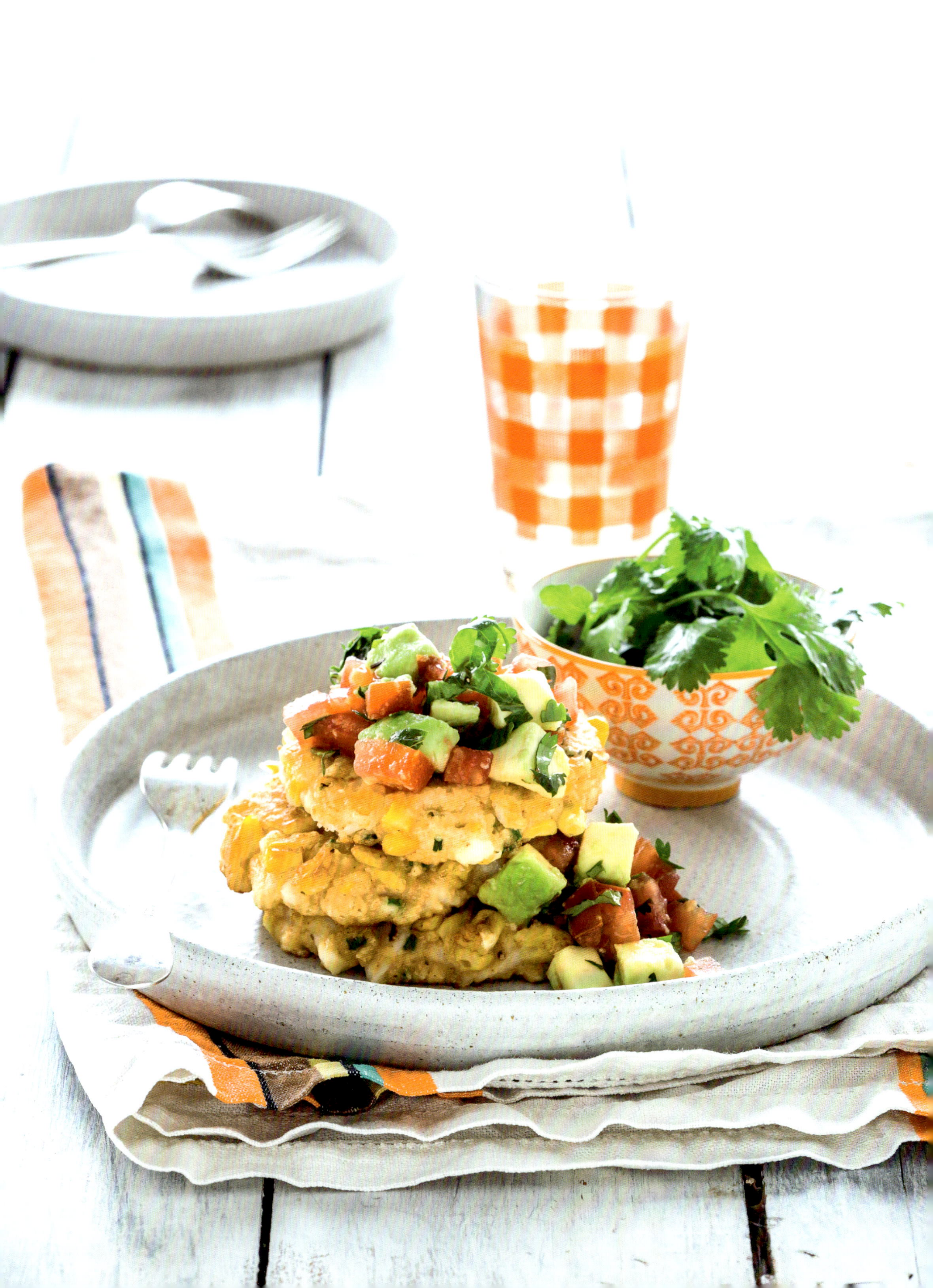

Avocados

Aus botanischer Sicht zählen Avocados zu den Beeren, wobei sie eine eher ungewöhnliche Obstsorte sind, denn sie enthalten wie Oliven sehr viel Fett, weswegen sie meist für Herzhaftes verwendet werden.

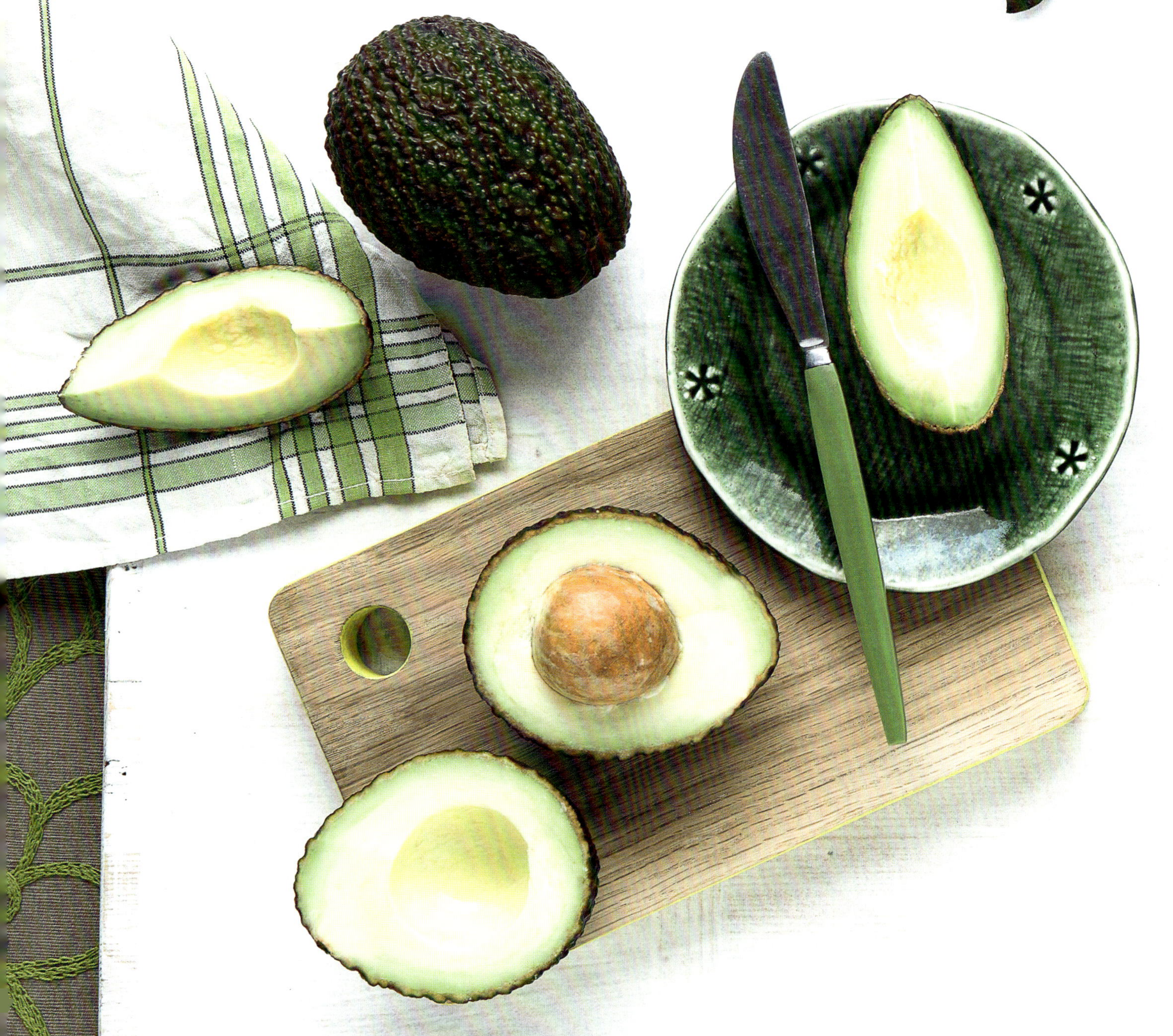

Avocados der Sorte Hass

Trotz ihres hohen Fettgehalts gelten Avocados als gesund, denn ganze 20–25 % ihres Eigengewichts bestehen aus einfach ungesättigten Fettsäuren, die im Gegensatz zu den gesättigten Fettsäuren helfen, den Cholesterinspiegel zu senken – und damit auch das Risiko, einen Herzinfarkt oder Schlaganfall zu erleiden.

Avocados enthalten kein Cholesterin, dafür aber viele Phytosterine, die die Cholesterinaufnahme im Darm hemmen (und mit denen z. B. auch Streichfette angereichert werden, die zur Senkung des Cholesterinspiegels beitragen sollen). Wegen ihres hohen Energiewertes sollten Avocados allerdings nur anstelle anderer Fette und nicht zusätzlich zu diesen verzehrt werden. Bestreichen Sie Ihr Brot z. B. einfach einmal mit zerdrückter Avocado statt mit Butter oder Margarine, verwenden Sie Avocadomus (mit etwas Zitronensaft vermengt, um Verfärbungen zu vermeiden) als Ersatz für Mayonnaise in Sandwichfüllungen, rühren Sie es statt eines Dressings unter Ihren Salat oder ersetzen Sie einen Teil des Käses auf Ihrer nächsten Pizza durch Avocadostückchen.

Auch Fol-, Nicotin- und Pantothensäure sind reichlich in Avocados enthalten. Nicotionsäure spielt beim körpereigenen Energiestoffwechsel eine wichtige Rolle. Ein Mangel kann Depressionen, Müdigkeit, Gedächtnisverlust, Verwirrung oder Konzentrationsprobleme zur Folge haben. Pantothensäure (auch als Vitamin B_5 bekannt) wird für den Glukose- und Fettstoffwechsel benötigt. Zudem ist sie an der Produktion des wichtigsten Neurotransmitters, Acetylcholin, beteiligt. Zu den vielen Antioxidantien in der Avocado zählen Lutein und Zeaxanthin, die einer Makuladegeneration, einer altersbedingten Augenerkrankung, vorbeugen können.

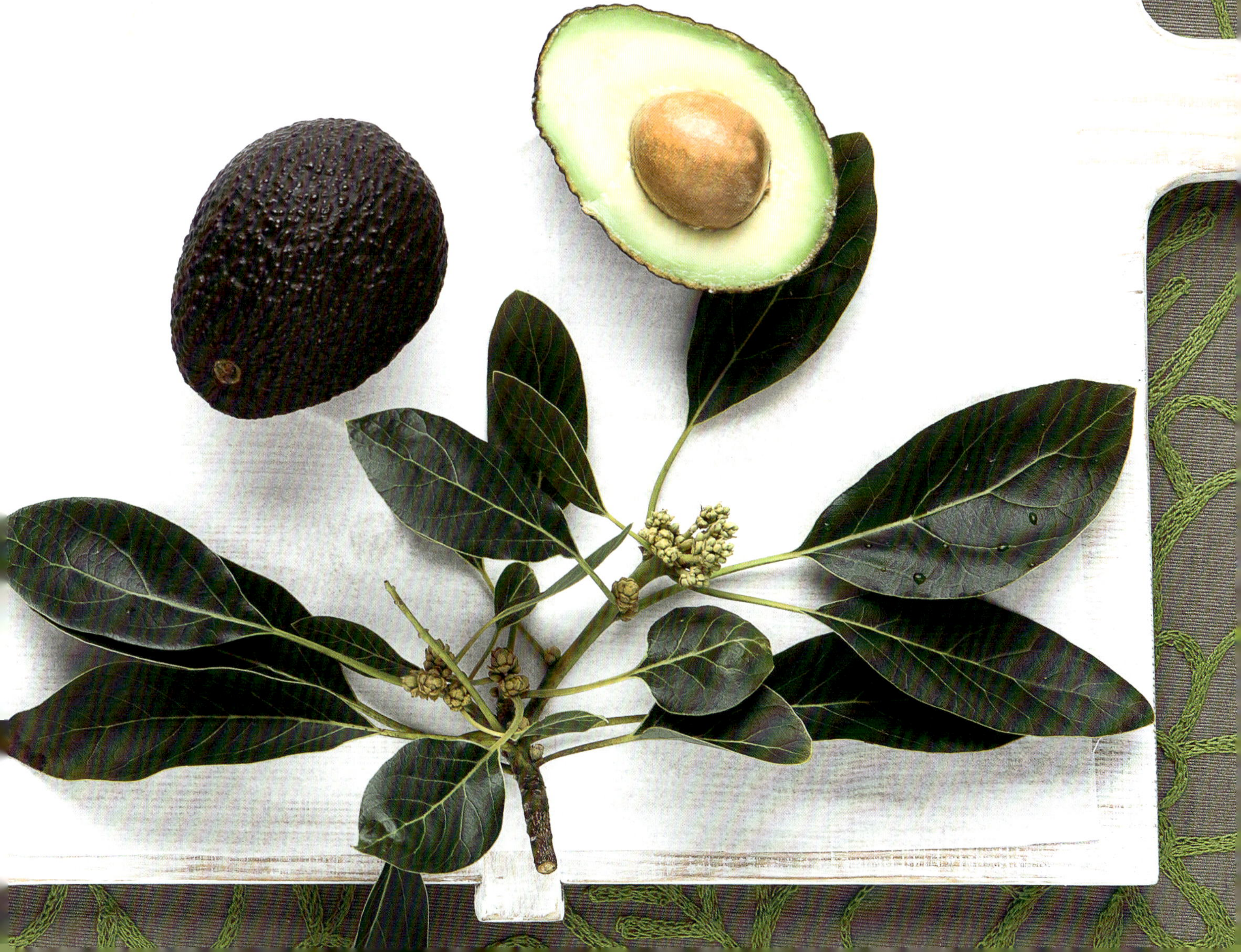

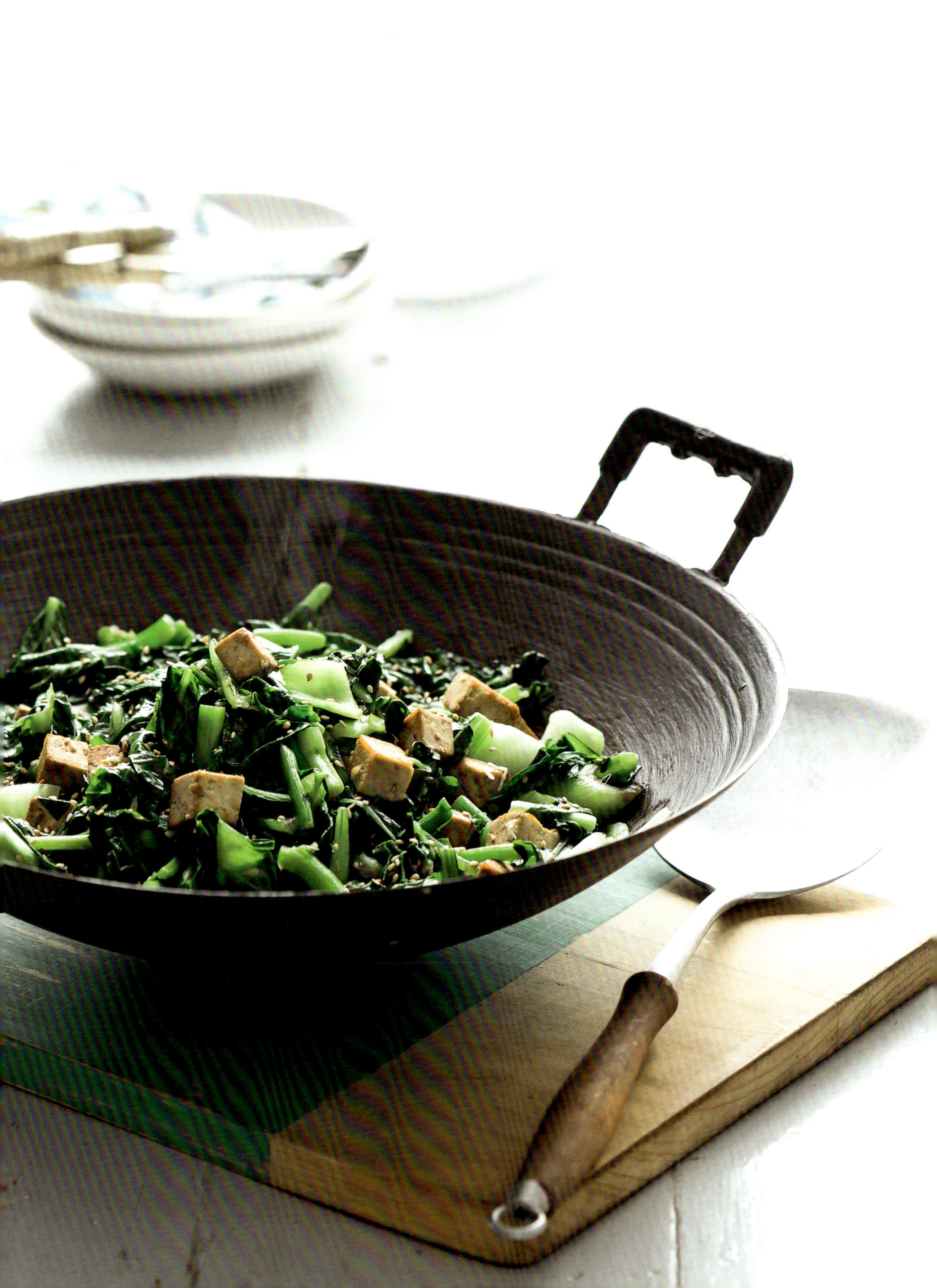

Asiatisches Pfannengemüse mit Tofu und Ingwer

Etwas gehaltvoller wird das Gericht, wenn Sie Nudeln oder Reis dazu reichen. Ohne Tofu ist es eine köstliche Beilage zu Fleisch, Fisch oder Geflügel. Sie können für die Zubereitung jedes grüne Blattgemüse verwenden. Wer mag, fügt noch eine gehackte Chilischote hinzu.

ZUBEREITUNG **15 MINUTEN**
KOCHZEIT **10 MINUTEN**
FÜR **4 PERSONEN**

200 g fester Tofu
2 EL Sojasauce
300 g Kai-lan, geputzt
300 g Choi Sum, geputzt
300 g Pak Choi, geputzt
1 EL Erdnussöl
2 Knoblauchzehen
2 EL frisch geriebener Ingwer
2 TL Sesamöl
2 EL Sesamsaat, geröstet

1 Den Tofu mit Küchenpapier trocken tupfen und würfeln. Mit der Hälfte der Sojasauce in einer Schale mischen, dann beiseitestellen. Zwischenzeitlich gelegentlich wenden.

2 Blätter und Strünke von Kai-lan, Choi Sum und Pak Choi trennen. Die Strünke in ca. 2,5 cm lange Stücke schneiden, die Blätter grob zerkleinern.

3 Die Hälfte des Erdnussöls bei mittlerer Hitze in einem Wok erhitzen. Die Tofuwürfel darin 2 Minuten unter Rühren braten, bis sie leicht gebräunt sind. Dann mit einem Schaumlöffel aus dem Wok heben und beiseitestellen.

4 Das restliche Erdnussöl in den Wok geben und die Strunkstücke 2 Minuten darin unter Rühren braten. Knoblauch und Ingwer zufügen und 1 Minute mitbraten, bis die Strunkstücke gerade weich werden.

5 Nun Blattgemüse, Sesamöl und die restliche Sojasauce zugeben. Alles 2 Minuten braten, bis die Blätter zusammenfallen. Dann den Tofu in den Wok zurückgeben, unterheben und noch einmal gründlich aufwärmen. Das fertige Gemüse mit der Sesamsaat bestreut servieren.

Die Sesamsaat zum Rösten in eine fettfreie Pfanne geben und ca. 1 Minute bei mittlerer Hitze rösten; dabei ständig rühren, bis sie leicht gebräunt ist. Auf einem Teller abkühlen lassen.

NÄHRWERTE PRO PORTION

850 kJ, 203 kcal, 12 g Eiweiß, 13 g Fett (2 g gesättigte Fettsäuren), 11 g Kohlenhydrate (2 g Zucker), 5 g Ballaststoffe, 422 mg Natrium

Der zu den Kreuzblütlern zählende *Kohl* scheint nach neustem Erkenntnisstand Substanzen zu enthalten, die Herz und Hirn schützen. Außerdem enthält er viele Ballaststoffe, wenige Kalorien und reichlich Vitamin A, C, E und K, verschiedene B-Vitamine sowie Kalzium, Kalium und Magnesium.

Bruschetta mit weißen Bohnen, Tomaten und Sardellen

Diese köstlichen Bruschettas sind als Häppchen für einen zwanglosen Empfang ebenso geeignet wie als schnelles Gericht an stressigen Tagen. Reichen Sie in diesem Fall einen einfachen grünen Salat dazu.

ZUBEREITUNG **20 MINUTEN, PLUS 20 MINUTEN EINWEICHZEIT**
KOCHZEIT **5 MINUTEN**
FÜR **4 PERSONEN**

45 g Sardellenfilets aus dem Glas, abgetropft
Milch, zum Einweichen
400 g weiße Bohnen aus der Dose, abgetropft und abgespült
2 Tomaten, gewürfelt
1/2 kleine rote Zwiebel, fein gehackt
15 g frisches Basilikum, fein gezupft
10 g frische Blattpetersilie, gehackt
2 EL Zitronensaft
frisch gemahlener schwarzer Pfeffer
8 dicke Scheiben Vollkornbrot
1 kleine Avocado, geschält, entkernt und püriert
2 EL natives Olivenöl

1 Die Sardellen in einer kleinen Schale mit der Milch bedecken und 20 Minuten einweichen lassen. Dann abgießen, mit Küchenpapier trocken tupfen und fein hacken.

2 Bohnen, Tomaten, Zwiebel, Basilikum, Petersilie, Zitronensaft und Sardellen in einer Schale mischen und mit frisch gemahlenem schwarzen Pfeffer würzen.

3 Das Brot toasten und mit dem Avocadomus bestreichen. Die Bohnenmischung darauf anrichten, etwas Olivenöl darüberträufeln und die fertigen Bruschettas sofort servieren.

Statt Bohnen aus der Dose können Sie auch 100 g getrocknete verwenden, wobei diese vorgekocht werden müssen.

NÄHRWERTE PRO PORTION

1973 kJ, 471 kcal, 15 g Eiweiß, 22 g Fett (4 g gesättigte Fettsäuren), 49 g Kohlenhydrate (6 g Zucker), 14 g Ballaststoffe, 461 mg Natrium

Wer *Brot* mit einem niedrigen GI sucht, greift meist zu Sorten mit sehr vielen Körnern. Allerdings haben auch Brote auf Sauerteigbasis aufgrund ihres langsamen Gärprozesses und Säuregehalts einen niedrigen GI, d. h. Sie bleiben nach dem Verzehr lange satt und ihr Körper wird langfristig mit Energie versorgt.

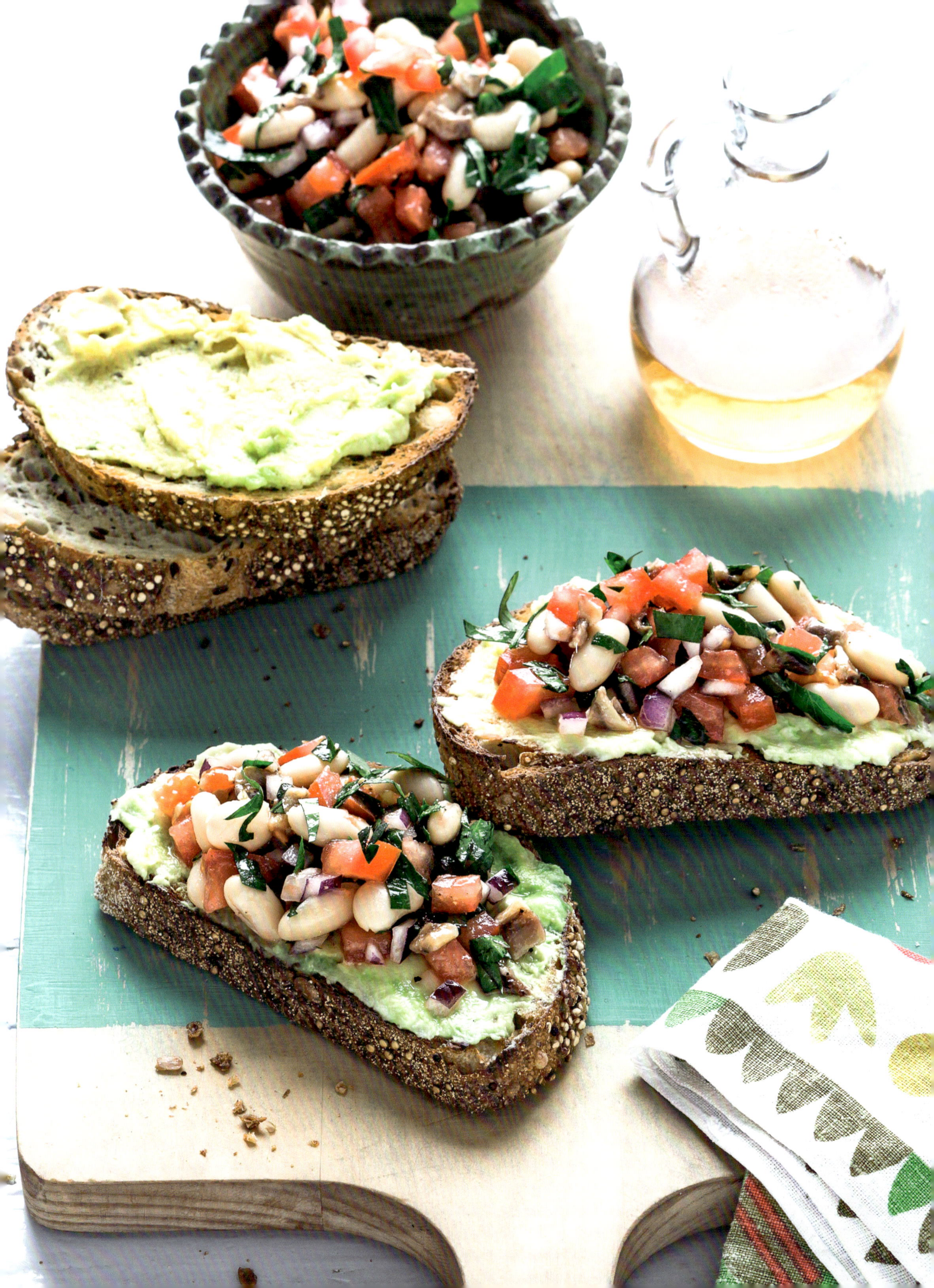

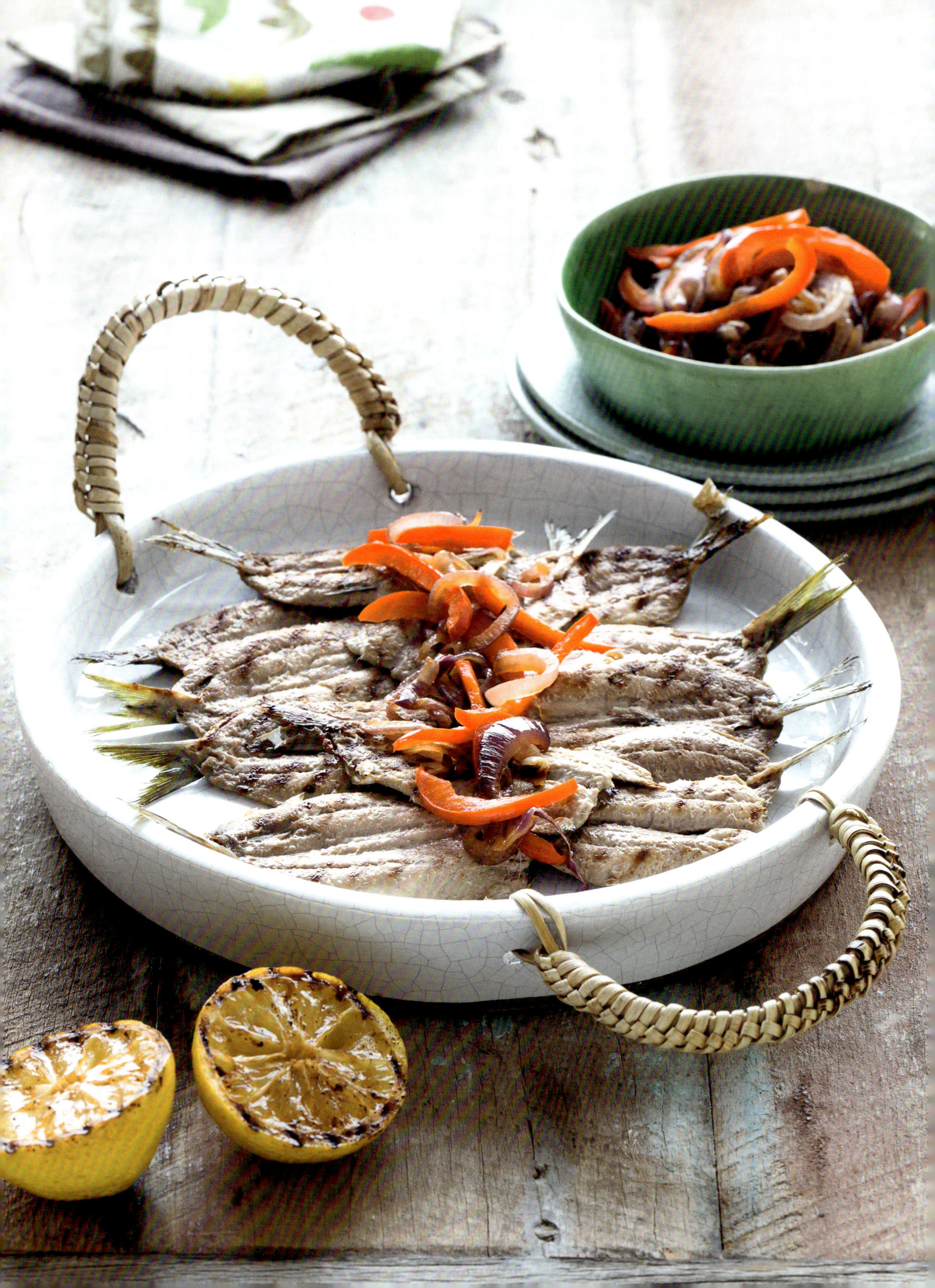

Sardinen auf portugiesische Art mit Paprika und Zwiebeln

Frische Sardinen wecken Erinnerungen an entspannte Sommertage am Mittelmeer. Diese wunderbare Köstlichkeit, die gegrillt am besten schmeckt, ist zudem ganz einfach zuzubereiten.

ZUBEREITUNG **5 MINUTEN**
KOCHZEIT **25 MINUTEN**
FÜR **4 PERSONEN**

2 EL Olivenöl, plus etwas mehr zum Bestreichen
2 rote Zwiebeln, in dünne Ringe geschnitten
1 rote Papkrika, in sehr dünne Streifen geschnitten
2 Knoblauchzehen, zerdrückt
3 frische Thymianstängel
12 frische Sardinendoppelfilets à ca. 60 g
1 Zitrone, halbiert

1 Das Öl in einer großen Pfanne erhitzen. Die Zwiebeln darin bei mittlerer Hitze 10 Minuten dünsten. Paprika, Knoblauch und Thymianstängel zufügen und alles weitere 5 Minuten braten, bis die Paprika weich und die vom Gemüse abgesonderte Flüssigkeit eingedickt ist. Dann beiseitestellen.

2 Unterdessen einen Grill vorheizen oder eine Grillpfanne bei starker Hitze erhitzen. Die Sardinen dünn mit Olivenöl bestreichen, auf den heißen Grill bzw. in die Pfanne legen und von jeder Seite 4–5 Minuten grillen, bis sie gar und gebräunt sind. Die Schnittflächen der Zitronenhälften leicht mit Olivenöl bestreichen und die Zitronenhälften mit der Schnittfläche nach unten 3 Minuten auf den Grill oder in die Pfanne legen, bis sie heiß und gebräunt sind.

3 Die fertigen Sardinen auf einem Servierteller anrichten. Die Paprika-Zwiebel-Mischung darauf verteilen und alles sofort mit den gegrillten Zitronenhälften servieren.

Die gedünsteten Zwiebeln verleihen diesem Gericht den charakteristischen Geschmack. Nehmen Sie sich daher Zeit für die Zubereitung. Dünsten Sie die Zwiebeln lange und langsam. Sie sollten zum Schluss tiefbraun geworden sein und eine leicht klebrige Konsistenz haben.

NÄHRWERTE PRO PORTION

1576 kJ, 377 kcal, 37 g Eiweiß, 23 g Fett (6 g gesättigte Fettsäuren), 4 g Kohlenhydrate (3 g Zucker), 2 g Ballaststoffe, 205 mg Natrium

Sardinen enthalten viele Omega-3-Fettsäuren, die die Hirnfunktion und auch die Laune verbessern sollen. Eingelegte Sardinen enthalten meist sehr viel Salz. Sie frisch zu verzehren hilft, sich salzärmer zu ernähren.

Mediterrane Kartoffelbällchen

Durch diese ungewöhnlichen Kroketten kann man die an Omega-3-Fettsäuren reichen Sardinen ganz neu entdecken, besonders wenn man das manchmal starke Fischaroma der Sardinen nicht mag.

ZUBEREITUNG **20 MINUTEN**
KOCHZEIT **10 MINUTEN PRO PORTION**
FÜR **4 PERSONEN (ERGIBT 16 KARTOFFELBÄLLCHEN)**

2 große Kartoffeln (ca. 300 g Gesamtgewicht), grob gewürfelt
1 EL Oliven- oder Rapsöl, plus etwas mehr zum Braten
1 Zwiebel, fein gehackt
3 Knoblauchzehen, zerdrückt
15 g frische Petersilie, gehackt
1 Frühlingszwiebel, in dünnen Ringen
1 EL körniger Senf
½ TL frisch gemahlener weißer Pfeffer
1 Ei
375 g in Wasser eingelegte Sardinen aus der Dose, abgetropft
80 g frische Vollkornsemmelbrösel

1 Die Kartoffeln 10 Minuten in kochendem Wasser garen, dann abgießen, beiseitestellen und abkühlen lassen.

2 Das Öl in einer großen beschichteten Pfanne erhitzen. Zwiebel und Knoblauch darin bei mittlerer Hitze 5 Minuten dünsten, bis sie leicht gebräunt sind.

3 Die Kartoffeln stampfen; dabei Petersilie, Frühlingszwiebel, Senf und Pfeffer einarbeiten. Nun Zwiebel und Knoblauch zufügen und dann das Ei unterrühren. Wenn alles gut vermengt ist, vorsichtig die Sardinen unterheben; dabei darauf achten, dass sie nicht komplett zerfallen, es sollten größere Stückchen im Teig zurückbleiben.

4 Die Semmelbrösel in eine flache Schale geben. Die Kartoffelmischung zu hühnereigroßen Kugeln formen und leicht flach drücken.

5 Etwas Öl in einer sauberen Pfanne erhitzen und die vorbereiteten Bällchen darin von jeder Seite 5 Minuten braten, bis sie goldbraun und knusprig sind.

Sie können die Bällchen auch leicht mit Öl besprühen und in einem auf 200 °C vorgeheizten Backofen 20 Minuten backen, bis sie knusprig sind.

NÄHRWERTE PRO PORTION (4 KARTOFFELBÄLLCHEN)
1339 kJ, 320 kcal, 19 g Eiweiß, 18 g Fett (3 g gesättigte Fettsäuren), 21 g Kohlenhydrate (2 g Zucker), 3 g Ballaststoffe, 176 mg Natrium

Sardinen zählen zu den besten Lieferanten von Omega-3-Fettsäuren, die für eine optimale Hirnfunktion ebenso wichtig sind wie für gesunde Augen und Gelenke sowie ein starkes Immunsystem.

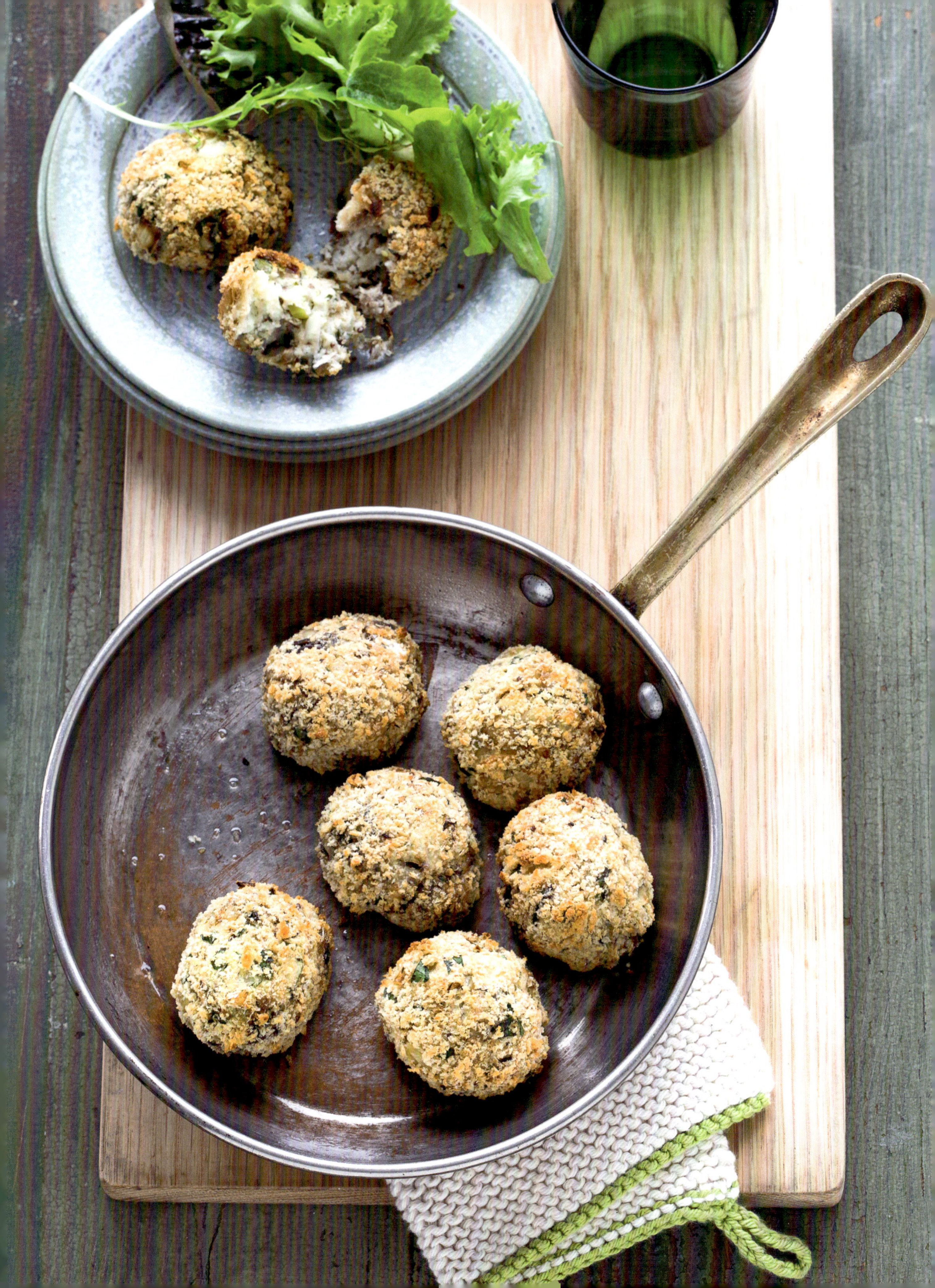

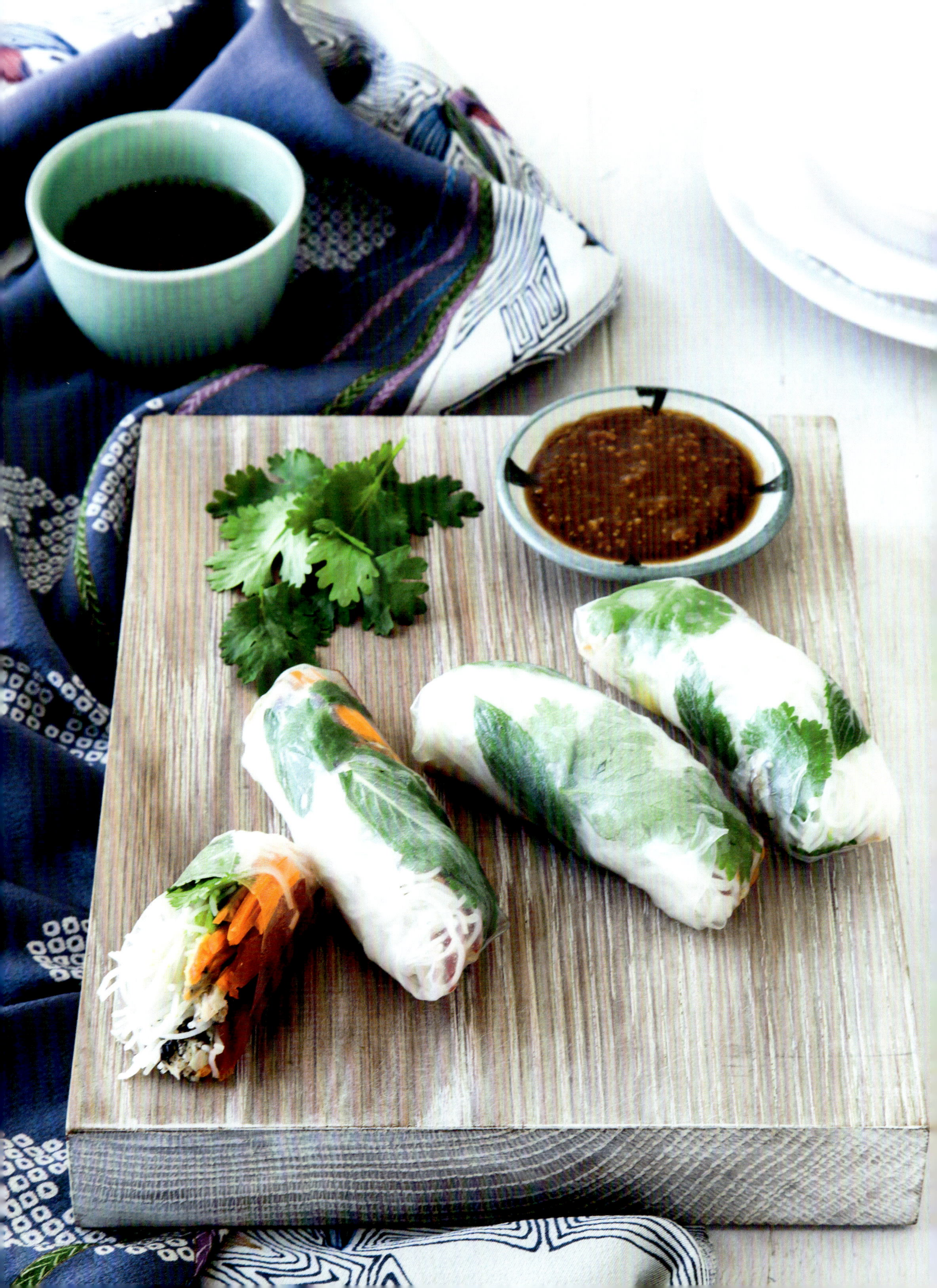

Rohkost-Frühlingsrollen mit Sardinen

Diese knackigen Röllchen mit der bunten Füllung sind eine gesunde Alternative zu klassischen frittierten Frühlingsrollen. Außerdem eignen sie sich hervorragend als raffiniertes Fingerfood oder als leichte Vorspeise.

ZUBEREITUNG **35 MINUTEN**
ERGIBT **12 FRÜHLINGSROLLEN**

100 g getrocknete Reis-Vermicelli
1 feste, reife Avocado
2 EL Zitronen- oder Limettensaft
12 kleine runde Reispapierblätter
36 frische Korianderblätter
24 frische Minzeblätter
250 g Sardinen aus der Dose, abgetropft und klein gezupft
1 Möhre, in Juliennestreifen geschnitten
1 kleine rote Paprika, in Juliennestreifen geschnitten

Dip

2 EL Hoisin-Sauce
1 EL Sojasauce
1 EL Erdnussbutter
1 Knoblauchzehe, zerdrückt
1/2 TL fein gehackte rote Chilischote

1 Die Nudeln in eine hitzebeständige Schüssel geben und mit kochendem Wasser übergießen. 5 Minuten ziehen lassen, dann über einem Durchschlag abgießen. Unter fließend kaltem Wasser abspülen, abtropfen lassen und überschüssiges Wasser ausdrücken. Dann mit einer Küchenschere in kurze Stücke schneiden.

2 Die Avocado in Scheiben schneiden und im Zitrussaft wenden, um Verfärbungen zu vermeiden.

3 Eine flache Schale mit sehr warmem Wasser füllen. Ein Reispapierblatt eine Sekunde lang eintauchen, abtropfen lassen und auf die Arbeitsfläche legen. 3 Korianderblätter und 2 Minzeblätter in die Mitte des Reispapiers legen. Darauf ein paar Nudeln, etwas Avocado, ein paar Sardinenstücke und einige Möhren- und Paprikastreifen anrichten.

4 Den unteren und oberen Teil des Reispapierblatts über der Füllung einschlagen, dann das Blatt von einer Seite her aufrollen. Die restlichen Reispapierblätter ebenso befüllen.

5 Für den Dip alle Zutaten mit 1 EL Wasser verrühren.

6 Die Frühlingsrollen nebeneinander auf einem Teller anrichten, ohne dass sie sich berühren. Mit dem Dip servieren.

Die Reispapierblätter müssen nicht komplett aufgeweicht sein, nachdem sie aus dem Wasser kommen, sie weichen beim Verarbeiten nach.

NÄHRWERTE PRO PORTION (1 FRÜHLINGSROLLE)
698 kJ, 167 kcal, 5 g Eiweiß, 7 g Fett (2 g gesättigte Fettsäuren), 20 g Kohlenhydrate (3 g Zucker), 2 g Ballaststoffe, 179 mg Natrium

Kalzium ist für eine optimale Hirnfunktion wichtig. Eine Extraportion dieses Mineralstoffs steckt in den Gräten der eingelegten Sardinen, die man mitessen kann. Grüne Blattgemüse und Kräuter enthalten ebenfalls Kalzium.

Bruschetta mit Hühnerleber und grünen Kräutern

Cremige Hühnerleber ist ein idealer Belag für knusprig getoastetes Brot. Servieren Sie die Bruschettas als herzhaften Snack oder mit einem Salat als vollwertige leichte Mahlzeit. In mundgerechte Stücke geschnitten können sie auch als Appetithäppchen gereicht werden.

ZUBEREITUNG **15 MINUTEN**
GARZEIT **20 MINUTEN**
FÜR **4 PERSONEN**

- 4 Hühnerlebern (ca. 150–200 g Gesamtgewicht)
- 1 EL natives Olivenöl, plus etwas mehr zum Bestreichen
- 1 kleine rote Zwiebel oder 2–3 Schalotten, fein gehackt
- 2 EL Weißwein oder Hühnerbrühe
- abgeriebene Schale von 1 Orange
- 15 g frische Blattpetersilie, grob gehackt
- frisch gemahlener schwarzer Pfeffer
- 8 Scheiben Baguette oder dünne Ciabatta, schräg in Scheiben geschnitten
- 1 große Knoblauchzehe, halbiert
- Rucola, zum Garnieren

1 Die Hühnerlebern vierteln. Sehnen oder blasse Stellen entfernen und wegwerfen.

2 Das Öl in einer kleinen Pfanne erhitzen. Zwiebel oder Schalotten darin bei mittlerer Hitze etwa 5 Minuten dünsten, bis sie gerade Farbe annehmen. Die Leber zufügen und 5 Minuten unter regelmäßigem Wenden braten. Wein oder Brühe zugießen und alles weitere 2 Minuten kochen, dann vom Herd nehmen.

3 Orangenschale und Petersilie einrühren und alles mit Pfeffer würzen. Dann abkühlen lassen.

4 Den Backofengrill vorheizen. Die Brotscheiben von beiden Seiten mit Öl bestreichen und von jeder Seite 2 Minuten grillen, bis sie leicht gebräunt und knusprig sind. Dann je 1 Seite mit der halbierten Knoblauchzehe einreiben.

5 Die Lebermischung in einen Mixer oder eine Küchenmaschine füllen und unter mehrfachem Betätigen der Impulstaste zerkleinern, bis sie cremig, aber noch nicht völlig glatt püriert ist. Die Brote mit der Creme bestreichen und mit etwas Rucola belegt servieren.

Für eine gesunde Leberpastete den Aufstrich mit etwas Olivenöl ganz glatt pürieren, in eine Ramequin-Form füllen und bis zu 5 Tage im Kühlschrank aufbewahren.

NÄHRWERTE PRO PORTION

983 kJ, 235 kcal, 12 g Eiweiß, 8 g Fett (1 g gesättigte Fettsäuren), 28 g Kohlenhydrate (3 g Zucker), 2 g Ballaststoffe, 320 mg Natrium

Leber ist eine der besten Quellen für Nährstoffe wie Zink und Inositol, die für eine gesunde Hirnfunktion wichtig sind. Zusammen mit der antioxidantienreichen Petersilie und Zitronenschale ergibt sie hier einen gesunden Snack.

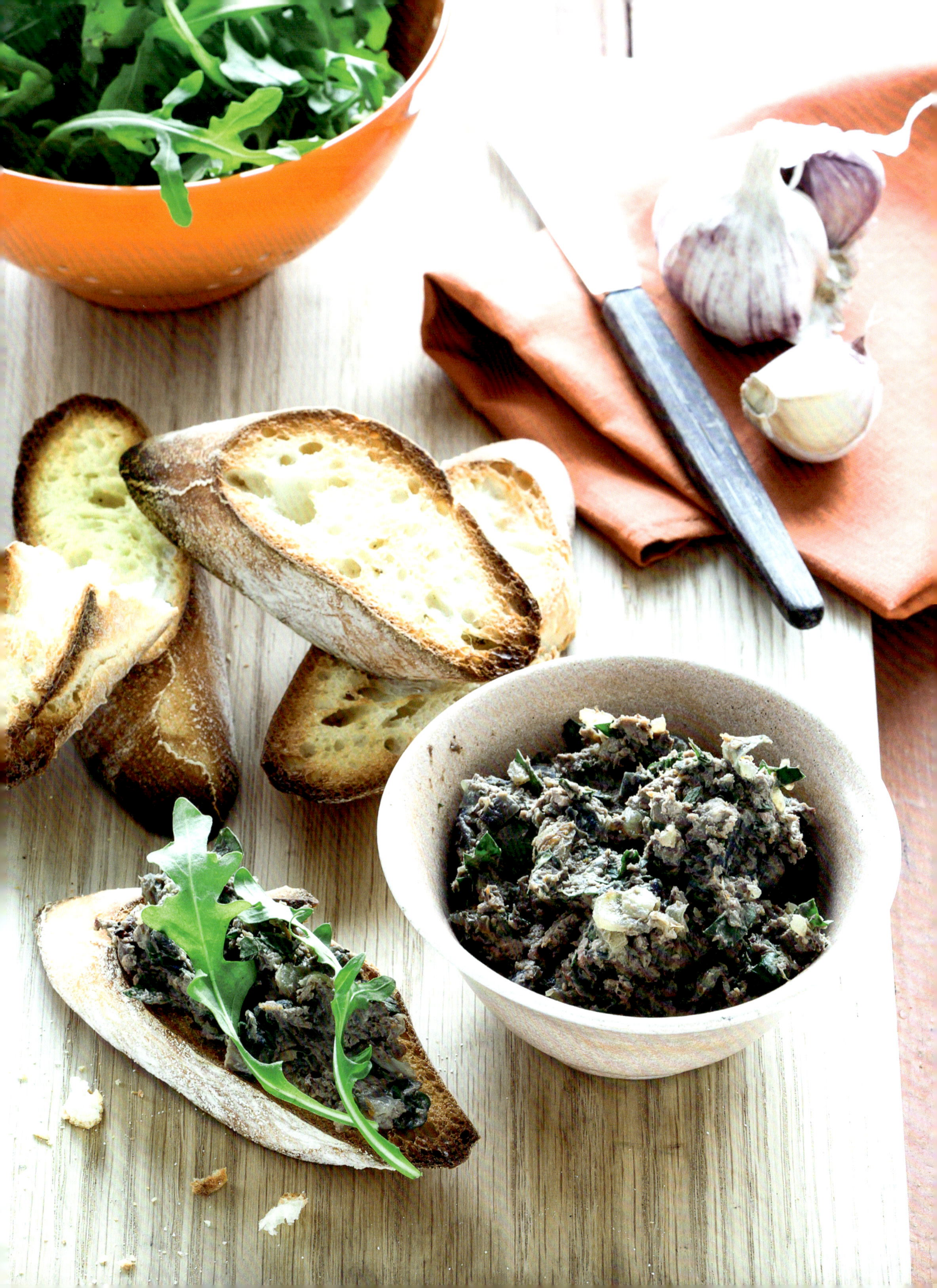

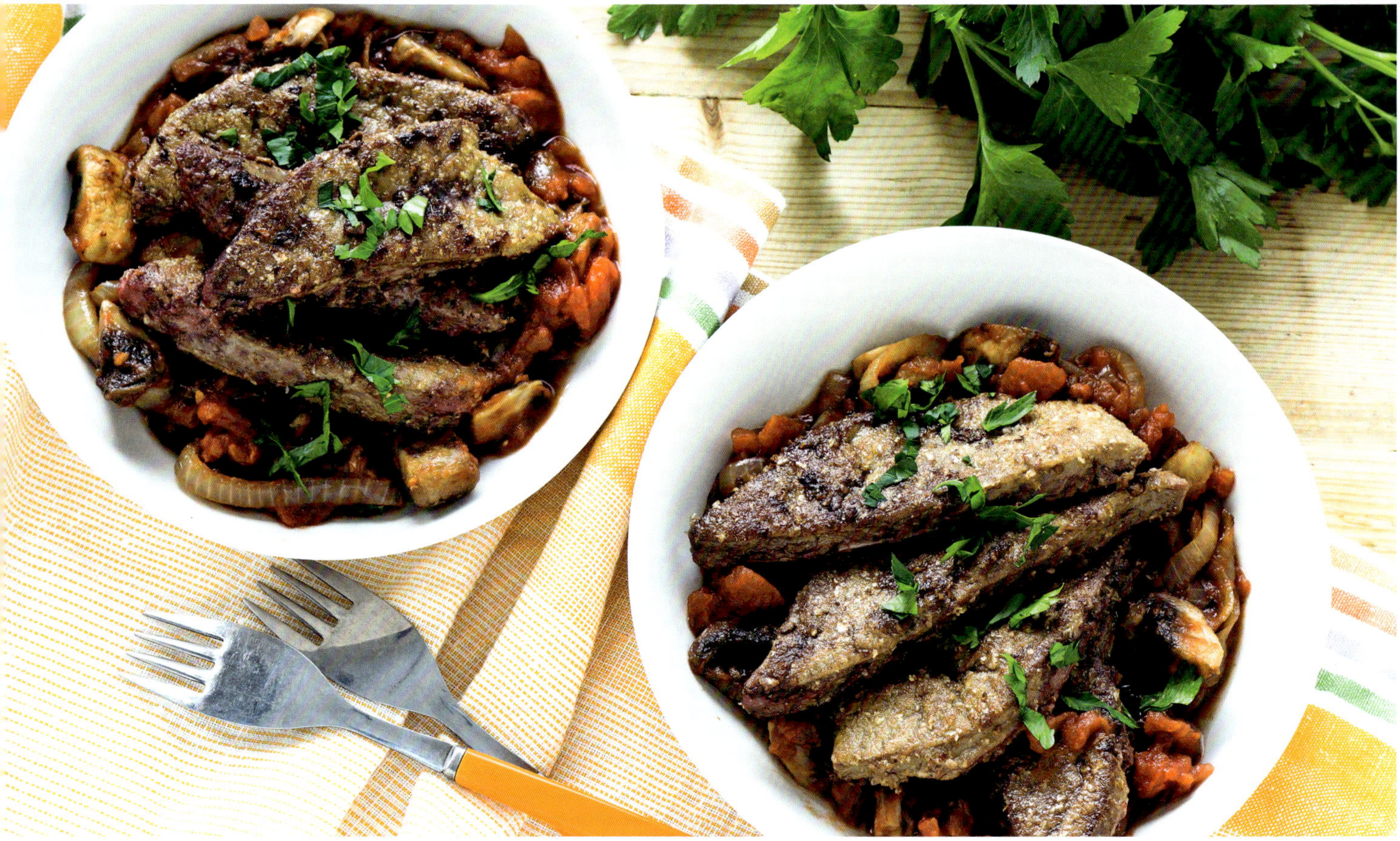

Lammleber mit Champignons

Tomaten, Champignons und langsam gedünstete Zwiebeln harmonieren wunderbar mit dem intensiven Aroma der Lammleber.

ZUBEREITUNG **15 MINUTEN** KOCHZEIT **50 MINUTEN** FÜR **4 PERSONEN**

2½ EL Oliven- oder Rapsöl
1 große Zwiebel, in dicke Ringe geschnitten
4 große Champignons, grob gewürfelt
400 g gehackte Tomaten, frisch oder aus der Dose
30 g frische Petersilie, grob gehackt, plus etwas mehr zum Garnieren
1 Lammleber (ca. 500 g), abgespült
35 g Mehl
frisch gemahlener schwarzer Pfeffer

1 2 EL Öl in einer Pfanne erhitzen. Die Zwiebel darin ca. 30 Minuten ganz langsam dünsten. Die Champignons zufügen und 5 Minuten unter Rühren mitdünsten. Dann die Tomaten einrühren. Alles 10 Minuten köcheln lassen, bis die Tomaten eingedickt sind, dann die Petersilie unterrühren.

2 Die Leber von Sehnen befreien, schräg in 1 cm breite Scheiben schneiden und trocken tupfen. Das Mehl pfeffern, und die Leber darin wenden.

3 Eine große beschichtete Pfanne mit dem restlichen Öl benetzen und erhitzen. Die Leber darin bei mittlerer Hitze je Seite 3 Minuten knusprig braten. Das Gemüse auf 4 tiefe Teller verteilen, die Leber darauf anrichten und mit Petersilie garniert servieren.

NÄHRWERTE PRO PORTION

1548 kJ, 370 kcal, 30 g Eiweiß, 21 g Fett (4 g gesättigte Fettsäuren), 15 g Kohlenhydrate (5 g Zucker), 3 g Ballaststoffe, 156 mg Natrium

Leber enthält alle wichtigen Nährstoffe des Fleischs in konzentrierter Form. Neben den Vitaminen A, D, E, K, B_{12} und Folsäure sind das auch die Mineralstoffe Eisen, Kupfer und Zink.

Thunfisch-Wraps mit Gurke und Brunnenkresse

Wraps sind dünne, große Fladenbrote, die aufgerollt und mit verschiedenen Zutaten gefüllt verzehrt werden. Meist nimmt man dafür Tortillas. Verwenden Sie für dieses Rezept nach Möglichkeit Vollkorntortillas.

ZUBEREITUNG **10 MINUTEN** FÜR **2 PERSONEN**

2 extra große Vollkorntortillas (ca. 25 cm ∅)
100 g Hummus
2 EL fein gehackte rote Zwiebel
185 g Thunfisch aus der Dose, abgetropft und in Stücke gezupft
1 kleine Salatgurke, in dünne Scheiben geschnitten
125 g Kirschtomaten, geviertelt
90 g Brunnenkresse

1 Die untere Hälfte beider Tortillas mit dem Hummus bestreichen.

2 Zwiebel, Thunfisch, Gurke, Tomaten und Kresse mischen und auf dem Hummus verteilen. Dann die Tortillas von unten aufrollen, nicht zu locker arbeiten, damit die Füllung nicht herausfällt.

3 Die fertigen Wraps in der Mitte einmal durchschneiden und sofort servieren.

Brunnenkresse kann sehr verschmutzt sein. Zum Waschen für 5 Minuten in kaltes Wasser legen, dann abspülen, abtropfen lassen und in einer Salatschleuder trocken schleudern. Dickere Stielstücke abschneiden und wegwerfen, die feineren Stiele werden mitgegessen.

NÄHRWERTE PRO PORTION

1389 kJ, 332 kcal, 28 g Eiweiß, 13 g Fett (3 g gesättigte Fettsäuren), 26 g Kohlenhydrate (6 g Zucker), 10 g Ballaststoffe, 498 mg Natrium

Das in *Brunnenkresse* reichlich enthaltene Vitamin K unterstützt die Blutgerinnung und wirkt entzündungshemmend. Überdies scheint es Schädigungen von Gehirnzellen zu verringern.

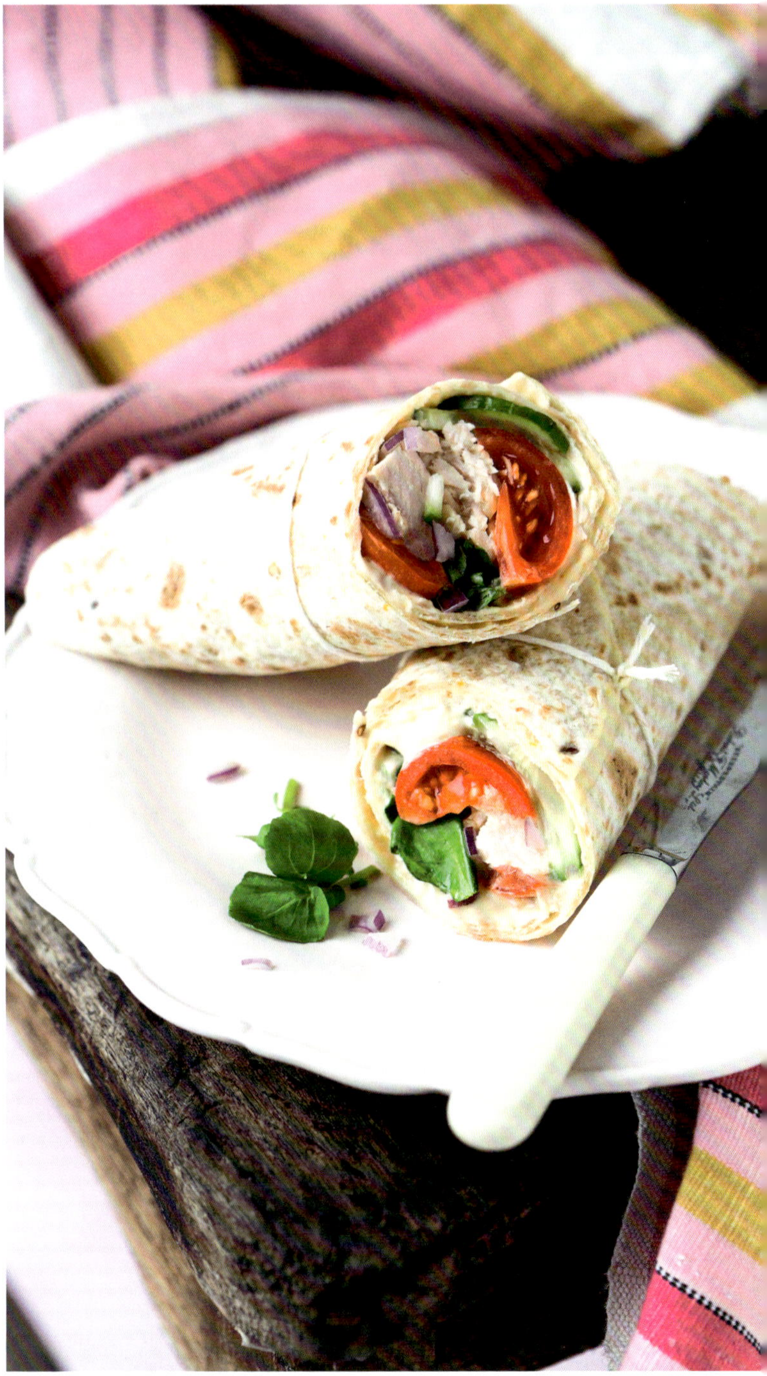

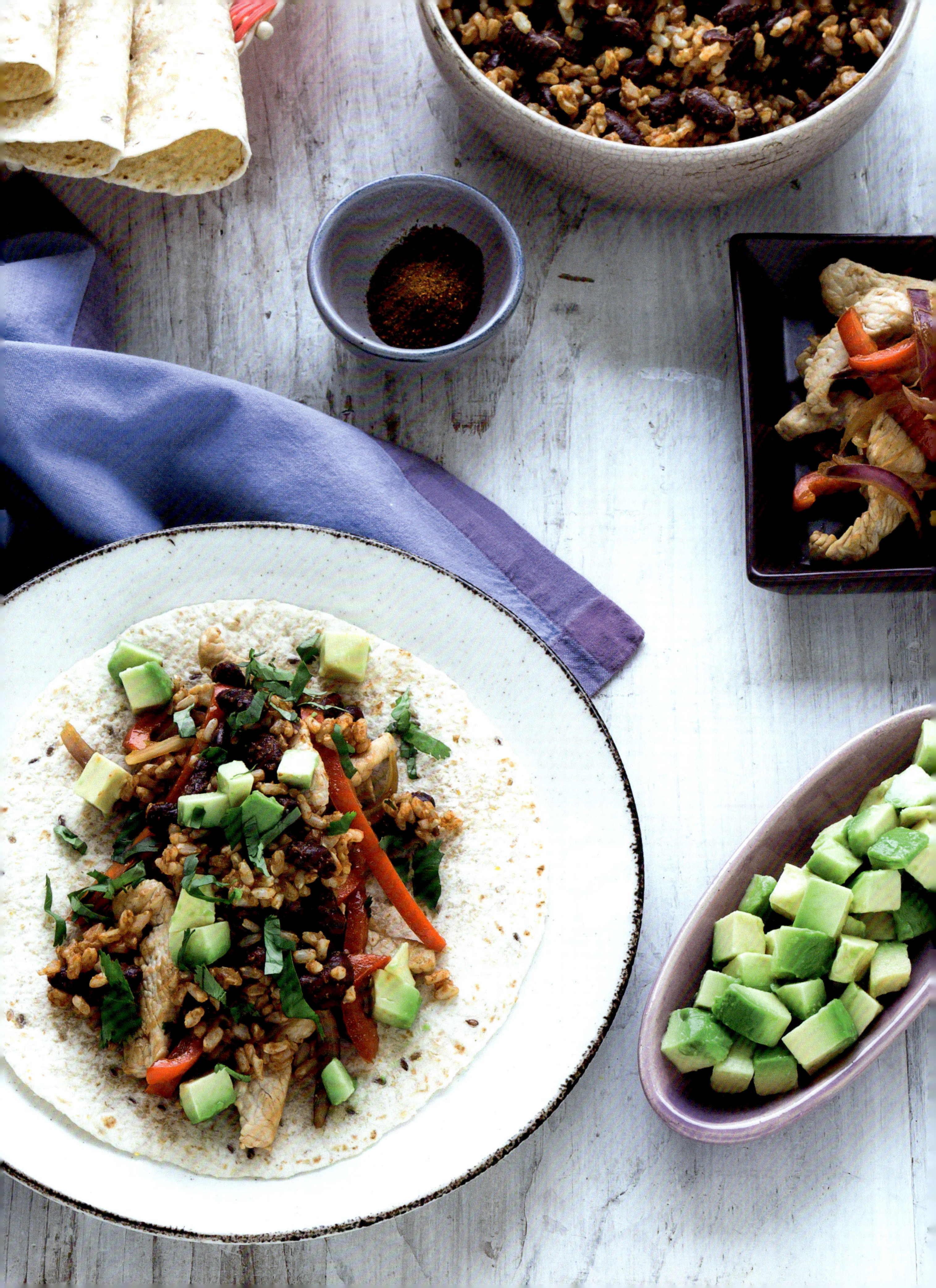

Burritos mit Putenfleisch und Bohnen

Servieren Sie die Zutaten für den Belag dieses Tortilla-Gerichts separat, damit Ihre Gäste sich ganz nach Geschmack ihren eigenen Burrito zusammenstellen können.

ZUBEREITUNG **15 MINUTEN**
GARZEIT **35 MINUTEN**
FÜR **4 PERSONEN**

125 g Vollkornreis
8 Vollkorntortillas
400 g Kidney-Bohnen aus der Dose, abgespült und abgetropft
60 ml Hühnerbrühe
1 TL Kreuzkümmel
1 TL Oregano
1 TL Paprikapulver
2 EL Tomatenmark
1 EL Olivenöl
500 g magere Putenschnitzel, in dünne Streifen geschnitten
1 rote Paprika, in Streifen geschnitten
1 rote Zwiebel, in dünnen Ringen
1 Avocado, gewürfelt
1 EL Limettensaft
2 EL frisch gehackter Koriander

1 Den Reis mit 250 ml Wasser in einen Topf geben. Das Wasser aufkochen, umrühren und die Hitze reduzieren. Den Topf abdecken und den Reis 20 Minuten bei geringer Hitze köcheln lassen, bis er das ganze Wasser aufgesogen hat.

2 Unterdessen den Backofen auf 180 °C vorheizen. Die Tortillas in Alufolie wickeln und 15 Minuten im Backofen erwärmen.

3 Reis, Kidney-Bohnen, Brühe, Kreuzkümmel, Oregano, Paprikapulver und Tomatenmark in einen Topf geben und bei mittlerer Hitze 10 Minuten kochen, bis die Flüssigkeit verdampft ist.

4 Unterdessen das Öl in einer Pfanne erhitzen. Putenfleisch, Paprikastreifen und Zwiebelringe darin bei mittlerer Hitze 10 Minuten braten, bis das Fleisch gar und rundum gebräunt ist.

5 Avocado und Limettensaft in einer Schüssel vermengen.

6 Die aufwärmten Tortillas auf Teller verteilen, die Putenfleisch- und Reismischungen darauf anrichten und die Avocadowürfel und den Koriander darüberstreuen.

Statt der Bohnen aus der Dose können Sie auch 140 g getrocknete verwenden, wobei diese allerdings vorgekocht werden müssen.

NÄHRWERTE PRO PORTION

2898 kJ, 692 kcal, 42 g Eiweiß, 27 g Fett (5 g gesättigte Fettsäuren), 74 g Kohlenhydrate (8 g Zucker), 11 g Ballaststoffe, 770 mg Natrium

Dank der in *Geflügel* enthaltenen großen Menge an Tryptophan, der Vorstufe des Ruhe und Gelassenheit fördernden Neurotransmitters Serotonin, kann der Verzehr dieses Gerichts das Wohlbefinden fördern.

Rindfleischpfanne mit Avocado-Tomaten-Salsa

Das Fleisch für dieses ursprünglich aus Mexiko stammende Gericht wird traditionell auf einer heißen Stahlplatte gegart und noch brutzelnd aufgetischt.

ZUBEREITUNG **20 MINUTEN**
GARZEIT **20 MINUTEN**
FÜR **4 PERSONEN**

500 g Rumpsteak, in dünnen Streifen
1 TL Kreuzkümmel
1 TL Paprikapulver edelsüß
Saft von 1 Limette
12 Weizenmehltortillas
1 EL Olivenöl
1 rote Zwiebel, in dünnen Ringen
1 kleine rote Paprika, in dünnen Streifen
1 kleine grüne Paprika, in dünnen Streifen
400 g Kidney-Bohnen aus der Dose, abgespült und abgetropft
100 g grüner Salat, in dünne Streifen geschnitten
125 g fettarmer Naturjoghurt

Avocado-Tomaten-Salsa

1 Avocado, gewürfelt
2 Tomaten, gewürfelt
2 Frühlingszwiebeln, in dünne Ringe geschnitten
1 Knoblauchzehe, zerdrückt
Saft von 1 Limette
2 EL frisch gehackter Koriander
einige Tropfen Tabasco oder Chilisauce

1 Das Fleisch in eine große Schüssel geben. Kreuzkümmel, Paprika und Limettensaft zufügen und das Fleisch gründlich darin wenden.

2 Den Backofen auf 180 °C vorheizen. Die Tortillas in Alufolie wickeln und 15 Minuten im Backofen erwärmen.

3 Unterdessen das Öl in einem großen Topf erhitzen. Die Zwiebel zufügen und 10 Minuten bei mittlerer Hitze weich dünsten. Dann das Fleisch zugeben und 5 Minuten braten, bis es rundum gebräunt ist.

4 Paprika und Bohnen zugeben und 5 Minuten mitbraten, bis die Paprika weich sind.

5 Für die Salsa alle Zutaten in einer Schüssel mischen.

6 Die warmen Tortillas auf Teller verteilen, mit der Rindfleischmischung, dem Salat, der Salsa und dem Joghurt belegen und servieren. Oder die Zutaten einzeln servieren, sodass sich jeder bei Tisch seine Tortilla selbst belegen kann.

Statt der Bohnen aus der Dose können Sie auch 140 g getrocknete Kidney-Bohnen verwenden, wobei diese allerdings vorgekocht werden müssen.

NÄHRWERTE PRO PORTION

2793 kJ, 667 kcal, 42 g Eiweiß, 31 g Fett (9 g gesättigte Fettsäuren), 53 g Kohlenhydrate (8 g Zucker), 9 g Ballaststoffe, 548 mg Natrium

Hülsenfrüchte sind gut fürs Herz, denn sie kurbeln den Kreislauf an, was wiederum für eine gute Durchblutung im Gehirn sorgt. Außerdem enthalten sie eine bestimmte Art von Stärke, die den GI einer Mahlzeit senkt.

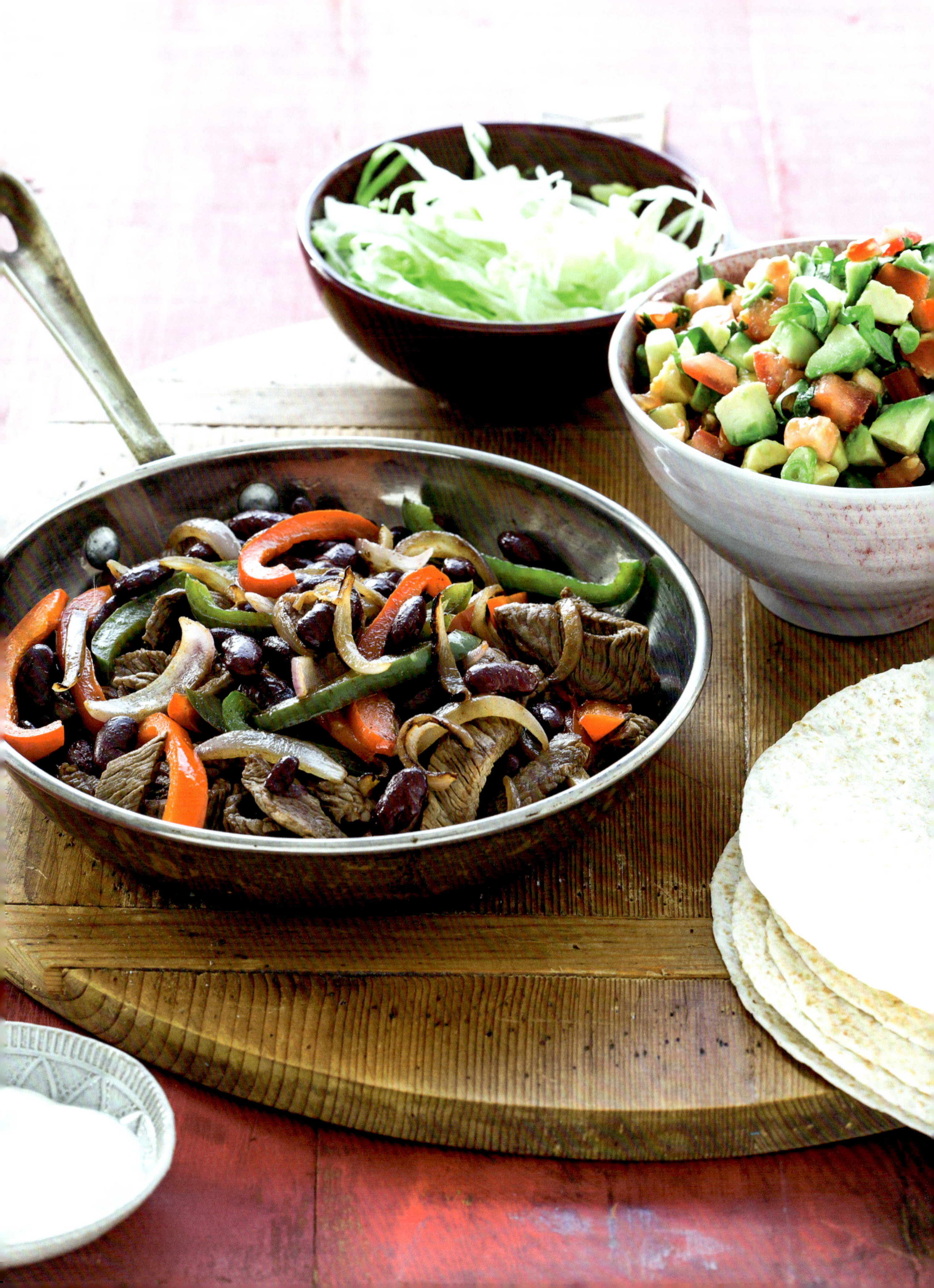

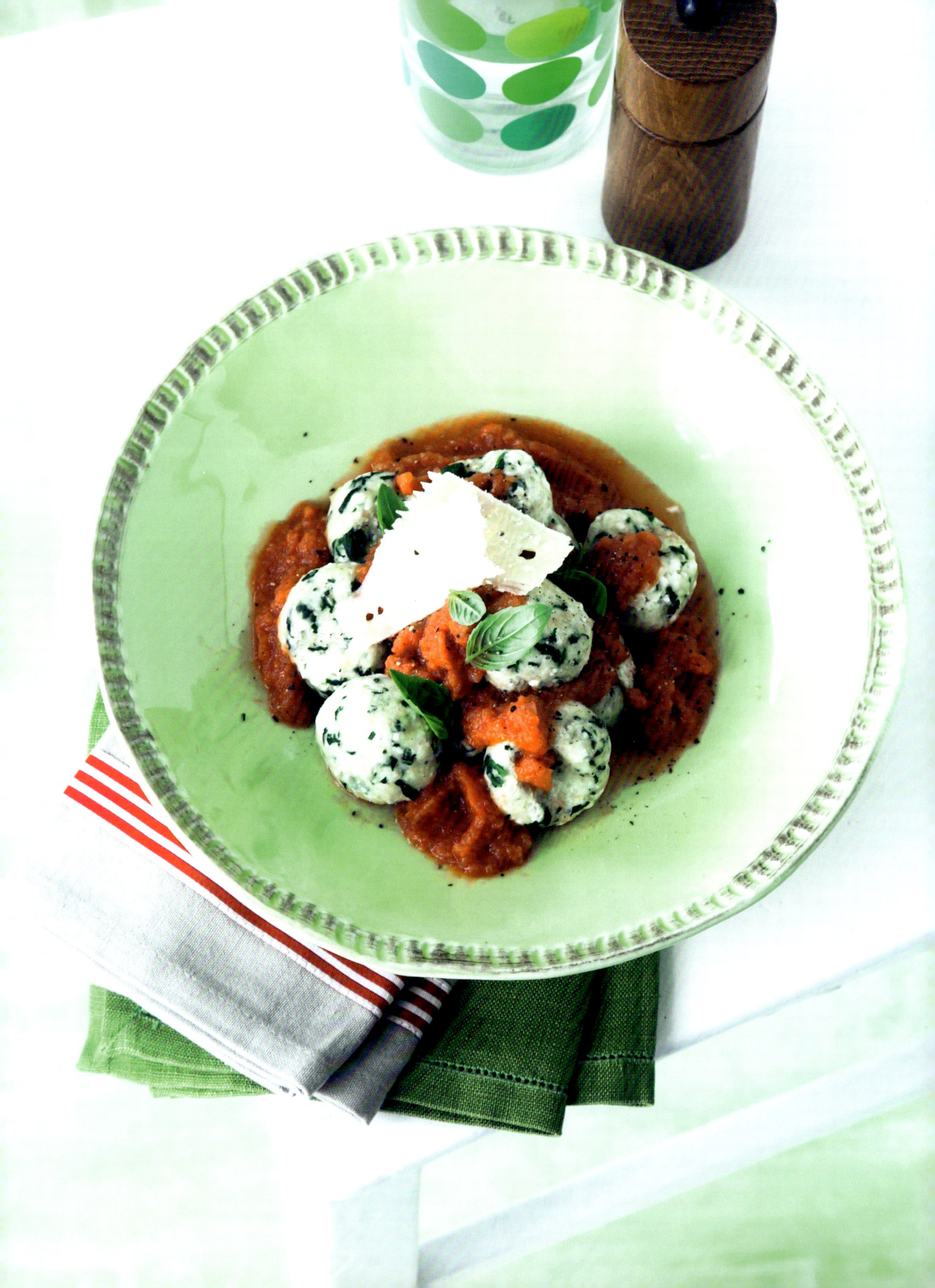

Ricotta-Spinat-Gnocchi mit Tomatensauce

Ricotta lässt sich leicht selbst herstellen. In Gerichten wie diesem, in denen eine festere Konsistenz gefragt ist, ist der selbst gemachte dem gekauften sogar vorzuziehen.

ZUBEREITUNG **30 MINUTEN, PLUS 20 MINUTEN KÜHLZEIT**
KOCHZEIT **50 MINUTEN**
FÜR **4 PERSONEN**

200 g Spinat, geputzt
1 Ei, leicht verquirlt
100 g Vollkornmehl, plus etwas mehr für die Arbeitsfläche
50 g fein geriebener Parmesan
gehobelter Parmesan, zum Garnieren
kleine frische Basilikumblättchen, zum Garnieren
frisch gemahlener schwarzer Pfeffer

Ricotta

3 l fettarme Milch
2 EL Bittersalz
80 ml Weißweinessig oder Zitronensaft

Tomatensauce

1 EL Olivenöl
1 Zwiebel, fein gehackt
5 Knoblauchzehen, zerdrückt
800 g frische Tomaten, gehackt, oder 800 g gehackte Tomaten aus der Dose

1 Für den Ricotta die Milch in einem großen Topf aufkochen. Bittersalz und Essig oder Zitronensaft unter Rühren zufügen. Dann alles bei geringer Hitze ohne umzurühren 10 Minuten köcheln lassen, bis die Ricottamasse aufsteigt.

2 Den Spinat in einer hitzebeständigen Schüssel unter ein mit einem Tuch ausgekleidetes dünnmaschiges Sieb stellen. Den Ricotta über dem Sieb abgießen, sodass die heiße Molke auf den Spinat tropft und ihn zusammenfallen lässt. Den Spinat abgießen, den Ricotta abtropfen und abkühlen lassen.

3 Für die Sauce das Öl in einem Topf erhitzen. Die Zwiebel darin 5–10 Minuten glasig dünsten. Den Knoblauch zufügen und 1 Minute unter Rühren mitdünsten. Dann die Tomaten zugeben. Die Sauce 15 Minuten köcheln lassen, bis sie eingedickt ist, und warm halten, bis die Gnocchi fertig sind.

4 Den Spinat in der Küchenmaschine zerkleinern oder mit einem scharfen Messer fein hacken. Überschüssige Flüssigkeit auspressen, den Spinat mit dem Ricotta mischen und das Ei unterschlagen. Dann Mehl und Parmesan zufügen und kurz unterrühren, bis alle Zutaten gerade vermengt sind.

5 Die Ricottamasse auf einer leicht bemehlten Arbeitsfläche zu esslöffelgroßen Kugeln rollen und mit dem Daumen leicht flach drücken. Die so entstandenen Gnocchi auf einen Teller legen und mindestens 20 Minuten kalt stellen.

6 Die Gnocchi portionsweise in kochendem Wasser gar ziehen lassen. Sobald sie an die Oberfläche steigen, mit einem Schaumlöffel herausheben. Auf vorgewärmte Teller verteilen, etwas heiße Sauce dazugeben, mit Parmesan und Basilikumblättchen garnieren, mit Pfeffer würzen und servieren.

Sie können für dieses Gericht auch 500 g küchenfertigen Ricotta verwenden, benötigen dann aber eine festere Sorte, die in Plastikboxen mit Siebeinsatz verkauft wird.

Sich salzarm zu ernähren, kann helfen, den Blutdruck zu senken und Schlaganfällen vorzubeugen. Selbst gemachter *Ricotta* enthält weniger Salz und Zusatzstoffe als gekaufter. Frischer Zitronensaft enthält mehr Antioxidantien als Essig und verleiht dem Käse überdies ein besonders frisches Zitrusaroma.

NÄHRWERTE PRO PORTION

2563 kJ, 612 kcal, 50 g Eiweiß, 13 g Fett (5 g gesättigte Fettsäuren), 75 g Kohlenhydrate (55 g Zucker), 8 g Ballaststoffe, 674 mg Natrium

Farfalle mit Zucchini und Kräuterpesto

ZUBEREITUNG **15 MINUTEN**
KOCHZEIT **15 MINUTEN**
FÜR **4 PERSONEN**

1 EL Olivenöl
2 Zucchini, halbiert und in dünnen Scheiben
1 Knoblauchzehe, in sehr dünnen Scheiben
300 g Vollkorn-Farfalle
geriebener Parmesan, zum Garnieren

Kräuterpesto

50 g frisches Basilikum
20 g frische Blattpetersilie
1 Knoblauchzehe
2 EL Pinienkerne
30 g Parmesan, fein gerieben
60 ml natives Olivenöl

1 Für das Pesto Basilikum, Petersilie, Knoblauchzehe, Pinienkerne und Parmesan in der Küchenmaschine fein hacken. Bei laufendem Motor nach und nach das Öl zugießen – zunächst nur tröpfchenweise, dann ganz langsam in einem dünnen, gleichmäßigen Strahl –, bis eine glatte Paste entsteht. Diese beiseitestellen.

2 Das Öl in einer Pfanne erhitzen. Zucchini und Knoblauch darin bei mittlerer Hitze 5 Minuten dünsten, bis die Zucchini weich und die ausgetretene Flüssigkeit verdampft ist.

3 Unterdessen die Nudeln in einem großen Topf mit kochendem Wasser bissfest garen. Anschließend abgießen; dabei 125 ml des Suds auffangen.

4 Das Pesto unter die warmen Nudeln rühren. Falls es sich nur schwer verteilen lässt, etwas von dem aufgefangenen Sud zufügen.

5 Das fertige Gericht auf 4 tiefe Teller verteilen und mit geriebenem Parmesan garniert servieren.

NÄHRWERTE PRO PORTION

2062 kJ, 492 kcal, 14 g Eiweiß, 28 g Fett (5 g gesättigte Fettsäuren), 47 g Kohlenhydrate (1 g Zucker), 10 g Ballaststoffe, 121 mg Natrium

Pinienkerne enthalten viele einfach ungesättigte Fettsäuren und Vitamin E, die Herz und Gehirn gesund erhalten. Außerdem enthalten sie das antioxidativ wirkende Mangan.

Pasta mit Tomaten und Mandelpesto

ZUBEREITUNG **15 MINUTEN**
KOCHZEIT **15 MINUTEN**
FÜR **4 PERSONEN**

1 EL Olivenöl
1 rote Zwiebel, halbiert und in Scheiben
1 Knoblauchzehe, in sehr dünnen Scheiben
200 g gelbe Kirschtomaten, halbiert
200 g rote Kirschtomaten, halbiert
400 g Vollkorn-Spaghetti
frische Basilikumblätter, zum Garnieren
gehobelter Parmesan, zum Garnieren

Mandelpesto

100 g frisches Basilikum
1 Knoblauchzehe, gehackt
2 EL geröstete Mandeln
30 g Parmesan, fein gerieben
60 ml natives Olivenöl

1 Für das Pesto Basilikum, Knoblauch, Mandeln und Parmesan in der Küchenmaschine fein hacken. Bei laufendem Motor nach und nach das Öl zugießen, bis eine glatte Paste entsteht.

2 Das Öl in einer großen Pfanne erhitzen. Die Zwiebel darin bei mittlerer Hitze 10 Minuten weich dünsten. Knoblauch und Tomaten zufügen und 5 Minuten mitdünsten, bis die Schale der Tomaten einreißt.

3 Unterdessen die Spaghetti in einem großen Topf mit kochendem Wasser bissfest garen. Anschließend abgießen; dabei 125 ml des Suds auffangen.

4 Das Pesto und die Hälfte der Tomaten unter die Nudeln heben. Falls sich das Pesto nur schwer verteilen lässt, etwas von dem aufgefangenen Sud zufügen.

5 Die Nudeln auf 4 Teller verteilen. Die restlichen Tomaten darauf anrichten und alles mit Basilikumblättern und Parmesan garnieren.

NÄHRWERTE PRO PORTION

2335 kJ, 558 kcal, 17 g Eiweiß, 27 g Fett (5 g gesättigte Fettsäuren), 61 g Kohlenhydrate (4 g Zucker), 13 g Ballaststoffe, 135 mg Natrium

Die Substanzen in *Tomaten* und *Basilikum*, die für eine gesunde Hirnfunktion wichtig sind, sind vom Körper leichter aufnehmbar, wenn beides mit etwas Fett verzehrt wird.

Vollkornnudeln sind die ideale Nahrung fürs Gehirn, denn mit ihrem niedrigen glykämischen Index sorgen sie für eine gleichbleibende, lang anhaltende Energiezufuhr.

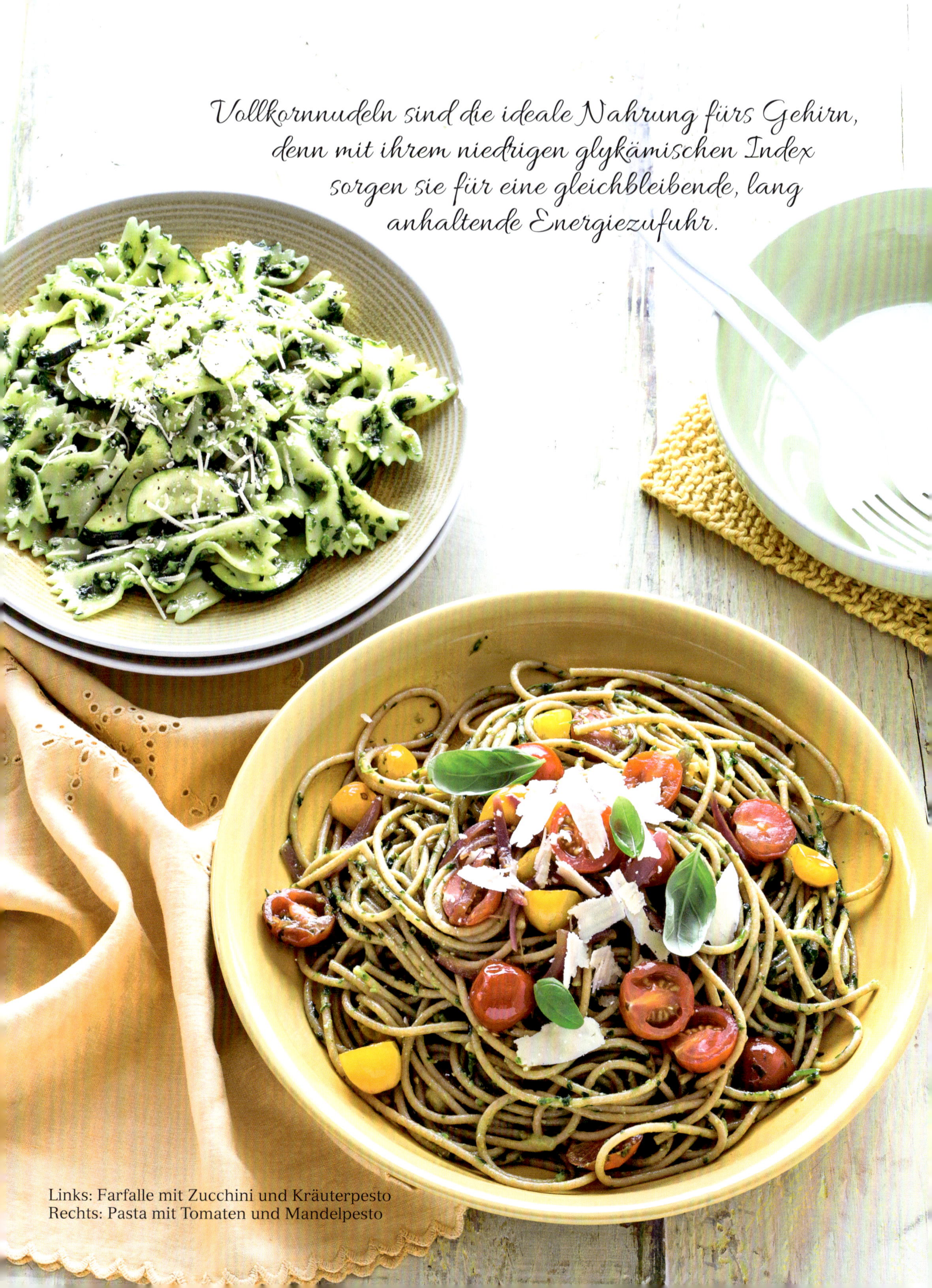

Links: Farfalle mit Zucchini und Kräuterpesto
Rechts: Pasta mit Tomaten und Mandelpesto

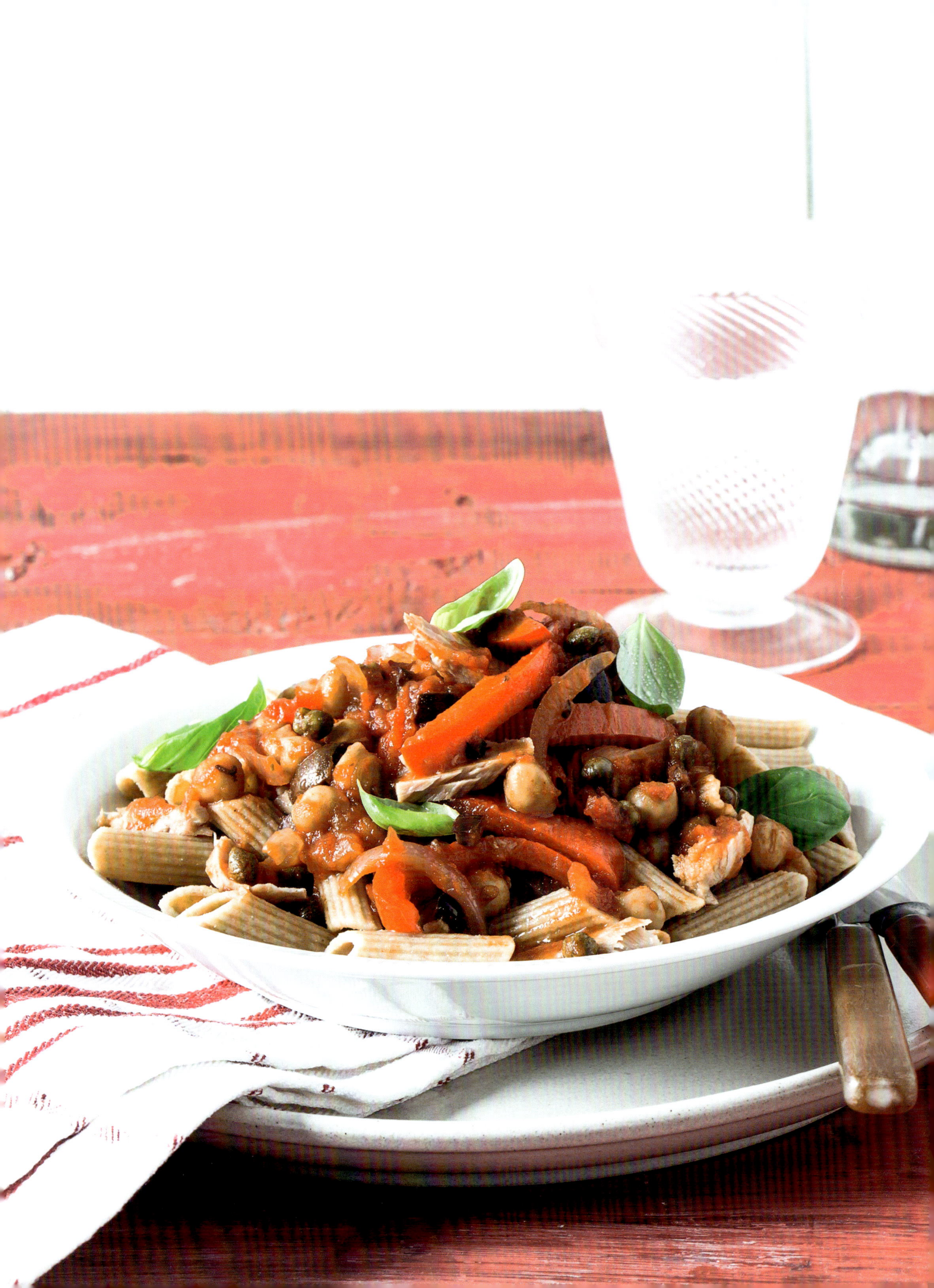

Penne mit Thunfisch, Tomaten und Kichererbsen

Die Zutaten für dieses Gericht stammen größtenteils aus dem Vorratsschrank, weshalb es ein ideales Abendessen an hektischen Wochentagen ist, wenn man zum Einkaufen keine Zeit mehr hat.

ZUBEREITUNG **15 MINUTEN**
KOCHZEIT **40 MINUTEN**
FÜR **4 PERSONEN**

1 EL Olivenöl
1 rote Zwiebel
1 Knoblauchzehe, zerdrückt
1 rote Chilischote, entkernt und fein gehackt
1 TL Zimtpulver
8 schwarze Oliven, entsteint und gehackt
400 g gehackte Tomaten aus der Dose
400 g Kichererbsen aus der Dose, abgespült und abgetropft
400 g Thunfisch aus der Dose (ohne Öl, im eigenen Saft), abgetropft
1 rote Paprika, in dünnen Streifen
2 EL Kapern, abgespült und ausgepresst
abgeriebene Schale und Saft von 1 Zitrone
400 g Vollkorn-Penne
2 EL frische Basilikumblätter

1 Das Öl in einer großen Pfanne erhitzen. Die Zwiebel darin bei mittlerer Hitze 10 Minuten weich dünsten. Knoblauch, Chilischote, Zimt und Oliven zufügen und 2 Minuten mitdünsten, bis der Zimt sein Aroma entfaltet.

2 Tomaten, Kichererbsen, Thunfisch, Paprika, Kapern, abgeriebene Zitronenschale und 250 ml Wasser in die Pfanne geben. Alles aufkochen, dann die Hitze reduzieren und die Sauce 20 Minuten köcheln lassen, bis sie leicht eingedickt ist. Nun den Zitronensaft einrühren.

3 Während die Sauce kocht, die Penne in einem großen Topf mit kochendem Wasser gemäß Packungsanweisung bissfest garen. Anschließend abgießen; dabei 125 ml des Suds auffangen.

4 Die Sauce mit dem Kochsud etwas verlängern. Erneut zum Kochen bringen und bei starker Hitze 5 Minuten kochen lassen.

5 Nudeln und Sauce auf 4 Teller verteilen und mit Basilikumblättern garniert servieren.

Die Sauce, die sich auch hervorragend als Canneloni-Füllung eignet, kann man gut einfrieren.

Statt Kichererbsen aus der Dose können Sie auch 140 g getrocknete verwenden, wobei diese allerdings vorgekocht werden müssen.

NÄHRWERTE PRO PORTION

2401 kJ, 574 kcal, 38 g Eiweiß, 12 g Fett (2 g gesättigte Fettsäuren), 77 g Kohlenhydrate (7 g Zucker), 15 g Ballaststoffe, 447 mg Natrium

Nudeln haben einen niedrigen GI, sie versorgen den Körper also gleichmäßig und langfristig mit Energie – eine optimale Voraussetzung für eine gesunde Hirnfunktion. Der GI-Wert von Vollkornnudeln ist sogar noch geringer als der von Weißmehlnudeln.

Tomaten

Botanisch gesehen sind Tomaten Früchte, und tatsächlich besitzen sie eine süßsaure Geschmackskomponente. Aber sie enthalten auch natürliches Glutamat, das ihnen ein herzhaftes Aroma verleiht und sich geschmacksverstärkend auf andere Zutaten auswirkt.

Von unten links im Uhrzeigersinn: Strauchtomaten, Mini-Kumatos, gelbe Kirschtomaten, kleine rote Kirschtomaten, grüne Tomate, Cherry Roma Tomaten, Kumatos, Ochsenherztomaten (in der großen Schale), Kirschtomatenmix (in der kleinen Schale)

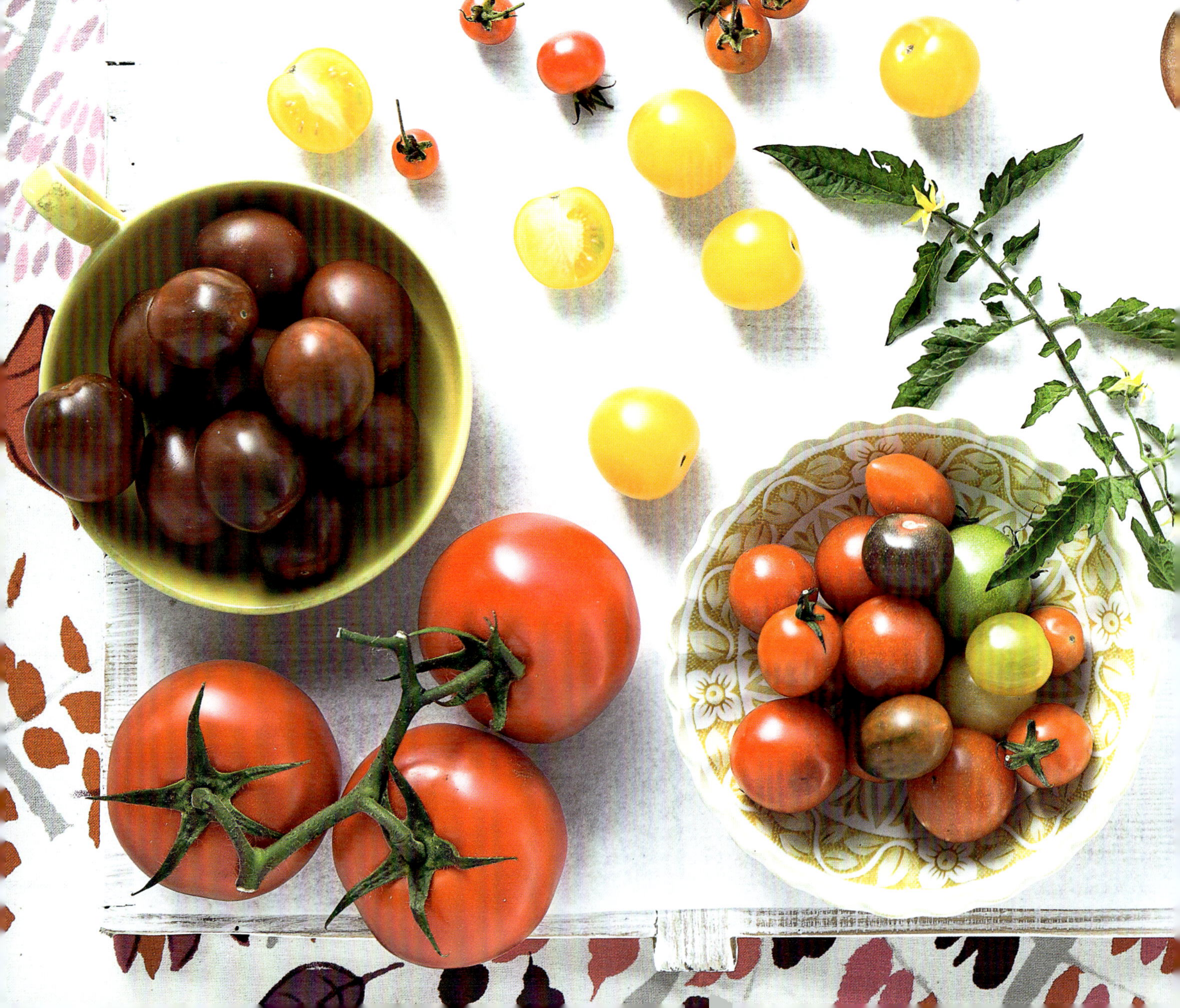

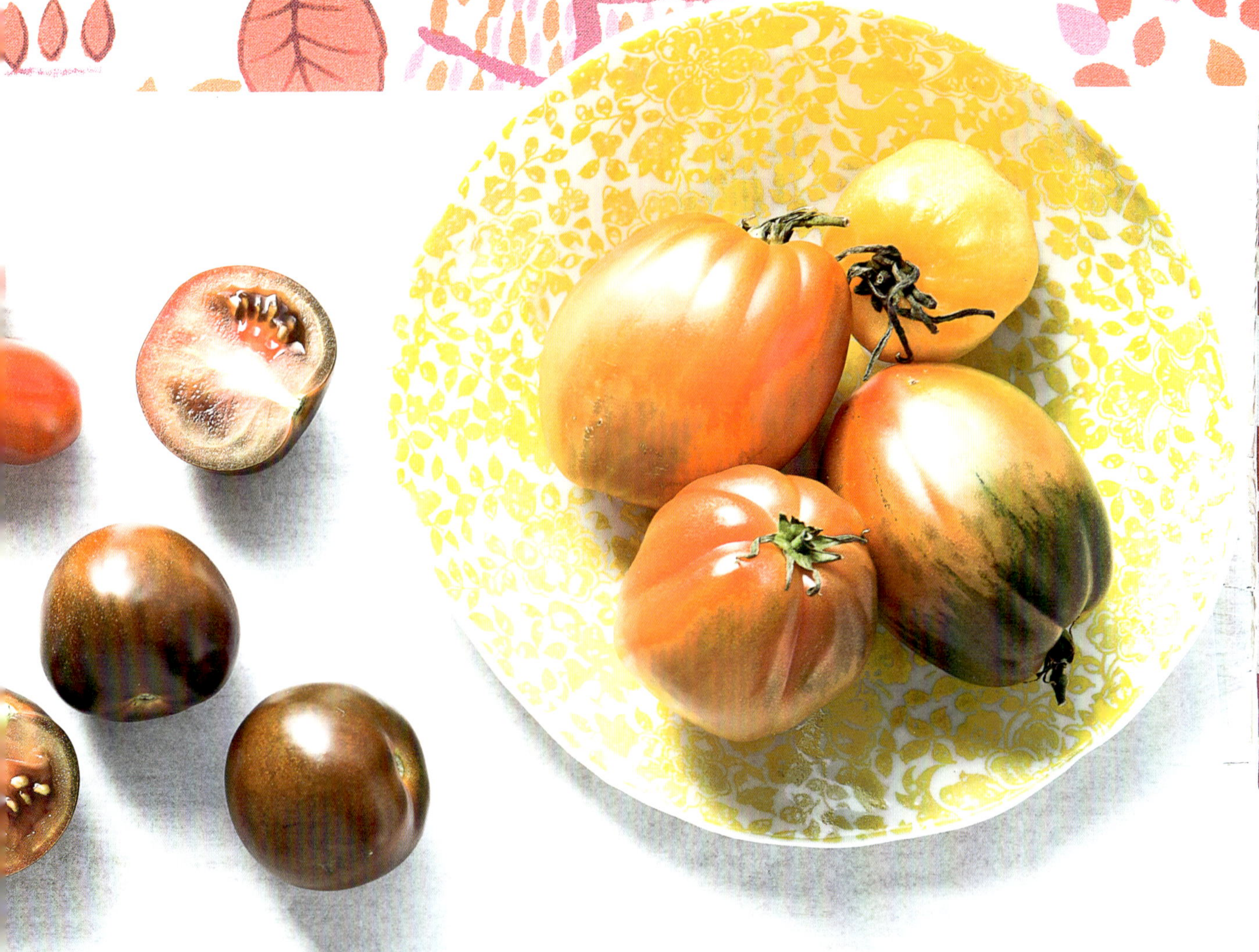

Die buntesten Obst- und Gemüsesorten sind auch die nahrhaftesten, denn hinter den kräftigen Pflanzenfarben stecken wertvolle, hochkonzentrierte Antioxidantien. Viele der roten, orangen und gelben Farbstoffe in Obst und Gemüse sind Karotinoide, die Vorstufen von Vitamin A bilden. Tomaten verdanken ihre leuchtend rote Farbe allerdings dem Lycopin, das zwar auch zu den Karotinoiden zählt, jedoch keine Vitamin-A-Vorstufe ist. Trotzdem besitzt es starke antioxidative Eigenschaften. Einigen Studien zufolge ist es als Antioxidans sogar doppelt so wirksam wie Betakarotin. Außerdem wird Lycopin durch Erhitzen nicht zerstört, sondern vielmehr derart verändert, dass es vom Körper leichter aufgenommen werden kann. Gekochte Tomaten, zu denen auch Dosentomaten, Tomatenmark und sonnengetrocknete Tomaten zählen, sind daher weit bessere Lycopinlieferanten als rohe. Da Lycopin fettlöslich ist, sollte es allerdings immer zusammen mit etwas Fett aus einer gesunden Quelle, wie Olivenöl, Nüssen, Saaten oder Avocados, verzehrt werden.

Ein weiterer wertvoller Bestandteil von Tomaten ist Uridin. Zusammen mit Cholin scheint es an der Reparatur von Zellmembranen im Gehirn beteiligt zu sein. Forscher versuchen derzeit herauszufinden, wie sich mithilfe von Uridin und Cholin altersbedingte Hirnschäden reduzieren lassen. Ebenfalls viel Uridin enthalten Hefe, Leber und Brokkoli. Allerdings geht man davon aus, dass nur geringe Mengen des in der Nahrung vorhandenen Uridins vom Körper aufgenommen werden können, weshalb verstärkter Verzehr uridinhaltiger Lebensmittel umso wichtiger wäre.

Auch Vitamin C ist in Tomaten reichlich enthalten. Vitamin C ist nicht nur ein weiteres Antioxidans, es wirkt sich auch positiv auf die Gefäßgesundheit aus, wodurch es indirekt wiederum eine gute Durchblutung des Gehirns fördert. Außerdem enthalten Tomaten viele Ballaststoffe und B-Vitamine, darunter Thiamin, Nicotinsäure, Vitamin B_6 und Folsäure.

Spaghetti mit Radicchio und Thunfisch

Leicht bittere Blattgemüse wie Radicchio und Chicorée besitzen einige Inhaltsstoffe, die dem Gehirn zugutekommen. Ihr herber Geschmack wird in diesem Gericht ausgeglichen durch die intensiven Aromen des Thunfischs und der getrockneten Tomaten.

ZUBEREITUNG **10 MINUTEN, PLUS 1 STUNDE EINWEICHZEIT**
KOCHZEIT **20 MINUTEN**
FÜR **4 PERSONEN**

75 g sonnengetrocknete Tomaten oder 125 g eingelegte sonnengetrocknete Tomaten
2 EL Oliven- oder Rapsöl
1 rote Zwiebel, halbiert und in dünne Scheiben geschnitten
2 Knoblauchzehen, zerdrückt
60 g Radicchio- oder Chicoréeblätter, in mundgerechte Stücke gezupft
150 g Vollkornnudeln
7 g frische Blattpetersilie, gehackt
400 g Thunfisch aus der Dose, (ohne Öl, im eigenen Saft), abgetropft

1 Sonnengetrocknete Tomaten in eine hitzebeständige Schale legen, mit kochendem Wasser übergießen und für mindestens 1 Stunde einweichen, dann gut abtropfen lassen. Eingeweichte oder eingelegte sonnengetrocknete Tomaten in 1 cm große Stücke schneiden.

2 Das Öl in einem großen Topf erhitzen. Die Zwiebel darin bei geringer Hitze 10 Minuten dünsten, bis sie anfängt zu bräunen. Den Knoblauch zufügen und 1 Minute mitdünsten. Dann die Tomaten einrühren und alles weitere 2 Minuten dünsten. Nun Radicchio oder Chicorée zugeben und 3 Minuten unter Rühren mitkochen, bis die Blätter zusammenfallen und die Strunkstücke weich werden.

3 Während die Sauce kocht, die Nudeln in einem großen Topf mit kochendem Wasser gemäß Packungsanweisung bissfest garen. Dann abgießen.

4 Die Hälfte der Petersilie unter die Sauce rühren. Dann die Nudeln zugeben und gründlich mit der Sauce vermengen. Behutsam den Thunfisch unterheben, damit er nicht zu sehr zerfällt. Das Gericht auf 4 Teller verteilen, mit der restlichen Petersilie bestreuen und servieren.

NÄHRWERTE PRO PORTION
1489 kJ, 356 kcal, 28 g Eiweiß, 13 g Fett (2 g gesättigte Fettsäuren), 32 g Kohlenhydrate (7 g Zucker), 7 g Ballaststoffe, 92 mg Natrium

Radicchio ist eine Zichorienart. Er enthält eine Menge Ballaststoffe und reichlich Antioxidantien, darunter Polyphenole, die dazu beitragen, die Gehirnzellen vor Schäden zu schützen.

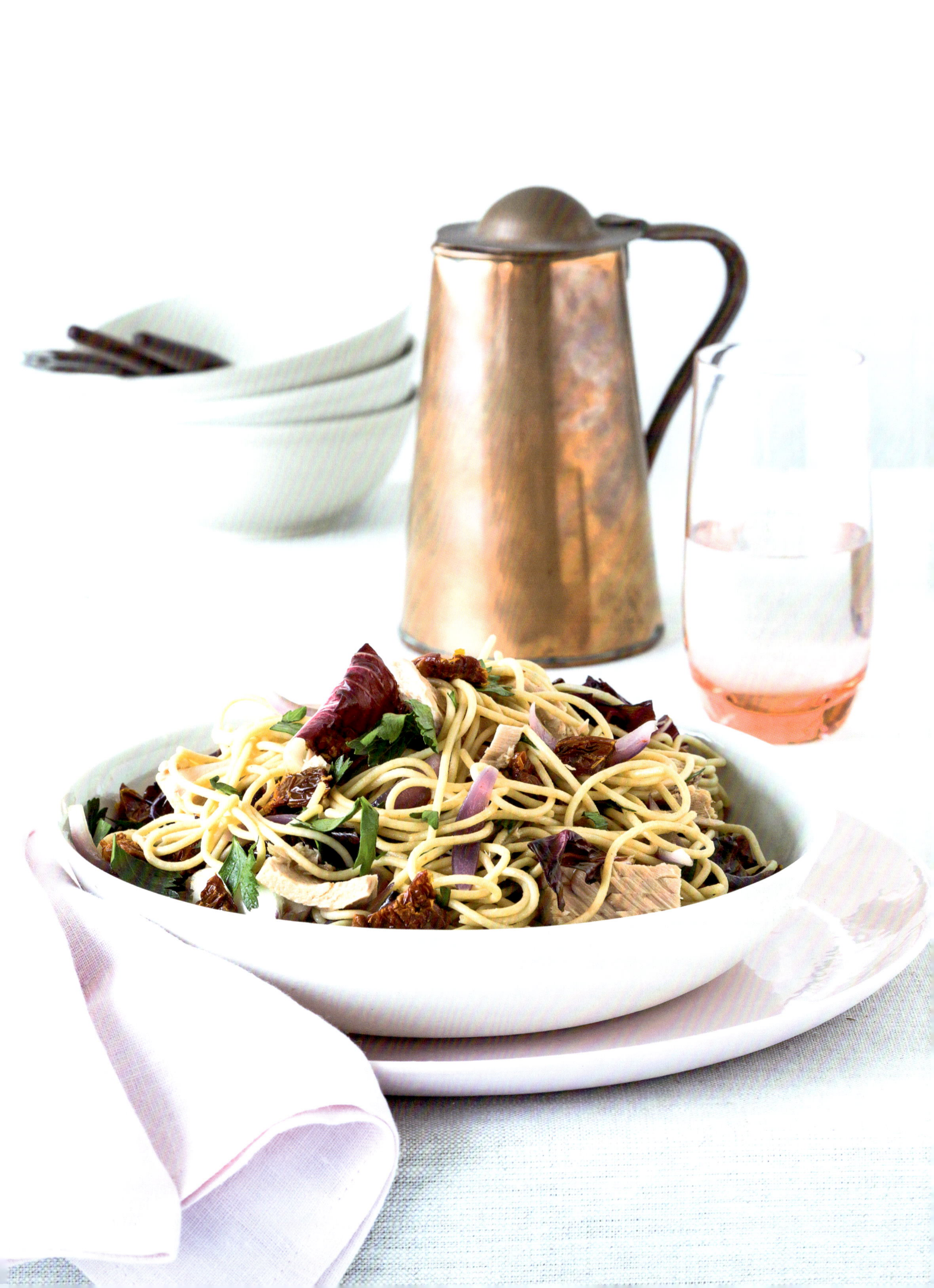

Nahrhafte Beilagen

In den folgenden Rezepten spielen das Gemüse und sein natürliches Aroma die Hauptrolle. Die verschiedenen Gemüsesorten überzeugen als gesunde Beilagen für Gerichte aller Art und liefern eine Extraportion Nährstoffe, um das mentale Leistungsvermögen zu optimieren.

Japanischer Spinat mit Sesam und Sojasauce

500 g Spinat, geputzt
40 g Sesamsaat, geröstet
1 TL feinster Zucker
1 EL Sojasauce
2 EL kochend heiße Hühnerbrühe

Den Spinat in einen Dämpfeinsatz geben. Diesen in einen Topf über kochendes Wasser stellen, den Topf abdecken und den Spinat 5 Minuten dämpfen, bis er leicht zusammengefallen ist. Den Spinat in einer Schüssel mit Eiswasser abschrecken, abgießen und überschüssige Flüssigkeit auspressen, dann mit einem Messer grob zerkleinern. Die Sesamsaat in einen Mörser geben und mahlen, bis die einzelnen Samen gerade aufbrechen; es soll keine glatte Paste entstehen. Die grob gemahlene Sesamsaat in eine Schüssel geben, Zucker, Sojasauce und Brühe zufügen und rühren, bis sich der Zucker aufgelöst hat. Den Spinat mit diesem Dressing übergießen und servieren.

FÜR 4 PERSONEN

Kohl – und damit natürlich auch *Rosenkohl* – enthält viele Antioxidantien, die helfen, Herzerkrankungen und Schlaganfällen vorzubeugen. Möglicherweise tragen sie auch etwas zur optimalen Hirnfunktion bei. *Kürbis* und *Süßkartoffeln* enthalten viel Betakarotin, eine Vorstufe von Vitamin A, das die Sehkraft und die Immunfunktion stärkt. *Sesamsaat* liefert Mangan, Kupfer und Magnesium, die für eine gute Funktionsfähigkeit des Gehirns unerlässlich sind. Und *Brokkoli* besitzt von allen Kohlsorten den größten Gehalt an Karotinoiden. Außerdem ist er eine gute Lutein-Quelle. Beide Substanzen stärken die Sehkraft.

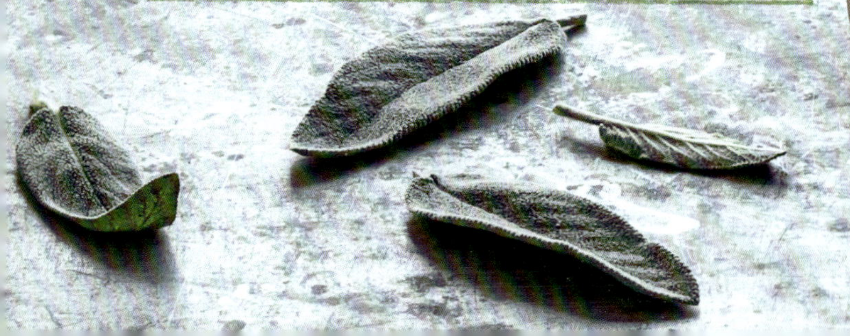

Gebackener Blumenkohl auf orientalische Art

1 EL Kokosöl
1 TL Kurkumapulver
$1/2$ TL gemahlener Kreuzkümmel
$1/2$ TL gemahlener Koriander
500 g Blumenkohl, in Röschen
frisch gemahlener schwarzer Pfeffer
frisch gehackter Koriander, zum Garnieren

Den Backofen auf 220 °C vorheizen. Kokosöl und Gewürze in eine große Schüssel geben. Den Blumenkohl darin wenden, dann auf einem Backblech verteilen und mit frisch gemahlenem schwarzen Pfeffer würzen. Den Blumenkohl unter gelegentlichem Wenden 30 Minuten backen, bis er weich und leicht gebräunt ist. Mit frischem Koriander garniert servieren.

FÜR 4 PERSONEN

Gebackene Radieschen

1 EL Olivenöl
frisch gemahlener schwarzer Pfeffer
1 TL frischer Rosmarin
350 g rote Radieschen, halbiert

Den Backofen auf 220 °C vorheizen. Öl, Pfeffer und Rosmarin in eine große Schüssel geben. Die Radieschen darin wenden, auf dem Boden einer Auflaufform verteilen und unter gelegentlichem Wenden 25 Minuten backen, bis sie außen knusprig und innen schön weich sind.

FÜR 4 PERSONEN

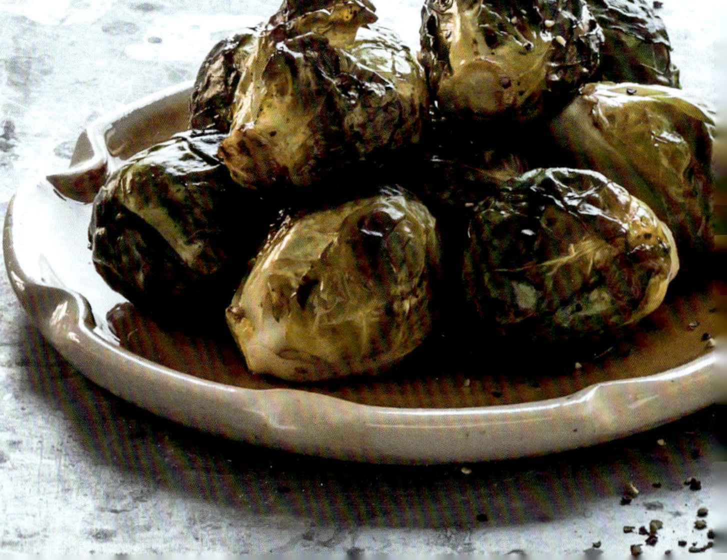

Glasierter Rosenkohl

20 kleine Rosenkohlröschen (ca. 300 g Gesamtgewicht), trockene Schnittenden abgeschnitten
2 EL natives Olivenöl
1 EL Balsamico oder Zuckerrübensirup
frisch gemahlener schwarzer Pfeffer

Den Backofen auf 220 °C vorheizen. Den Rosenkohl in eine Auflaufform geben, in die er gerade in einer Lage hineinpasst. Das Olivenöl darüberträufeln und die Röschen darin wenden. Anschließend unter häufigem Wenden 30 Minuten backen. Balsamico oder Sirup darüberträufeln, die Röschen rundum damit überziehen und mit frisch gemahlenem schwarzen Pfeffer würzen.

FÜR 4 PERSONEN

Gebackener Brokkoli mit Zitrusaroma

400 g Brokkoli, in Röschen geteilt
1 EL Olivenöl
2 TL fein abgeriebene Zitronenschale
2 EL gehobelte Mandeln

Den Backofen auf 180 °C vorheizen. Ein Backblech mit Backpapier auslegen und den Brokkoli darauf verteilen. Öl und Zitronenschale in einer kleinen Schale mischen und über den Brokkoli träufeln. Diesen 20 Minuten backen, bis er leicht gebräunt und gerade gar ist. Inzwischen die Mandeln auf einem kleinen Backblech 3 Minuten goldbraun rösten und auf einem Teller abkühlen lassen. Vor dem Servieren über den fertigen Brokkoli streuen.

FÜR 4 PERSONEN

Süßkartoffel-Kürbis-Püree

300 g orangefleischige Süßkartoffeln, grob gewürfelt
400 g Hokkaido-Kürbis, grob gewürfelt
60 ml fettarme Milch
2 TL frischer fein gehackter Salbei
frisch gemahlener schwarzer Pfeffer

Süßkartoffeln und Kürbis in einen Dämpfeinsatz geben und 15 Minuten in einem Topf über kochendem Wasser dämpfen, bis sie sehr weich geworden sind. Das Wasser aus dem Topf abgießen und das Gemüse hineingeben. Dann bei geringer Hitze auf den Herd stellen, damit überschüssige Flüssigkeit verdampfen kann. Nun das Gemüse vom Herd nehmen und mit einem Kartoffelstampfer glatt pürieren. Milch und Salbei mit einem Holzlöffel unterziehen und alles mit frisch gemahlenem schwarzen Pfeffer würzen.

FÜR 4 PERSONEN

Von links: Glasierter Rosenkohl, gebackene Radieschen, Süßkartoffel-Kürbis-Püree

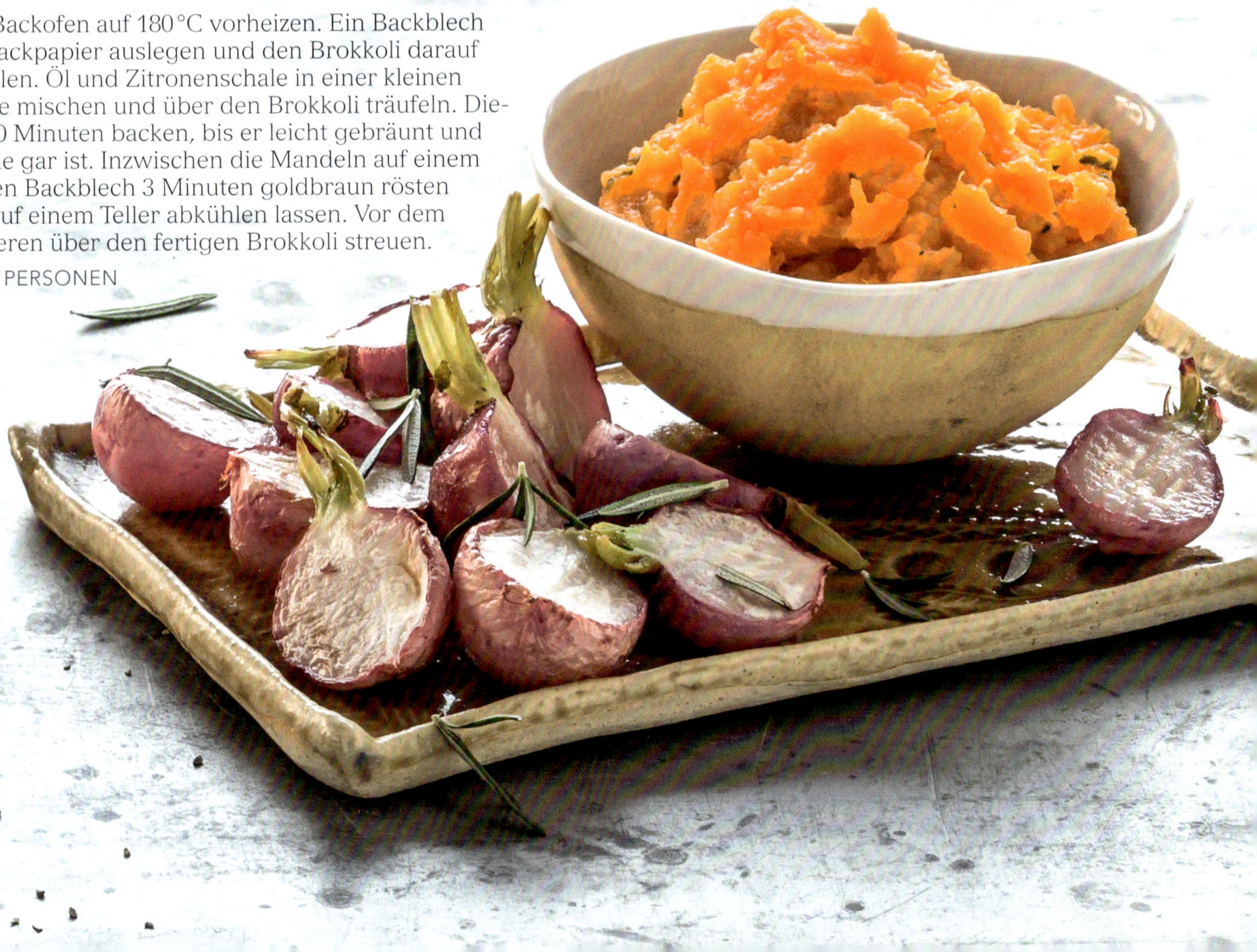

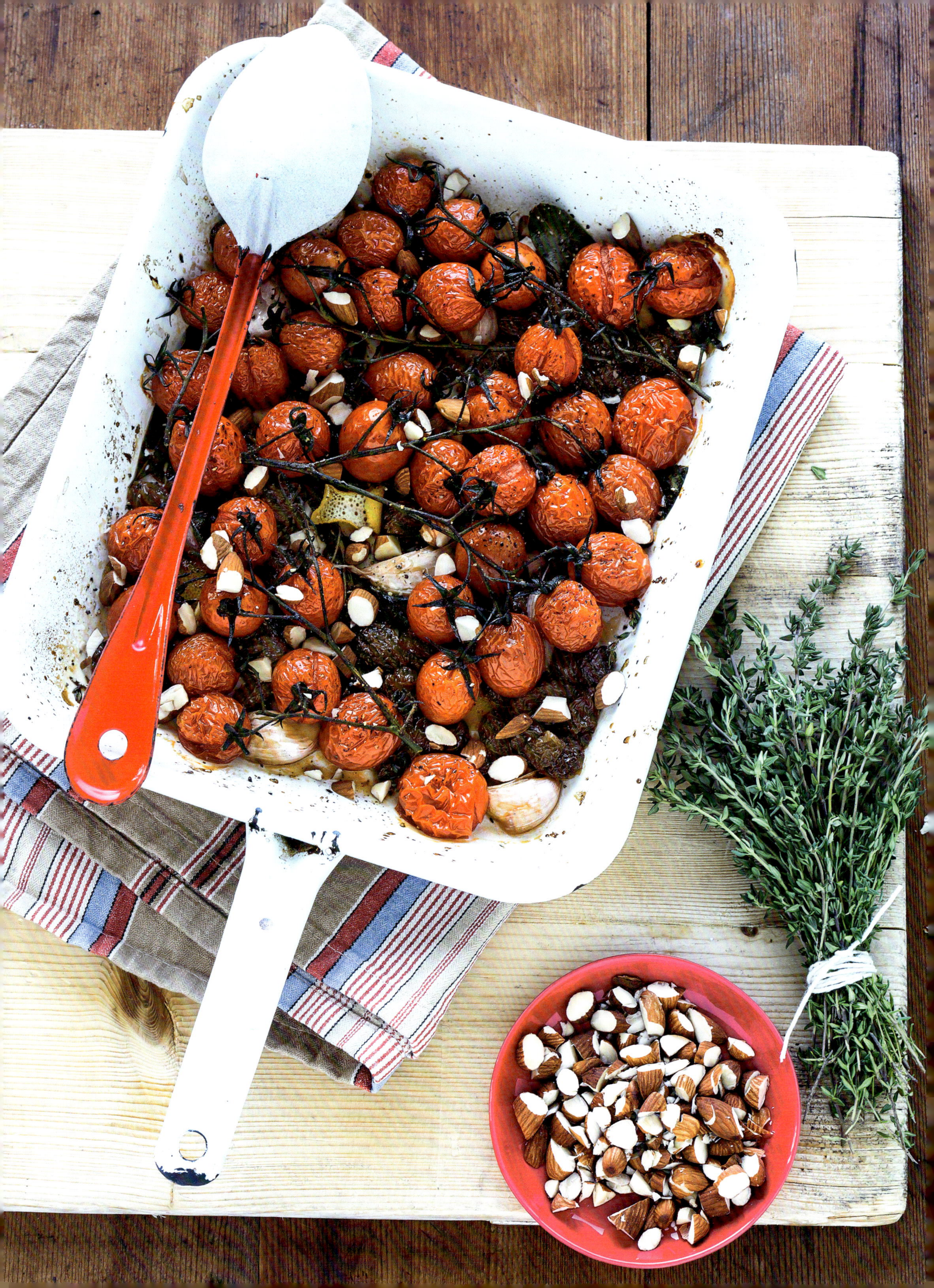

Glasierte Tomaten mit Rosinen, Mandeln und Knoblauch

Die Tomate spielt bei dieser mediterran-rustikalen Beilage, die wunderbar zu gegrilltem Fleisch passt, die Hauptrolle. Frische Kräuter, Zitrone und Knoblauch unterstreichen ihr Aroma.

ZUBEREITUNG **10 MINUTEN, PLUS EINWEICHZEIT**
GARZEIT **30 MINUTEN**
FÜR **4 PERSONEN ALS BEILAGE**

70 g Muscatel-Rosinen oder große Sultaninen
4 lange Stängel frischer Oregano
4 lange Stängel frischer Thymian
4 Lorbeerblätter
1 Zitrone
8 Knoblauchzehen, ungeschält
2 EL natives Olivenöl
1 EL Zuckerrüben- oder Ahornsirup
frisch gemahlener schwarzer Pfeffer
500 g Mini-Strauchtomaten
60 g Mandeln, grob gehackt

1 Die Rosinen in eine hitzebeständige Schüssel geben, mit kochendem Wasser übergießen und mindestens 2 Stunden, besser noch über Nacht, einweichen lassen.

2 Den Backofen auf 220 °C vorheizen.

3 Oregano, Thymian und Lorbeerblätter in einen flachen Bräter oder eine Auflaufform legen, sodass ein Kräuterbett für die Tomaten entsteht. Mit einem kleinen scharfen Messer die Zitronenschale in dünnen Streifen abschälen und zu den Kräutern geben. Die Zitrone auspressen und den Saft beiseitestellen.

4 Die Knoblauchzehen mit der flachen Seite eines großen Küchenmessers leicht andrücken, bis die Schale aufplatzt, und ebenfalls in den Bräter geben. Die Rosinen abgießen und über die anderen Zutaten im Bräter verteilen.

5 Zitronensaft, Olivenöl und Sirup mit einer kräftigen Prise Pfeffer in einer Schale mischen. Die Tomaten gründlich in der Mischung wenden, ebenfalls in den Bräter geben und mit der restlichen Sirupmischung übergießen.

6 Das so vorbereitete Gericht 30 Minuten im vorgeheizten Backofen backen, bis die Tomaten aufplatzen und weich geworden sind; dabei gelegentlich mit Bratensaft übergießen. Zusammen mit den gehackten Mandeln servieren.

NÄHRWERTE PRO PORTION

1104 kJ, 264 kcal, 5 g Eiweiß, 18 g Fett (2 g gesättigte Fettsäuren), 23 g Kohlenhydrate (20 g Zucker), 6 g Ballaststoffe, 26 mg Natrium

Tomaten enthalten wertvolle Antioxidantien, die möglicherweise vor Demenz schützen können. Durch Erhitzen werden sie so verändert, dass der Körper sie besser aufnehmen kann als beim Verzehr von rohen Tomaten.

Gefüllte Paprika mit Ricotta und Tomaten

Dieses bunte Gericht aus Paprika, Tomaten, Knoblauch und Basilikum schmeckt nach Sommer pur. Servieren Sie es als Beilage oder einfach mit einer Scheibe Vollkornbrot als leichte Hauptmahlzeit.

ZUBEREITUNG **10 MINUTEN**
GARZEIT **30 MINUTEN**
FÜR **6 PERSONEN ALS BEILAGE**

6 kleine oder 3 große rote Paprika (ca. 500 g Gesamtgewicht)
4 Knoblauchzehen, zerdrückt
6 rote Kirschtomaten, halbiert
80 ml natives Olivenöl
200 g fester Ricotta
30 g fein geriebener Parmesan, plus etwas mehr für die Kruste
2 große Stängel frisches Basilikum (ca. 16 Blätter), fein gehackt
frisch gemahlener schwarzer Pfeffer

1 Den Backofen auf 150 °C vorheizen.

2 Kerngehäuse und Samen der Paprika entfernen. Die Schoten in eine Auflaufform stellen und den zerdrückten Knoblauch auf die Schoten verteilen.

3 Je zwei Kirschtomatenhälften mit den Schnittflächen nach oben in die Paprika geben und mit Olivenöl beträufeln.

4 Ricotta, Parmesan und Basilikum in einer Schüssel verrühren und die Paprika mit dieser Mischung füllen.

5 Die Schoten 20 Minuten garen. Dann mit zusätzlichem Parmesan bestreuen, mit frisch gemahlenem schwarzen Pfeffer würzen und noch einmal 10 Minuten in den Backofen geben, bis sich eine goldbraune Kruste auf der Füllung gebildet hat. Herausnehmen und sofort servieren.

Falls Sie große Paprika verwenden, diese einmal längs halbieren; dabei mitten durch den Stiel schneiden. Die Schote entkernen, den Stiel dabei jedoch intakt lassen, damit die Füllung nicht herausrinnen kann.

Sie können auch selbst gemachten Ricotta verwenden. Für dieses Gericht reicht die Hälfte der im Rezept auf S. 129 zubereiteten Menge.

NÄHRWERTE PRO PORTION

823 kJ, 197 kcal, 6 g Eiweiß, 17 g Fett (5 g gesättigte Fettsäuren), 5 g Kohlenhydrate (4 g Zucker), 2 g Ballaststoffe, 117 mg Natrium

Basilikum wird schon seit Langem zur Steigerung der mentalen Leistungsfähigkeit eingesetzt, weil es Antioxidantien enthält, die entzündungshemmend wirken und die Durchblutung des Gehirns verbessern können.

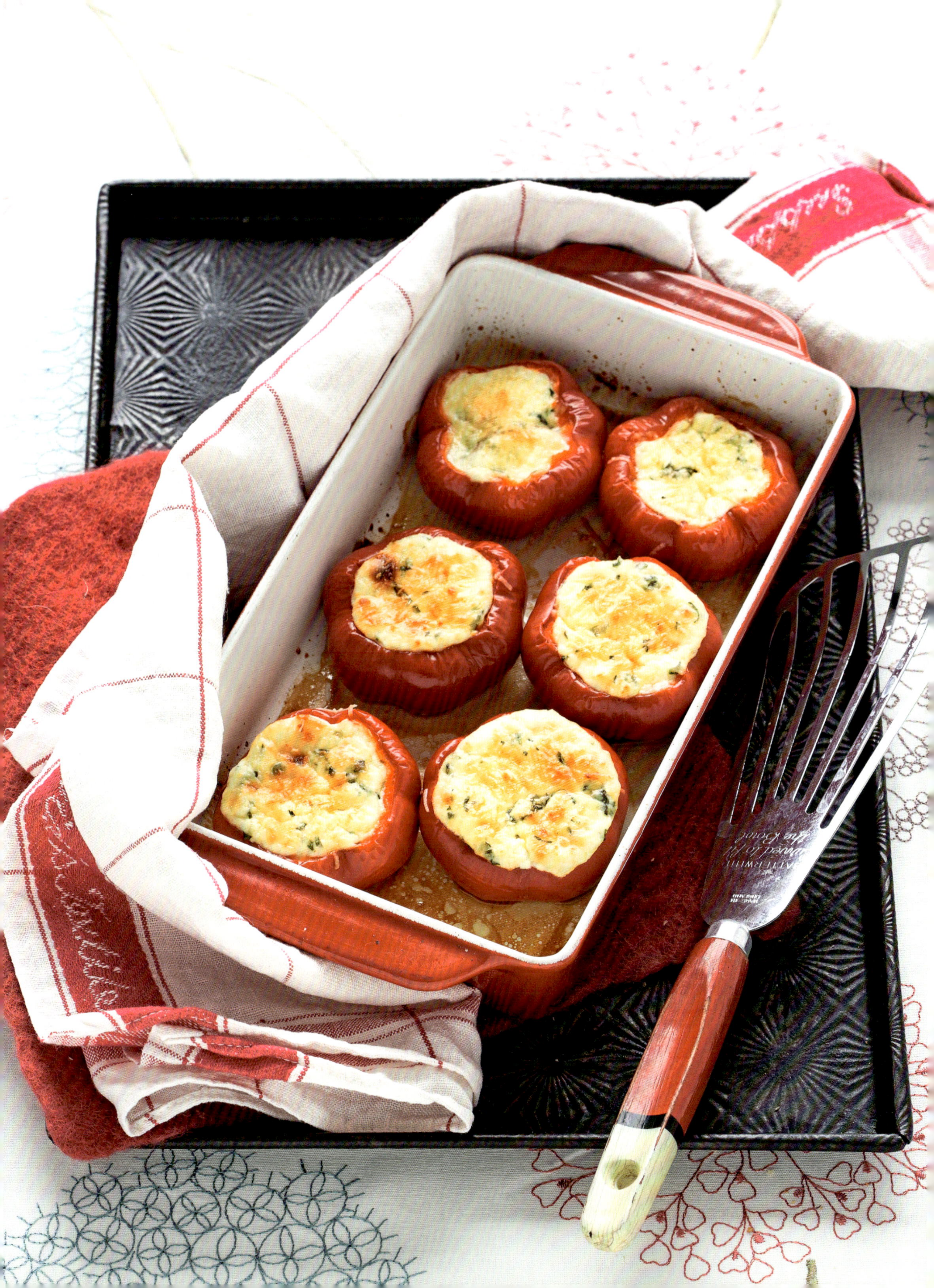

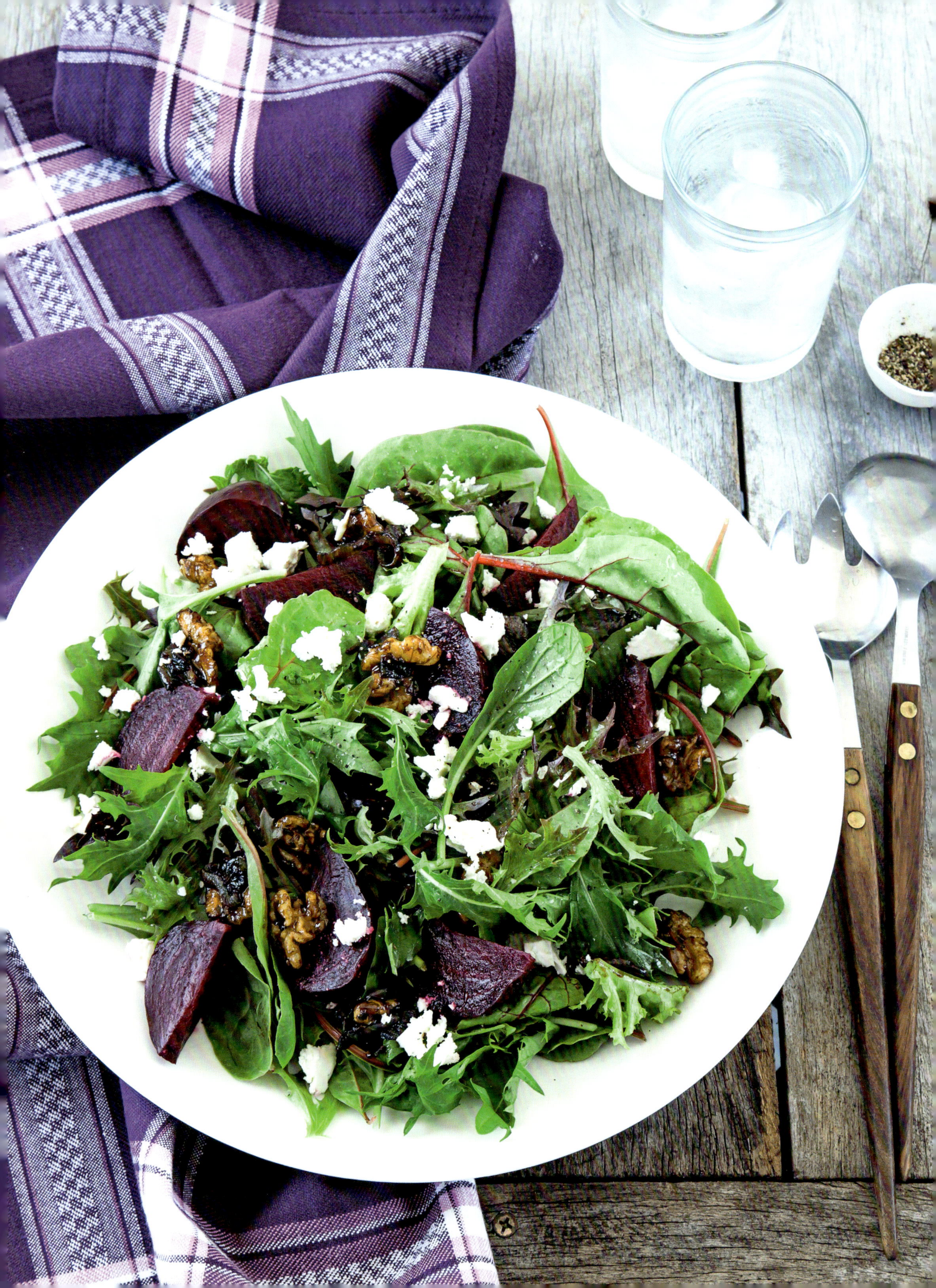

Gebackene Rote Beten mit Schalotten, Walnüssen und Feta

Rote Beten werden beim langsamen Rösten im Backofen ungemein süß. In diesem Salat werden sie mit gedünsteten Schalotten, knusprigen Walnüssen und cremigem Feta kombiniert.

ZUBEREITUNG **10 MINUTEN**
GARZEIT **1 STUNDE**
FÜR **4 ALS BEILAGE**

6 kleine Rote Beten (ca. 400 g Gesamtgewicht)
50 g Walnusshälften
1 EL Olivenöl
100 g Schalotten (ca. 4 Stück), halbiert und in Scheiben geschnitten
60 ml Balsamico
1 EL brauner Zucker
80 g Pflücksalat
100 g fettarmer Feta, zerbröselt
frisch gemahlener schwarzer Pfeffer

1 Den Backofen auf 200 °C vorheizen. Die Roten Beten in Alufolie wickeln und 1 Stunde rösten, bis sie weich sind.

2 Unterdessen die Walnüsse ohne Fett in einen Topf geben und unter ständigem Rühren rösten, bis sie etwas Farbe angenommen haben. Dann auf einem Teller beiseitestellen.

3 Das Öl in den Topf geben und die Schalotten darin bei geringer Hitze 15–20 Minuten dünsten, bis sie sehr weich und braun geworden sind. Balsamico und braunen Zucker zufügen und die Mischung aufkochen. Dann die Walnüsse zugeben und gut in der Mischung wenden.

4 Die abgekühlten Roten Beten schälen (die Schalen sollten sich fast von selbst lösen) und je nach Größe halbieren oder vierteln. Dann zur Schalotten-Walnuss-Mischung geben.

5 Den Pflücksalat auf einer großen Servierplatte anrichten und die Rote-Beten-Mischung darauf verteilen. Im Topf verbliebene Reste der Balsamico-Glasur darüberträufeln. Den fertigen Salat mit Feta bestreuen und mit frisch gemahlenem schwarzen Pfeffer würzen.

NÄHRWERTE PRO PORTION

1097 kJ, 262 kcal, 11 g Eiweiß, 17 g Fett (4 g gesättigte Fettsäuren), 16 g Kohlenhydrate (16 g Zucker), 4 g Ballaststoffe, 360 mg Natrium

Rote Beten liefern reichlich wertvolle Nährstoffe. Sie enthalten zahlreiche Vitamine und Mineralien sowie Antioxidantien und Nitrate, die die Durchblutung des Gehirns verbessern.

Quinoa mit Mandeln und Sesamsaat

Quinoa ist ein proteinreiches Pseudogetreide, das hier zu einer sättigenden Beilage verarbeitet wird, die ebenso gut zu einem grünen Salat passt wie zu Currys oder orientalischen Eintöpfen.

ZUBEREITUNG **10 MINUTEN** KOCHZEIT **35 MINUTEN** FÜR **4 PERSONEN ALS BEILAGE**

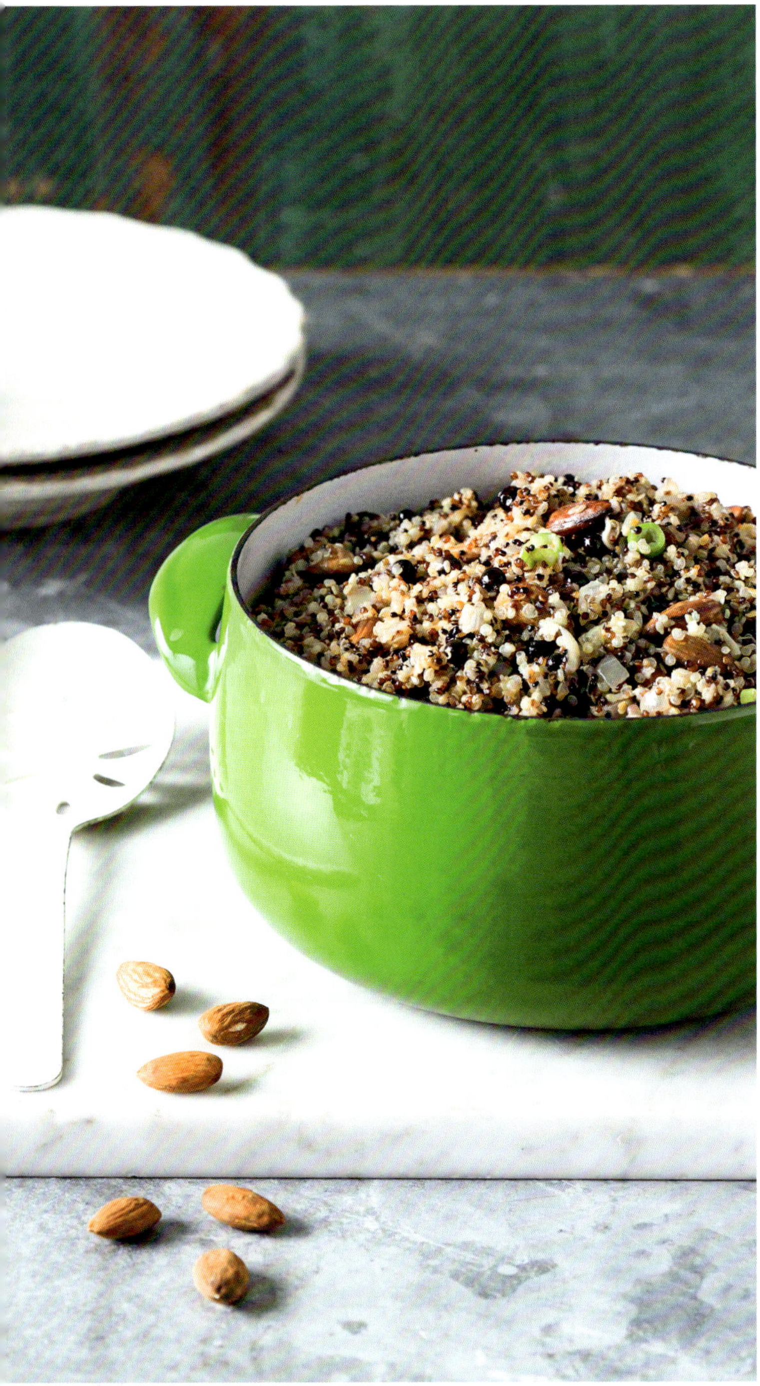

200 g Quinoa
40 g Sesamsaat
2 EL Raps- oder Olivenöl
1 kleine Zwiebel, fein gehackt
2 Knoblauchzehen, zerdrückt
500 ml Gemüsebrühe
40 g Korinthen
100 g Mandeln
1 Frühlingszwiebel, in Ringe geschnitten

1 Die Quinoa in ein feines Sieb geben, unter fließend kaltem Wasser abspülen und abtropfen lassen.

2 Die Sesamsaat in einen großen Topf geben und unter ständigem Rühren ohne Fett rösten, bis sie rundum Farbe angenommen hat. Dann auf einem Teller beiseitestellen.

3 Das Öl in den Topf geben und die Zwiebel darin bei geringer Hitze 10 Minuten dünsten, bis sie gerade gebräunt ist. Den Knoblauch zufügen und 3–4 Minuten mitdünsten.

4 Quinoa, Brühe, Korinthen, Mandeln und Sesamsaat zugeben. Die Brühe aufkochen, den Topf abdecken und die Hitze stark reduzieren, bis die Brühe nur noch leicht köchelt. Dann 15 Minuten köcheln lassen, bis die Quinoa gar ist.

5 Die Frühlingszwiebel einrühren und die fertige Beilage sofort servieren.

NÄHRWERTE PRO PORTION

1959 kJ, 468 kcal, 14 g Eiweiß, 31 g Fett (6 g gesättigte Fettsäuren), 33 g Kohlenhydrate (5 g Zucker), 7 g Ballaststoffe, 520 mg Natrium

Gesunde Fette aus Nüssen, Saaten und Getreide fördern die Gehirndurchblutung. *Quinoa* liefert dem Körper alle essenziellen Aminosäuren und enthält mehr ungesättigte Fettsäuren sowie weniger Kohlenhydrate als echte Getreidearten.

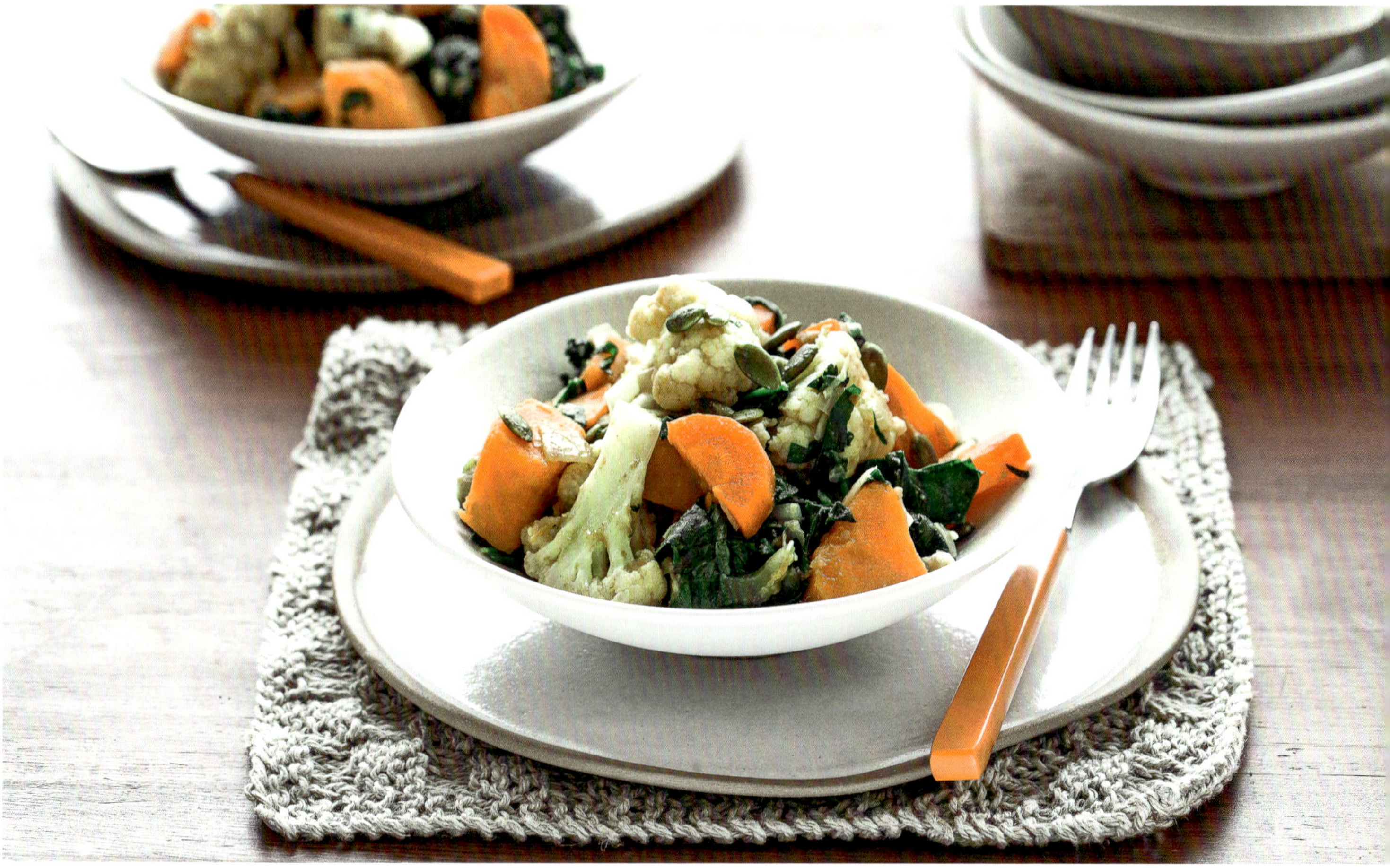

Orientalisches Gemüse

Das warme Aroma des Kardamoms verleiht dem zarten Gemüse einen würzigen Geschmack. Wer mag, kann es mit Kürbiskernen bestreuen.

ZUBEREITUNG **20 MINUTEN** KOCHZEIT **25 MINUTEN** FÜR **4 PERSONEN ALS BEILAGE**

2 EL Oliven- oder Rapsöl
1 Zwiebel, gehackt
1 Selleriestange, in Scheiben
2 Möhren, halbiert und in Scheiben
4 Knoblauchzehen, zerdrückt
Samen von 10 grünen Kardamomkapseln
1 EL gemahlener Koriander
250 g orangefleischige Süßkartoffel, gewürfelt
125 g Blumenkohlröschen, geviertelt
125 g Spinat, klein geschnitten
fein abgeriebene Schale von 1 Zitrone
30 g frischer Koriander, gehackt

1 Das Öl bei mittlerer Hitze in einem Topf erhitzen. Zwiebel, Sellerie, Möhren, Knoblauch und Kardamom zufügen und abgedeckt 3 Minuten dünsten. Koriander zugeben und 3 Minuten mitdünsten.

2 Die Süßkartoffel und 180 ml kochendes Wasser zufügen. Alles abdecken und aufkochen, dann die Hitze reduzieren und den Topfinhalt 10 Minuten köcheln lassen. Den Blumenkohl zufügen und alles weitere 8 Minuten köcheln lassen, bis das Gemüse gar ist.

3 Den Spinat zugeben und 1 Minute unter Rühren zusammenfallen lassen. Zitronenschale und gehackten Koriander unterrühren und sofort servieren.

NÄHRWERTE PRO PORTION

690 kJ, 165 kcal, 4 g Eiweiß, 10 g Fett (1 g gesättigte Fettsäuren), 16 g Kohlenhydrate (7 g Zucker), 6 g Ballaststoffe, 48 mg Natrium

Spinat enthält die Karotinoide Lutein, Zeaxanthin und Betakarotin, die die Sehkraft und die Hirnfunktion stärken.

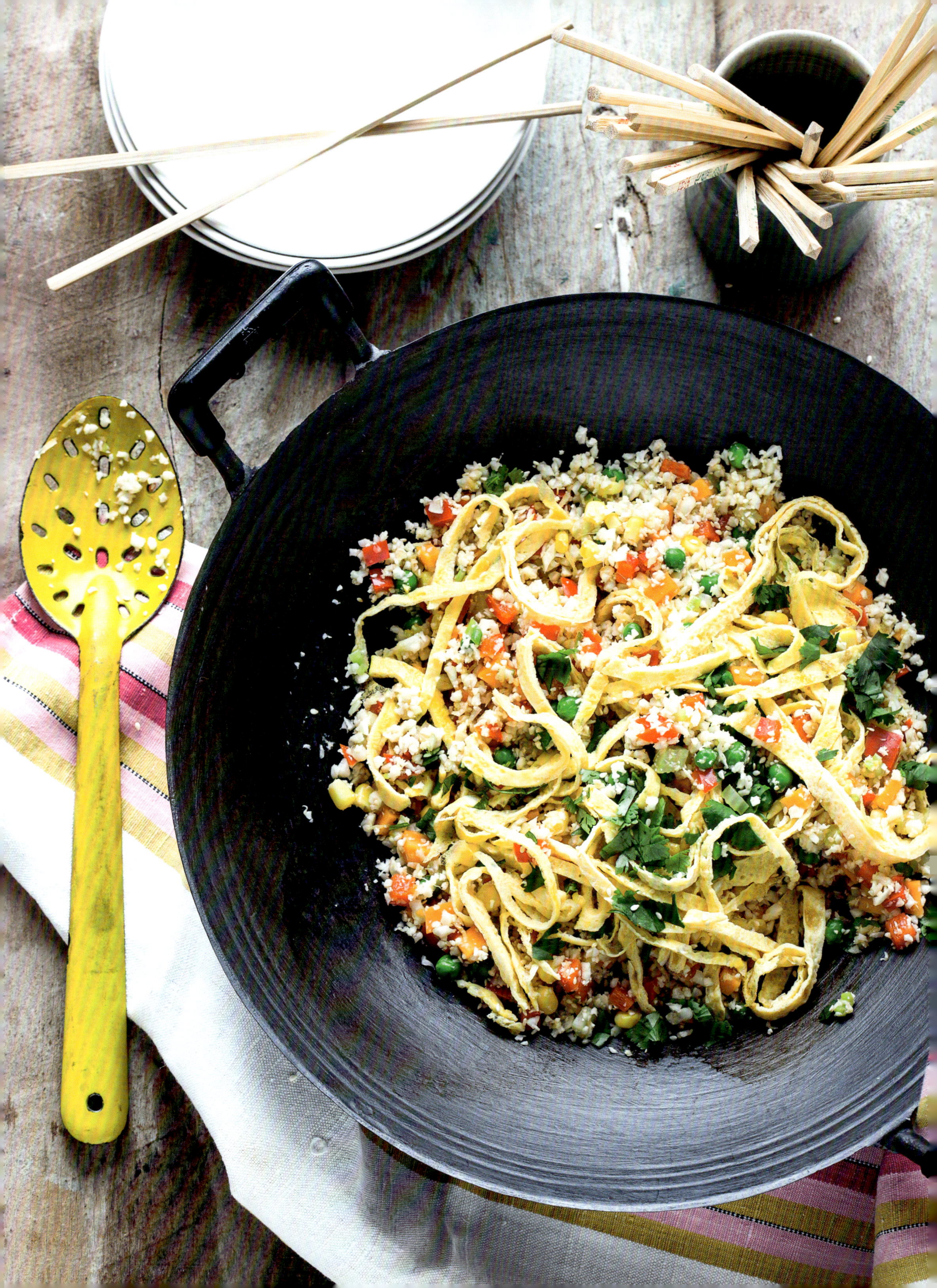

Blumenkohlpfanne asiatische Art

Das, was in diesem Gericht wie Reis aussieht, ist fein gehackter Blumenkohl. Wer keine Küchenmaschine besitzt, kann das Gemüse auch mit einem scharfen Messer fein hacken.

ZUBEREITUNG **15 MINUTEN**
KOCHZEIT **15 MINUTEN**
FÜR **4 PERSONEN ALS BEILAGE**

300 g Blumenkohl
2 EL Reisöl
2 Eier, leicht verquirlt
2 Frühlingszwiebeln, in dünne Ringe geschnitten
1 EL frisch geriebener Ingwer
1 Selleriestange, gewürfelt
1 rote Paprika, gewürfelt
2 Möhren, gewürfelt
100 g Erbsen
100 g Mais
125 ml Hühnerbrühe
1 EL Sojasauce
einige Tropfen Sesamöl
2 EL frisch gehackter Koriander
2 EL Sesamsaat, geröstet

1 Den Blumenkohl in die Küchenmaschine geben und durch mehrfaches Betätigen des Implusschalters so fein hacken, dass die kleinen Stücke fast wie Reiskörner aussehen.

2 Die Hälfte des Öls bei mittlerer Hitze in einem Wok erhitzen. Die Eier zufügen und den Wok schwenken, um die Masse gleichmäßig zu verteilen. Sobald die Eimasse von unten gestockt ist, wenden und von der anderen Seite fertig braten. Das fertige Omelett auf einem Teller leicht abkühlen lassen, dann in Streifen schneiden.

3 Das restliche Öl im Wok erhitzen. Frühlingszwiebeln, Ingwer, Sellerie, Paprika und Möhren zufügen und 5 Minuten unter Rühren braten, bis die Möhren gerade weich werden. Nun Erbsen, Mais, Blumenkohl, Brühe, Sojasauce und Sesamöl zufügen. Alles 5 Minuten unter Rühren kochen, bis der Blumenkohl gar ist.

4 Den Wok vom Herd nehmen, Omelettstreifen, Koriander und Sesamsaat zufügen und als Beilage servieren.

Anstelle von Reisöl kann auch Raps- oder Olivenöl verwendet werden.

NÄHRWERTE PRO PORTION

925 kJ, 221 kcal, 10 g Eiweiß, 15 g Fett (3 g gesättigte Fettsäuren), 12 g Kohlenhydrate (6 g Zucker), 6 g Ballaststoffe, 336 mg Natrium

Blumenkohl ist eine hervorragende Quelle für Vitamin K, das u. a. antioxidative Eigenschaften besitzt und entzündungshemmend wirkt. Es reagiert gleich im Anfangsstadium einer Entzündung und schützt somit auch das Gehirn und das Herz-Kreislauf-System.

Kleine Dips für zwischendurch

Diese nahrhaften Dips schmecken ungemein aromatisch. Der Gehalt an Fetten, Salz und Konservierungsstoffen ist dabei wesentlich geringer als bei fertig gekauften Dips. Reichen Sie dazu Rohkost oder frisches Vollkornbrot.

Bohnen-Dip

350 g Edamame-Bohnen oder Dicke Bohnen, gepalt (ergibt ca. 150 g Bohnenkerne)
125 g Seidentofu
2½ TL Sojasauce
1½ TL Sesamöl
½ TL Wasabi

Die Bohnen 5 Minuten in kochendem Wasser blanchieren. Abgießen, unter fließend kaltem Wasser abspülen und abtropfen lassen. Dann mit dem Tofu in der Küchenmaschine pürieren. Sojasauce, Sesamöl und Wasabi zufügen und die Küchenmaschine weiter laufen lassen, bis eine glatte Paste entstanden ist. Den fertigen Dip in einer kleinen Schale servieren.

FÜR 4 PERSONEN

Avocado-Tomaten-Dip

1 große Avocado
1 EL Limettensaft
2 Tomaten, entkernt und gewürfelt
2 Frühlingszwiebeln, in dünnen Ringen
2 EL grob gehackter frischer Koriander
1 Prise Cayennepfeffer

Die Avocado halbieren und entkernen. Das Fruchtfleisch würfeln und zügig im Limettensaft wenden, um Verfärbungen zu vermeiden. Tomaten, Frühlingszwiebeln, Koriander und Cayennepfeffer zufügen und behutsam unterheben. Anschließend sofort servieren.

FÜR 6 PERSONEN

Rote-Bete-Hummus

5 kleine Rote Beten (ca. 500 g Gesamtgewicht)
½ TL gemahlener Kreuzkümmel
400 g Kichererbsen aus der Dose, abgespült und abgetropft
2 Knoblauchzehen, gehackt
2 EL Tahini (Sesampaste)
2–3 EL Zitronensaft, zum Abschmecken

Die Roten Beten waschen und in einen großen Topf mit kochendem Wasser geben. Halb abdecken und 40 Minuten kochen, bis sie weich sind (zum Gartest mit einem dünnen Spieß einstechen). Dann abgießen, etwas abkühlen lassen und schälen. Die Roten Beten grob zerkleinern und in die Küchenmaschine geben. Den Kreuzkümmel bei mittlerer Hitze in einer kleinen Pfanne ohne Fett ca. 1 Minute unter Rühren rösten, bis er sein Aroma entfaltet. Dann mit Kichererbsen, Knoblauch, Tahini und Zitronensaft zu den Roten Beten in die Küchemaschine geben und glatt pürieren. In eine Schale umfüllen und sofort verzehren oder bis zum Verzehr kalt stellen.

FÜR 6 PERSONEN

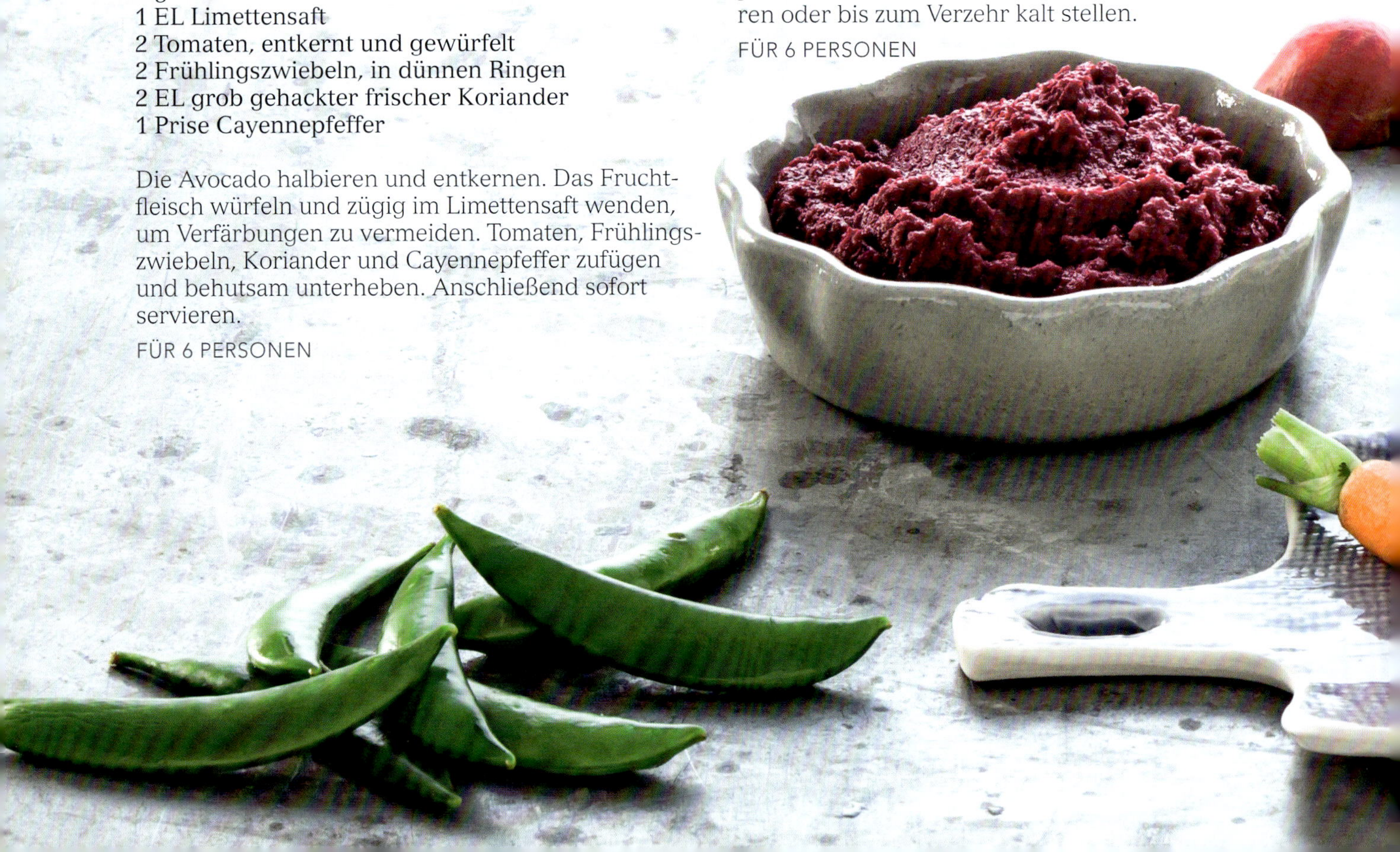

Spargel-Guacamole

500 g grüner Spargel, geputzt und in kleine Stücke geschnitten
1 kleine Zwiebel, gehackt
1 Knoblauchzehe, halbiert
1 EL Zitronensaft
1 große Tomate, entkernt und fein gehackt
2 EL fettarme Salatcreme
1 EL frisch gehackter Koriander oder frisch gehackte Petersilie
¼ TL Chilipulver
4 Tropfen Tabasco oder Chilisauce
frisch gemahlener schwarzer Pfeffer

Einen Topf 2 cm hoch mit Wasser befüllen. Den Spargel zufügen. Das Wasser aufkochen, dann die Hitze reduzieren, den Topf abdecken und den Spargel 3–5 Minuten kochen, bis er weich ist. Abgießen, mit Zwiebel, Knoblauch und Zitronensaft in die Küchenmaschine geben und glatt pürieren. Falls nötig, etwas Wasser (ca. 2 EL) zufügen. Tomate, Salatcreme, Koriander oder Petersilie, Chilipulver und Tabasco oder Chilisauce in einer Schüssel mischen. Den pürierten Spargel zufügen und unterheben. Den Dip pfeffern und bis zur Verwendung kalt stellen. Vor dem Servieren einmal umrühren.

FÜR 6 PERSONEN

Die Phytoöstrogene in *Sojaprodukten* scheinen sich positiv auf Herz und Gehirn auszuwirken. *Spargel* ist reich an Folsäure, Ballaststoffen und Antioxidantien, die für die Gesundheit von Herz und Gehirn von Bedeutung sind. Weil sie fast kein Fett enthält, ist die Spargel-Guacamole eine fettarme Alternative zur Original-Guacamole, die ja mit Avocados zubereitet wird. Auch *Rote Beten* und *Kichererbsen* enthalten viel Folsäure, die das Gehirn täglich benötigt. Ein Folsäuremangel kann zu Vergesslichkeit und Schlaflosigkeit führen. Auch *Avocados* und *Koriander* enthalten Folsäure. *Avocados* sind überdies gute Quellen für die Vitamine C und E.

Von links: Rote-Bete-Hummus, Bohnen-Dip, Avocado-Tomaten-Dip

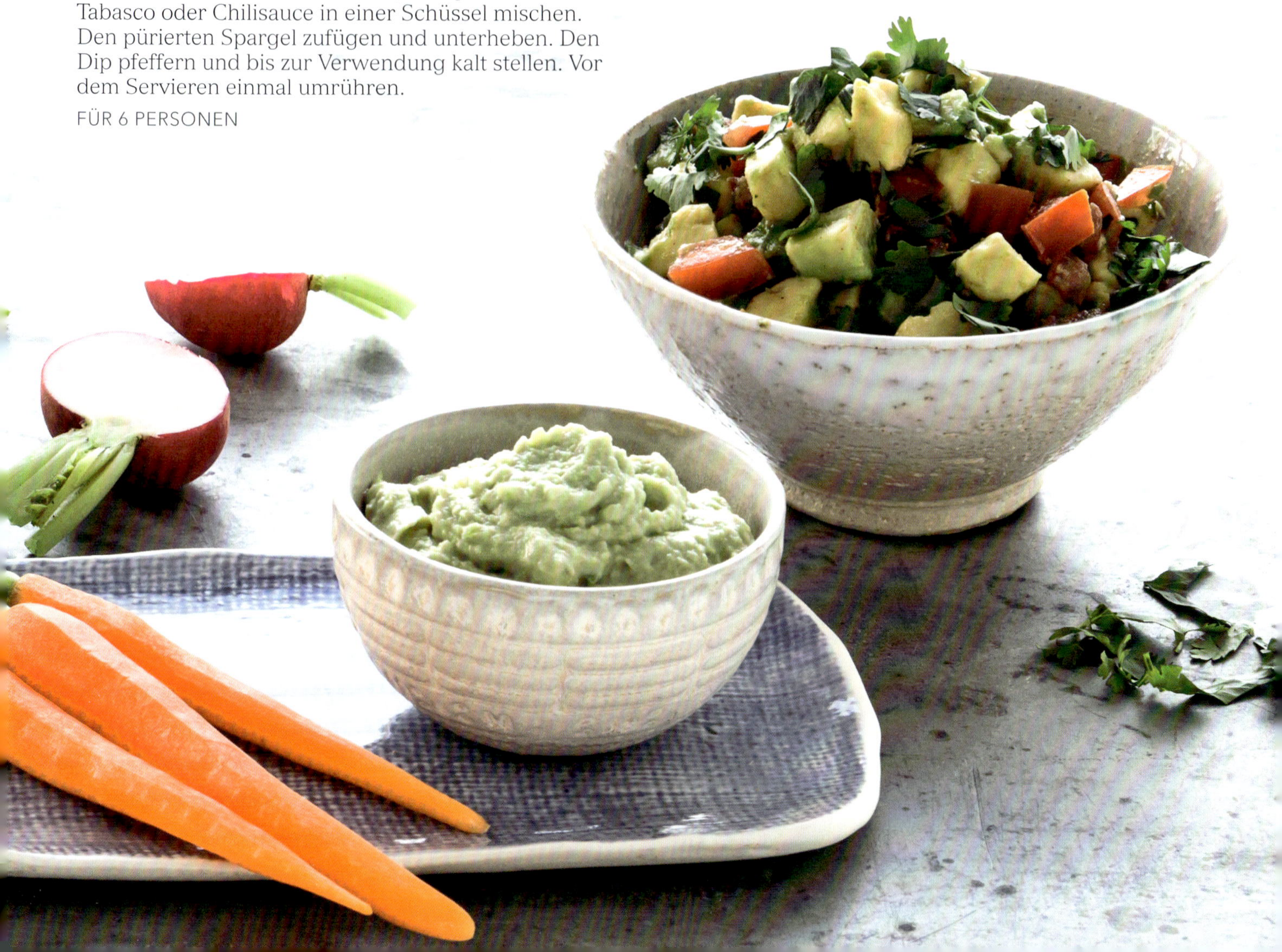

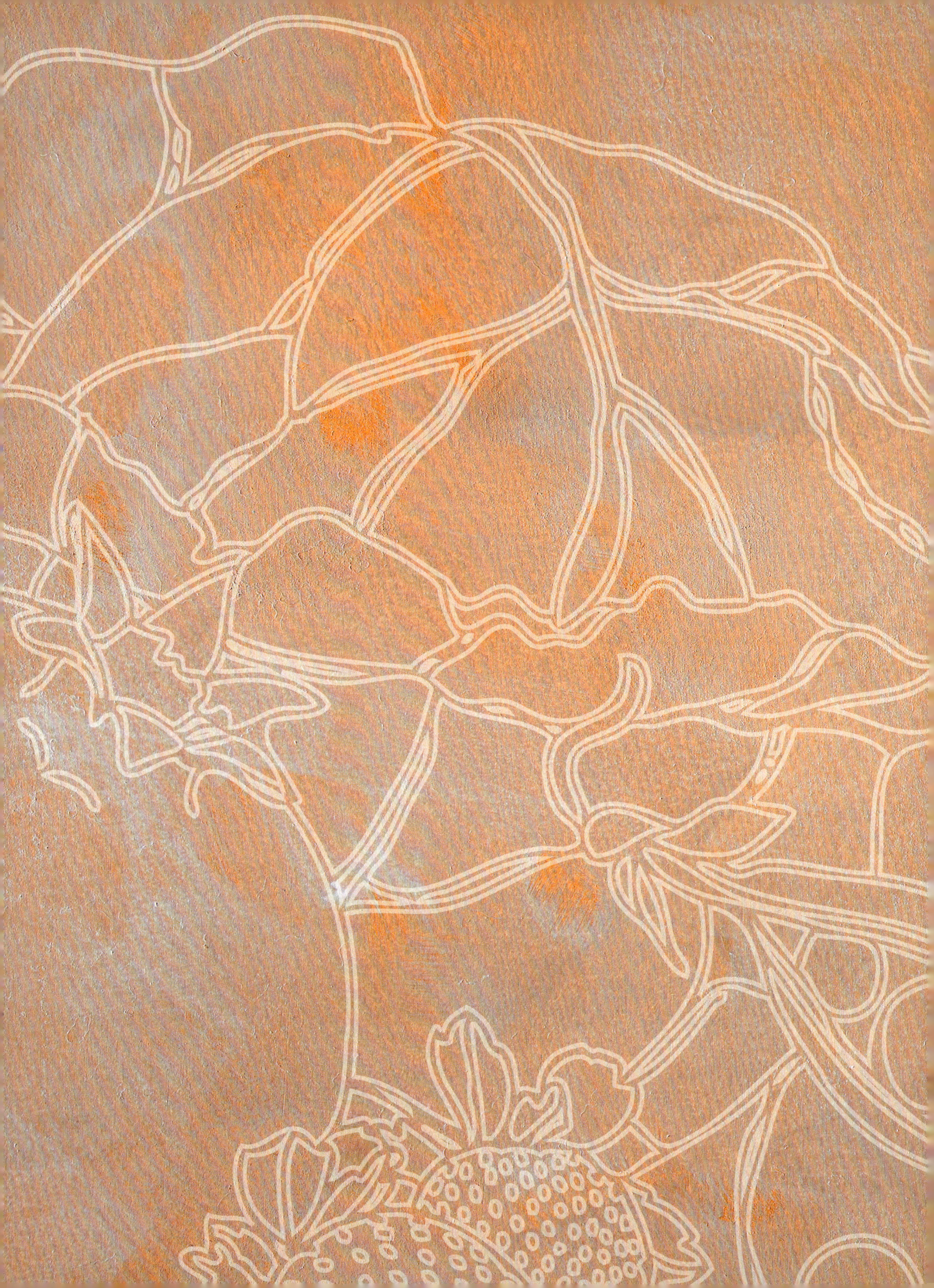

Hauptgerichte

Gesunde Hauptmahlzeiten mit schmackhaften Zutaten und den besten Vitalstoffen fürs Gehirn

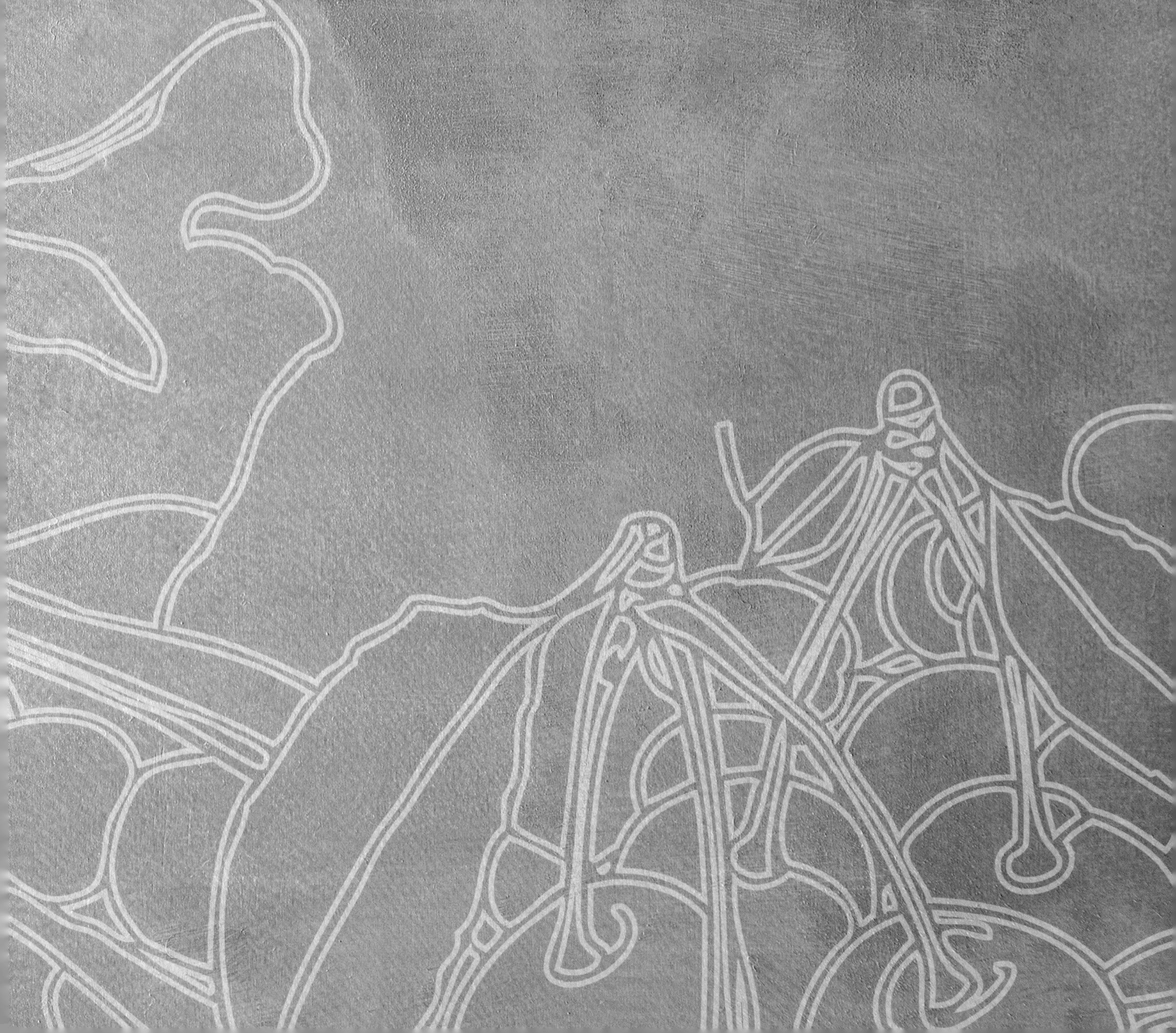

Kidney-Burger mit Sesamkruste

Diese vegetarische Burger-Variante vermag selbst Fleischliebhaber zu begeistern. Die Bratlinge werden mit Sesamsaat statt Semmelbröseln paniert, was ihnen mehr Biss und zusätzliche Nährstoffe verleiht.

ZUBEREITUNG **15 MINUTEN**
GARZEIT **25 MINUTEN**
FÜR **4 PERSONEN**

1 EL Raps- oder Olivenöl
1 Zwiebel, fein gehackt
1 kleine Möhre, gerieben
3 Knoblauchzehen, zerdrückt
1 EL gemahlener Kreuzkümmel
2 TL Paprikapulver
400 g Kidney-Bohnen aus der Dose, abgespült und abgetropft
80 g Sesamsaat
4 Vollkorn-Burger-Brötchen, geröstet
Salatblätter, Rote-Bete-Scheiben, Tomatenscheiben und Zwiebelringe, zum Garnieren

1 Den Backofen auf 180 °C vorheizen und ein Backblech mit Backpapier auslegen.

2 Das Öl in einer Pfanne erhitzen. Zwiebel und Möhre darin bei mittlerer Hitze 3–4 Minuten weich dünsten. Knoblauch und Gewürze zufügen und alles eine weitere Minute unter Rühren dünsten. Dann in eine große Schüssel umfüllen und abkühlen lassen.

3 Die Kidney-Bohnen zu der abgekühlten Zwiebelmischung geben und alles mit einem Kartoffelstampfer pürieren. Aus dem fertigen Püree 4 Bratlinge formen.

4 Die Sesamsaat auf einem Teller verteilen. Die Bratlinge darin wenden, dabei leicht andrücken, damit die Körner haften bleiben. Die Bratlinge auf das vorbereitete Backblech legen und 20 Minuten im vorgeheizten Backofen backen, bis sie innen heiß sind und die Sesamsaat leicht angeröstet ist.

5 Die fertigen Bratlinge mit den Zutaten für die Garnitur auf den Burger-Brötchen verteilen und sofort servieren.

Statt Bohnen aus der Dose können Sie auch 140 g getrocknete Kidney-Bohnen verwenden, wobei diese allerdings vorgekocht werden müssen.

NÄHRWERTE PRO PORTION

1577 kJ, 377 kcal, 16 g Eiweiß, 16 g Fett (2 g gesättigte Fettsäuren), 43 g Kohlenhydrate (5 g Zucker), 12 g Ballaststoffe, 601 mg Natrium

Sesamsaat ist nicht nur reich an gesunden Fettsäuren, sondern auch an Zink. Das Mineral spielt u. a. eine entscheidende Rolle bei Lernprozessen sowie für das Erinnerungsvermögen und die Gehirnentwicklung.

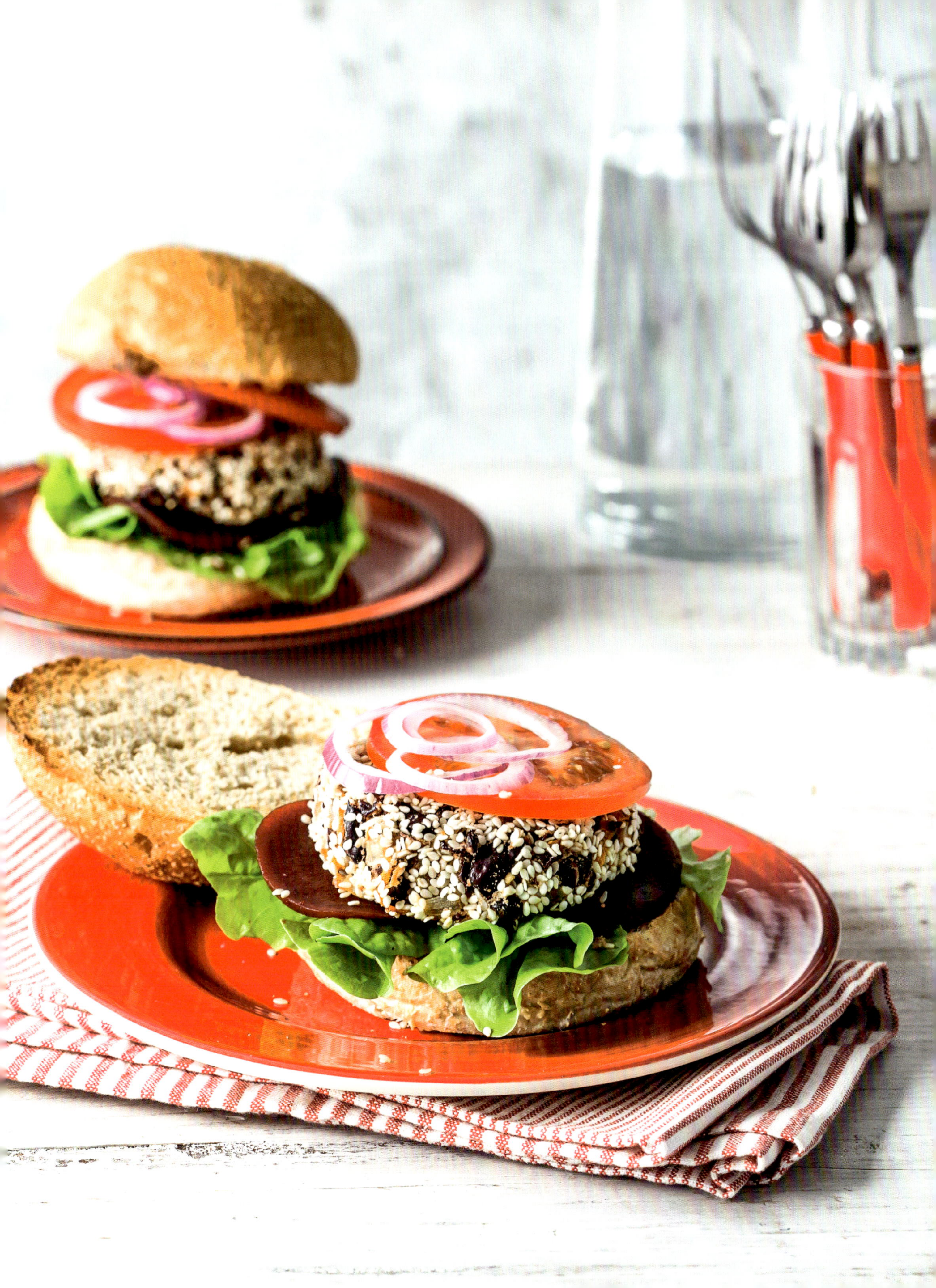

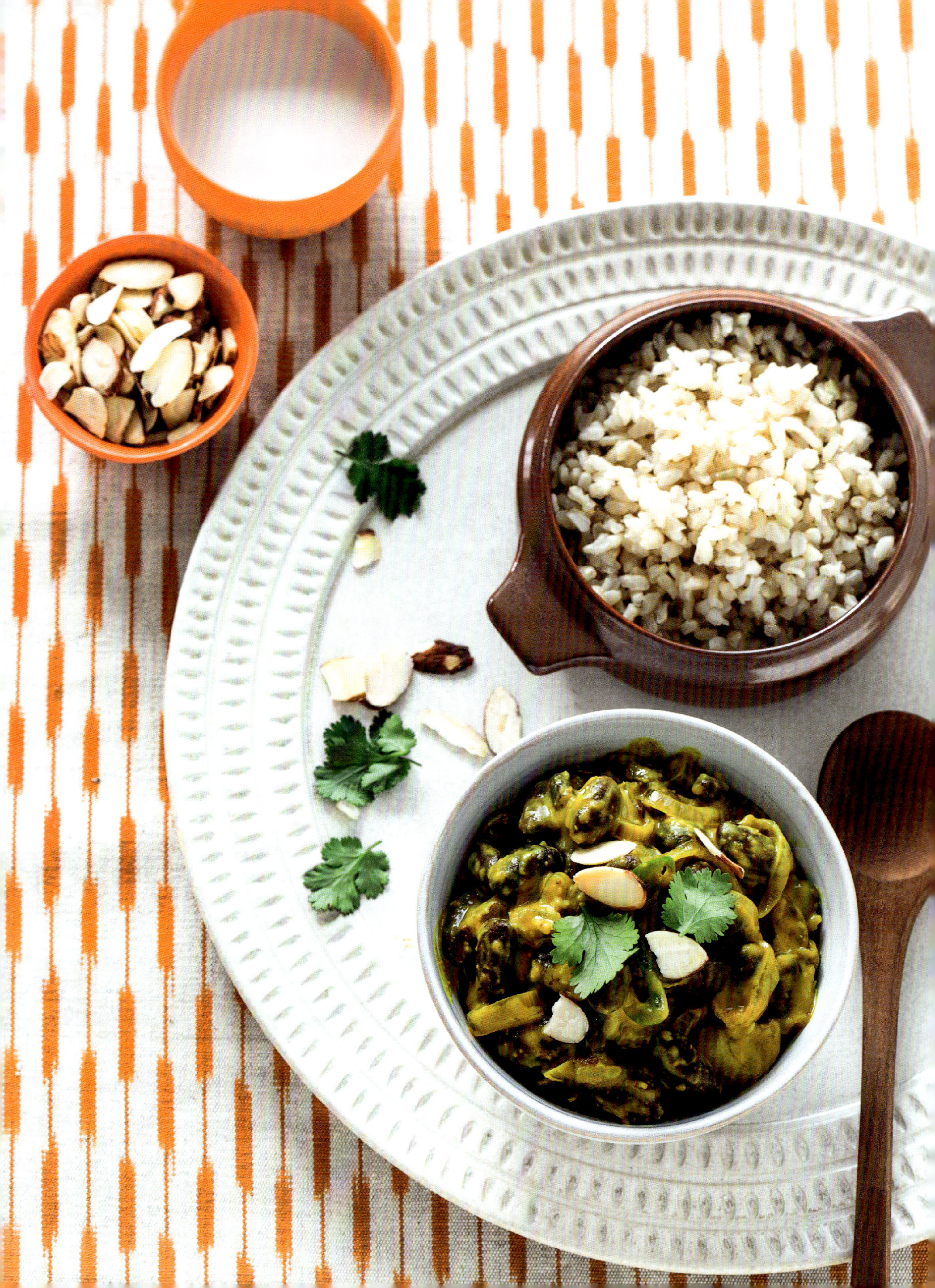

Kidney-Bohnen-Curry

Das Curry duftet herrlich nach indischen Gewürzen und cremiger Kokosmilch. Anstelle der Kidney-Bohnen können Sie jede beliebige Hülsenfrucht verwenden. Als Beilagen zu diesem Gericht eignen sich besonders gut Vollkornreis und gedünstetes Gemüse.

ZUBEREITUNG **15 MINUTEN, PLUS EINWEICHZEIT ÜBER NACHT**
KOCHZEIT **1 STUNDE 20 MINUTEN**
FÜR **4 PERSONEN**

140 g getrocknete Kidney-Bohnen
1 EL Raps- oder Olivenöl
4 Schalotten, in Ringe geschnitten
1 Zimtstange
4 Kardamomkapseln, zerstoßen
4 Gewürznelken, gemahlen
2,5 cm frische Kurkuma, gerieben
5 cm frischer Ingwer, gerieben
1 lange grüne Chilischote, schräg in dünne Scheiben geschnitten
10 Curryblätter (nach Belieben)
250 ml Gemüsebrühe
125 ml fettarme Kokosmilch
8 Stängel frischer Koriander, grob gehackt
40 g ganze Mandeln, in Scheiben geschnitten

1 Die Bohnen über Nacht oder mindestens 5 Stunden in kaltem Wasser einweichen lassen. Dann abgießen und in reichlich frischem Wasser etwa 1 Stunde kochen, bis sie gar sind. Anschließend abgießen und beiseitestellen.

2 Das Öl in einer großen Pfanne erhitzen. Die Schalotten darin bei geringer Hitze 10 Minuten glasig dünsten. Zimtstange, Kardamomkapseln, Nelken, Kurkuma, Ingwer und Chilischote zufügen und unter gelegentlichem Rühren 5 Minuten mitdünsten, bis die Gewürze ihr Aroma entfalten.

3 Curryblätter, Brühe, Kokosmilch und Kidney-Bohnen zufügen und alles 5 Minuten köcheln lassen, bis die Flüssigkeit eindickt.

4 Das fertige Curry mit Koriander und Mandelscheiben garniert servieren.

Statt der getrockneten Kidney-Bohnen können Sie auch 400 g vorgegarte aus der Dose verwenden und Schritt 1 einfach überspringen.

Falls die frischen Gewürze nicht erhältlich sind, können Sie auch vorgemahlene verwenden. Nehmen Sie in diesem Fall 2 große Prisen gemahlenen Kardamom, 1 große Prise Nelkenpulver und 2 TL Kurkumapulver.

NÄHRWERTE PRO PORTION

1112 kJ, 266 kcal, 11 g Eiweiß, 15 g Fett (5 g gesättigte Fettsäuren), 18 g Kohlenhydrate (4 g Zucker), 10 g Ballaststoffe, 281 mg Natrium

Experten vermuten, dass *Curcumin*, die Substanz, die der Kurkuma ihre gelbe Farbe verleiht, Schutz vor gewissen Formen der Demenz bietet und zur Aufrechterhaltung einer gesunden Hirnfunktion beiträgt.

Linsen-Moussaka

Diese vegetarische Version des orientalischen Auflaufklassikers enthält weniger Fett als das Original. Spinat gehört nicht zu den klassischen Zutaten, schmeckt aber gut und liefert viele zusätzliche Nährstoffe.

ZUBEREITUNG **30 MINUTEN**
GARZEIT **1 STUNDE 30 MINUTEN**
FÜR **6 PERSONEN**

1 EL Olivenöl
1 Zwiebel, gehackt
2 Knoblauchzehen, zerdrückt
400 g gehackte Tomaten aus der Dose
1 l Gemüsebrühe
370 g braune Linsen, abgespült und abgetropft
1 TL getrockneter Oregano
1/2 TL gemahlener Piment
1/4 TL Zimtpulver
2 große Auberginen (ca. 800 g Gesamtgewicht), in 1 cm dicke Scheiben geschnitten
Olivenöl, in einen Ölsprüher gefüllt
350 g frischer Spinat
2 EL Tomatenmark
frisch gemahlener schwarzer Pfeffer
500 g fettarmer Naturjoghurt
2 Eier
30 g fettarmer Gouda
Paprikapulver, zum Bestäuben

1 Das Öl in einem großen Topf erhitzen. Die Zwiebel darin bei mittlerer Hitze unter gelegentlichem Rühren 5 Minuten weich dünsten. Den Knoblauch zufügen und 30 Sekunden unter Rühren mitdünsten. Tomaten, Brühe, Linsen, Oregano, Piment und Zimt zugeben, alles abdecken und aufkochen. Dann die Hitze auf niedrige bis mittlere Stufe reduzieren und alles unter gelegentlichem Rühren 55 Minuten kochen, bis die Linsen gar sind.

2 Unterdessen eine große Pfanne auf mittlerer Stufe erhitzen. Die Auberginenscheiben mit Olivenöl besprühen und portionsweise je 2 Minuten von jeder Seite anbraten, bis sie weich und leicht gebräunt sind. Dann beiseitestellen.

3 Den Backofen auf 200 °C vorheizen und eine Auflaufform (ca. 30 cm × 21 cm × 6 cm) leicht einfetten.

4 Den Spinat waschen. Die Stiele entfernen und wegwerfen. Die Blätter grob zerkleinern und mit dem Tomatenmark zu der Linsenmischung geben. Rühren, bis der Spinat zusammengefallen ist, dann alles mit Pfeffer würzen.

5 Die Hälfte der Auberginen fächerförmig auf dem Boden der Auflaufform auslegen und die Hälfte der Linsenmischung darauf verteilen. Eine weitere solche Schicht mit den restlichen Auberginen und der verbliebenen Linsenmischung bilden. Dann Joghurt und Eier verquirlen und auf der oberen Linsenschicht verteilen. Den geriebenen Käse darüberstreuen und mit Paprikapulver bestäuben. Den Auflauf 30 Minuten backen, bis die Eimasse gestockt und leicht gebräunt ist. Vor dem Servieren 15 Minuten ruhen lassen.

NÄHRWERTE PRO PORTION

1694 kJ, 405 kcal, 30 g Eiweiß, 12 g Fett (4 g gesättigte Fettsäuren), 46 g Kohlenhydrate (18 g Zucker), 15 g Ballaststoffe, 980 mg Natrium

In vielen Rezepten kann man Hackfleisch problemlos durch *Linsen* ersetzen. Diese enthalten mehr Nähr- und Ballaststoffe und tragen zur Verringerung des Fettgehalts des Gerichts bei – und auch zur Reduktion der Kosten.

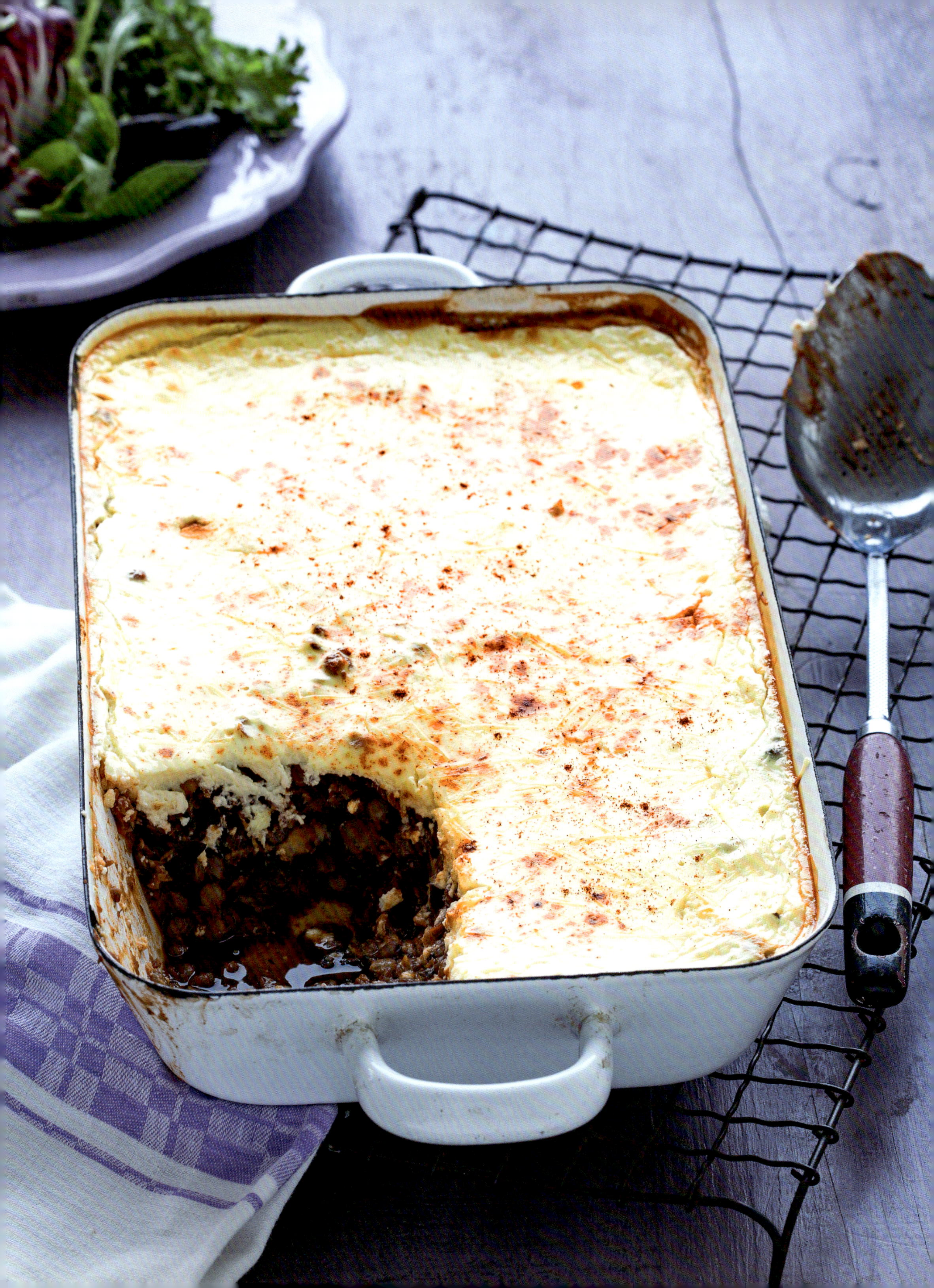

Vollkornprodukte

Vollkornprodukte sollen vor Herzerkrankungen und verschiedenen Krebsarten schützen, weil sie viele Ballaststoffe, Antioxidantien und gesunde Fette enthalten.

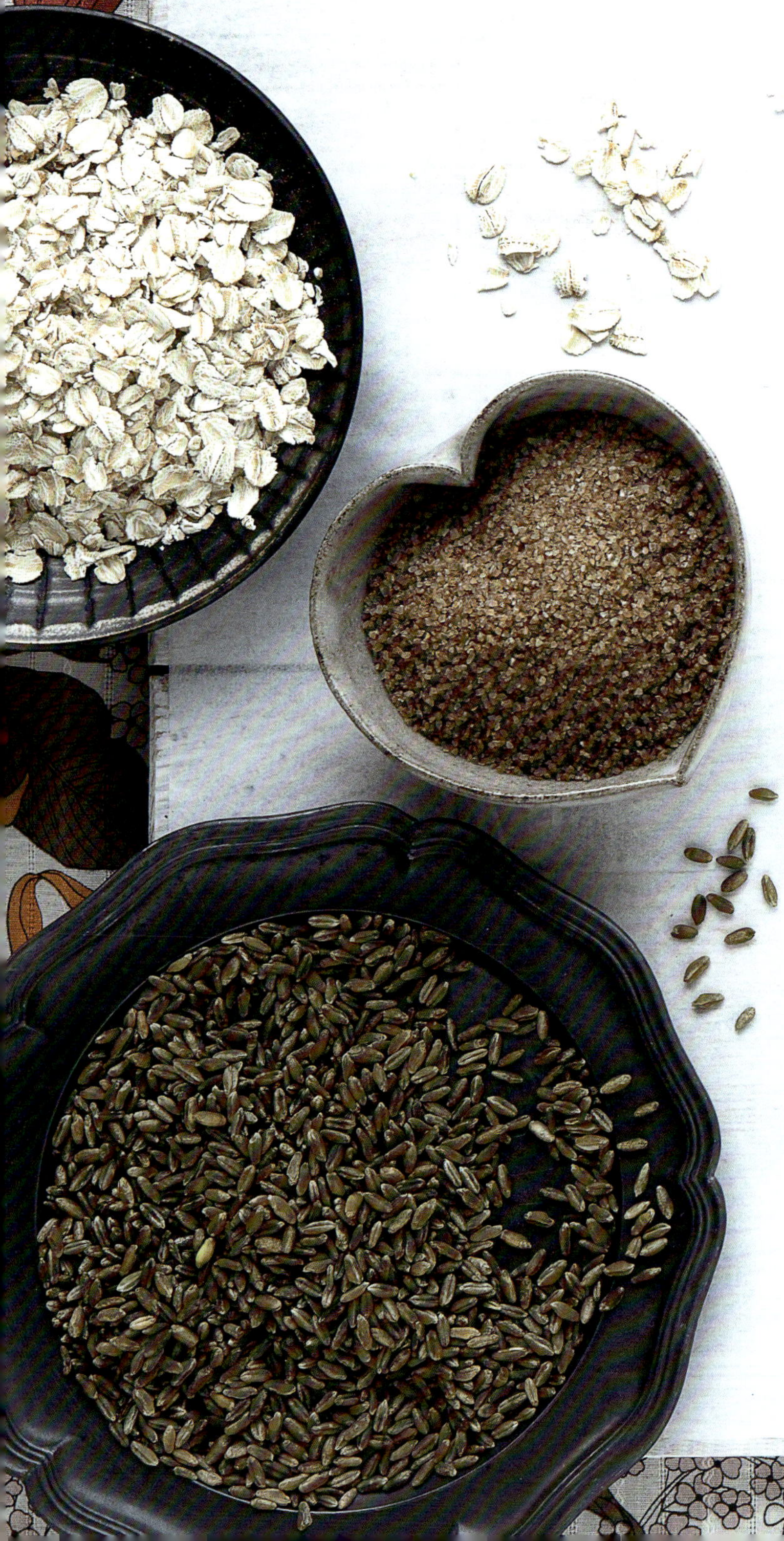

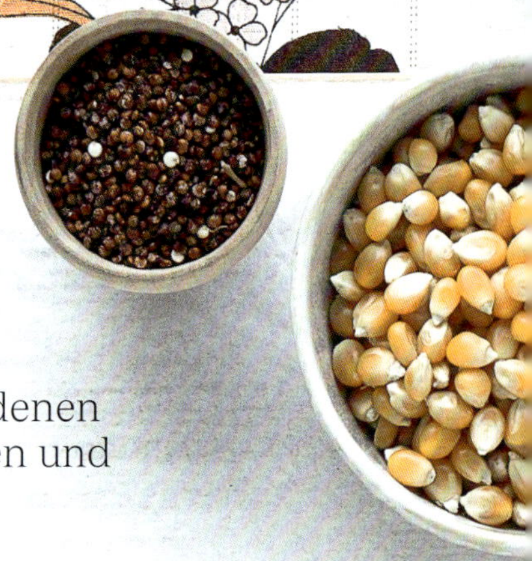

Die äußere Schicht des Korns, die Kleie und der Keimling, werden bei der Verarbeitung zu Weißmehl und geschältem Reis entfernt. Bei Vollkorngetreide verbleiben diese Bestandteile am Korn – und damit auch die vielen Nähr- und Ballaststoffe, die sie enthalten. So finden sich in der Kleie und im Keimling nahezu 90 % des im Korn vorkommenden Thiamins. Thiamin wird vom Körper benötigt, um Kohlenhydrate, Fette und Proteine zu verstoffwechseln und Energie daraus zu gewinnen. Zudem ist es wichtig für die Informationsübertragung im Gehirn. Ein Mangel kann zu neuronalen Veränderungen und Hirnschäden führen. Des Weiteren geht bei der Erzeugung von besonders feinem Auszugsmehl etwa die Hälfte des im Korn enthaltenen Selens und der darin vorkommenden Folsäure verloren, dasselbe gilt für drei Viertel des ursprünglich vorhandenen Zinks und 80 % der in Vollkornprodukten enthaltenen Nicotinsäure.

Ungeschälte Getreide enthalten überdies wesentlich mehr sekundäre Pflanzenstoffe wie Phytoöstrogene, die entzündungshemmend wirken, die Darmfunktion anregen und den Cholesterinspiegel niedrig halten können (was das Herz-Kreislauf-System stärkt und damit auch dem Gehirn zugutekommt). Wer auf Weißmehl verzichtet und stattdessen mehr Vollkornprodukte verzehrt, nimmt zugleich auch mehr Vitamine, Mineralstoffe, Antioxidantien und gesunde Fette zu sich. Zu den Vollkornprodukten zählen u. a. Kartoffeln, Haferflocken, Popcorn und Quinoa. Lassen Sie sich durch manche künstlich braun gefärbten Lebensmittel nicht in

Von unten links im Uhrzeigersinn: Freekeh, Bulgur, Haferflocken, roter Quinoa, Popcorn-Mais, Graupen, Polenta, weißer Quinoa, Vollkornreis, schwarzer Quinoa

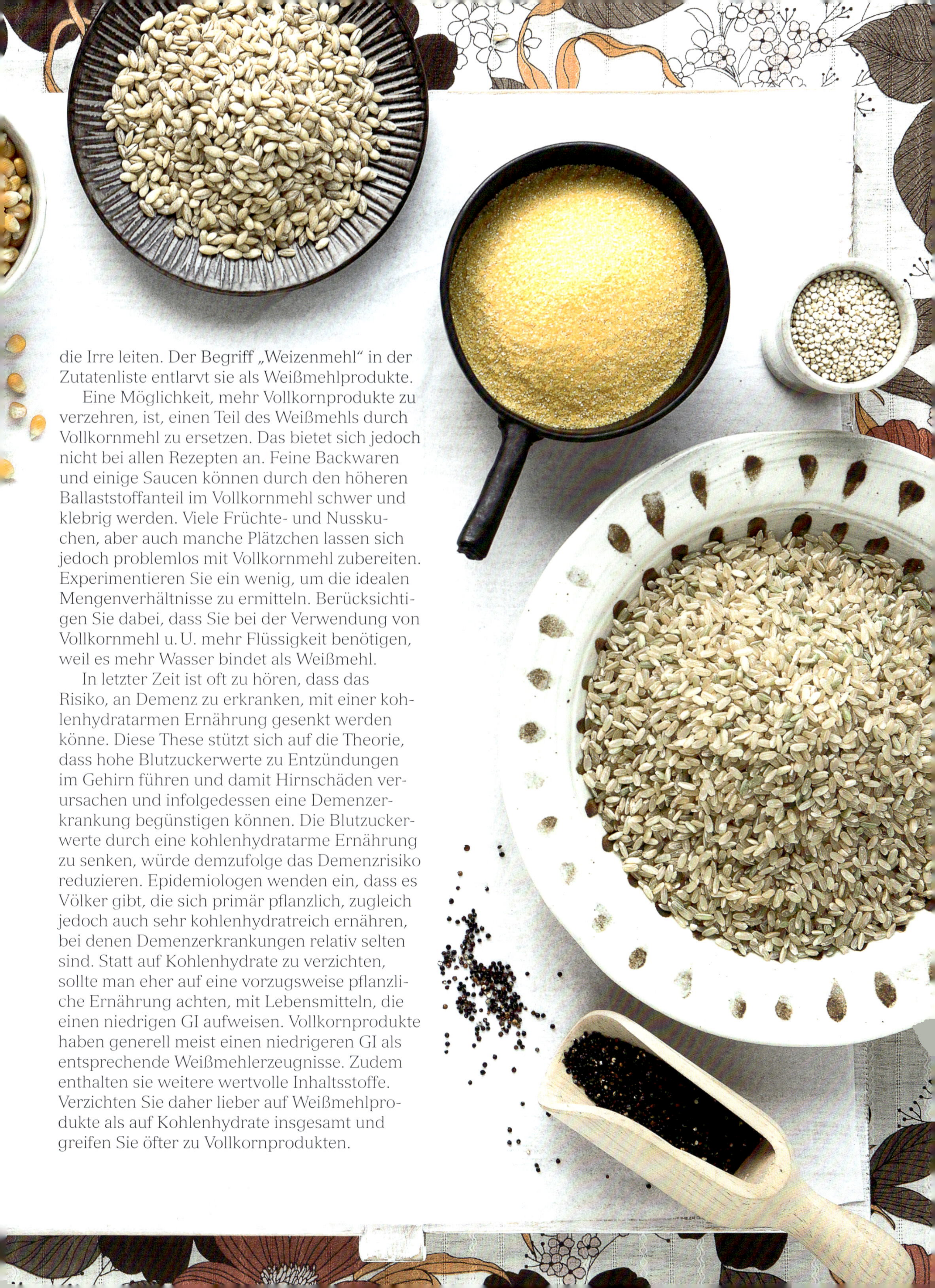

die Irre leiten. Der Begriff „Weizenmehl" in der Zutatenliste entlarvt sie als Weißmehlprodukte.

Eine Möglichkeit, mehr Vollkornprodukte zu verzehren, ist, einen Teil des Weißmehls durch Vollkornmehl zu ersetzen. Das bietet sich jedoch nicht bei allen Rezepten an. Feine Backwaren und einige Saucen können durch den höheren Ballaststoffanteil im Vollkornmehl schwer und klebrig werden. Viele Früchte- und Nusskuchen, aber auch manche Plätzchen lassen sich jedoch problemlos mit Vollkornmehl zubereiten. Experimentieren Sie ein wenig, um die idealen Mengenverhältnisse zu ermitteln. Berücksichtigen Sie dabei, dass Sie bei der Verwendung von Vollkornmehl u. U. mehr Flüssigkeit benötigen, weil es mehr Wasser bindet als Weißmehl.

In letzter Zeit ist oft zu hören, dass das Risiko, an Demenz zu erkranken, mit einer kohlenhydratarmen Ernährung gesenkt werden könne. Diese These stützt sich auf die Theorie, dass hohe Blutzuckerwerte zu Entzündungen im Gehirn führen und damit Hirnschäden verursachen und infolgedessen eine Demenzerkrankung begünstigen können. Die Blutzuckerwerte durch eine kohlenhydratarme Ernährung zu senken, würde demzufolge das Demenzrisiko reduzieren. Epidemiologen wenden ein, dass es Völker gibt, die sich primär pflanzlich, zugleich jedoch auch sehr kohlenhydratreich ernähren, bei denen Demenzerkrankungen relativ selten sind. Statt auf Kohlenhydrate zu verzichten, sollte man eher auf eine vorzugsweise pflanzliche Ernährung achten, mit Lebensmitteln, die einen niedrigen GI aufweisen. Vollkornprodukte haben generell meist einen niedrigeren GI als entsprechende Weißmehlerzeugnisse. Zudem enthalten sie weitere wertvolle Inhaltsstoffe. Verzichten Sie daher lieber auf Weißmehlprodukte als auf Kohlenhydrate insgesamt und greifen Sie öfter zu Vollkornprodukten.

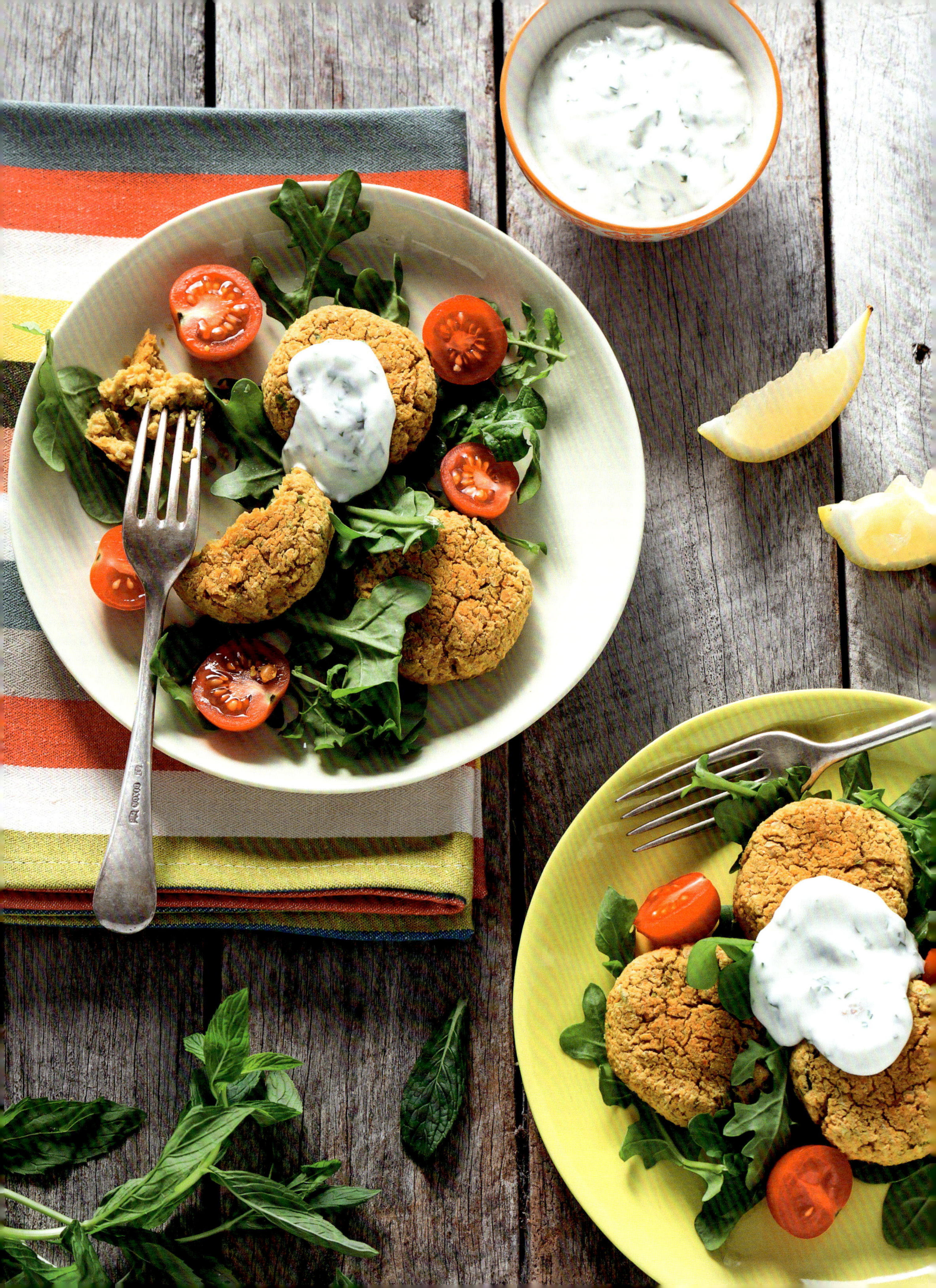

Kichererbsen-Frikadellen aus dem Backofen

Diese vegetarischen Frikadellen sind sehr vielseitig. Man kann sie gut mit Salat oder Couscous als leichtes Hauptgericht servieren, als Hauptzutat für einen vegetarischen Burger verwenden oder in einer Miniversion als Fingerfood reichen.

ZUBEREITUNG **20 MINUTEN**
GARZEIT **25 MINUTEN**
FÜR **4 PERSONEN (ERGIBT 12 FRIKADELLEN)**

3 TL Olivenöl
4 Frühlingszwiebeln
2 Knoblauchzehen, zerdrückt
1 TL gemahlener Kreuzkümmel
1 TL gemahlener Koriander
½ TL Kurkumapulver
800 g Kichererbsen aus der Dose, abgetropft und abgespült
70 g Tahini (Sesampaste)
Olivenöl, in einen Ölsprüher gefüllt
80 g fettarmer Naturjoghurt
2 EL frische Minzeblätter, fein gehackt
60 g Rucola
250 g rote Kirschtomaten, halbiert
Zitronenspalten

1 Den Backofen auf 200 °C vorheizen und ein großes Backblech leicht einfetten.

2 Das Olivenöl in einer kleinen Pfanne erhitzen. Die Frühlingszwiebeln darin bei geringer bis mittlerer Hitze 3 Minuten weich dünsten. Knoblauch und Gewürze zufügen und 30 Sekunden mitdünsten, bis sie ihr Aroma entfalten.

3 Die Kichererbsen mit der Gewürzmischung und der Tahini in einer Küchenmaschine zu einer fast glatten Paste pürieren; dabei Reste, die an der Seitenwand der Maschine kleben bleiben, immer wieder mit einem Spatel nach unten schieben. Aus der fertigen Masse 12 Frikadellen formen.

4 Die Frikadellen auf das vorbereitete Backblech setzen, mit etwas Olivenöl besprühen und unter einmaligem Wenden 20 Minuten backen, bis sie von beiden Seiten leicht gebräunt sind.

5 Joghurt und Minze in einer kleinen Schale mischen.

6 Rucola und Tomatenhälften auf 4 Teller verteilen. Die Frikadellen darauf anrichten und mit je 1 Klacks Minzjoghurt sowie 1 Zitronenspalte zum Beträufeln servieren.

Statt Kichererbsen aus der Dose können Sie auch 300 g getrocknete verwenden, wobei diese allerdings vorgekocht werden müssen.

NÄHRWERTE PRO PORTION (3 FRIKADELLEN)

1274 kJ, 304 kcal, 14 g Eiweiß, 18 g Fett (3 g gesättigte Fettsäuren), 22 g Kohlenhydrate (5 g Zucker), 10 g Ballaststoffe, 356 mg Natrium

Kichererbsen enthalten viele Proteine und Ballaststoffe. Tahini und Joghurt ergänzen das Gericht um weitere wertvolle Proteine, sodass Sie beim Verzehr alle essenziellen Aminosäuren zu sich nehmen.

Muscheln nach thailändischer Art mit Chili und Basilikum

In diesem einfachen, schnell zubereiteten Gericht vereinen sich die Aromen von Zitronengras, Basilikum, Chilischoten und Kokosmilch zu einer köstlichen asiatischen Note. Soll es etwas gehaltvoller sein, servieren Sie Vollkornreis und einen knackigen grünen Salat als Beilagen.

ZUBEREITUNG **15 MINUTEN**
KOCHZEIT **15 MINUTEN**
FÜR **4 PERSONEN**

2 kg Miesmuscheln
1 EL Rapsöl
75 g Schalotten, fein gehackt
2 Knoblauchzehen, fein gehackt
1 kleine rote Chilischote, entkernt und fein gehackt
1 Stängel Zitronengras, nur der weiße Teil, in dünnen Scheiben
250 ml Fisch- oder Gemüsebrühe
125 ml fettarme Kokosmilch
15 g frisches Basilikum, klein gezupft
Limettenspalten

1 Die Muscheln gründlich waschen und entbarten. Beschädigte Exemplare oder solche, die sich auch auf sanften Druck hin nicht schließen, aussortieren und wegwerfen.

2 Das Öl in einem großen Topf bei mittlerer Hitze erhitzen. Schalotten, Knoblauch, Chilischote und Zitronengras darin unter Rühren etwa 5 Minuten dünsten, bis sie weich werden und sich ihr Aroma entfaltet.

3 Die Brühe zugießen und leicht aufwallen lassen. Nun die Muscheln zugeben und 5 Minuten in der Brühe garen. Alle Exemplare, die sich danach nicht geöffnet haben, wegwerfen. Anschließend die Kokosmilch zugießen.

4 Die fertigen Muscheln zusammen mit dem Kochsud auf 4 tiefe Teller verteilen, mit Basilikum bestreuen und mit Limettenspalten zum Beträufeln servieren.

Wer es authentisch liebt, kann das Gericht auch mit echtem Thai-Basilikum aus dem Asia-Laden zubereiten.

NÄHRWERTE PRO PORTION

767 kJ, 183 kcal, 14 g Eiweiß, 10 g Fett (4 g gesättigte Fettsäuren), 9 g Kohlenhydrate (2 g Zucker), <1 g Ballaststoffe, 751 mg Natrium

Zink schützt das Immunsystem, und *Miesmuscheln* zählen zu den Nahrungsmitteln mit dem höchsten Zinkgehalt. Außerdem enthalten sie viel Mangan, das für eine optimale Hirnfunktion von großer Bedeutung ist.

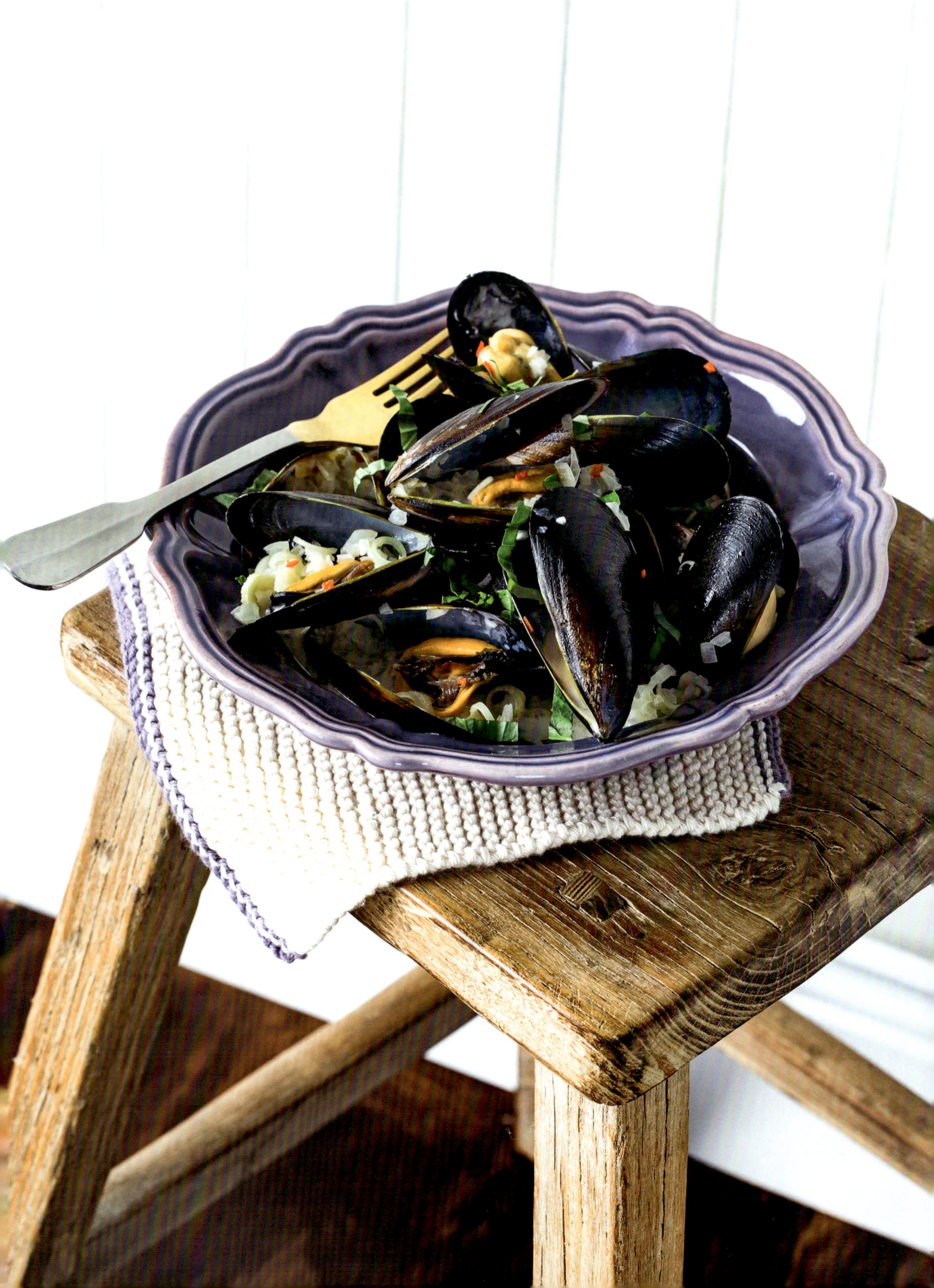

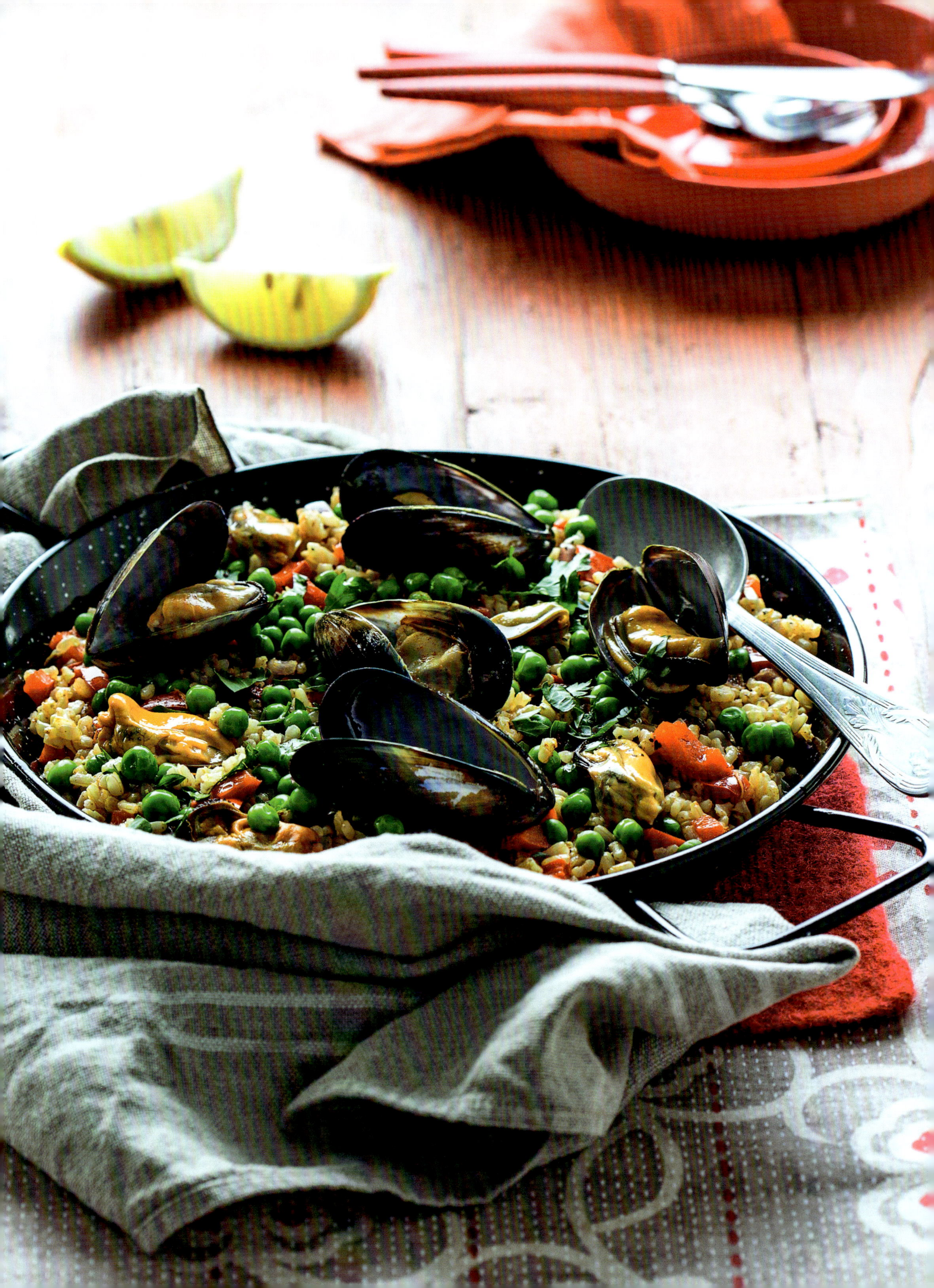

Paella mit Vollkornreis, Muscheln und Paprika

Paella wird gewöhnlich mit geschältem weißen Reis zubereitet, der schnell gart und dem Gericht eine sämige Konsistenz verleiht. Er enthält aber weniger Ballast- und Nährstoffe als Vollkornreis. Diese Paella-Variante ist nahrhafter als das Original, aber genauso aromatisch.

ZUBEREITUNG **20 MINUTEN, PLUS 10 MINUTEN RUHEZEIT**
KOCHZEIT **1 STUNDE 45 MINUTEN**
FÜR **6 PERSONEN**

1 kg Miesmuscheln
80 ml natives Olivenöl
1 rote Zwiebel, gewürfelt
2 große rote Paprika, in kurze dünne Streifen geschnitten
4 Knoblauchzehen, zerdrückt
1 TL Fenchelsamen
1 TL Paprikapulver
750 ml Hühnerbrühe
275 g Vollkorn-Rundkornreis
250 ml Weißwein
1 Msp. Safranfäden
150 g Erbsen
frisch gehackte Petersilie
1 Zitrone, in Spalten geschnitten

1 Die Muscheln gründlich waschen und entbarten. Beschädigte Exemplare oder solche, die sich auch auf sanften Druck hin nicht schließen, aussortieren und wegwerfen.

2 Das Öl in einer Paella-Pfanne oder einer anderen großen Pfanne (30 cm ∅) erhitzen. Die Zwiebel darin bei mittlerer Hitze 5 Minuten dünsten. Die Paprika zufügen und 3 Minuten mitdünsten. Knoblauch, Fenchelsamen und Paprikapulver zugeben und alles weitere 2 Minuten bei geringer Hitze kochen. Unterdessen die Brühe in einem Topf aufkochen.

3 Den Reis in die Pfanne geben und rundum mit der Zwiebelmischung überziehen. Wein, Safranfäden und 500 ml Brühe zugeben und die Flüssigkeit aufkochen.

4 Die Muscheln flach auf den Reis legen, sodass der Spalt, an dem sie sich öffnen werden, zur Seite zeigt. Muscheln, die sich geöffnet haben, aus der Pfanne nehmen und in einer hitzebeständigen Schüssel zur Seite stellen. Dann die Hitze reduzieren und die Reismischung 1 Stunde langsam gar ziehen lassen; dabei alle 15 Minuten einmal umrühren und die Pfanne auf dem Herd drehen, damit alles gleichmäßig gart. Bei Bedarf immer so viel von der restlichen Brühe zugießen, dass die Reismischung gerade feucht ist.

5 Die Paella bis zu 30 Minuten weiterkochen und die Pfanne regelmäßig drehen, bis der Reis gar und alle Flüssigkeit verdampft ist; dabei jedoch nicht mehr umrühren.

6 Die Erbsen über den Reis streuen, die Pfanne vom Herd nehmen und mit einem dicht schließenden Deckel oder einem Stück Alufolie abdecken. Die Paella 10 Minuten ruhen lassen, dann die Muscheln zufügen. Mit Petersilie bestreuen und mit den Zitronenspalten zum Beträufeln servieren.

Für eine Paella eignet sich jede Kombination von Meeresfrüchten, magerem Fleisch und Gemüse. Die *Miesmuscheln* wurden wegen ihres hohen Nährstoffgehalts ausgewählt. Neben Vitamin B_{12} enthalten sie viel Zink und essenzielle Fettsäuren.

Den Wein können Sie durch Brühe ersetzen. Zudem können Sie die Muscheln auslösen, bevor Sie sie in Schritt 6 wieder zur Paella geben. Für die Garnitur einige unausgelöste aufbewahren.

NÄHRWERTE PRO PORTION

1591 kJ, 380 kcal, 12 g Eiweiß, 14 g Fett (2 g gesättigte Fettsäuren), 44 g Kohlenhydrate (5 g Zucker), 4 g Ballaststoffe, 568 mg Natrium

Gegrillter Lachs mit gedünstetem Gemüse

Einfaches grünes Blattgemüse mit einem Hauch von Zitrus- und Knoblaucharoma ergibt eine ideale Beilage zum Lachs. Fügen Sie für eine etwas gehaltvollere Mahlzeit lediglich etwas Brot oder Reis hinzu.

ZUBEREITUNG **15 MINUTEN**
KOCHZEIT **10 MINUTEN**
FÜR **4 PERSONEN**

4 Lachsfilets ohne Haut à 150 g
$1\frac{1}{2}$ EL Olivenöl
2 große Knoblauchzehen, zerdrückt
150 g Weißkohl, in dünne Streifen geschnitten
200 g frischer Spinat, Strünke entfernt und in dünne Streifen geschnitten
250 g Mangold, Strünke entfernt und in dünne Streifen geschnitten
2 TL Sesamsaat, geröstet
Zitronenspalten

1 Eine Grillpfanne bei mittlerer Hitze auf dem Herd erhitzen. Die Lachsfilets mit 1 TL Olivenöl bestreichen und 3 Minuten auf einer Seite braten. Wenden und weitere 2 Minuten braten, bis sie gar sind. Dann beiseitestellen.

2 Das restliche Olivenöl in einem großen Topf erhitzen, den Knoblauch zufügen und bei mittlerer Hitze 30 Sekunden dünsten, bis er sein Aroma entfaltet. Nun Kohl, Spinat und Mangold zufügen und das Gemüse unter Rühren 3 Minuten garen, bis es zusammengefallen ist.

3 Das Gemüse auf 4 Teller verteilen. Den Lachs darauf anrichten, mit der Sesamsaat bestreuen und mit Zitronenspalten zum Beträufeln servieren.

Spinat und Mangold müssen vor der Verarbeitung gründlich gewaschen werden. Dazu die von den Strünken befreiten Blätter in eine große Schüssel (oder ein sauberes Spülbecken) mit kaltem Wasser geben, kurz darin schwenken und 10 Minuten stehen lassen. An den Blättern anhaftende Partikel aus Sand oder Erde setzen sich in der Zwischenzeit auf dem Boden ab. Die Blätter herausheben und in eine Salatschleuder geben, um überschüssiges Wasser zu entfernen.

Fisch wird schnell trocken, wenn man ihn zu lange gart. Nehmen Sie ihn aus der Pfanne, solange er innen noch leicht glasig ist. Er gart nach, während Sie das Gemüse zubereiten, und hat nach 5–10 Minuten den perfekten Gargrad erreicht.

NÄHRWERTE PRO PORTION
1357 kJ, 324 kcal, 33 g Eiweiß, 19 g Fett (4 g gesättigte Fettsäuren), 7 g Kohlenhydrate (2 g Zucker), 4 g Ballaststoffe, 222 mg Natrium

Weißkohl gehört zur Pflanzenfamilie der Kreuzblütler, zu der auch Brokkoli, Blumenkohl, Rosenkohl und Pak Choi zählen. All diese Gemüsesorten enthalten reichlich Sulforaphan, eine stark entzündungshemmende Substanz, die vor degenerativen Erkrankungen, wie z. B. Demenz, schützen soll.

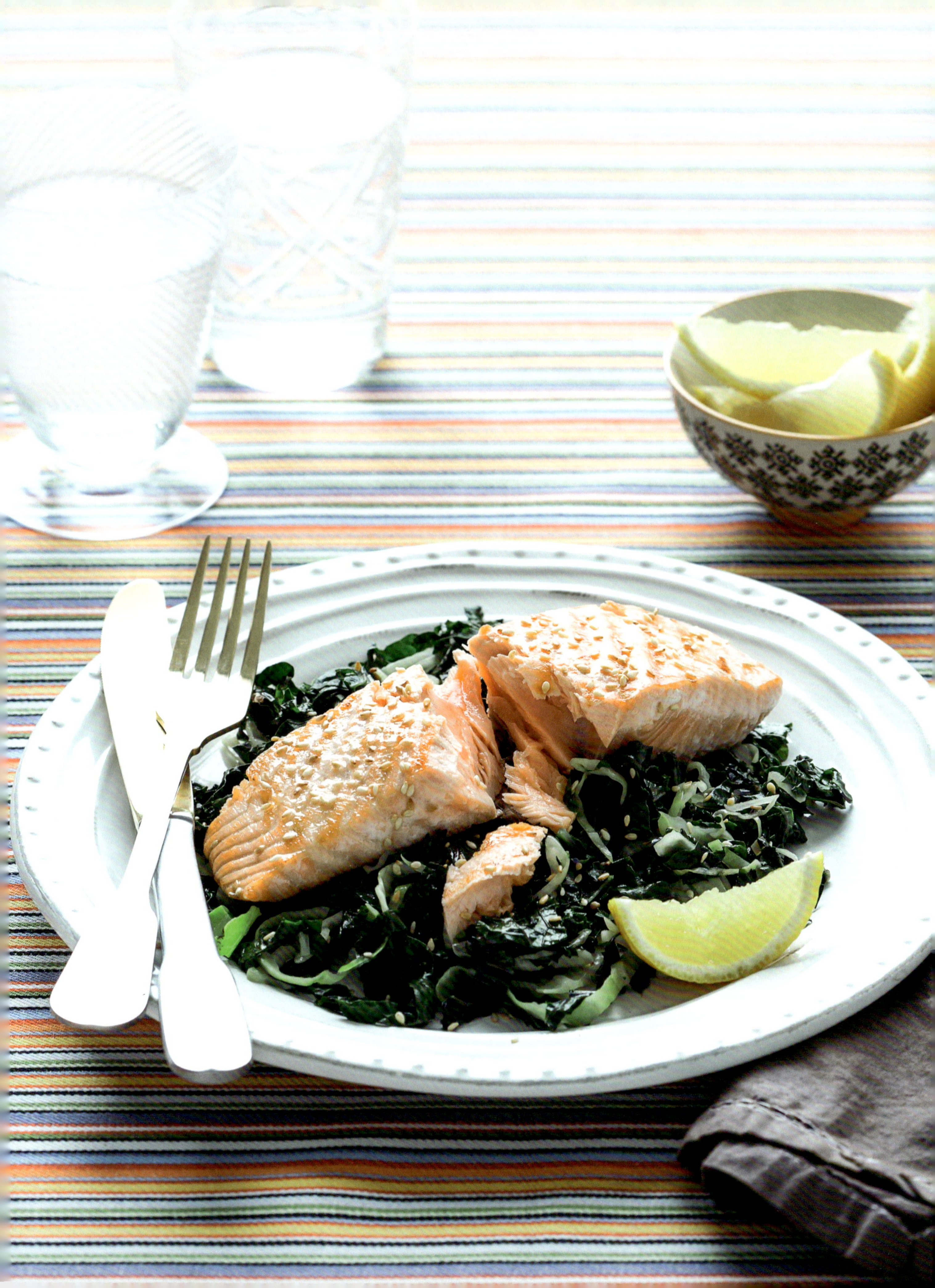

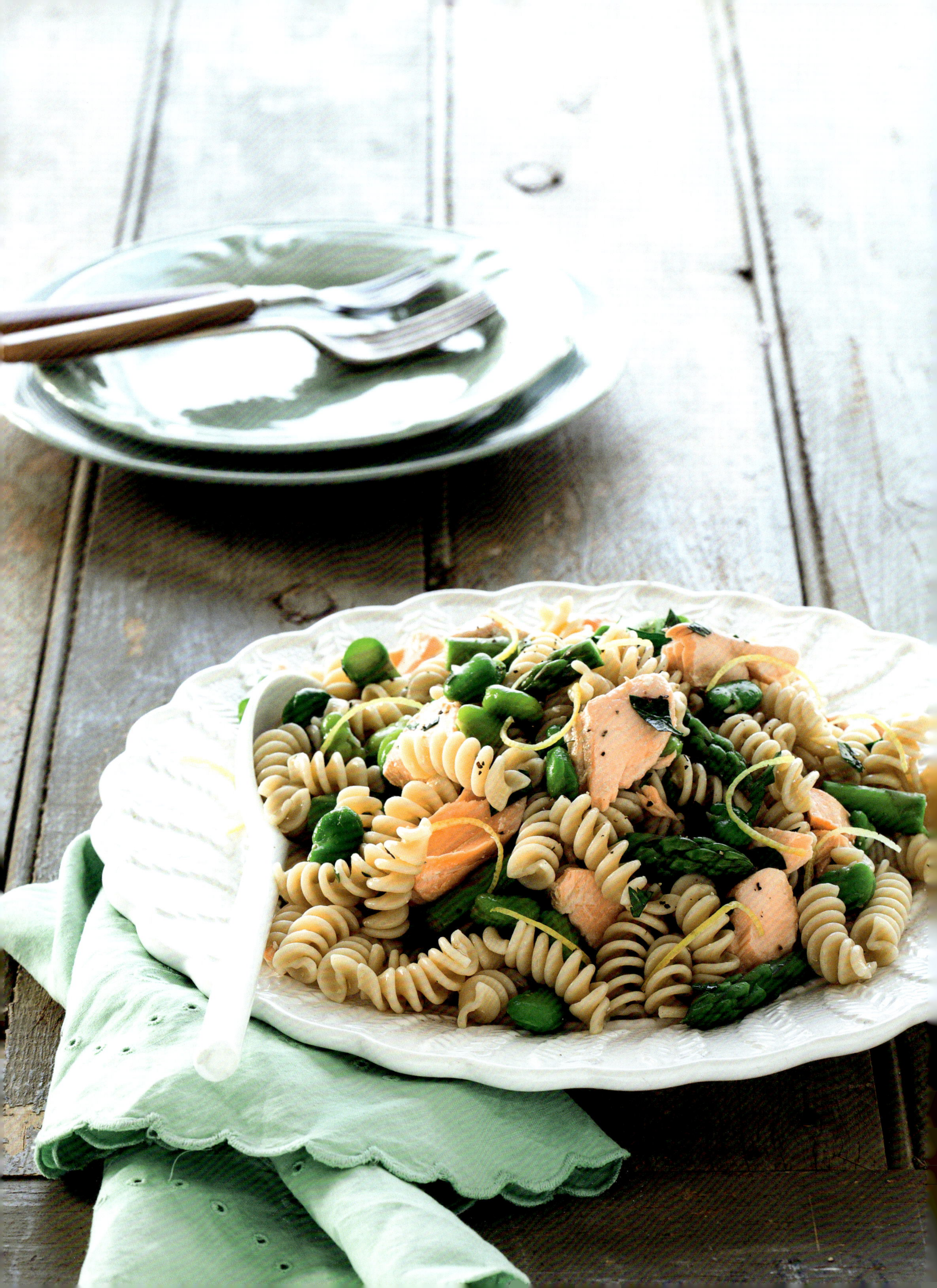

Fussili mit Lachs, Spargel und Dicken Bohnen

Mit diesem Gericht präsentiert sich Ihnen ein Potpourri aus frischen Frühlingsgenüssen. Die Kombination von grünem Spargel, Dicken Bohnen und Lachs schmeckt warm serviert ebenso gut wie als Salat.

ZUBEREITUNG **15 MINUTEN**
KOCHZEIT **15 MINUTEN**
FÜR **4 PERSONEN**

350 g Vollkorn-Fussili
6 Stangen grüner Spargel, holzige Enden entfernt und in kurze Stücke geschnitten
280 g gepalte Dicke Bohnen
400 g Lachsfilet ohne Haut
3 TL frisch abgeriebene Zitronenschale
1 EL Zitronensaft
1 EL natives Olivenöl
10 g frische Blattpetersilie, gehackt
frisch gemahlener schwarzer Pfeffer

1 Die Fussili in einem großen Topf mit kochendem Wasser gemäß Packungsanweisung bissfest garen. 2 Minuten vor Ende der Garzeit Spargel und Dicke Bohnen zufügen. Anschließend alles abgießen und in den Topf zurückgeben.

2 Unterdessen eine tiefe Pfanne zur Hälfte mit Wasser füllen. Das Wasser leicht aufwallen lassen. Den Lachs zufügen und das Wasser abermals aufwallen lassen. Die Pfanne abdecken und den Fisch 10 Minuten pochieren, bis er gerade gar ist. Dann mit einem Schaumlöffel aus dem Sud heben und auf einen Teller legen. Dort etwas abkühlen lassen, dann mit einer Gabel grob zerkleinern.

3 Zitronenschale und -saft sowie Olivenöl zu den Nudeln geben und gut unterheben. Dann Lachs und Petersilie zufügen. Alles mit frisch gemahlenem schwarzen Pfeffer würzen und erneut durchrühren.

Falls Sie ungepalte Dicke Bohnen verwenden, benötigen Sie insgesamt ca. 500 g Schoten. Sie können für dieses Gericht auch tiefgekühlte Dicke Bohnen verwenden, wobei diese zuvor aufgetaut werden müssen.

Frische Dicke Bohnen müssen aus den Schoten gelöst werden, danach muss man die zähe Haut um die einzelnen Kerne entfernen. Dazu die Haut mit dem Daumennagel vorsichtig einritzen und den Kern herausdrücken. Bei ganz jungen Dicken Bohnen kann man eventuell auf das Entfernen der Haut verzichten.

NÄHRWERTE PRO PORTION

2112 kJ, 505 kcal, 36 g Eiweiß, 16 g Fett (2 g gesättigte Fettsäuren), 55 g Kohlenhydrate (1 g Zucker), 14 g Ballaststoffe, 72 mg Natrium

Dicke Bohnen enthalten viele Proteine und Ballaststoffe, die zur Herzgesundheit beitragen. Der Lachs liefert außerdem wertvolle Omega-3-Fettsäuren, die eine gute Durchblutung des Gehirns fördern.

Lachs mit Kräuterkruste und Salat

ZUBEREITUNG **10 MINUTEN**
GARZEIT **15 MINUTEN**
FÜR **4 PERSONEN**

3 Scheiben Vollkornbrot ohne Körner
60 g frische Petersilie
2 EL Olivenöl
4 Lachsfilets ohne Haut à ca. 175 g
frisch gemahlener schwarzer Pfeffer
2 EL körniger Senf
60 ml Zitronensaft
150 g junger Spinat
1/2 rote Zwiebel, in dünnen Ringen

1 Den Backofen auf 230 °C vorheizen und ein Backblech mit Alufolie auslegen.

2 Brot, Petersilie und 1 EL Öl in die Küchenmaschine geben und unter mehrmaligem Betätigen der Impulstaste zu feinen Semmelbröseln zerhacken.

3 Die Lachsfilets auf das vorbereitete Backblech legen und mit frisch gemahlenem schwarzen Pfeffer würzen. Dann von oben mit je 2 TL Senf bestreichen. Die Semmelbröselmasse darüberstreuen und leicht andrücken. Anschließend den Lachs 12 Minuten backen, bis er gar ist.

4 Unterdessen den Zitronensaft und das restliche Olivenöl in einer großen Schüssel mischen und mit schwarzem Pfeffer würzen. Spinat und Zwiebeln zufügen und unter das Dressing heben.

5 Den fertigen Lachs mit dem Spinatsalat servieren. Alternativ einen gemischten Blattsalat, verfeinert mit blanchiertem Brokkoli, geriebener Möhre und dünn aufgeschnittener roter Zwiebel, dazu reichen.

NÄHRWERTE PRO PORTION
1632 kJ, 390 kcal, 38 g Eiweiß, 22 g Fett (4 g gesättigte Fettsäuren), 7 g Kohlenhydrate (2 g Zucker), 4 g Ballaststoffe, 170 mg Natrium

> Der in diesem Rezept verarbeitete *Lachs* ist reich an essenziellen Omega-3-Fettsäuren, und die Petersilie in der Kräuterkruste versorgt den Körper mit wertvollen Antioxidantien.

Lachs mit Trauben und Kürbiskernen

ZUBEREITUNG **10 MINUTEN**
GARZEIT **20 MINUTEN**
FÜR **4 PERSONEN**

4 Lachssteaks
250 g rote Weintrauben
2 Knoblauchzehen, in dünnen Scheiben
1 Lauchstange, nur der weiße Teil, in dünne Scheiben geschnitten
1 TL abgeriebene Zitronenschale
2 EL Kürbiskerne
80 ml Hühnerbrühe
8 frische Thymianstängel

1 Den Backofen auf 200 °C vorheizen.

2 Aus Backpapier 4 Quadrate mit einer Seitenlänge von 20 cm zuschneiden. Die Lachssteaks in die Mitte der Quadrate legen.

3 Trauben, Knoblauch, Lauch, abgeriebene Zitronenschale, Kürbiskerne und Brühe in einer Schüssel mischen.

4 Die Traubenmischung auf den Lachssteaks verteilen und je 2 Thymianzweige darauflegen. Das Backpapier über den Steaks zusammenfassen und einschlagen, sodass kleine Päckchen entstehen. Diese auf ein großes Backblech setzen und 20 Minuten in den Backofen geben, bis der Lachs gar ist.

5 Die Lachspäckchen auf 4 Teller verteilen und mit einem Vollkornerzeugnis, z. B. Graupen, sowie gedünsteten grünen Bohnen als Beilage servieren.

NÄHRWERTE PRO PORTION
1236 kJ, 295 kcal, 32 g Eiweiß, 14 g Fett (3 g gesättigte Fettsäuren), 12 g Kohlenhydrate (11 g Zucker), 2 g Ballaststoffe, 75 mg Natrium

> *Weintrauben* enthalten zwei wirkungsstarke Antioxidantien: Quercetin und Resveratrol, die u. a. die Alterungsprozesse im Gehirn verlangsamen sollen.

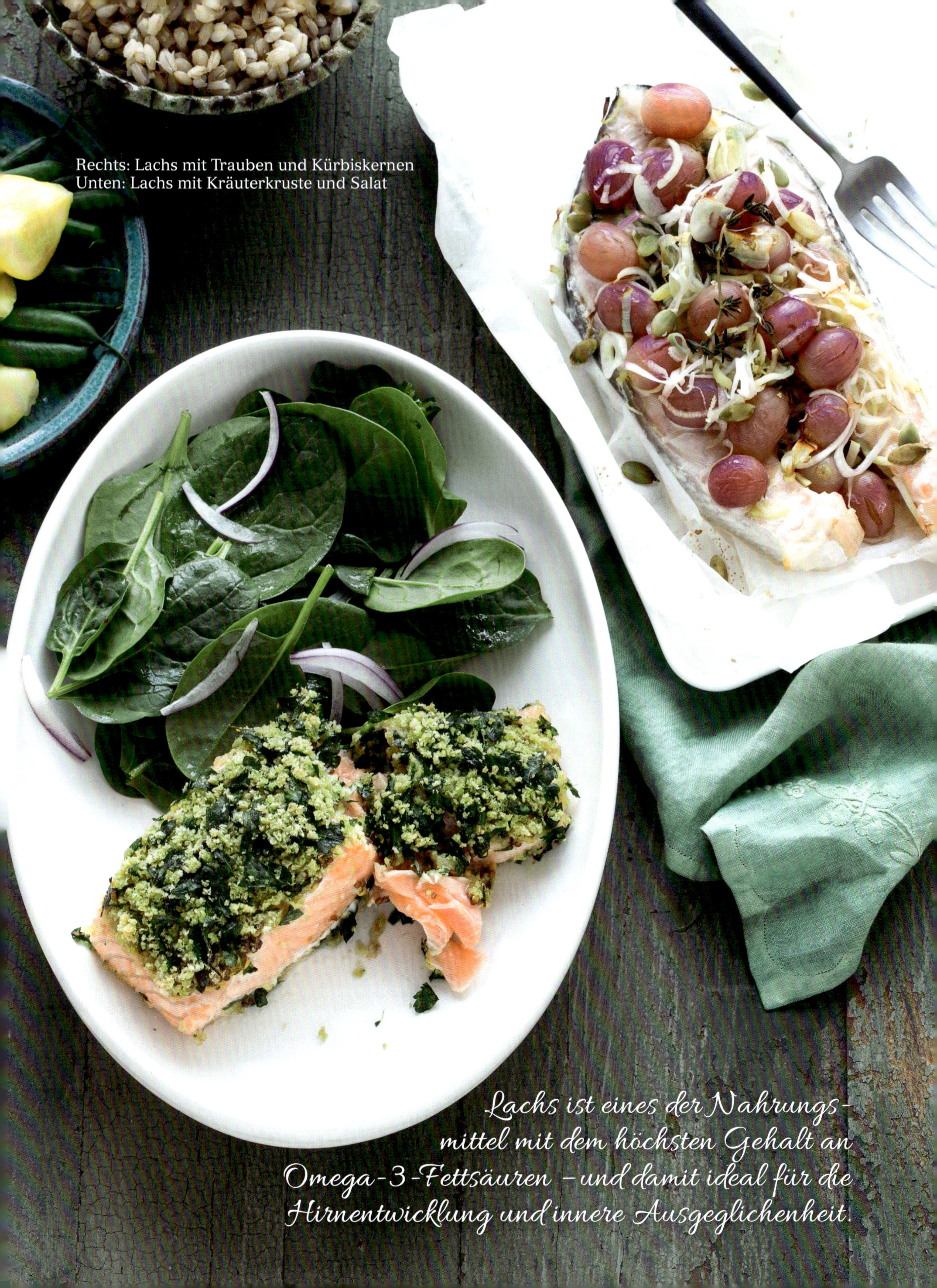

Rechts: Lachs mit Trauben und Kürbiskernen
Unten: Lachs mit Kräuterkruste und Salat

Lachs ist eines der Nahrungsmittel mit dem höchsten Gehalt an Omega-3-Fettsäuren – und damit ideal für die Hirnentwicklung und innere Ausgeglichenheit.

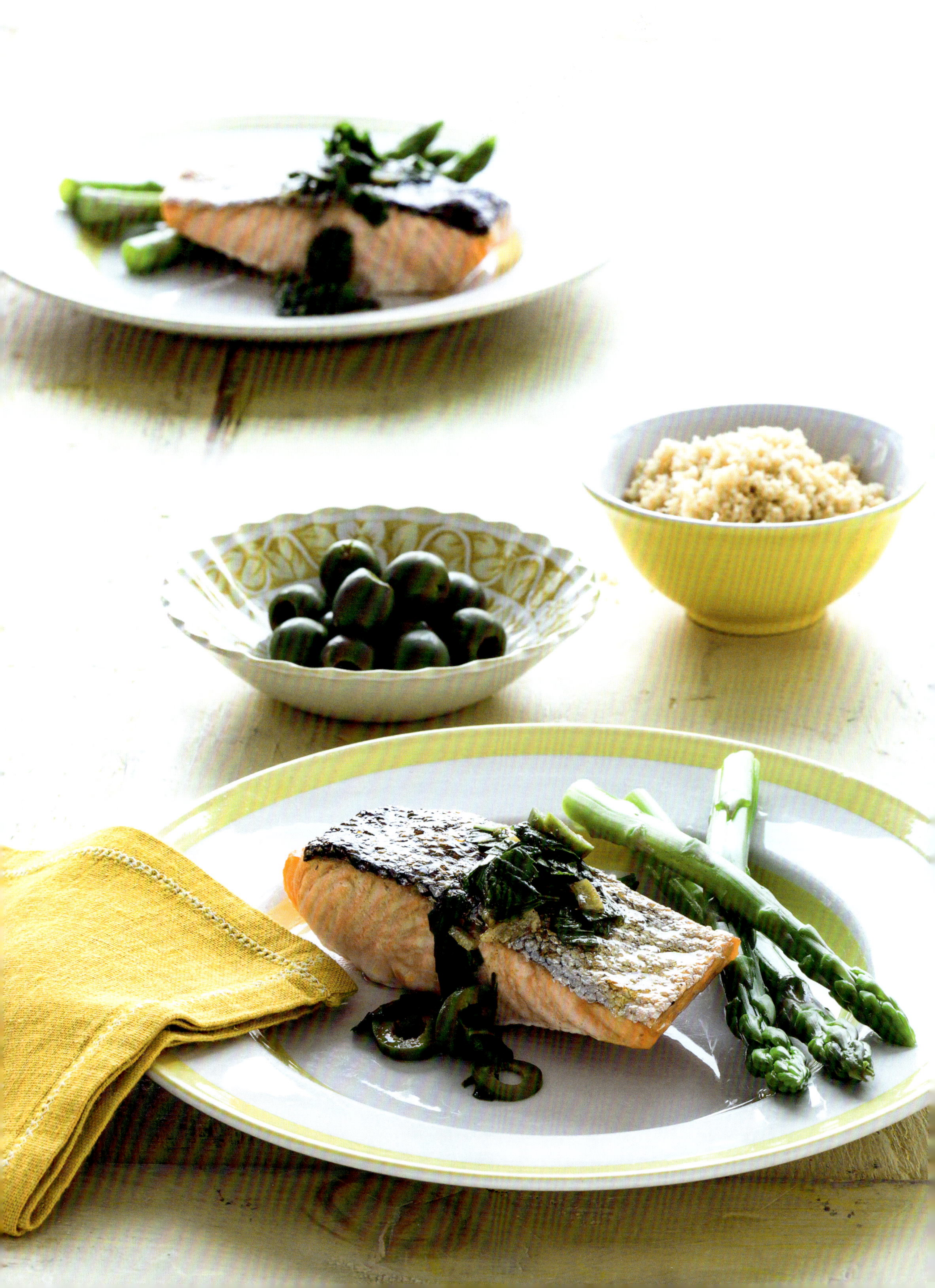

Lachs mit eingelegten Zitronen und grünen Oliven

Dieses einfache Gericht zeigt, wie vielfältig Zitronen in der Küche verwendet werden können. Vielleicht kann das köstliche Oliven- und Zitronenaroma Sie sogar dazu anregen, künftig mehr Fisch zu essen.

ZUBEREITUNG **15 MINUTEN**
GARZEIT **15 MINUTEN**
FÜR **4 PERSONEN**

4 Lachsfilets à ca. 125 g
frisch zerstoßene schwarze Pfefferkörner

Zitronendressing

15 g frische Minze, grob gehackt
8 große grüne Oliven, entsteint und in Scheiben geschnitten
1 Knoblauchzehe, gehackt
$\frac{1}{2}$ TL gemahlener Piment
1 TL gemahlener Kreuzkümmel
1 EL fein gehackte Schale eingelegter marokkanischer Salzzitronen
2 EL Zitronensaft
2 EL natives Olivenöl

1 Den Backofengrill auf mittlerer Stufe vorheizen. Ein Backblech mit Alufolie auslegen und diese leicht einölen.

2 Den Lachs mit dem zerstoßenem Pfeffer würzen und mit der Hautseite nach unten auf das vorbereitete Backblech legen. Unter einmaligem Wenden ca. 15 Minuten grillen, bis er gar ist.

3 Unterdessen alle Zutaten für das Dressing in eine Schale geben und gründlich mischen.

4 Den Lachs auf 4 Tellern anrichten und das Dressing darüberträufeln. Als Beilagen eignen sich gedämpfter grüner Spargel und Couscous.

Verwenden Sie von der eingelegten Zitrone wirklich nur die Schale. Entfernen Sie vor dem Hacken das Fruchtfleisch und vom weißen Teil der Schale so viel wie möglich.

NÄHRWERTE PRO PORTION

1161 kJ, 277 kcal, 26 g Eiweiß, 19 g Fett (3 g gesättigte Fettsäuren), 2 g Kohlenhydrate (<1 g Zucker), <1 g Ballaststoffe, 277 mg Natrium

Die *Oliven* und die *eingelegten Zitronen* enthalten sehr viel Salz. Daher sollten Sie keinesfalls mehr verwenden als angegeben. Die Mengen der Kräuter und Gewürze, die alle viele wertvolle Inhaltsstoffe für Ihr Gehirn enthalten, können Sie hingegen nach Belieben variieren.

Knusprige Tortillas mit Lachs und schwarzen Bohnen

In dieser fettarmen Variante eines mexikanischen Küchenklassikers wird Schmand durch Joghurt ersetzt. Als Beilage eignen sich Vollkornreis und eine Schale mit den verwendeten Gemüsesorten.

ZUBEREITUNG **20 MINUTEN**
GARZEIT **10 MINUTEN**
FÜR **4 PERSONEN**

4 Maismehltortillas
Olivenöl, in einen Ölsprüher gefüllt
200 g Lachsfilet ohne Haut
mexikanisches Chilipulver, zum Bestäuben
400 g schwarze Bohnen aus der Dose, abgespült und abgetropft
2 Tomaten, entkernt und gewürfelt
1 Avocado, gewürfelt
½ rote Zwiebel, fein gehackt
2 EL frisch gehackter Koriander
2 EL Limettensaft
4 Blätter vom Eisbergsalat, in dünne Streifen geschnitten
60 g fettarmer Naturjoghurt

1 Den Backofen auf 190 °C vorheizen. Die Tortillas mit Olivenöl besprühen, auf zwei Backbleche verteilen und 8–10 Minuten backen, bis sie leicht gebräunt sind; dabei einmal wenden. Dann auf einem Rost abkühlen lassen. (Die Tortillas sind nach dem Backen zunächst noch etwas weich, erst beim Abkühlen werden sie knuspriger.)

2 Unterdessen eine Pfanne bei mittlerer Hitze auf dem Herd erhitzen. Den Lachs mit Olivenöl besprühen und leicht mit Chilipulver bestäuben. In die Pfanne geben und 3 Minuten braten, dann wenden und noch einmal 2 Minuten braten, bis er gerade gar ist. Auf einem Teller abkühlen lassen.

3 Bohnen, Tomaten, Avocado, Zwiebel, Koriander und Limettensaft in einer Schüssel verrühren. Den Lachs mit einer Gabel zerpflücken und vorsichtig unterheben.

4 Die Tortillas auf 4 Teller verteilen und den Salat darauf anrichten. Je 1 Portion Lachs-Bohnen-Mischung zufügen und einen Klacks Joghurt obenauf setzen.

Mexikanisches Chilipulver ist eine Gewürzmischung, die aus Paprika- und Chilipulver, Kreuzkümmel, Oregano, Pfeffer und Knoblauch besteht. Falls Sie keines bekommen, können Sie stattdessen auch einfaches Chilipulver verwenden.

NÄHRWERTE PRO PORTION

1453 kJ, 347 kcal, 18 g Eiweiß, 19 g Fett (4 g gesättigte Fettsäuren), 23 g Kohlenhydrate (4 g Zucker), 7 g Ballaststoffe, 306 mg Natrium

Studien haben gezeigt, dass das Gehirn von Menschen, die an Depressionen leiden, mit zu wenig *Inosit* versorgt wird. Diese Substanz hilft, die Struktur der Zellmembran zu erhalten, und scheint zusammen mit Cholin das Gehirn zu nähren. Hülsen- und Zitrusfrüchte enthalten viel Inosit. In diesem Gericht werden sie mit verschiedenen anderen, antioxidantienreichen Zutaten kombiniert.

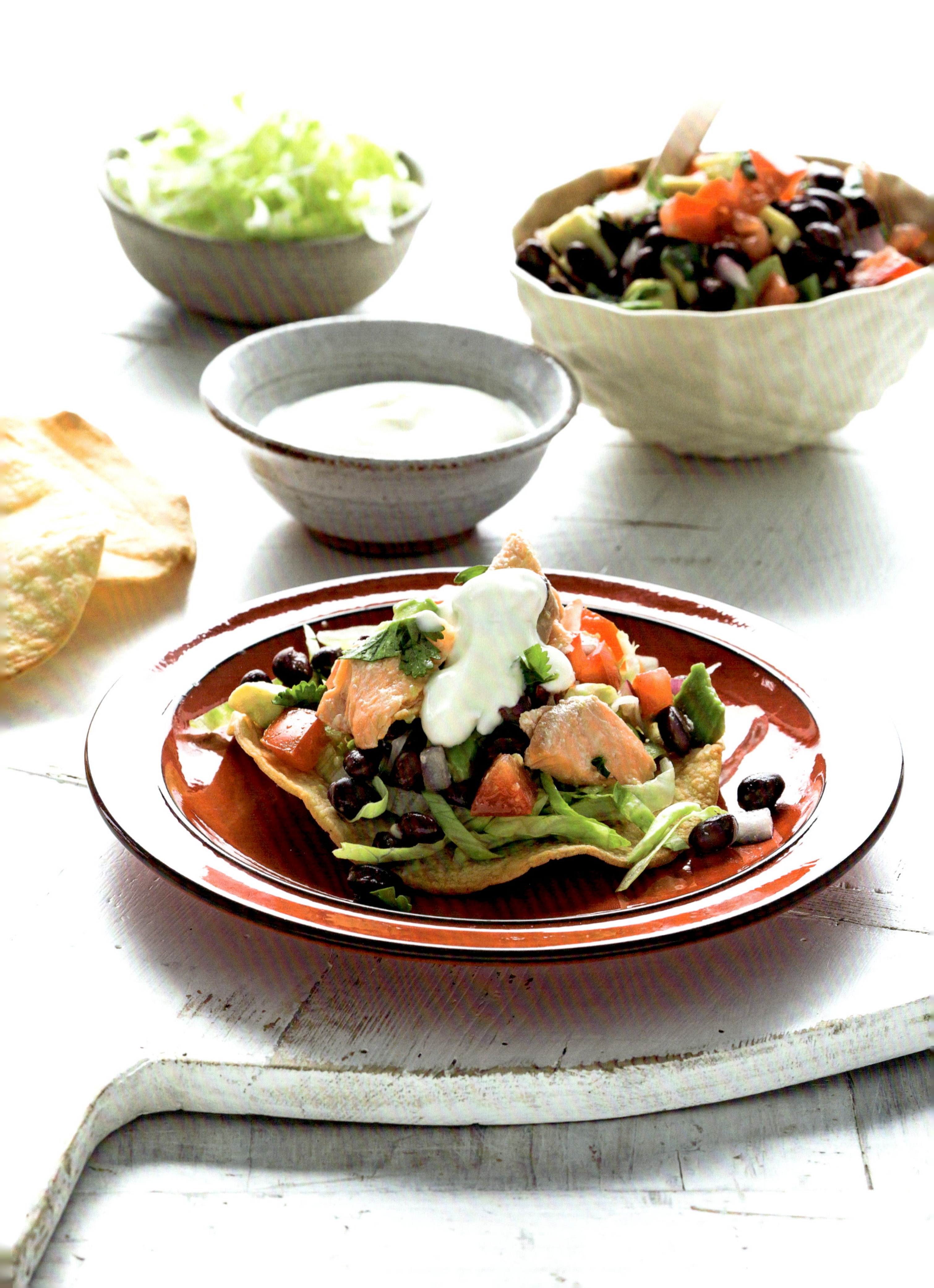

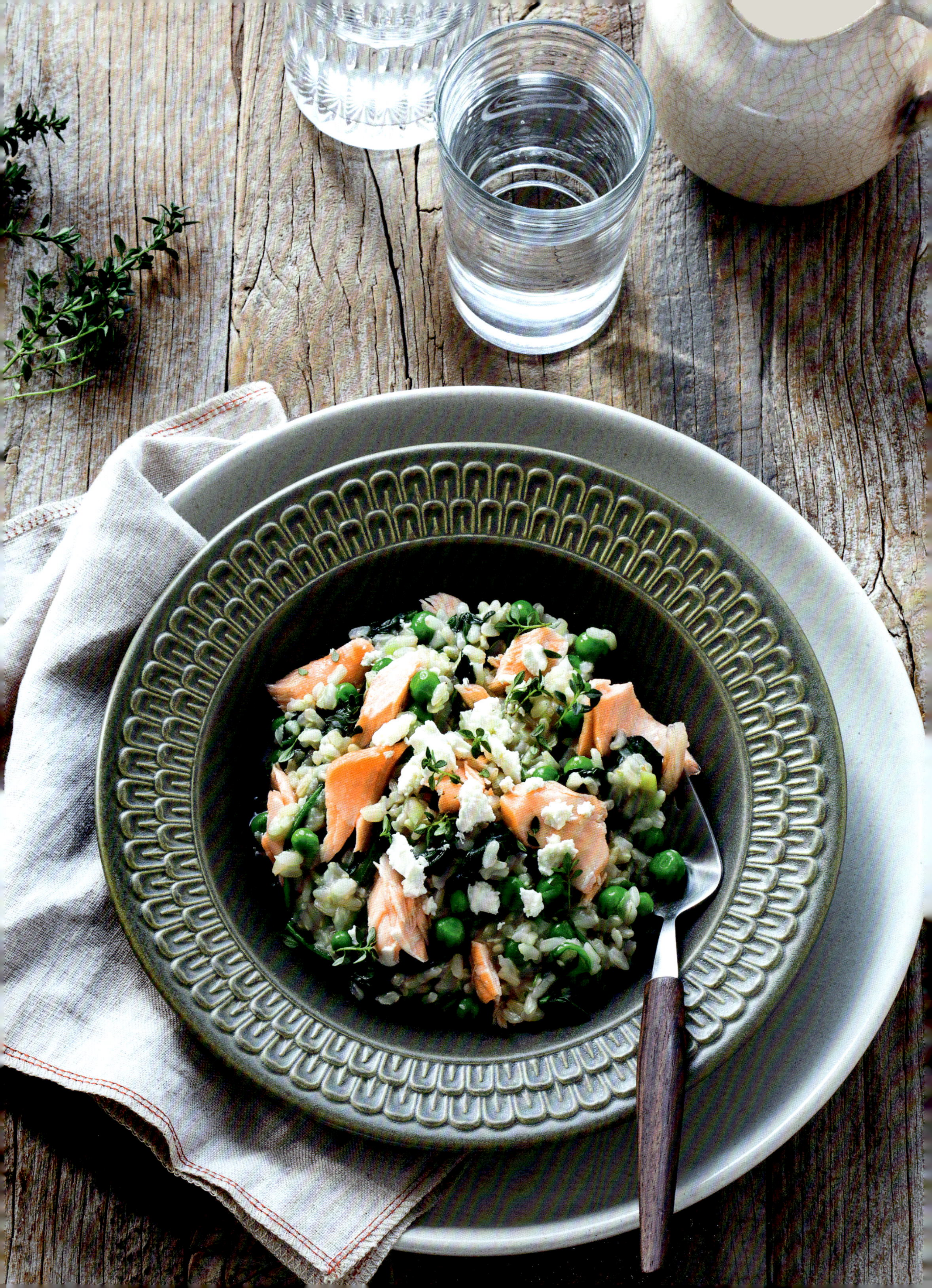

Vollkornrisotto mit Lachs, Zitronenthymian und Feta

Vollkornreis verleiht dem Risotto eine körnigere Konsistenz und erhöht die Menge der Nähr- und Ballaststoffe im Gericht. Den Reis leicht vorzukochen, reduziert die üblicherweise lange Garzeit eines Risotto.

ZUBEREITUNG **15 MINUTEN**
GARZEIT **45 MINUTEN**
FÜR **4 PERSONEN**

220 g Vollkorn-Risottoreis oder Vollkorn-Rundkornreis
450 ml Gemüsebrühe
1 EL Olivenöl
4 Frühlingszwiebeln, in dünne Ringe geschnitten
2 Knoblauchzehen, zerdrückt
150 g Tiefkühlerbsen, gefroren
4 Lachsfilets ohne Haut à 150 g
60 g junger Spinat
2 TL frische Zitronenthymianblättchen
80 g fettarmer Feta, zerbröselt
frisch gemahlener schwarzer Pfeffer

Vollkornprodukte sind fürs Gehirn wichtige Energielieferanten und enthalten wertvolle Nährstoffe für ein gesundes Herz-Kreislauf-System. Die größte Menge dieser Nährstoffe befindet sich nämlich in der Schale des Korns, welche bei Weißmehlprodukten vor dem Ausmahlen des Korns entfernt wird.

1 Den Backofen auf 160 °C vorheizen und ein Backblech mit Backpapier auslegen.

2 Wasser in einem großen Topf aufkochen. Den Reis zufügen und 20 Minuten kochen, bis er fast gar ist.

3 Die Brühe in einem kleinen Topf erhitzen und auf dem Herd warm halten, dabei aber nicht kochen lassen.

4 Das Olivenöl in einem großen Topf erhitzen. Frühlingszwiebeln und Knoblauch zufügen und bei mittlerer Hitze 2 Minuten unter Rühren weich dünsten. Den vorgekochten Reis zugeben und gründlich in der Zwiebelmischung wenden. Nun kellenweise die heiße Brühe zugießen. Dabei ständig rühren, bis der Reis die gesamte Flüssigkeit absorbiert hat, erst dann eine weitere Kelle Brühe zugießen. Mit der letzten Kelle Brühe auch die Erbsen zufügen und unterrühren. Bis der Reis gar ist und die gesamte Brühe absorbiert hat, dauert es ca. 20 Minuten.

5 Unterdessen die Lachsfilets auf das vorbereitete Backblech legen und 15 Minuten im Backofen garen.

6 Den Spinat zum Risotto geben und unterrühren, bis er zusammengefallen und alles gut durcherhitzt ist. Dann den Topf vom Herd nehmen. Den fertig gegarten Lachs zerpflücken und mit der Hälfte des Zitronenthymians vorsichtig unter den Reis heben.

7 Das fertige Risotto auf 4 tiefe Teller verteilen, mit dem Feta und dem restlichen Zitronenthymian bestreuen und mit frisch gemahlenem schwarzen Pfeffer würzen.

Statt Zitronenthymian können Sie auch einfachen Thymian verwenden und 1 TL fein abgeriebene Zitronenschale mit unter das Risotto heben.

NÄHRWERTE PRO PORTION

2263 kJ, 541 kcal, 42 g Eiweiß, 20 g Fett (5 g gesättigte Fettsäuren), 48 g Kohlenhydrate (4 g Zucker), 4 g Ballaststoffe, 743 mg Natrium

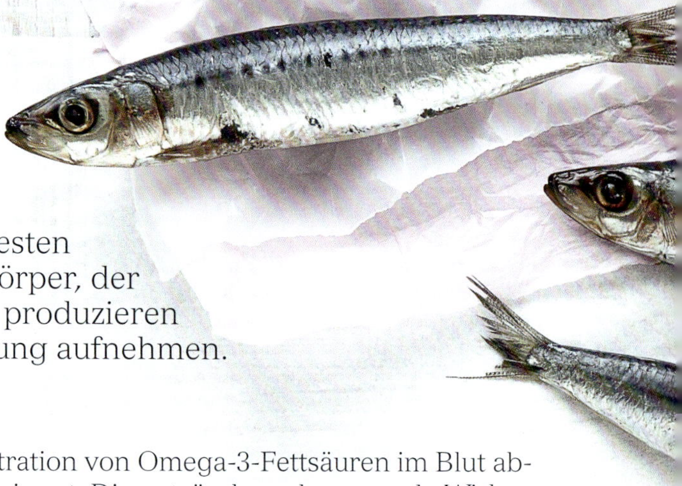

Fisch

Fettreiche Fischsorten sind zweifellos die besten Lieferanten für Omega-3-Fettsäuren. Der Körper, der diese lebensnotwendigen Fette nicht selbst produzieren kann, muss sie zwangsläufig über die Nahrung aufnehmen.

Bei Babys und Kleinkindern sind Omega-3-Fettsäuren wichtig für die gesunde Entwicklung des Gehirns und des Sehvermögens. Und auch im Erwachsenenalter sind sie für die optimale Hirnfunktion entscheidend; ein Mangel kann zu einer Beeinträchtigung der mentalen Leistungskraft führen. Dadurch, dass unser Gehirn zu einem großen Teil aus Fett besteht, haben die Fette, die wir verzehren, auch einen direkten Einfluss auf unsere Hirnfunktion. Omega-3-Fettsäuren wirken sich hier positiv aus, indem sie z. B. die Bildung sehr flexibler und reaktionsschneller Zellmembranen unterstützen.

Darüber hinaus fördern Omega-3-Fettsäuren die Entwicklung neuer Neuronen und spielen eine wichtige Rolle bei der Bildung von Neurotransmittern. Außerdem scheinen sie unsere Stimmungslagen und unser Verhalten zu beeinflussen. Letzteres könnte auf ihre entzündungshemmenden Eigenschaften zurückzuführen sein. Forscher haben nämlich herausgefunden, dass die Wahrscheinlichkeit, an einer Depression zu erkranken, mit einer höheren Konzentration von Omega-3-Fettsäuren im Blut abnimmt. Die entzündungshemmende Wirkung kann möglicherweise auch dem vorzeitigen Alterungsprozess des Körpers und insbesondere des Gehirns entgegenwirken.

Fisch ist auch ein hervorragender Proteinlieferant. Zu den diversen Aminosäuren in seinem Proteinprofil zählt auch Tryptophan, eine Vorstufe des Glückshormons Serotonin. Leider neigt Fisch dazu, beim Kochen schnell auszutrocknen. Bereiten Sie daher am besten ganze Fische statt Fischfilets zu und wählen Sie schonende Garmethoden wie Dünsten und Dämpfen oder wickeln Sie den Fisch beim Garen in Alufolie, Teig oder Bananenblätter ein. Ein weiterer Tipp ist, den Fisch bereits vom Herd zu nehmen, wenn er in der Mitte noch leicht roh ist. Er gart innerhalb der nächsten 5–10 Minuten nach, sodass er beim Servieren genau den richtigen Gargrad erreicht haben wird.

Möglicherweise haben Sie aus den Medien erfahren, dass viele Seefische mit einem hohen Anteil an giftigem Quecksilber belastet sind.

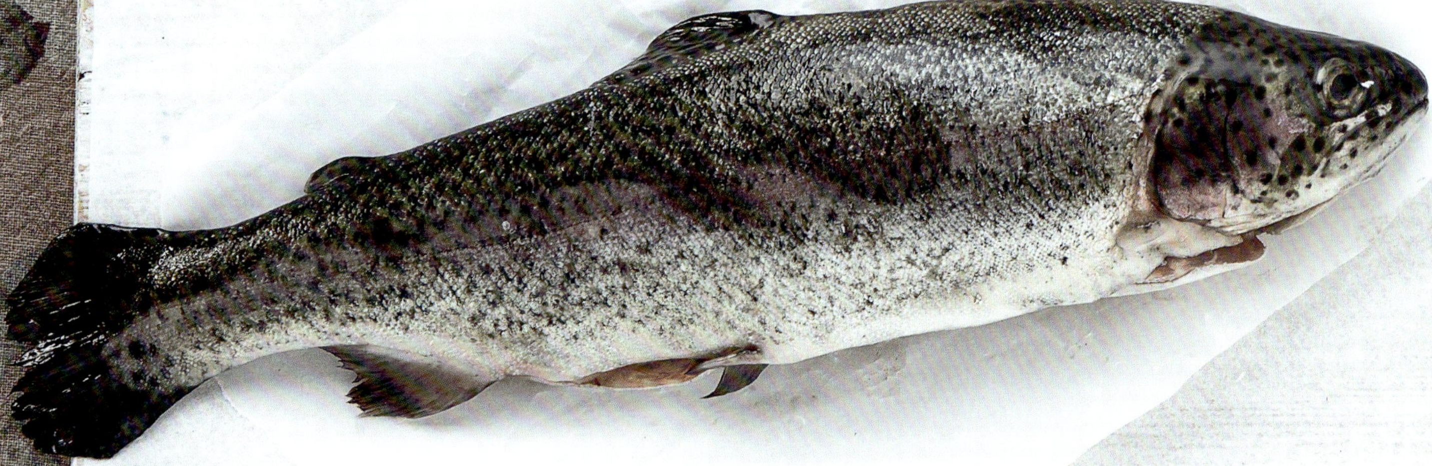

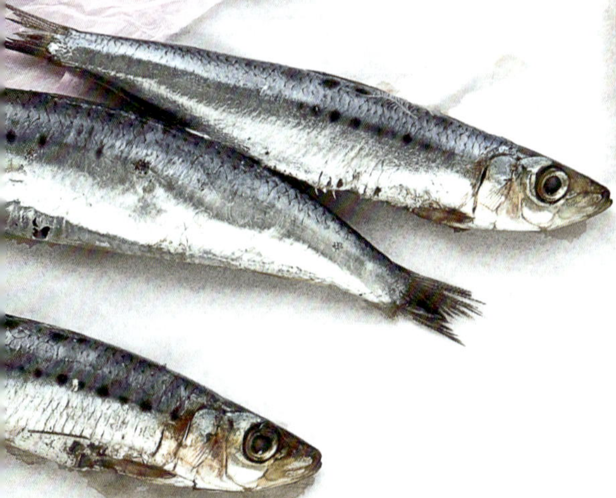

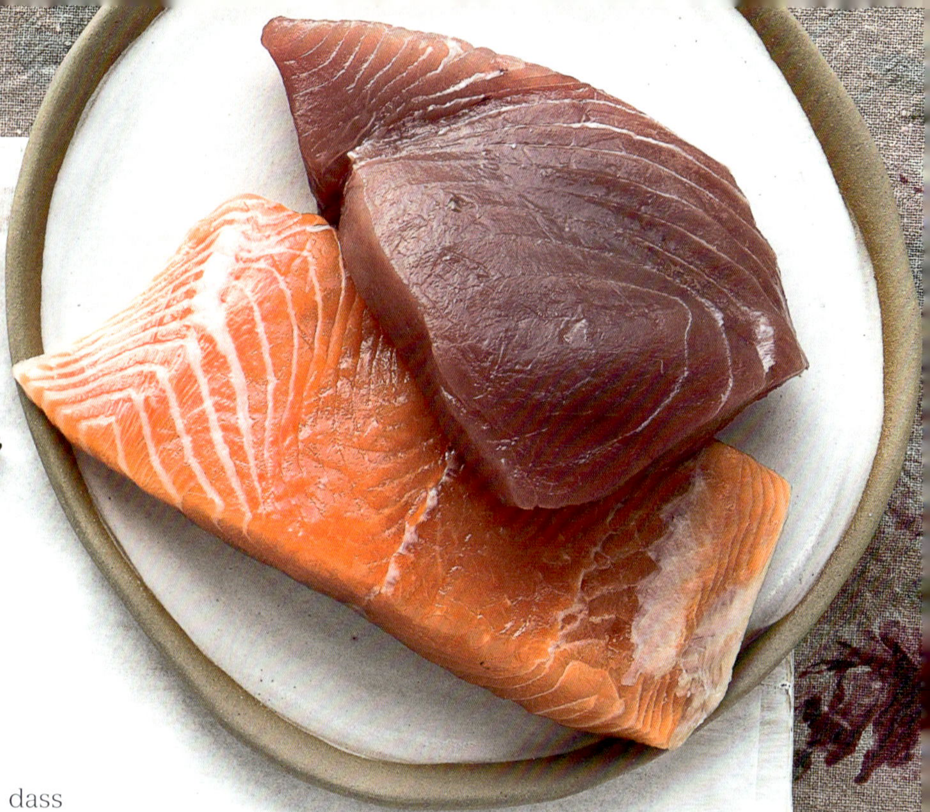

Gesundheitsexperten meinen allerdings, dass die Vorteile von Fisch als Nahrungsmittel die potenziellen Risiken weiterhin überwiegen. Um die Schadstoffaufnahme dennoch möglichst gering zu halten, sollte man den Fisch, den man verzehrt, sorgfältig auswählen. Insbesondere Kinder unter 12 Jahren und Schwangere sollten stark belastete Sorten ganz meiden, alle anderen so wenig wie möglich davon zu sich nehmen. Eine hohe Quecksilberbelastung findet man in der Regel bei großen Raubfischen oder Fischen, die ein hohes Alter erreichen. Dazu zählen Schwertfisch, Thunfisch, Hai, Wels und Kaiserbarsch. Magere Hochseefische wie Seelachs, Kabeljau und Hering sowie Fische aus Zuchtteichen sind in der Regel am wenigsten belastet.

Vitamin D nehmen wir zwar normalerweise über das Sonnenlicht auf, Menschen, deren Haut aus gesundheitlichen oder religiösen Gründen aber nur selten mit direktem Sonnenlicht in Kontakt kommt, müssen auf andere Quellen zurückgreifen. Fischsorten mit einem hohen Vitamin-D-Gehalt, wie Lachs, Hering und Makrele, sind in diesen Fällen gute Alternativen. Fisch enthält auch viel Jod, das für die Gehirnentwicklung wichtig ist und für die Bildung der die Nervenbahnen schützenden Myelinschicht. Eine unzureichende Jodzufuhr wirkt sich im Kindesalter negativ auf die geistige Entwicklung aus.

Eine weitere wichtige Substanz im Fisch ist Pyridoxin (Vitamin B_6), das für die Bildung von Neurotransmittern wie Noradrenalin, Serotonin und Dopamin benötigt wird. Ein Mangel kann u. a. zu Depressionen, Schlaflosigkeit und geistiger Verwirrung führen. Auch das nur in tierischen Nahrungsmitteln enthaltene Vitamin B_{12} findet sich in Fisch. Zusammen mit Folsäure trägt es zum Erhalt der Myelinschicht bei. Zudem ist es wichtig für die Bildung von Neurotransmittern und hilft, erhöhte Werte der natürlich im Körper vorkommenden Aminosäure Homocystein zu senken, die gefäßschädigend wirken und das Risiko einer Demenzerkrankung oder eines Schlaganfalls erhöhen können.

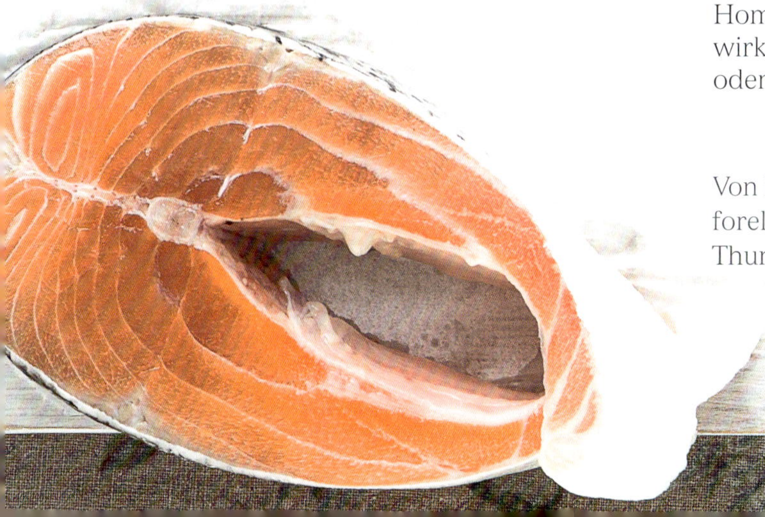

Von links im Uhrzeigersinn: Lachsforelle, Sardinen, Lachsforellenfilet, Thunfischsteak, Lachssteak

Gebackene Forelle im Weinblattmantel

Weinblätter findet man in türkischen Lebensmittelgeschäften oder in der Spezialitätenabteilung größerer Supermärkte. Sie werden oft in Großpackungen verkauft, lassen sich aber gut einfrieren.

ZUBEREITUNG **10 MINUTEN**
GARZEIT **30 MINUTEN**
FÜR **4 PERSONEN**

4 ganze Lachsforellen à ca. 400 g, ausgenommen und geschuppt
2 Zitronen, in dünne Scheiben geschnitten
1 Zwiebel, in dünne Ringe geschnitten
2 EL grob gehackte Blattpetersilie
16 Weinblätter
1 EL Olivenöl
300 g rote Kirschtomaten
Zitronenspalten

Rosinen-Couscous

160 ml Hühnerbrühe
100 g Couscous
1 EL Rosinen, grob gehackt
1/2 TL gemahlener Piment
2 EL Pinienkerne, geröstet
2 EL frisch gehackte Blattpetersilie
2 EL frisch gehackter Dill

1 Den Backofen auf 200 °C vorheizen und ein großes Backblech mit Backpapier auslegen.

2 Die Fische von innen und außen mit Küchenpapier trocken tupfen und mit einigen Zitronenscheiben sowie der Zwiebel und der Petersilie füllen. Die restlichen Zitronenscheiben auf den Fischen verteilen.

3 Die mit den Zitronen belegten Fische mit den Weinblättern umwickeln und das Olivenöl darüberträufeln. Die Fische und die Tomaten auf das vorbereitete Backblech legen.

4 Die Fische je nach Größe 25–30 Minuten backen, bis sie gar sind.

5 Unterdessen den Couscous zubereiten. Dazu die Brühe aufkochen. Couscous, Rosinen und Piment in eine hitzebeständige Schüssel geben, mit der kochenden Brühe übergießen und 5 Minuten ziehen lassen, bis die gesamte Flüssigkeit absorbiert ist. Nun den Couscous mit einer Gabel auflockern und Pinienkerne, Petersilie und Dill unterrühren.

6 Den Fisch zusammen mit dem Couscous und ein paar Zitronenspalten servieren.

NÄHRWERTE PRO PORTION

1516 kJ, 362 kcal, 46 g Eiweiß, 13 g Fett (2 g gesättigte Fettsäuren), 13 g Kohlenhydrate (6 g Zucker), 4 g Ballaststoffe, 573 mg Natrium

Rotwein sowie rote und blaue Trauben enthalten das Antioxidans Resveratrol, das Gehirn und Herz vor den Auswirkungen des Alterungsprozesses schützen soll. Auch *Weinblätter* enthalten eine gewisse Menge dieser Substanz. Außerdem bereichern sie dieses Gericht um die positiven Eigenschaften aller grünen Blattgemüsesorten.

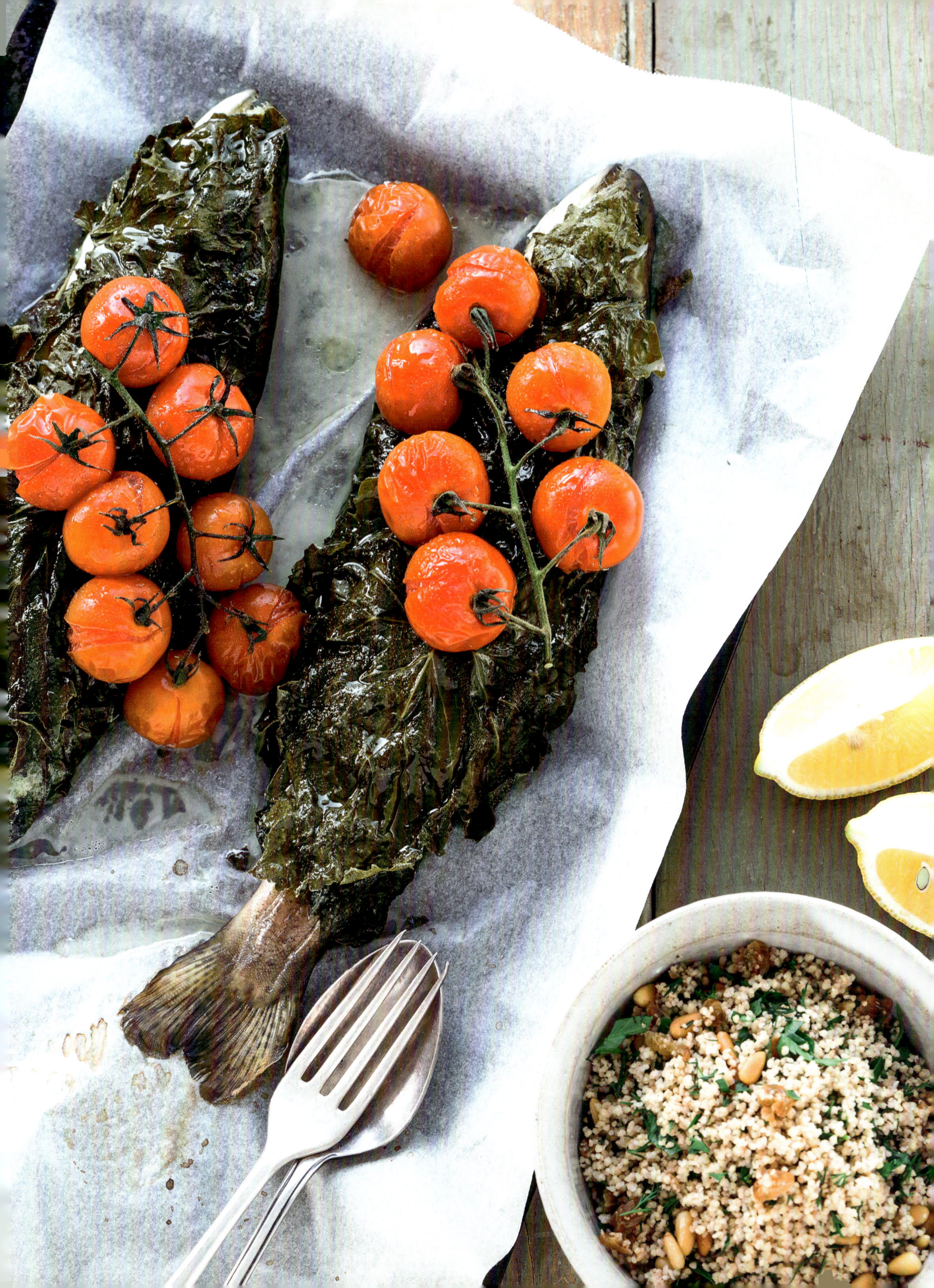

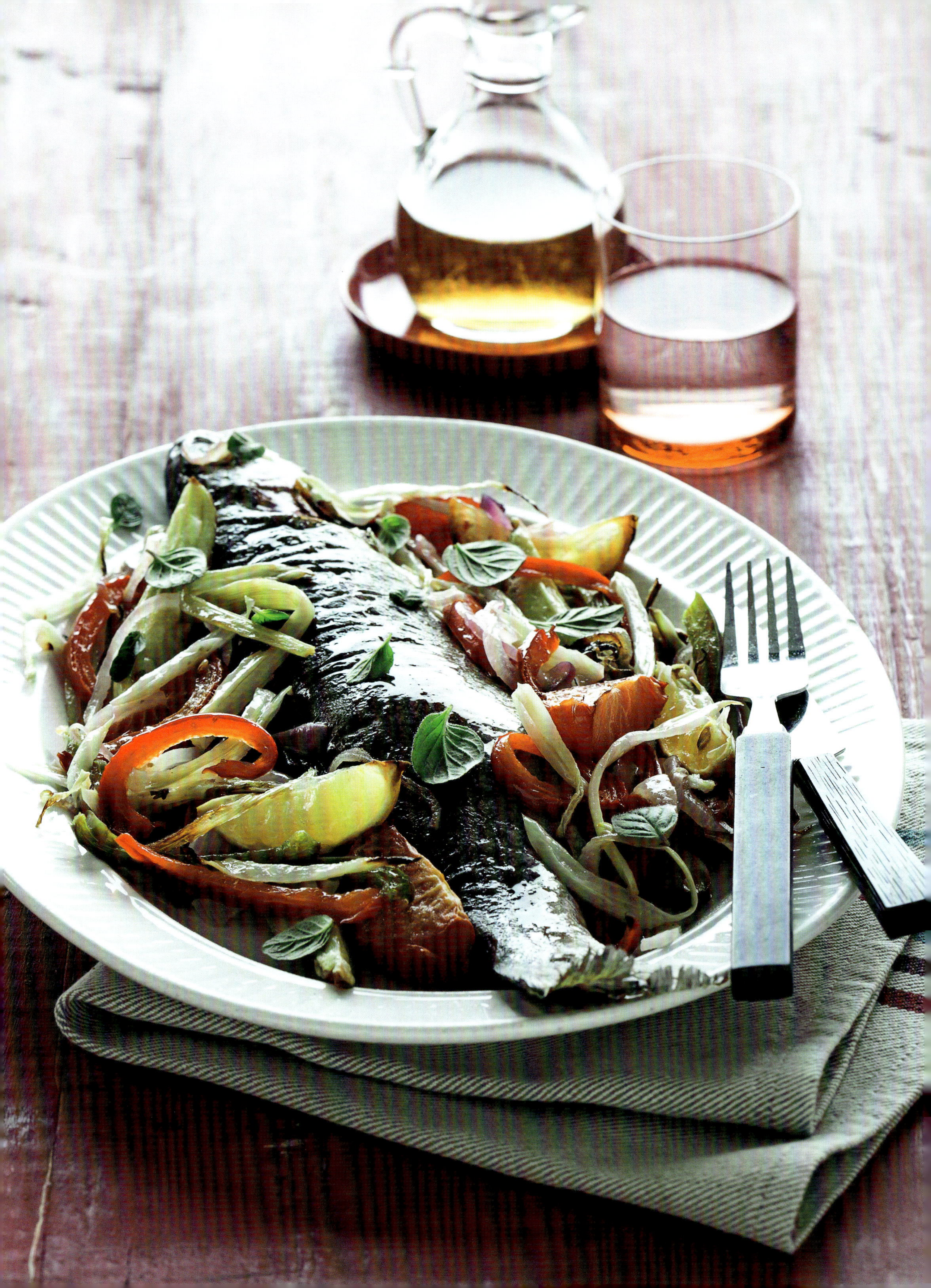

Gebackene Forelle mit Röstgemüse

Für dieses Gericht werden die Forellen mit Zitronenscheiben und mediterranen Kräutern gefüllt. Statt Oregano, wie in der Zutatenliste angegeben, können Sie auch Thymian, Zitronenthymian oder Dill verwenden.

ZUBEREITUNG **20 MINUTEN**
GARZEIT **40 MINUTEN**
FÜR **4 PERSONEN**

2 Zitronen
1 rote Paprika, in dünne Streifen geschnitten
1 grüne Paprika, in dünne Streifen geschnitten
2 aromatische Strauchtomaten, in Spalten geschnitten
200 g festkochende Kartoffeln, gründlich gewaschen und längs geviertelt
1 rote Zwiebel, in Spalten geschnitten
1 Fenchelknolle, in Streifen geschnitten, das Fenchelgrün aufbewahrt
2 EL Olivenöl
4 ganze Forellen à ca. 400 g, ausgenommen und geschuppt
8 frische Oreganostängel, plus ein paar zusätzliche Blättchen zum Garnieren

1 Den Backofen auf 200 °C vorheizen.

2 Eine Zitrone in Scheiben schneiden und beiseitestellen. Die zweite Zitrone in dünne Spalten schneiden. Diese mit Paprika, Tomaten, Kartoffeln, Zwiebel, Fenchel und einem Teil des aufbewahrten Fenchelgrüns auf ein großes Backblech legen. Die Hälfte des Olivenöls darüberträufeln. Das Gemüse behutsam im Öl wenden und 20 Minuten im vorgeheizten Backofen backen.

3 Unterdessen die Forellen waschen, mit Küchenpapier trocken tupfen und mit ein paar Zitronenscheiben sowie je 2 Stängeln Oregano füllen. Anschließend mit dem restlichen Olivenöl bestreichen.

4 Das Gemüse vorsichtig wenden, die vorbereiteten Forellen darauflegen und alles weitere 20 Minuten backen, bis die Fische so gar sind, dass sich das Fleisch leicht von den Gräten lösen lässt.

5 Das Gemüse auf 4 Teller verteilen. Die Forellen darauf anrichten und mit einigen Oreganoblättchen garnieren.

NÄHRWERTE PRO PORTION

1520 kJ, 363 kcal, 46 g Eiweiß, 13 g Fett (2 g gesättigte Fettsäuren), 14 g Kohlenhydrate (7 g Zucker), 6 g Ballaststoffe, 181 mg Natrium

Fenchel ist ein guter Lieferant für Mangan, eine Substanz, ohne die das Gehirn nicht funktionieren kann. Außerdem enthält er relativ viel Zink, ein Spurenelement, das das Immunsystem stärkt.

Weiße Fischfilets mit Haferflockenkruste

Die kross gebackene Haferflockenkruste in diesem Gericht schützt den Fisch beim Backen vor dem Austrocknen. Servieren Sie als Beilage einen knackigen Salat oder gedämpftes Gemüse der Saison.

ZUBEREITUNG **15 MINUTEN**
GARZEIT **15 MINUTEN**
FÜR **4 PERSONEN**

50 g Haferflocken
80 g Vollkornmehl
15 g frisch gehackte Petersilie
fein abgeriebene Schale und Saft von 1 Zitrone
frisch gemahlener schwarzer Pfeffer
70 g Margarine mit Oliven- oder Rapsöl
500 g feste weiße Fischfilets ohne Gräten
125 ml Fisch- oder Hühnerbrühe

1 Den Backofen auf 200 °C vorheizen.

2 Haferflocken, Mehl, Petersilie, Zitronenschale und etwas frisch gemahlenen schwarzen Pfeffer in einen Mixer oder eine Küchenmaschine geben und zu groben Bröseln verarbeiten. Anschließend die Margarine zufügen und weitermixen, bis alles gut gemischt ist.

3 Die Fischfilets auf dem Boden einer flachen Auflaufform verteilen. Die Form sollte so groß sein, dass die Filets nicht überlappen und der Boden vollständig bedeckt ist. Brühe und Zitronensaft zugießen und den Fisch gleichmäßig mit den Haferflockenbröseln bedecken.

4 Den Fisch 15 Minuten backen, bis die Brösel gut gebräunt sind und der Fisch gar ist. Sofort servieren.

Besonders knusprig wird die Kruste, wenn ein Teil der Haferflocken nicht im Mixer zerkleinert und später zur Bröselmischung gegeben wird oder wenn Sie ein paar Nüsse zur Bröselmischung geben.

NÄHRWERTE PRO PORTION

1369 kJ, 327 kcal, 30 g Eiweiß, 14 g Fett (4 g gesättigte Fettsäuren), 20 g Kohlenhydrate (<1 g Zucker), 4 g Ballaststoffe, 192 mg Natrium

Haferflocken enthalten eine bestimmte Ballaststoffart, die den Cholesterinspiegel zu senken hilft. Dadurch wird das Herz-Kreislauf-System geschützt und die Durchblutung des Gehirns gefördert.

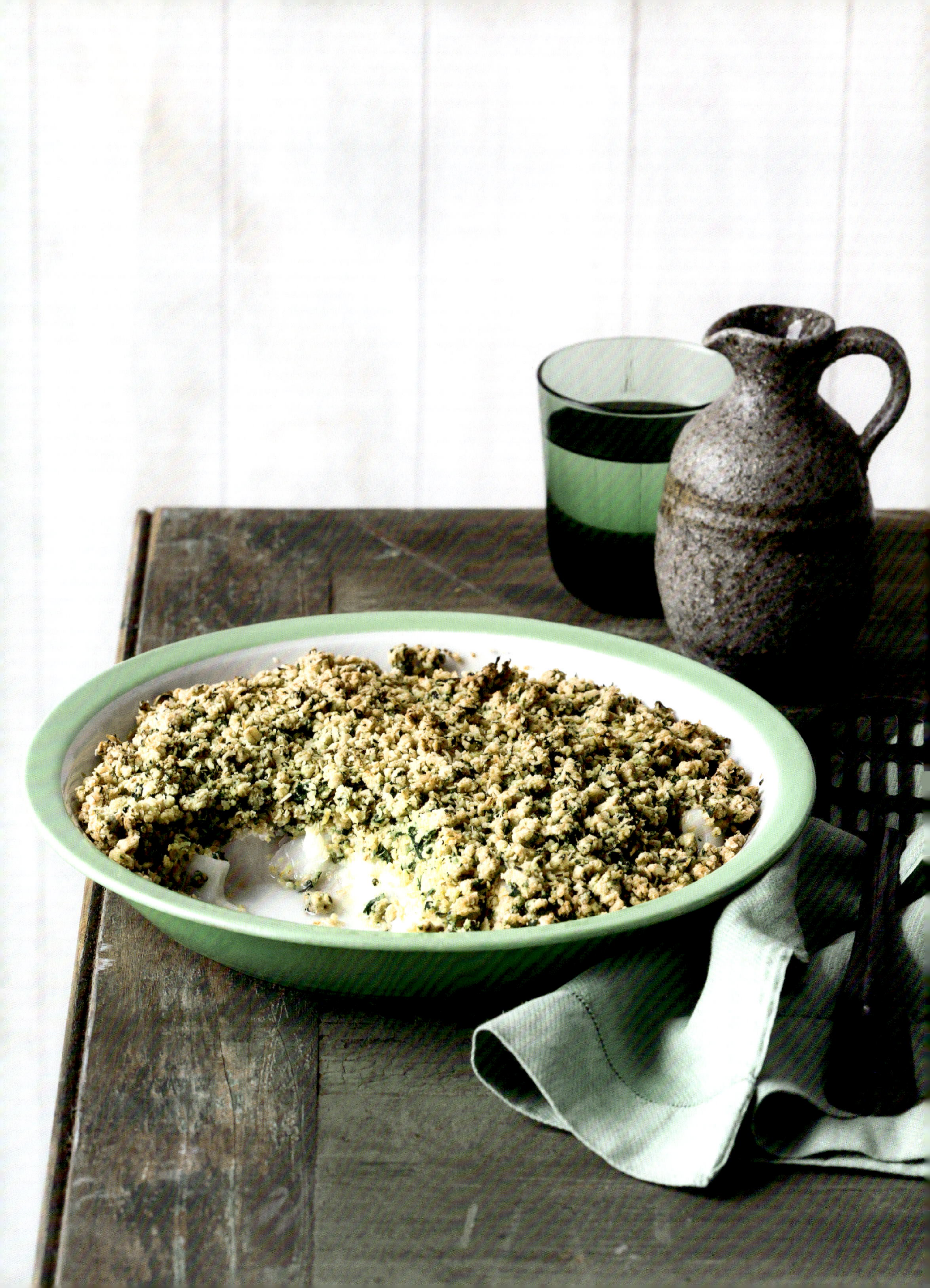

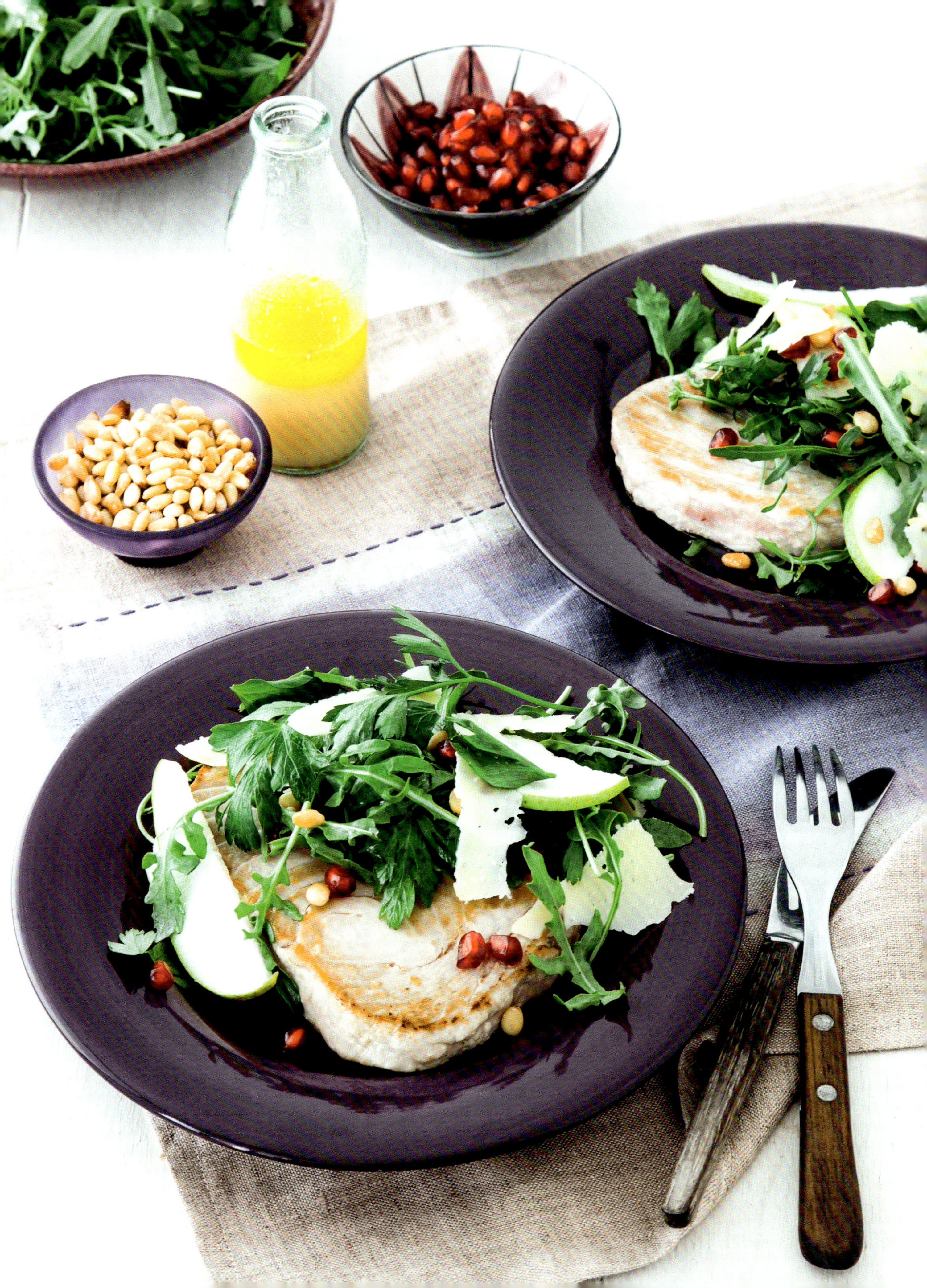

Thunfisch mit Petersilien-Granatapfel-Salat

Frische, in der Pfanne gebratene Thunfischsteaks und dazu ein knackiger Salat aus Petersilie, Rucola, Birnen, Granatapfelkernen und Pinienkernen – was für ein wunderbar erfrischendes Sommergericht!

ZUBEREITUNG **15 MINUTEN**
KOCHZEIT **5 MINUTEN**
FÜR **4 PERSONEN**

1 EL Olivenöl
4 Thunfischsteaks à ca. 180 g
50 g Rucola
10 g frische Blattpetersilie
1 grüne Birne, in dünne Scheiben geschnitten
50 g Granatapfelkerne
50 g Parmesan, gehobelt
2 EL Pinienkerne, geröstet

Dressing

2 EL natives Olivenöl
1 EL weißer Balsamico
1 TL Ahornsirup
abgeriebene Schale und Saft von 1 Zitrone
1 TL Dijon-Senf
1 Knoblauchzehe, zerdrückt

1 Für das Dressing alle Zutaten in einer Schale verrühren.

2 Das Öl in einer großen Pfanne erhitzen. Den Thunfisch darin bei mittlerer Hitze von jeder Seite 2 Minuten oder länger braten, bis er den gewünschten Gargrad erreicht hat.

3 Rucola, Petersilie, Birnenscheiben, Granatapfelkerne und Parmesan in eine Schüssel geben. Das Dressing zugießen und vorsichtig unterheben.

4 Thunfisch und Salat auf 4 Tellern anrichten und mit den gerösteten Pinienkernen bestreut servieren.

Mischen Sie das Dressing wirklich erst kurz vor dem Servieren unter den Salat, damit die zarten Petersilienblätter nicht zu stark durchweichen.

NÄHRWERTE PRO PORTION

2286 kJ, 546 kcal, 52 g Eiweiß, 33 g Fett (9 g gesättigte Fettsäuren), 10 g Kohlenhydrate (8 g Zucker), 2 g Ballaststoffe, 294 mg Natrium

Granatapfelkerne enthalten viele Antioxidantien, die das Immunsystem stärken, die Durchblutung anregen und entzündungshemmend wirken – alles Eigenschaften, die sich auch positiv auf die Gehirnfunktion auswirken.

Nudelauflauf mit Fisch und Brokkoli

Nudeln und Fischfilet kombiniert mit Brokkoli, Erbsen und Mais, in einer cremigen Sauce, ergeben eine köstliche, nährstoffreiche Hauptmahlzeit. Variieren Sie die Gemüsesorten je nach Saison und Angebot.

ZUBEREITUNG **10 MINUTEN**
GARZEIT **50 MINUTEN**
FÜR **4 PERSONEN**

200 g Vollkorn-Penne
600 ml fettarme Milch
500 g weißfleischige Fischfilets, z. B. von Kabeljau, Scholle oder Seezunge
1 Lorbeerblatt
2 EL Olivenöl
1 Zwiebel, in dünne Ringe geschnitten
35 g Mehl
1 EL grobkörniger Senf
1 TL Currypulver
200 g Mais
100 g Tiefkühlerbsen
200 g Brokkoli, in kleinen Röschen
2 EL frisch gehackte gemischte Kräuter, z. B. Dill, Petersilie und Schnittlauch
50 g Parmesan, fein gerieben

1 Die Penne in einem großen Topf mit kochendem Wasser gemäß Packungsanleitung bissfest garen. Dann abgießen und beiseitestellen.

2 Unterdessen die Milch in eine Pfanne gießen. Fischfilets und Lorbeerblatt zufügen und alles bei mittlerer Hitze 15 Minuten kochen, bis der Fisch gar ist. Die Filets mit einem Schaumlöffel aus der Pfanne heben, das Lorbeerblatt entfernen und die Milch in ein Gefäß gießen und beiseitestellen. Den Fisch leicht abkühlen lassen und in Stücke teilen.

3 Die Pfanne abspülen, das Öl zufügen und die Zwiebel darin bei mittlerer Hitze 10 Minuten goldbraun dünsten. Mehl, Senf und Currypulver einrühren und alles unter ständigem Rühren 2 Minuten erhitzen, bis eine glatte, goldbraune Mehlschwitze entstanden ist. Diese vom Herd nehmen und langsam die beiseitegestellte Milch unterrühren. Die Milchmischung wieder auf den Herd stellen und unter ständigem Rühren aufkochen, bis sie eingedickt ist.

4 Mais, Erbsen, Brokkoli, Kräuter und die Hälfte des Parmesans einrühren und alles weitere 5 Minuten kochen. Dann die Nudeln zufügen und gründlich unterheben.

5 Den Backofengrill auf höchste Stufe vorheizen. Die Nudelmischung in eine 2-l-Auflaufform füllen, mit dem restlichen Parmesan bestreuen und 5–10 Minuten grillen, bis eine knusprige, goldbraune Kruste entstanden ist. Den fertigen Auflauf sofort servieren.

Den vollen Geschmack entfaltet die Sauce nur, wenn die Mehlschwitze so lange gekocht wird, bis sich das Mehl goldbraun färbt. Damit die Sauce nicht klumpt, nimmt man den Topf am besten vom Herd, bevor man die Milch unterrührt.

Brokkoli mit gelb blühenden Blüten ist überreif und sollte nicht mehr verarbeitet werden. Kaufen Sie Brokkoli mit festen, aber zarten Stielen und tiefgrünen, nicht welken Blättern.

Brokkoli gehört zu den Kreuzblütlergewächsen. Er enthält viele Antioxidantien und eine Vielzahl weiterer Substanzen, die vor degenerativen Erkrankungen wie z. B. Demenz schützen können.

NÄHRWERTE PRO PORTION

2491 kJ, 595 kcal, 51 g Eiweiß, 18 g Fett (5 g gesättigte Fettsäuren), 58 g Kohlenhydrate (12 g Zucker), 11 g Ballaststoffe, 397 mg Natrium

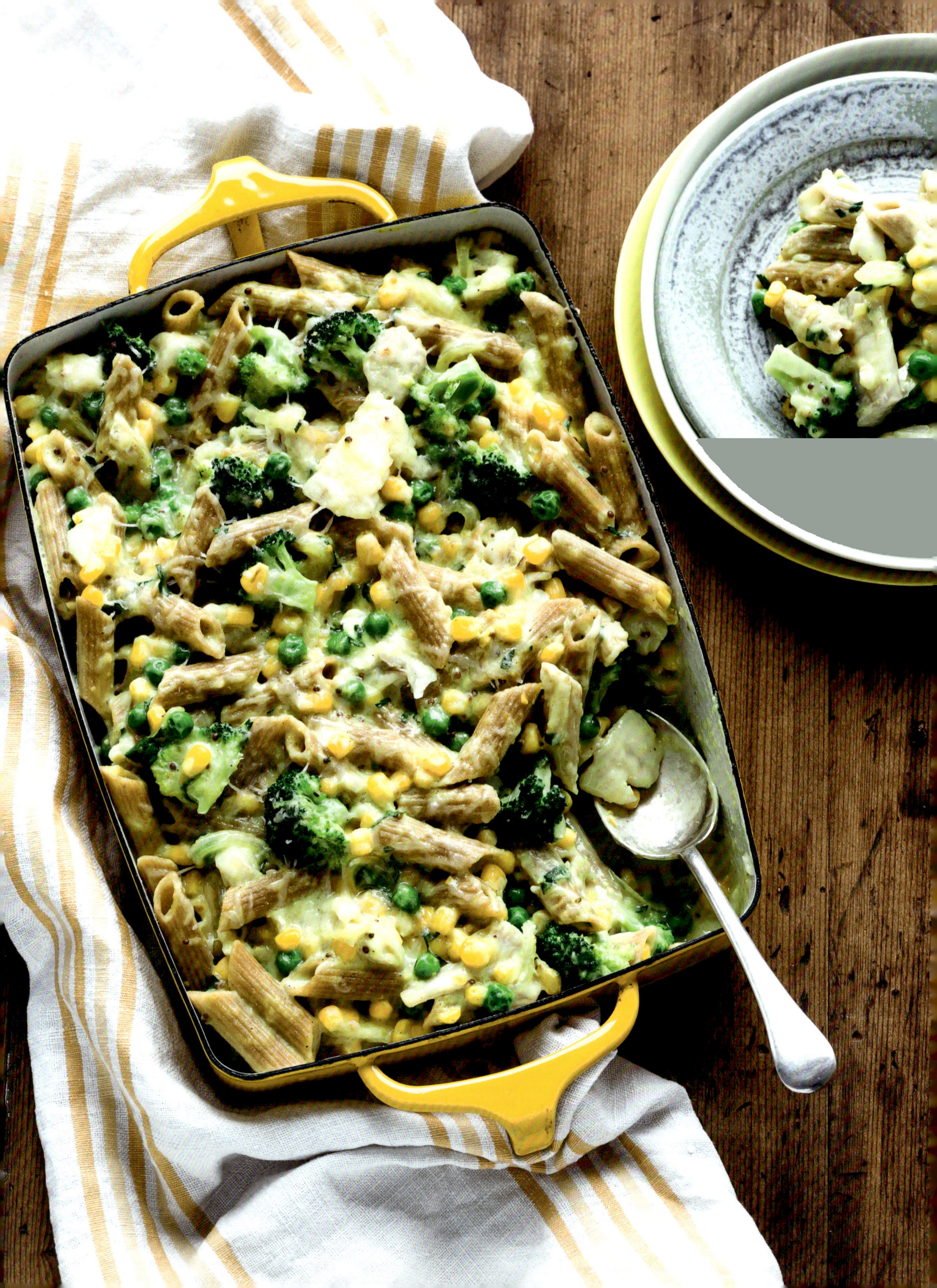

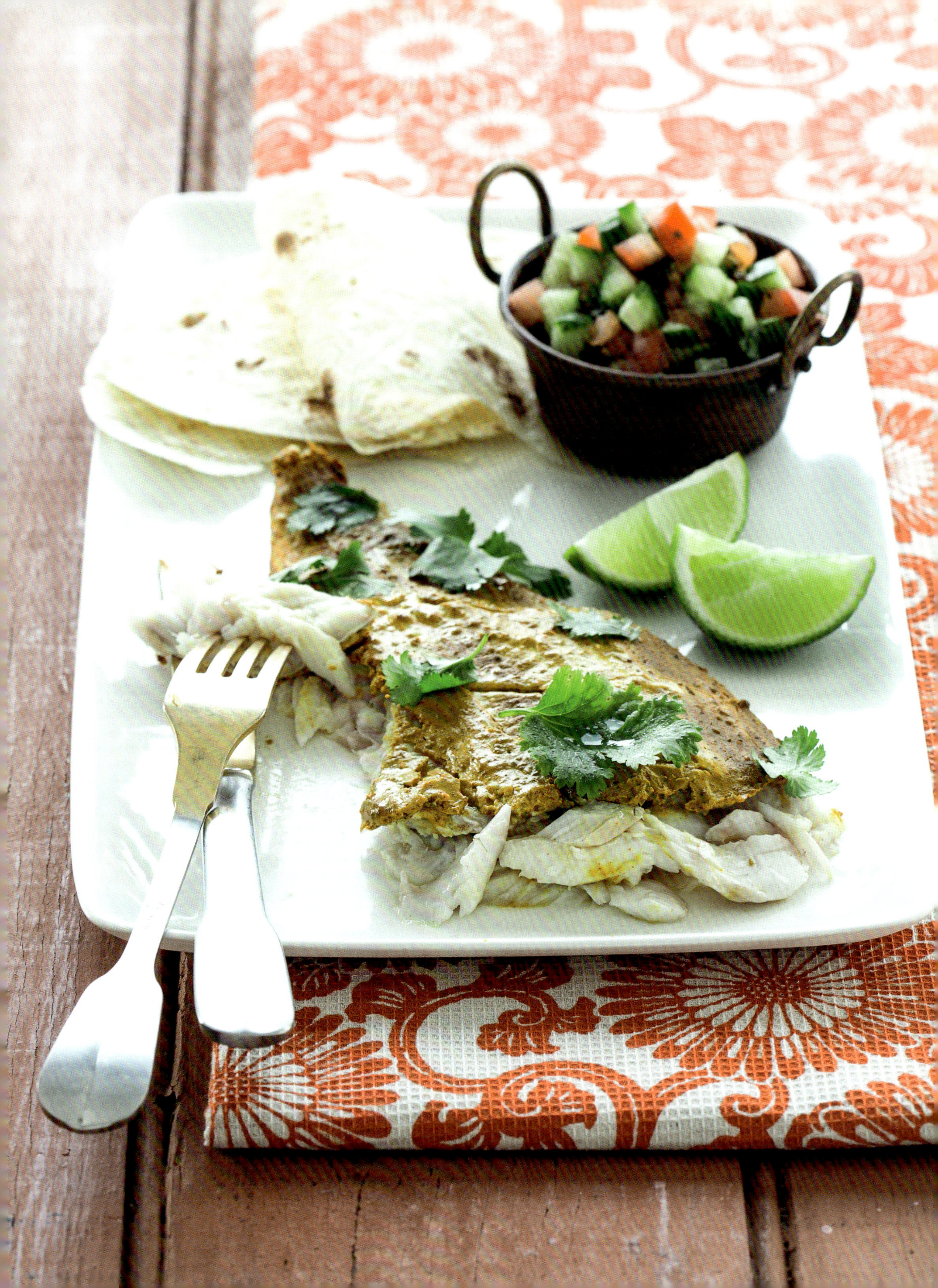

Fisch nach indischer Art

In Indien werden viele Speisen in einem heißen Tonofen gegart, der Tandoor genannt wird. Fleisch und Fisch bleiben darin schön saftig und werden zugleich sehr aromatisch.

ZUBEREITUNG **10 MINUTEN, PLUS 2 STUNDEN MARINIERZEIT**
GARZEIT **40 MINUTEN**
FÜR **4 PERSONEN**

2 große Doraden à ca. 700 g, ausgenommen und geschuppt
250 g fettarmer Naturjoghurt
4 Knoblauchzehen, zerdrückt
1 EL Paprikapulver
2,5 cm frische Kurkuma, gerieben, oder 1 EL Kurkumapulver
2,5 cm frischer Ingwer, gerieben
2 TL Kardamomsamen, gemahlen
2 TL Bockshornkleesamen, gemahlen
2 TL Koriandersamen, gemahlen
2 TL Kreuzkümmelsamen, gemahlen
Saft von 1 Zitrone oder Limette
frische Korianderblätter, zum Garnieren

1 Die Fische von beiden Seiten 5- oder 6-mal tief einkerben; das Messer dabei leicht in Richtung Fischkopf neigen.

2 Joghurt, Knoblauch und Gewürze gut mischen und die Fische rundum damit bestreichen. Einen Teil der Paste auch in die Kerben und die Bauchhöhle der Fische einarbeiten. Die fertig vorbereiteten Fische in eine gläserne oder keramische Auflaufform mit Deckel geben, abdecken und 2 Stunden im Kühlschrank marinieren.

3 Den Backofen auf 180 °C vorheizen.

4 Die marinierten Fische in den Backofen geben und 30 Minuten backen, bis sie gar sind.

5 Die Fische gleichmäßig mit Zitronen- oder Limettensaft beträufeln und mit Korianderblättern garniert servieren.

Sie können auch kleinere ganze Fische oder Fischfilets für dieses Gericht verwenden. Halbieren Sie in diesem Fall allerdings die Marinierzeit, da die Säuren im Joghurt die Eiweiße im Fisch denaturieren und das Fleisch quasi „kochen", sodass es bei zu langer Marinierzeit austrocknen und zäh werden kann.

Als Beilage zu diesem Fischgericht eignen sich frisches Fladenbrot und ein Tomaten-Gurken-Salat.

NÄHRWERTE PRO PORTION

1489 kJ, 356 kcal, 65 g Eiweiß, 6 g Fett (2 g gesättigte Fettsäuren), 10 g Kohlenhydrate (4 g Zucker), 3 g Ballaststoffe, 301 mg Natrium

Eines der dominantesten Aromen im Currypulver ist das des Bockshornklees. *Bockshornklee* wird in der traditionellen Medizin schon seit Jahrtausenden wegen seiner entzündungshemmenden Eigenschaften geschätzt. Die Samen enthalten wertvolle Mineralien und Ballaststoffe.

Gebratener Schwertfisch mit Grapefruit-Avocado-Salsa

Dieses Gericht eignet sich besonders zum Beköstigen von Gästen. Es ist schnell gemacht und schmeckt dank der erfrischenden Salsa fantastisch. Servieren Sie dazu Brot und einen knackigen Blattsalat.

ZUBEREITUNG **20 MINUTEN**
KOCHZEIT **5 MINUTEN**
FÜR **4 PERSONEN**

4 Schwertfischfilets à ca. 150 g
1 EL Olivenöl
2 TL frisch gehackter Rosmarin
frisch gemahlener schwarzer Pfeffer

Grapefruit–Avocado-Salsa

1 rote oder rosa Grapefruit
1 Avocado
½ kleine rote Zwiebel
1 EL frisch gehackte Petersilie

1 Für die Salsa zunächst die Grapefruit filetieren. Dazu die Schale am Stiel- und Blütenende der Grapefruit gerade abschneiden, damit die Frucht sicher auf der Arbeitsfläche stehen kann. Mit einem scharfen Messer von oben nach unten hinter der Haut der Frucht entlangfahren, um Schale und Haut in einem Schritt zu entfernen. Die geschälte Grapefruit in die Hand nehmen und die Filets mit dem Messer links und rechts entlang der Scheidewände einkerben, um die einzelnen Segmente auszulösen. Die ausgelösten Segmente fein würfeln.

2 Die Avocado ebenfalls fein würfeln. Mit den Grapefruitwürfeln, der Zwiebel und der Petersilie in eine Schale geben und behutsam vermengen.

3 Die Fischfilets mit Olivenöl bestreichen, mit Rosmarin bestreuen und mit frisch gemahlenem schwarzen Pfeffer würzen. Eine beschichtete Pfanne auf dem Herd stark erhitzen und die Filets darin von jeder Seite 2 Minuten braten, bis sie gerade gar sind.

4 Die fertig gebratenen Filets mit der Salsa auf 4 Tellern anrichten und sofort servieren.

Statt des Schwertfischs können Sie auch Thunfisch, Lachs oder Lachsforelle verwenden.

NÄHRWERTE PRO PORTION

1542 kJ, 368 kcal, 32 g Eiweiß, 25 g Fett (5 g gesättigte Fettsäuren), 4 g Kohlenhydrate (3 g Zucker), 2 g Ballaststoffe, 141 mg Natrium

Wie *Zitrusfrüchte* im Allgemeinen enthalten auch Grapefruits viele Antioxidantien. In roten und rosa Grapefruits steckt zudem der Farbstoff Lycopin, der den Körper vor Krebs schützen soll.

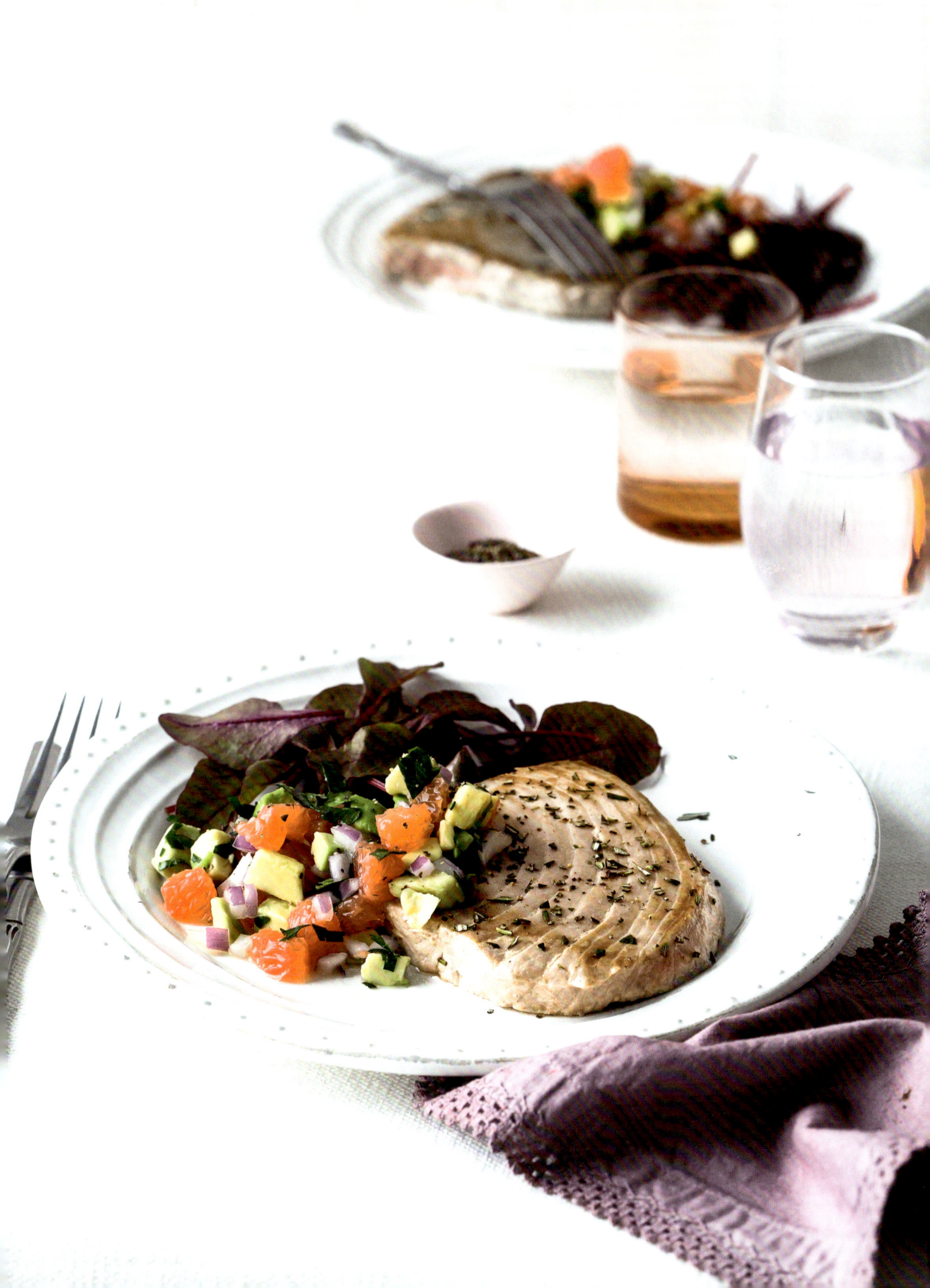

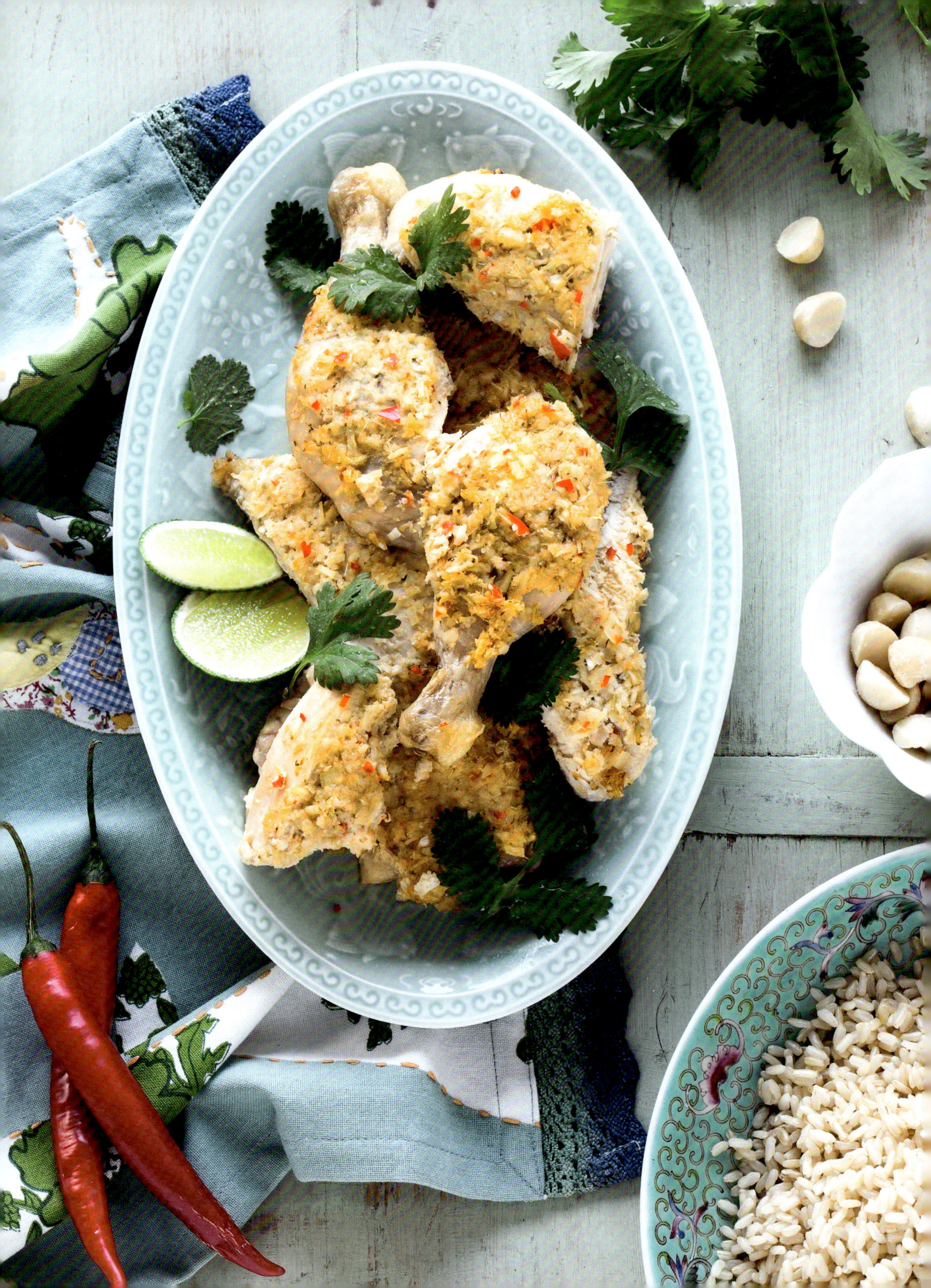

Hähnchen mit Zitronengraskruste

Hähnchen ohne Haut kann trocken und fad schmecken, aber diese vietnamesisch angehauchte Variante ist dank der antioxidantienreichen Kruste aus Nüssen, Kräutern und Gewürzen äußerst aromatisch. Servieren Sie dazu Vollkornreis und gedünstetes grünes Blattgemüse.

ZUBEREITUNG **15 MINUTEN, PLUS 2 STUNDEN MARINIERZEIT**
GARZEIT **1 STUNDE**
FÜR **4 PERSONEN**

1 ganze Poularde (1,5 kg)
Raps- oder Olivenöl, in einen Ölsprüher gefüllt
frische Korianderblätter, zum Garnieren

Zitronengraspaste

3 Stängel Zitronengras, nur der weiße Teil, fein gehackt
6 Knoblauchzehen, gewürfelt
20 g frischer Koriander mit Stängel und Wurzeln, fein gehackt
1 lange rote Chilischote, entkernt und fein gewürfelt
abgeriebene Schale und Saft von 1 Limette
40 g ungesalzene geröstete Macadamia- oder Erdnüsse

1 Für die Zitronengraspaste Zitronengras, Knoblauch, Koriander, Chilischote, Limettenschale und -saft in einem Mörser oder einer Küchenmaschine zu einer groben Paste verarbeiten. Die Nüsse zufügen und einarbeiten, bis alle Zutaten gut gemischt sind, die Paste aber noch leicht grobkörnig ist.

2 Mit einer Geflügelschere die Poularde zu beiden Seiten entlang des Rückgrats einschneiden. Das Rückgrat auslösen und wegwerfen. Dann die Haut der Poularde ablösen und ebenfalls wegwerfen. Die Poularde mit der Brustseite nach oben flach auf ein Backblech legen.

3 Das Brustfleisch zu beiden Seiten des Brustbeins mit einem kleinen scharfen Messer tief einschneiden, sodass sich zwei Taschen bilden. Ähnlich tiefe Taschen in die Ober- und Unterkeulen sowie den Flügelansatz der Poularde schneiden.

4 Die Zitronengraspaste fest in die entstandenen Taschen hineindrücken, bis sie komplett gefüllt sind. Mit der restlichen Paste die Poularde von außen bedecken. Anschließend die Poularde 1–2 Stunden im Kühlschrank marinieren.

5 Den Backofen auf 180 °C vorheizen. Die fertig marinierte Poularde von außen mit Öl besprühen und 45–60 Minuten backen, bis klarer Bratensaft austritt, wenn sie mit einer Messerspitze eingestochen wird. Aus dem Backofen nehmen und 10 Minuten an einem warmen Ort ruhen lassen.

6 Die Poularde in 8 Stücke teilen, mit Korianderblättern garnieren und sofort servieren.

NÄHRWERTE PRO PORTION

1683 kJ, 402 kcal, 31 g Eiweiß, 29 g Fett (8 g gesättigte Fettsäuren), 5 g Kohlenhydrate (1 g Zucker), 2 g Ballaststoffe, 123 mg Natrium

Nüsse sind zwar sehr kalorienreich, aber die darin enthaltenen Fette werden für die Hirnfunktion benötigt. Die Fettsäuren der Macadamianüsse sorgen dafür, dass das Fleisch in diesem Rezept nicht austrocknet.

Hähnchen mit Champignons und Rotweinsauce

Diese salzarme Variante des klassischen Coq au Vin wird ohne Speck zubereitet. Sie verfügt jedoch dank Kräutern, Knoblauch und Rotwein über das typische Aroma. Mit einem kräftigen Rotwein erzielen Sie die besten Ergebnisse.

ZUBEREITUNG **10 MINUTEN**
KOCHZEIT **1 STUNDE**
FÜR **4 – 6 PERSONEN**

1 ganze Poularde (1,5 kg)
1 EL Olivenlöl
8 Perl- oder Silberzwiebeln
1 Knoblauchzehe, zerdrückt
200 g kleine Champignons
500 ml Hühnerbrühe
500 ml Rotwein
4 Zweige frische Blattpetersilie
4 Zweige frischer Thymian
2 frische Lorbeerblätter
6 schwarze Pfefferkörner
2 EL frisch gehackte Blattpetersilie

1 Die Poularde waschen, mit Küchenpapier trocken tupfen und in 8 Teile zerlegen.

2 Das Öl in einem großen Schmortopf erhitzen. Die Hähnchenteile darin portionsweise bei mittlerer Hitze 5 Minuten anbraten, bis sie rundum gebräunt sind. Dann auf Küchenpapier abtropfen lassen.

3 Zwiebeln, Knoblauch und Champignons in den Topf geben und unter Rühren wenige Minuten braten, bis die Zwiebeln und die Pilze Farbe angenommen haben.

4 Die Hähnchenteile in den Topf zurückgeben, Brühe und Rotwein sowie Petersilienzweige, Thymianzweige, Lorbeerblätter und Pfefferkörner zugeben. Alles aufkochen, dann die Hitze reduzieren, den Topf abdecken und alles 40 Minuten köcheln lassen, bis die Hähnchenteile gar sind.

5 Das fertige Gericht auf einer großen Platte anrichten, mit frisch gehackter Petersilie garnieren und mit gedünsteten grünen Bohnen und jungen Kartoffeln als Beilage servieren.

Für eine etwas sämigere Sauce 1 EL Speisestärke mit ein wenig heißem Sud glattrühren. Die Mischung in den Topf zurückgeben und alles noch einmal aufkochen lassen, bis die Sauce eingedickt ist.

NÄHRWERTE PRO PORTION

2034 kJ, 486 kcal, 32 g Eiweiß, 28 g Fett (8 g gesättigte Fettsäuren), 6 g Kohlenhydrate (4 g Zucker), 3 g Ballaststoffe, 465 mg Natrium

Das Gehirn ist zur Gesunderhaltung auf die Zufuhr von *Antioxidantien* angewiesen. In diesem Gericht sind viele antioxidantienreiche Zutaten enthalten, wie z. B. Rotwein, Knoblauch und Champignons.

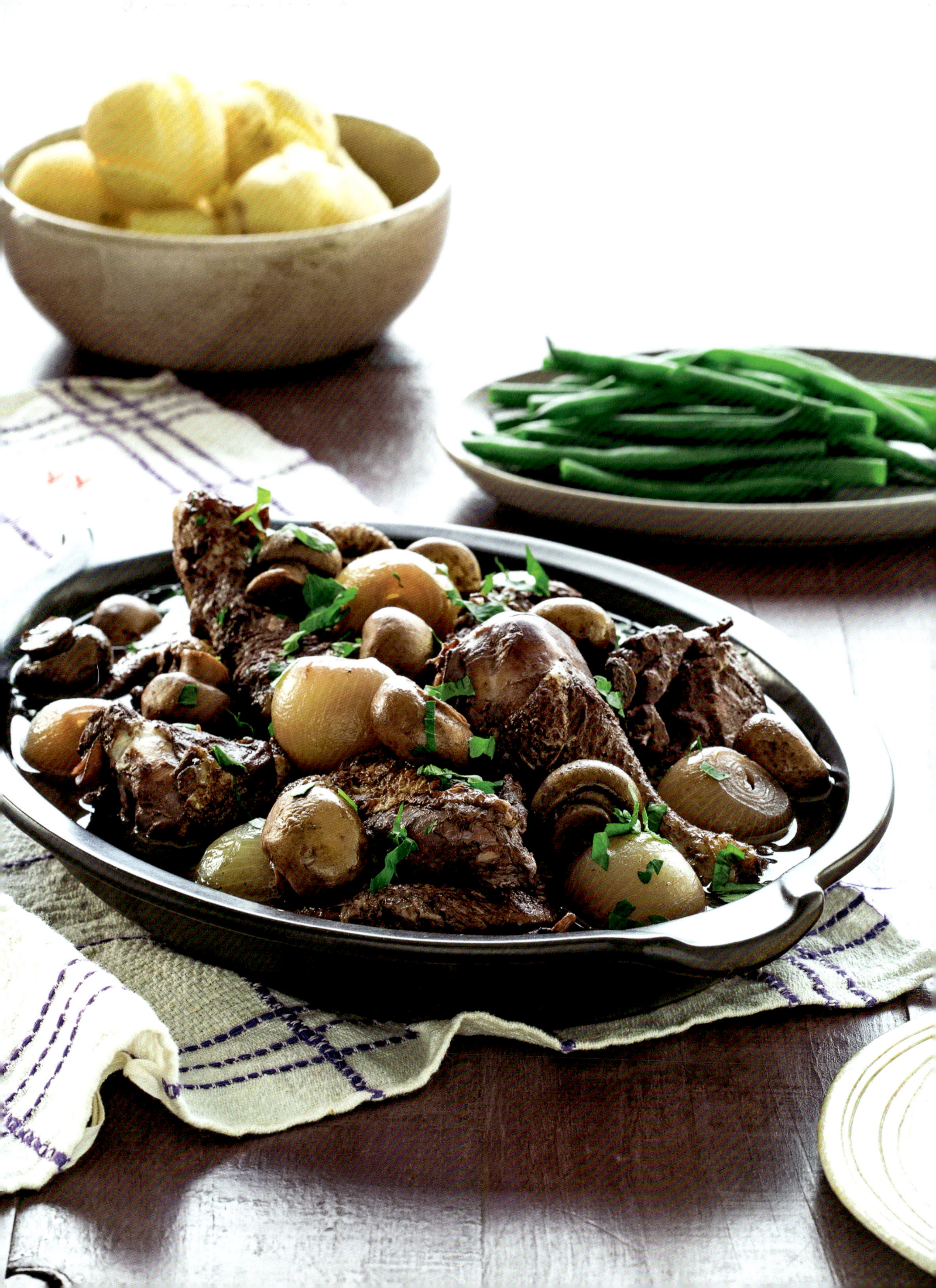

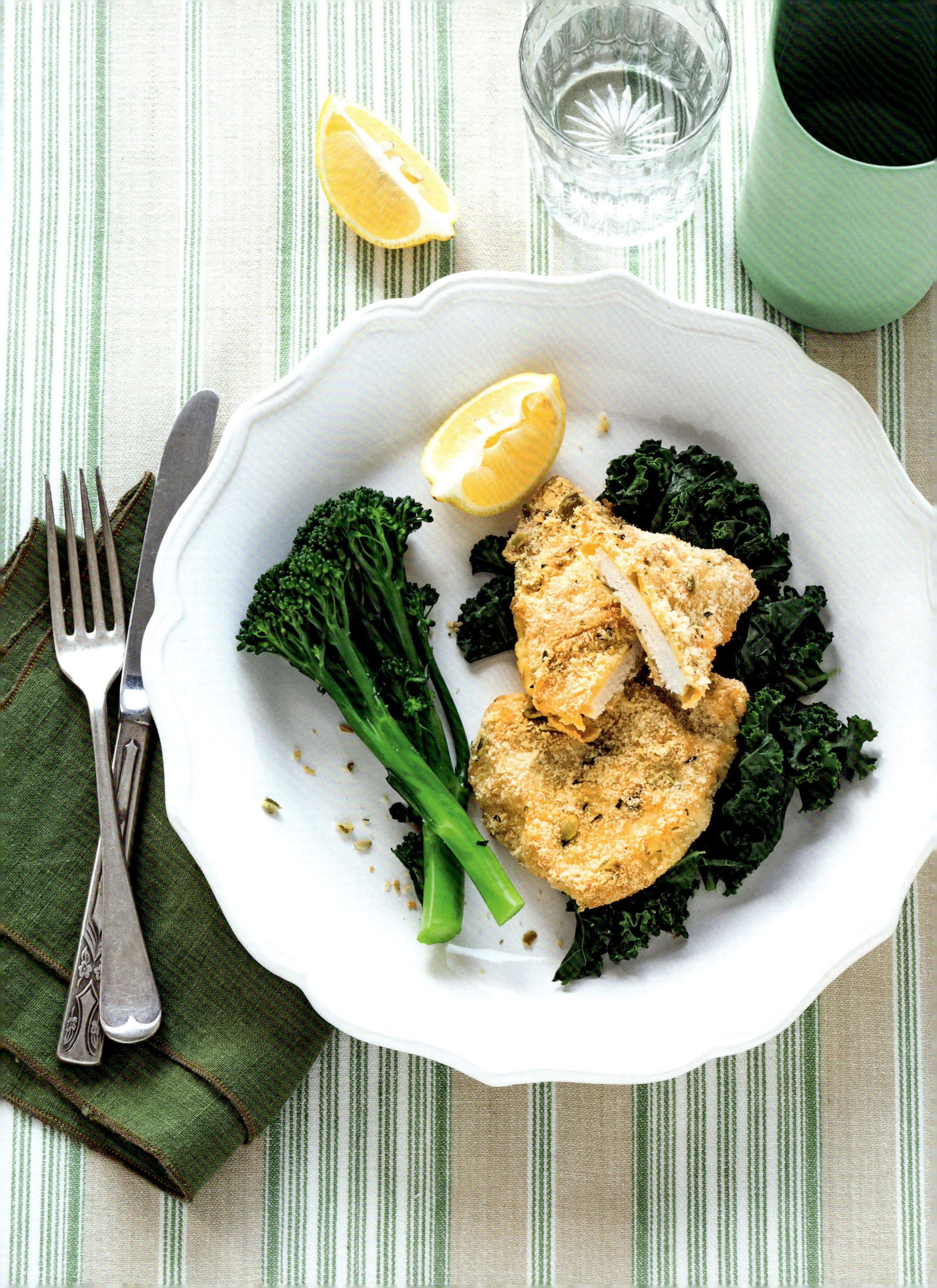

Hähnchenschnitzel mit Mandelpanade und grünem Gemüse

Verwöhnen Sie mit diesem Rezept Ihre Partygäste, indem Sie das Fleisch vor dem Panieren in dünne Streifen schneiden und insgesamt nur 10 Minuten garen. Dazu passt ein Joghurt-Knoblauch-Dip.

ZUBEREITUNG **20 MINUTEN**
KOCHZEIT **15 MINUTEN**
FÜR **4 PERSONEN**

2 Hähnchenbrustfilets (ca. 500g Gesamtgewicht)
150g gemahlene Mandeln
2EL Kürbiskerne, grob gehackt
2EL fein geriebener Parmesan
2EL frisch gehackter Oregano
30g Speisestärke
2 Eier, leicht verquirlt
Olivenöl, in einen Ölsprüher gefüllt
350g Grünkohl oder Spinat, Strünke entfernt und die Blätter grob zerkleinert
250g Brokkoli, in Röschen zerteilt
Zitronenspalten

1 Den Backofen auf 200°C vorheizen und ein Backblech mit Backpapier auslegen.

2 Die Hähnchenbrustfilets horizontal halbieren. Die einzelnen Hälften nacheinander zwischen zwei Lagen Frischhaltefolie legen und das Fleisch mit einem Plätteisen oder Nudelholz flach klopfen, bis es nur noch ca. 1 cm dick ist.

3 Mandeln, Kürbiskerne, Parmesan und Oregano in einer flachen Schale mischen. Die Speisestärke und die verquirlten Eier in zwei separate flache Schalen geben.

4 Die Hähnchenbrustfilets nacheinander zunächst in der Speisestärke, dann in der Eimasse und zum Schluss in der Mandelpanade wenden. Dabei darauf achten, dass das Fleisch jeweils rundum gleichmäßig mit allen Zutaten überzogen ist.

5 Die panierten Hähnchenbrustfilets auf das vorbereitete Backblech legen, leicht mit Olivenöl einsprühen und 15 Minuten backen, bis sie goldbraun und gar geworden sind.

6 Unterdessen Grünkohl oder Spinat und Brokkoli in einen Dämpfeinsatz geben. Den Einsatz über einen Topf mit kochendem Wasser hängen; dabei darauf achten, dass der Boden des Einsatzes nicht mit dem Wasser in Berührung kommt. Den Topf abdecken und das Gemüse 10–15 Minuten dämpfen, bis es gerade weich wird.

7 Die fertigen Hähnchenbrustfilets mit dem Gemüse auf 4 Teller verteilen und mit Zitronenspalten garniert servieren.

NÄHRWERTE PRO PORTION

2440kJ, 583kcal, 46g Eiweiß, 36g Fett (6g gesättigte Fettsäuren), 22g Kohlenhydrate (3g Zucker), 7g Ballaststoffe, 216mg Natrium

Kürbiskerne sind reich an Zink. Dieses Mineral stärkt nicht nur das Immunsystem, ein Mangel kann möglicherweise auch zu Beeinträchtigungen der Gehirnfunktion führen.

Hühnercurry mit Gemüse

Dieser bunte Eintopf nach indischer Art steckt voller kräftiger Aromen. Die Kokos-Tomaten-Sauce besticht durch ihre milde Würznote aus Kurkuma, Ingwer, Koriander und Garam Masala. Servieren Sie Vollkornreis oder Vollkornbrot als Beilage.

ZUBEREITUNG **25 MINUTEN**
KOCHZEIT **50 MINUTEN**
FÜR **6 PERSONEN**

1 EL Olivenöl
1 große Zwiebel, gehackt
1 rote Paprika, gewürfelt
1 kg Hähnchenbrustfilet, gewürfelt
4 Knoblauchzehen, zerdrückt
1 EL frisch geriebener Ingwer
3 TL Kurkumapulver
2 TL gemahlener Koriander
1 TL Garam Masala
½ TL Cayennepfeffer
250 ml Hühnerbrühe
400 g gehackte Tomaten aus der Dose
750 g orangefleischige Süßkartoffeln, gewürfelt
250 g grüne Bohnen, halbiert
125 ml fettarme Kokosmilch
frische Korianderblätter, zum Garnieren

1 Das Öl in einem großen Topf erhitzen. Zwiebel und Paprika darin bei mittlerer Hitze 5 Minuten dünsten, bis sie weich geworden sind. Das Hähnchenfleisch zufügen und unter gelegentlichem Rühren 5 Minuten rundum leicht anbräunen. Dann Knoblauch, Ingwer und Gewürze zugeben und 1 Minute unter Rühren mitbraten.

2 Brühe, Tomaten und Süßkartoffeln einrühren. Den Topf abdecken, Brühe und Tomatenwasser kurz aufkochen lassen, dann die Hitze auf niedrige Stufe reduzieren und den Eintopf 30 Minuten köcheln lassen, bis die Kartoffeln gar sind.

3 Die Bohnen zufügen und unterrühren. Die Hitze geringfügig erhöhen und das Curry ohne Deckel 5 Minuten kochen, bis die Bohnen gerade gar sind. Nun die Kokosmilch einrühren und das Curry so lange weiterkochen, bis alles gut durcherhitzt ist.

4 Das fertige Curry vor dem Servieren mit Korianderblättern garnieren.

Messen Sie die Gewürze im Voraus ab und halten Sie auch Knoblauch und Ingwer schon gebrauchsfertig bereit, damit Sie alle Würzzutaten zusammen in den Topf geben können.

Garam Masala ist eine traditionelle indische Gewürzmischung, die Sie in Asia-Läden oder auch in gut sortierten Supermärkten erhalten.

NÄHRWERTE PRO PORTION
1610 kJ, 385 kcal, 36 g Eiweiß, 15 g Fett (5 g gesättigte Fettsäuren), 27 g Kohlenhydrate (12 g Zucker), 6 g Ballaststoffe, 272 mg Natrium

Die *Kurkuma* besitzt starke entzündungshemmende und antioxidative Eigenschaften, die vor Hirnschäden schützen können. Seit jeher macht sich die Medizin ihre beruhigende, krampflösende Wirkung zunutze.

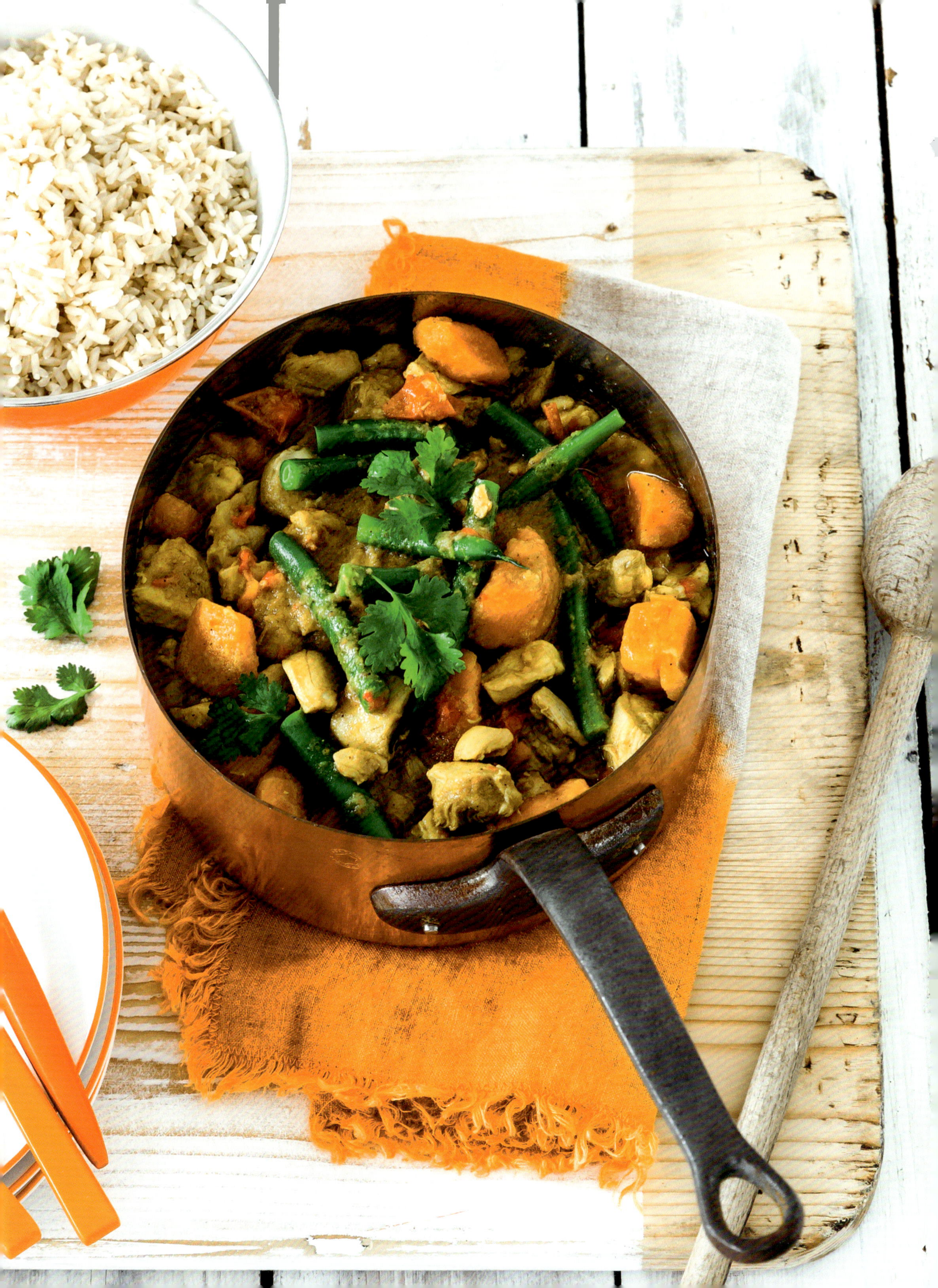

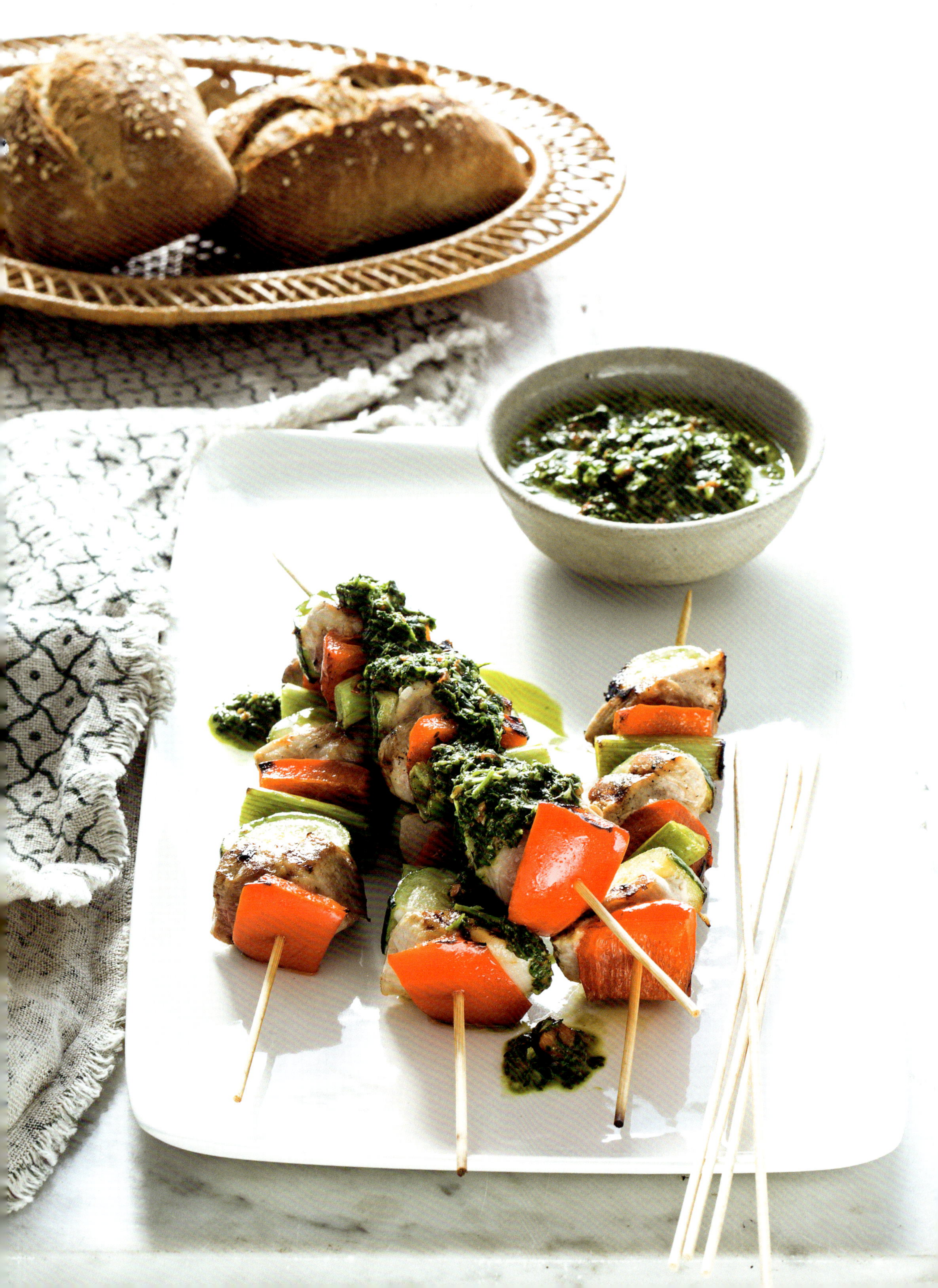

Hähnchenspieße mit Chimichurri-Sauce

Chimichurri ist eine sehr vielseitig verwendbare Sauce aus der südamerikanischen Küche. Bereiten Sie sie erst kurz vor dem Servieren zu, damit sich die Kräuter nicht verfärben.

ZUBEREITUNG **20 MINUTEN, PLUS 30 MINUTEN EINWEICHZEIT**
KOCHZEIT **10 MINUTEN**
FÜR **4 PERSONEN (ERGIBT 8 SPIESSE)**

1 rote Paprika, grob gewürfelt
4 Hähnchenbrustfilets, grob gewürfelt
2 Zucchini, halbiert und in dicke Scheiben geschnitten
4 Frühlingszwiebeln, in ca. 2,5 cm lange Stücke geschnitten
Olivenöl, in einen Ölsprüher gefüllt

Chimichurri-Sauce

100 g frischer Koriander, fein gehackt
120 g frische Petersilie, fein gehackt
2 Knoblauchzehen, fein gehackt
1 große rote Chilischote, entkernt und fein gehackt
1 TL gemahlener Kreuzkümmel
1/2 TL getrockneter Oregano
Saft von 1 Zitrone
1 EL Rotweinessig
60 ml natives Olivenöl

1 8 Holzspieße 30 Minuten in Wasser einweichen.

2 Für die Chimichurri-Sauce Koriander, Petersilie, Knoblauch, Chilischote, Kreuzkümmel und Oregano in einer Schüssel mischen. Dann Zitronensaft, Essig und Olivenöl unterrühren und zunächst beiseitestellen.

3 Paprikastücke, Hähnchenwürfel, Zucchinischeiben und Frühlingszwiebelstücke abwechselnd auf die vorbereiteten Spieße stecken. Die fertigen Spieße leicht mit Olivenöl besprühen.

4 Einen Grill vorheizen oder eine Grillpfanne auf dem Herd erhitzen. Die Spieße darauf oder darin bei mittlerer Hitze unter mehrmaligem Wenden 10 Minuten grillen, bis das Fleisch gar und das Gemüse weich geworden und rundum gebräunt ist.

5 Die Spieße auf 4 Tellern anrichten und mit der Chimichurri-Sauce beträufeln. Die restliche Sauce separat dazu reichen. Als Beilage eignen sich gut ein grüner Salat und knuspriges Vollkornbrot.

Sie können die Chimichurri-Sauce auch schon im Voraus zubereiten. Bewahren Sie sie dann luftdicht verschlossen im Kühlschrank auf und nehmen Sie sie rechtzeitig wieder heraus, um sie zimmerwarm servieren zu können.

Die Sauce passt auch gut zu gegrilltem Fisch oder Tofu.

NÄHRWERTE PRO PORTION (2 SPIESSE)

975 kJ, 233 kcal, 13 g Eiweiß, 18 g Fett (3 g gesättigte Fettsäuren), 5 g Kohlenhydrate (3 g Zucker), 4 g Ballaststoffe, 64 mg Natrium

Blattkräuter, wie Koriander, Petersilie, Basilikum und Rosmarin, sind reich an diversen Antioxidantien. Darüber hinaus enthalten sie viel Vitamin C, Folsäure und Betakarotin.

Putenbrust mit Quinoa-Kräuter-Füllung

Für dieses Rezept werden Putensteaks mit einer aromatischen Kräuterfüllung verfeinert. Alternativ können Sie für einen Putenrollbraten auch eine ganze Putenbrust damit füllen.

ZUBEREITUNG **20 MINUTEN**
GARZEIT **50 MINUTEN**
FÜR **6 PERSONEN**

50 g rote Quinoa, abgespült und abgetropft
1 EL Olivenöl
1 Lauchstange, nur der weiße Teil, in dünne Ringe geschnitten
2 EL Weißwein
2 Knoblauchzehen, gehackt
2 EL Pinienkerne
2 EL Sonnenblumenkerne
1 EL getrocknete Cranberrys, gehackt
1 EL frisch gehackter Salbei
2 EL frisch gehackte Petersilie
4 Putensteaks

1 Den Backofen auf 200 °C vorheizen und ein Backblech mit Backpapier auslegen.

2 Die Quinoa in einem großen Topf mit kochendem Wasser 20 Minuten weich kochen. Unter fließend kaltem Wasser abspülen und gut abtropfen lassen.

3 Das Öl in einer großen Pfanne erhitzen. Den Lauch darin bei mittlerer Hitze 10 Minuten weich dünsten und mit dem Wein ablöschen. Knoblauch, Pinienkerne, Sonnenblumenkerne und Cranberrys zufügen. Alles weitere 5 Minuten dünsten, bis die Kerne goldbraun gefärbt sind. Dann den Pfanneninhalt in eine Schüssel geben, Quinoa und Kräuter zufügen und alles gründlich mischen.

4 Die Putensteaks nacheinander zwischen zwei Lagen Frischhaltefolie legen und mit einem Plätteisen oder Nudelholz flach klopfen. 2 gehäufte Esslöffel der Füllung auf ein Ende jedes Steaks legen. Die Steaks aufrollen und die Enden mit einem Zahnstocher zusammenhalten.

5 Die gefüllten Putensteaks auf das vorbereitete Backblech legen und 15 Minuten backen, bis sie gar sind.

6 Die fertigen Putensteaks sofort servieren. Als Beilagen eignen sich gedünstete Zuckerschoten, orangefleischige Süßkartoffeln und Preiselbeermus.

Für einen Putenrollbraten eine ganze Putenbrust mit einem scharfen Messer zu etwa drei Vierteln waagerecht einschneiden, aufklappen und flach auf die Arbeitsfläche legen. Die Füllung darauf verstreichen; dabei einen Rand von ca. 2,5 cm stehen lassen. Die Putenbrust aufrollen und mit Küchengarn verschnüren. Dann von außen mit Olivenöl einreiben, auf den Rost eines Bräters mit Rosteinsatz legen und 250 ml Wasser zugießen. Die Putenbrust 10 Minuten backen, dann die Temperatur auf 180 °C reduzieren und das Fleisch 1 weitere Stunde backen, bis es gar ist. Vor dem Tranchieren 10 Minuten ruhen lassen.

Putensteaks sind eine gute, magere Proteinquelle. Außerdem enthalten sie viele B-Vitamine, darunter auch Vitamin B_{12}, das durch die Regulierung des Homocysteinspiegels hilft, dem Nachlassen der mentalen Leistungskraft vorzubeugen.

NÄHRWERTE PRO PORTION
1675 kJ, 400 kcal, 53 g Eiweiß, 18 g Fett (4 g gesättigte Fettsäuren), 8 g Kohlenhydrate (1 g Zucker), 3 g Ballaststoffe, 5 mg Natrium

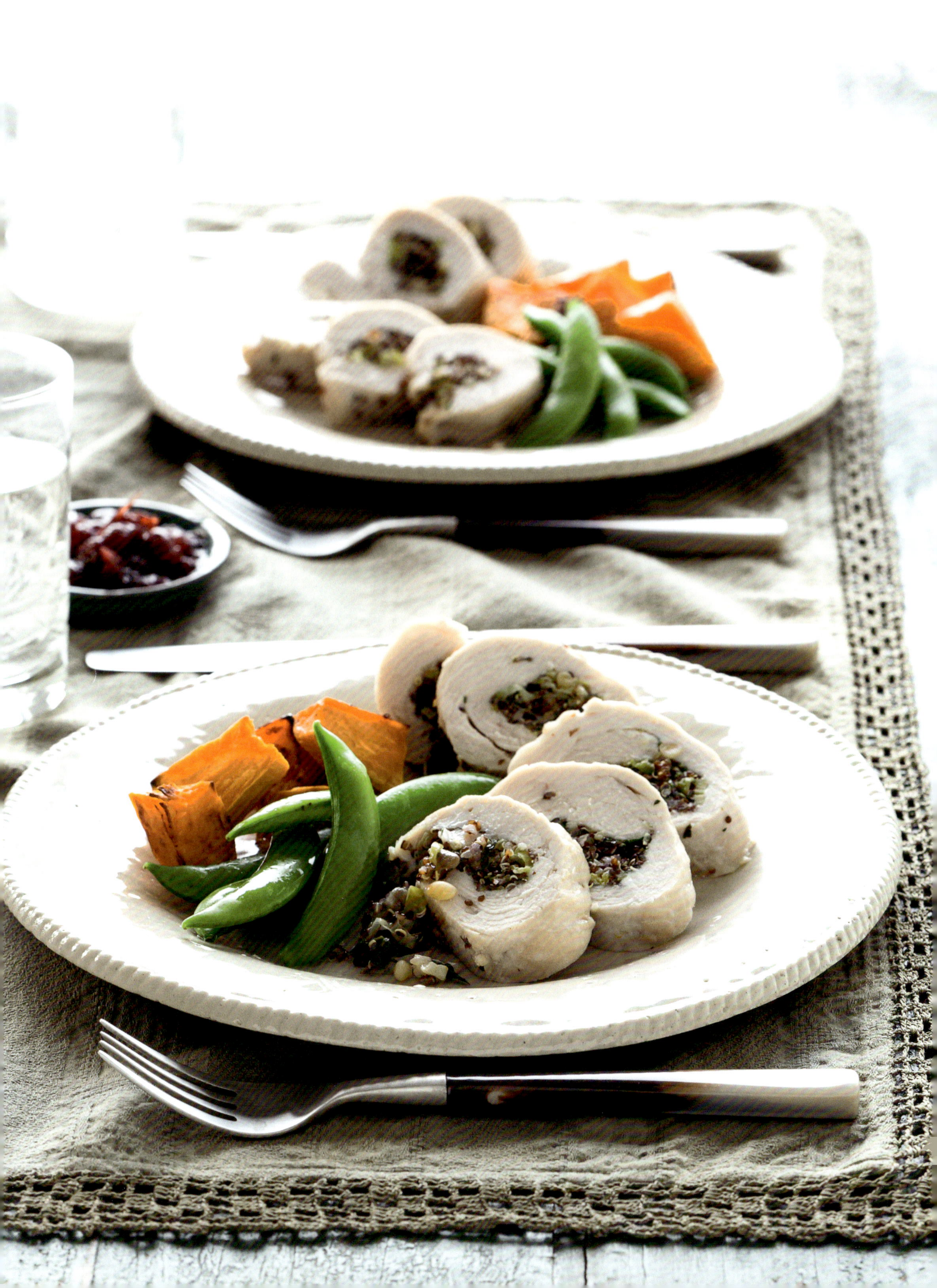

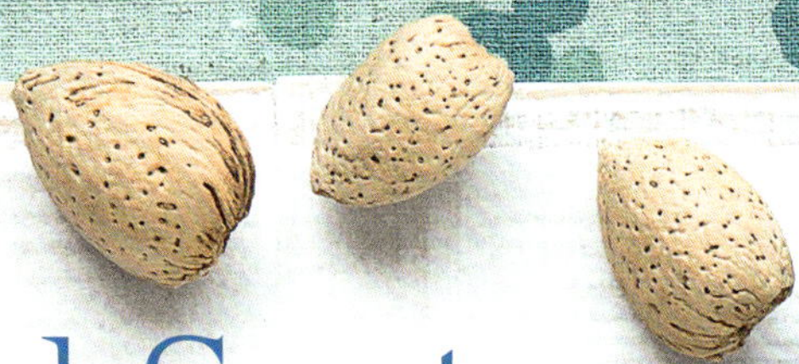

Nüsse und Saaten

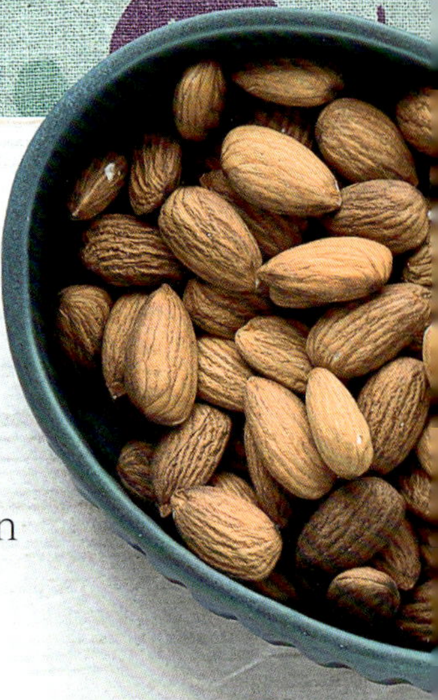

Nüsse und Saaten enthalten viele Proteine und gesunde Fettsäuren, die helfen, den Cholesterinspiegel zu senken. Einige davon enthalten sogar Phytosterine, die die Aufnahme von Cholesterin aus anderen Nahrungsmitteln hemmen sollen.

Das Nährwertprofil der verschiedenen Nüsse und Saaten, die bei uns erhältlich sind, ist sehr unterschiedlich, daher lohnt es sich, regelmäßig eine abwechslungsreiche Mischung davon zu verzehren. Cashewkerne, Haselnüsse, Macadamianüsse und Mandeln enthalten viele einfach ungesättigte Fettsäuren, die helfen, den Cholesterinspiegel zu senken, während in Walnüssen und Leinsamen der Anteil an entzündungshemmenden Omega-3-Fettsäuren besonders hoch ist. Paranüsse enthalten zwar vergleichsweise viele gesättigte Fettsäuren, allerdings auch viel Selen, und Kürbiskerne sind reich an Zink. Beide Spurenelemente spielen eine wichtige Rolle im antioxidativen Schutzsystem des Körpers, und da das Gehirn durch seine hohe Stoffwechselaktivität sehr viel oxidativen Stress produziert, ist es auf ein gut funktionierendes antioxidatives Schutzsystem angewiesen. Ebenso wichtig ist für das Gehirn ein gesundes Herz-Kreislauf-System, das es mit allen wichtigen Nährstoffen versorgt. Daher sollte man unbedingt auf einen gesunden Blutdruck und einen niedrigen Cholesterinspiegel achten. Pistazien, Pekannüsse, Haselnüsse, Sonnenblumen- und Pinienkerne enthalten viele Sterole, die den Cholesterinspiegel senken können. Sesamsamen wiederum sind reich an Kalzium, das zur Regulierung des Blutdrucks beiträgt.

Das in Nüssen und Saaten enthaltene Protein besteht u.a. aus der Aminosäure Tryptophan, der Vorstufe des Neurotransmitters Serotonin. Zur Bildung dieses Transmitters benötigt der Körper außerdem Eisen, das B-Vitamin Riboflavin und Vitamin B_6. Zwei weitere wichtige Inhaltsstoffe von Nüssen und Saaten sind die B-Vitamine Thiamin und Nicotinsäure. Während ein Thiaminmangel Depressionen, Reizbarkeit und Gedächtnisstörungen zur Folge haben kann, kann ein Mangel an Nicotinsäure im schlimmsten Fall sogar zu Demenz führen.

Laut den Ernährungsempfehlungen eines amerikanischen Ärzteverbandes zur Vorbeugung der Alzheimer-Erkrankung ist es u.a. sinn-

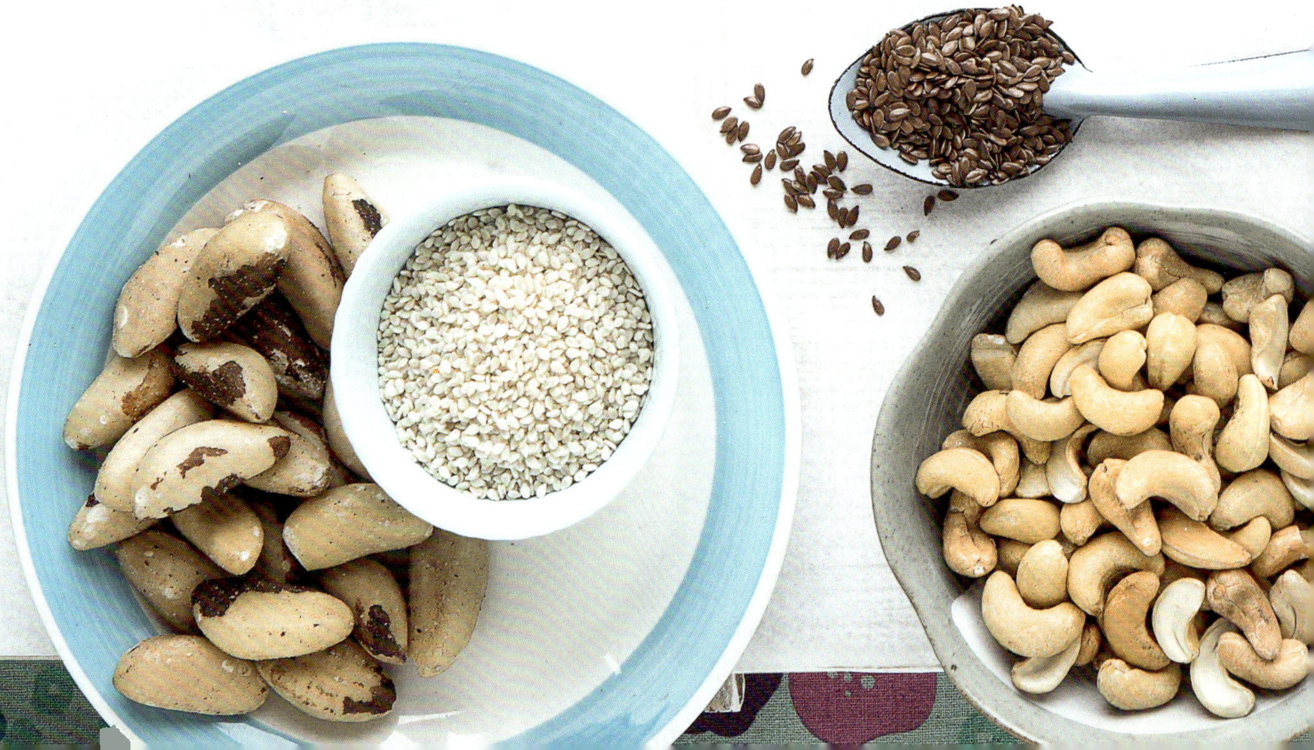

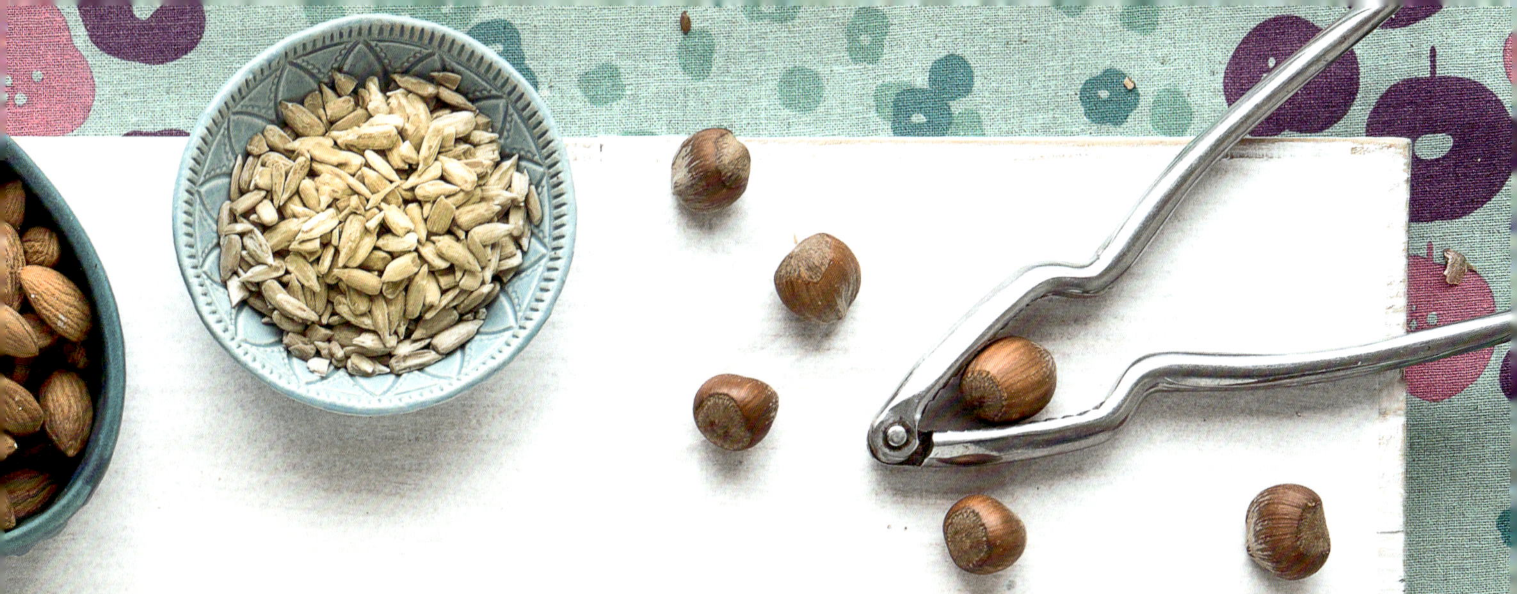

voll, täglich eine kleine Handvoll Nüsse oder Saaten zu verzehren. Das liegt zum Teil auch an dem hohen Vitamin-E-Gehalt von Nüssen und Saaten. Vitamin E schützt ungesättigte Fettsäuren vor dem Angriff durch freie Radikale und hilft so, die Zellmembran zu erhalten. Da der Fettgehalt im Gehirn besonders hoch ist, ist die Schutzwirkung durch Vitamin E hier besonders wichtig. Ein Mangel an Vitamin E kann sich negativ auf Muskelfunktion, Sehkraft, Gleichgewichtssinn und Sinnesnerven auswirken.

Aktuellen Studien zufolge lässt sich das Risiko einer Depressionserkrankung durch den verstärkten Verzehr von einfach ungesättigten Fettsäuren und Omega-3-Fettsäuren reduzieren. Dem wird z. B. die traditionelle mediterrane Kost gerecht. Personen, die sich vorwiegend mediterran ernähren, leiden deutlich seltener an Depressionen oder Herz-Kreislauf-Erkrankungen, während ihre mentale Leistungsfähigkeit relativ hoch ist. Forscher führen das darauf zurück, dass Personen, die sich mediterran ernähren, weniger Fleisch konsumieren, dafür aber mehr pflanzliche Nahrungsmittel und gesunde Fette aus Fisch und anderen Meerestieren, Olivenöl, Nüssen und Saaten zu sich nehmen.

Weil Nüsse und Saaten viel Fett enthalten, sind sie auch sehr kalorienreich. Falls Sie auf Ihr Gewicht achten müssen, sollten Sie nur kleine Portionen davon zu sich nehmen bzw. sie durch andere Nahrungsmittel in Ihrem Speiseplan ersetzen. Streuen Sie sie über Salate oder knabbern Sie sie als gesunde Zwischenmahlzeit.

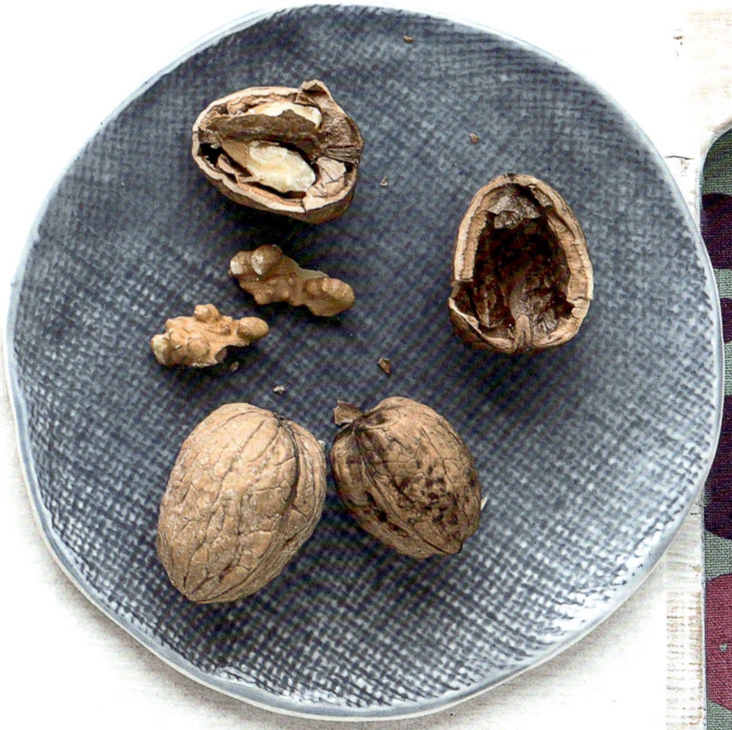

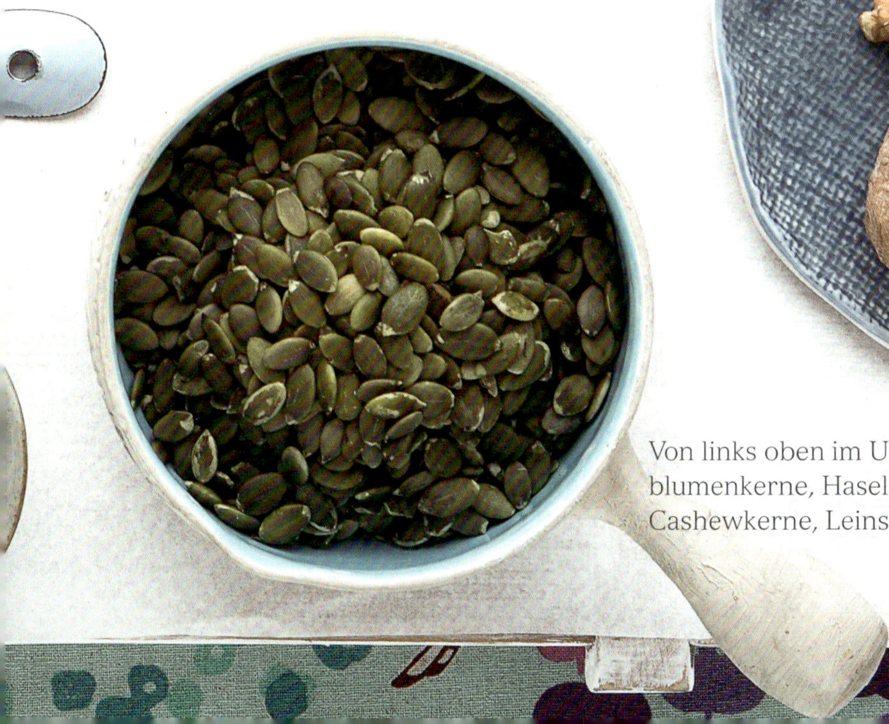

Von links oben im Uhrzeigersinn: Mandeln, Sonnenblumenkerne, Haselnüsse, Walnüsse, Kürbiskerne, Cashewkerne, Leinsamen, Sesamsamen, Paranüsse

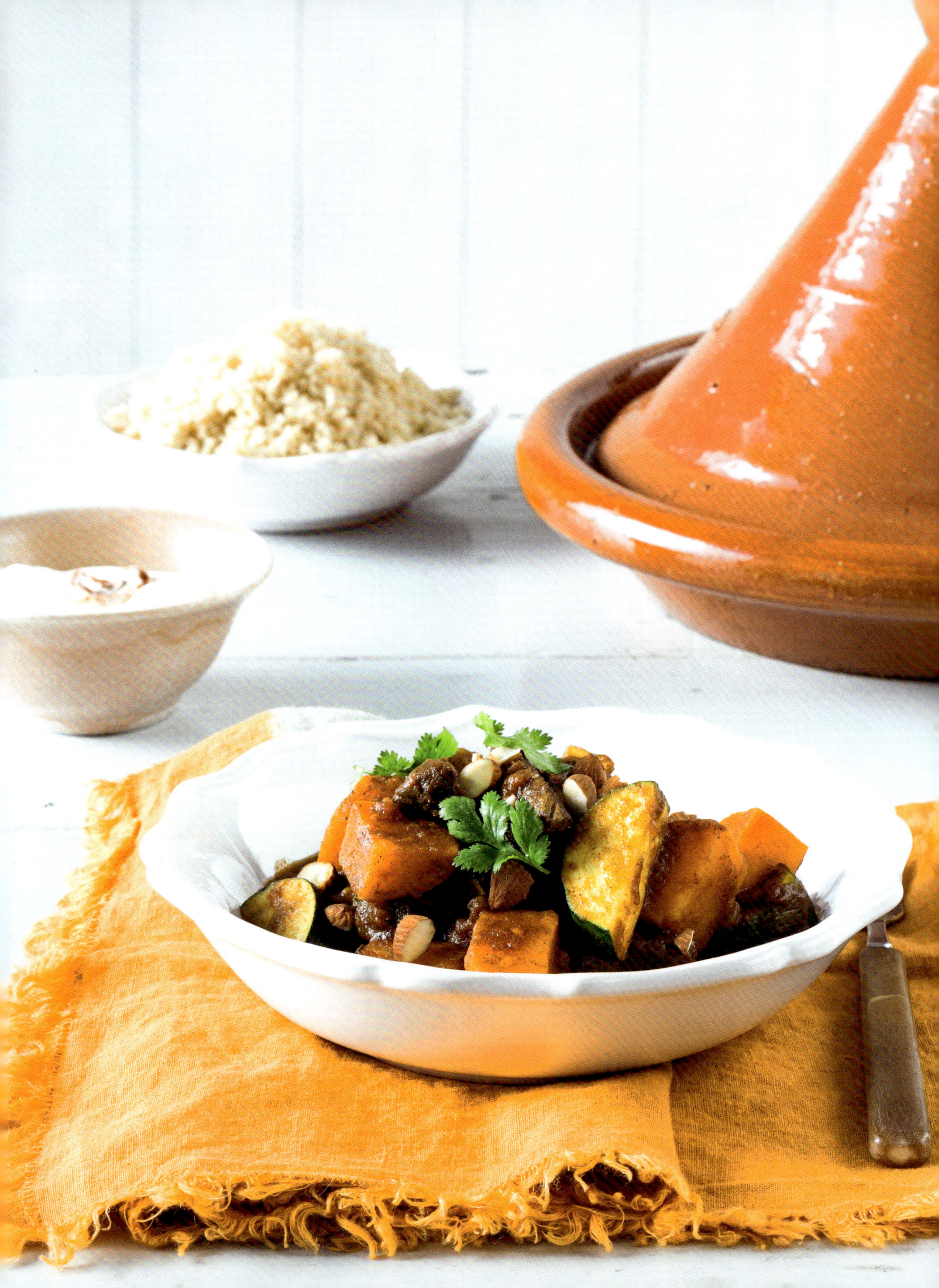

Marokkanischer Rindfleisch-Cranberry-Eintopf

Das Geheimnis dieses orientalischen Eintopfs sind die Gewürze. Verwenden Sie hierfür unbedingt frische Zutaten. Zudem gilt: Je länger Sie das Fleisch marinieren, desto aromatischer wird es.

ZUBEREITUNG **20 MINUTEN, PLUS MARINIERZEIT ÜBER NACHT**
KOCHZEIT **1 STUNDE 30 MINUTEN**
FÜR **4 PERSONEN**

500 g Rindfleisch aus der Schulter, grob gewürfelt
1 TL Ingwerpulver
1 TL gemahlener Piment
1 TL Kurkumapulver
2 EL Olivenöl
1 Msp. Safranfäden
1 rote Zwiebel, gehackt
1 Zimtstange
30 g getrocknete Cranberrys
400 g gehackte Tomaten aus der Dose
300 g orangefleischige Süßkartoffel, gewürfelt
1 Zucchini, längs halbiert und in dicke Scheiben geschnitten
250 g Vollkorn-Couscous
2 TL Harissa
200 g fettarmer Naturjoghurt
2 EL Mandeln, grob gehackt, zum Garnieren
frische Korianderblätter, zum Garnieren

1 Das Fleisch in eine Schüssel geben. Ingwer, Piment, Kurkuma und 1 EL Olivenöl zufügen. Das Fleisch gründlich in der Würzmischung wenden und mehrere Stunden im Kühlschrank marinieren, am besten über Nacht. 30 Minuten vor der Verarbeitung aus dem Kühlschrank nehmen.

2 Den Safran in eine kleine Schale geben. 2 EL heißes Wasser zufügen und 10 Minuten ziehen lassen.

3 Unterdessen das restliche Öl in einem großen Schmortopf erhitzen. Das Fleisch darin bei mittlerer Hitze portionsweise rundum anbraten, dann aus dem Topf nehmen.

4 Die Zwiebel in den Topf geben und bei mittlerer Hitze 10 Minuten goldbraun und weich dünsten. Das Fleisch in den Topf zurückgeben, dann den Safran mit der gesamten Flüssigkeit zugießen. Außerdem Zimtstange, Cranberrys, Tomaten und 375 ml Wasser zufügen. Alles aufkochen, dann die Hitze reduzieren, den Topf abdecken und alles 40 Minuten köcheln lassen.

5 Süßkartoffel und Zucchini zugeben und den Eintopf weitere 30 Minuten ohne Deckel kochen, bis das Fleisch so zart ist, dass es fast von selbst auseinanderfällt.

6 Inzwischen den Couscous in eine hitzebeständige Schale geben. 375 ml kochendes Wasser zugießen und den Couscous 10 Minuten ziehen lassen, bis er das gesamte Wasser absorbiert hat. Nun mit einer Gabel durch den Couscous fahren, um ihn aufzulockern.

7 Harissa und Joghurt verrühren. Den fertigen Eintopf mit gehackten Mandeln und Korianderzweigen garnieren und mit Joghurt und Couscous als Beilage servieren.

Harissa ist eine scharfe nordafrikanische Gewürzpaste. Wer es nicht gern scharf mag, kann sie auch weglassen und den Joghurt pur servieren.

Gewürze enthalten generell eine Vielzahl an Antioxidantien und Mineralstoffen, die das Gehirn vor Schäden durch freie Radikale schützen können.

NÄHRWERTE PRO PORTION

2101 kJ, 502 kcal, 37 g Eiweiß, 20 g Fett (5 g gesättigte Fettsäuren), 44 g Kohlenhydrate (15 g Zucker), 7 g Ballaststoffe, 242 mg Natrium

Pfannengerührtes Rindfleisch mit Gemüse und Mandeln

Asiatisch angehauchte Pfannengerichte wie dieses sind ideal, um schnell etwas mit Fleisch und Gemüse zu kochen. Entscheidend ist, vor dem Kochen alle Zutaten vorzubereiten und bereitzustellen.

ZUBEREITUNG **15 MINUTEN**
KOCHZEIT **15 MINUTEN**
FÜR **4 PERSONEN**

300 g mageres Rumpsteak
2 Knoblauchzehen, zerdrückt
1 EL fein geriebener frischer Ingwer
1½ EL Rapsöl
400 g Brokkoli
1 rote Paprika, in dünne Streifen geschnitten
1 rote Zwiebel, in dünne Spalten geschnitten
1½ EL Kecap Manis (süße Sojasauce)
1½ EL Limettensaft
2 EL Mandelsplitter, geröstet

1 Das Fleisch gegen die Faser in dünne Streifen schneiden. Dann mit Knoblauch, Ingwer und der Hälfte des Öls in eine Schüssel geben. Gründlich mischen, dann beiseitestellen.

2 Den Brokkoli in kleine Röschen teilen, die Stiele in dünne Streifen schneiden.

3 Einen Wok oder eine große Pfanne stark erhitzen. Ein Drittel des Fleischs hineingeben und 2 Minuten unter Rühren braten, bis es rundum gebräunt ist. Auf einen Teller geben, warm halten und das restliche Fleisch in zwei Portionen ebenso zubereiten.

4 Das restliche Öl in den Wok geben. Brokkoli, Paprika und Zwiebel darin bei mittlerer Hitze 4–5 Minuten braten, bis sie gerade weich werden. Dann das Fleisch in den Wok zurückgeben. Kecap Manis und Limettensaft zufügen und alles unter Rühren mischen und durcherhitzen.

5 Das fertige Gericht mit Mandelsplittern garnieren und sofort servieren. Dazu gedämpften Vollkornreis als Beilage reichen.

Statt der Mandelsplitter können Sie auch ungesalzene geröstete Erdnüsse verwenden.

NÄHRWERTE PRO PORTION

998 kJ, 238 kcal, 23 g Eiweiß, 13 g Fett (2 g gesättigte Fettsäuren), 9 g Kohlenhydrate (7 g Zucker), 5 g Ballaststoffe, 395 mg Natrium

Dieses Pfannengericht ist reich an *Eisen* und *Antioxidantien*, die das Gehirn vor Schäden durch freie Radikale schützen. Zwiebeln enthalten Quercetin, ein Antioxidans aus der Gruppe der Flavonoide, das sowohl antioxidative als auch entzündungshemmende Eigenschaften besitzt und somit das Schlaganfallrisiko reduzieren kann.

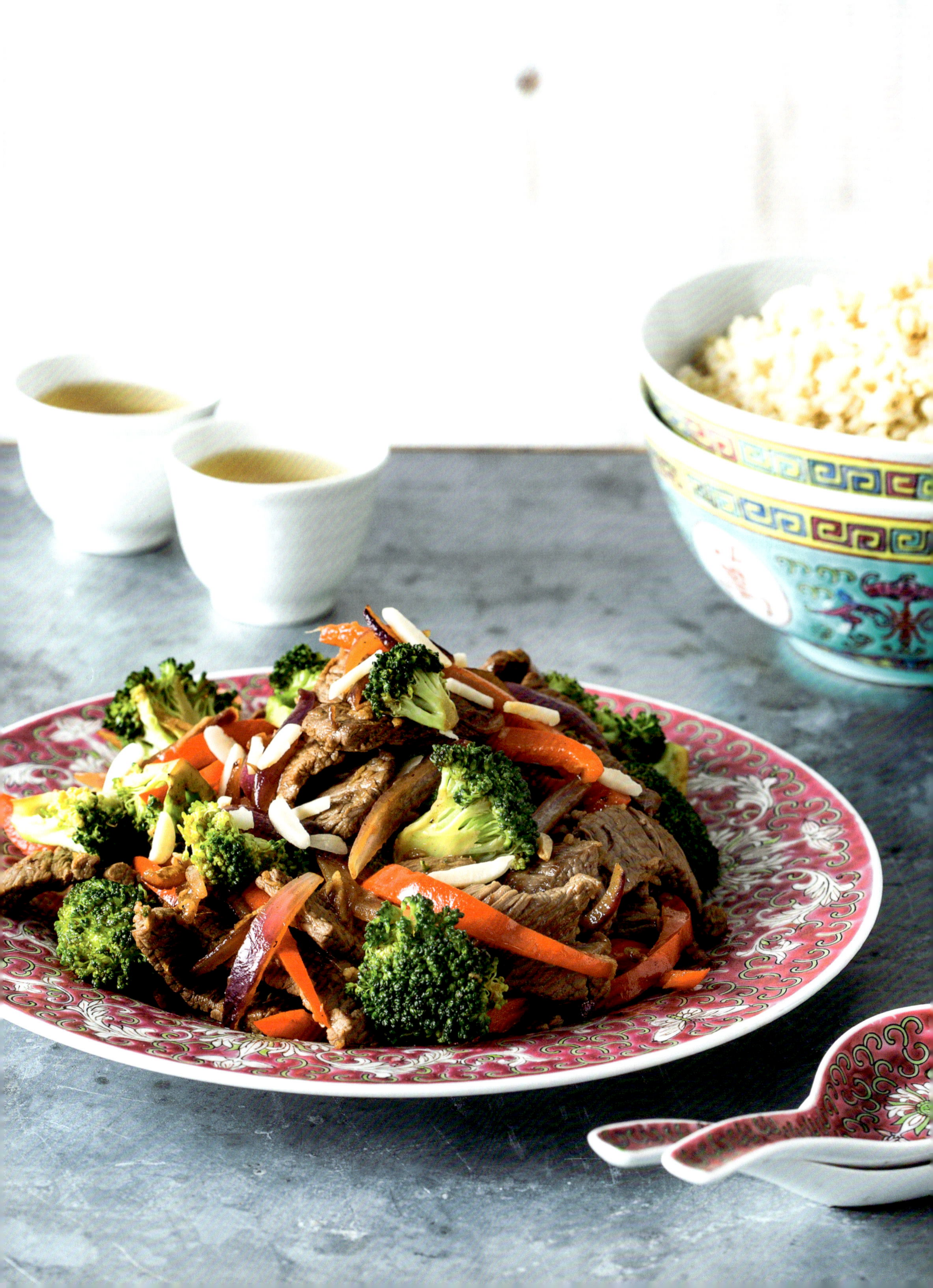

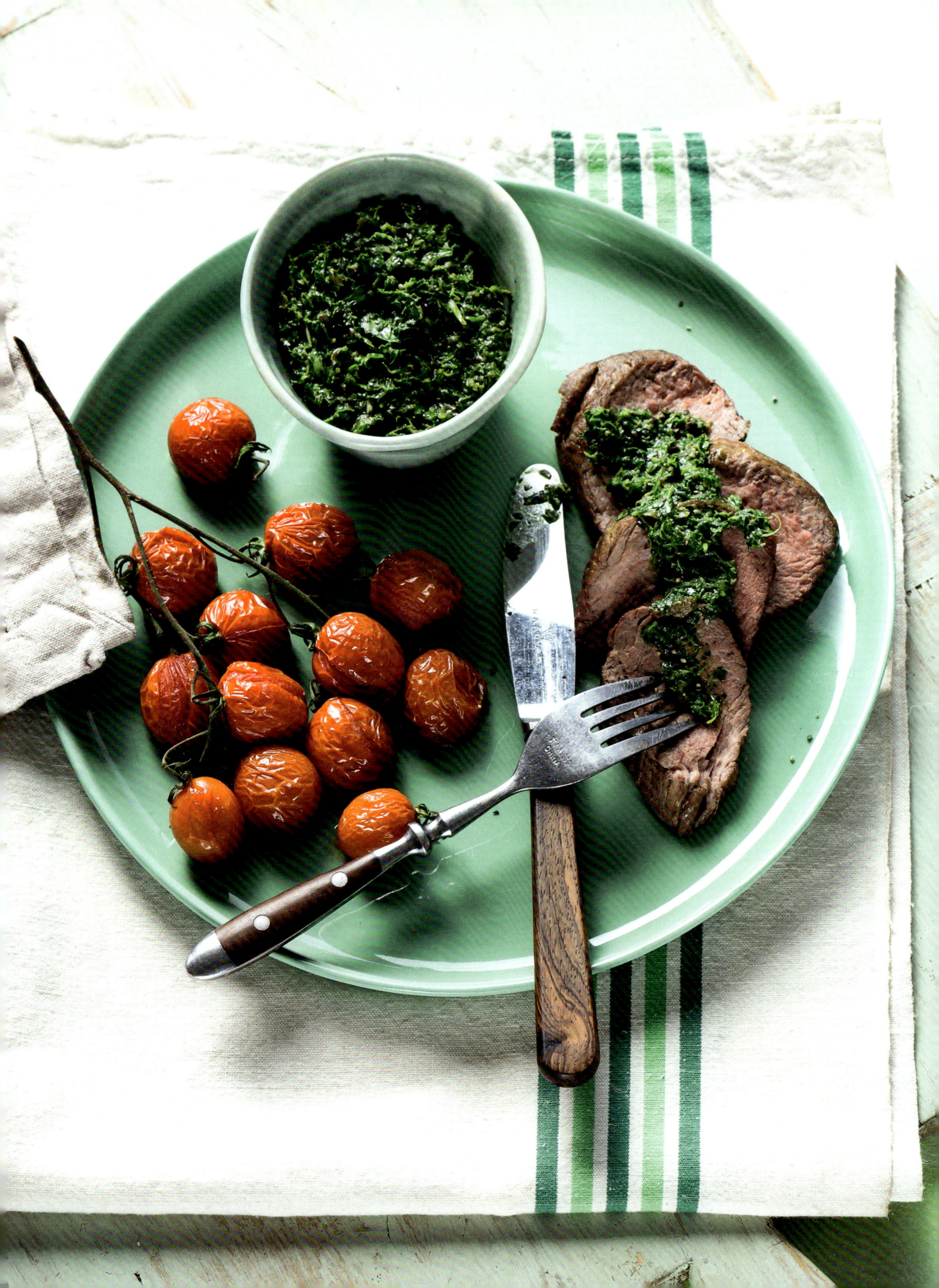

Roastbeef mit Salsa verde

Ob Sie dieses Gericht nun heiß oder kalt servieren, Reis-Pilaf oder Quinoa-Salat ist eine perfekte Beilage. Saucenreste können Sie im Kühlschrank aufbewahren und zu gegrilltem Fleisch oder Fisch reichen.

ZUBEREITUNG **20 MINUTEN**
GARZEIT **35 MINUTEN**
FÜR **6 PERSONEN**

750–800 g Rinderfilet
1 EL Olivenöl
frisch gemahlener schwarzer Pfeffer
500 g rote Kirschtomaten

Salsa verde
3 Anchovis
Milch, zum Einweichen
40 g frische Blattpetersilie
20 g frisches Basilikum
5 g frische Minze
2 TL kleine Kapern, abgespült und ausgedrückt
1 Knoblauchzehe, gehackt
2 EL natives Olivenöl
1 EL Rotweinessig

1 Den Backofen auf 200 °C vorheizen.

2 Das Fleisch von sichtbarem Fett und Sehnen befreien und in Abständen von ca. 2,5 cm mit Küchengarn zusammenbinden, damit es während des Garens die Form hält.

3 Das Olivenöl in einer großen Pfanne erhitzen. Das Fleisch darin bei mittlerer Hitze unter mehrmaligem Wenden 5 Minuten anbraten, bis es rundum gleichmäßig gebräunt ist. Dann in einen Bräter geben und mit frisch gemahlenem schwarzen Pfeffer würzen.

4 Für rosa gebratenes Fleisch das Filet 30 Minuten in den Backofen geben. Für andere Gargrade die Garzeit entsprechend anpassen. Während der letzten 20 Minuten Garzeit die Kirschtomaten zufügen. Das fertig gegarte Fleisch locker mit Alufolie abdecken und 10 Minuten ruhen lassen.

5 Inzwischen die Salsa verde zubereiten. Dazu die Anchovis in eine flache Schale geben, mit Milch bedecken und 20 Minuten ziehen lassen. Dann abgießen, mit Küchenpapier trocken tupfen und grob zerkleinern. Kräuter, Kapern, Knoblauch und Anchovis in einer Küchenmaschine zerkleinern. Olivenöl und Essig zufügen und die Küchenmaschine weiter laufen lassen, bis alles gut gemischt ist.

6 Das Fleisch in Scheiben schneiden und mit den Kirschtomaten und der Salsa verde servieren.

NÄHRWERTE PRO PORTION

1047 kJ, 250 kcal, 28 g Eiweiß, 14 g Fett (4 g gesättigte Fettsäuren), 2 g Kohlenhydrate (2 g Zucker), 2 g Ballaststoffe, 203 mg Natrium

Frische Kräuter intensivieren nicht nur das Aroma eines Gerichts, sondern erhöhen auch seinen Nährwert. Sie enthalten viele Antioxidantien, die dazu beitragen können, die mentale Leistungsfähigkeit zu erhalten.

Süßkartoffel-Quinoa-Rösti mit Rindfleisch und Basilikum-Sauce

Kohlenhydrate sind wichtig, damit das Gehirn genügend Energie erhält. Dank ihres niedrigen GI hält Sie diese exotische Kombination aus Süßkartoffeln und Quinoa besonders lange und nachhaltig fit.

ZUBEREITUNG **30 MINUTEN**
KOCHZEIT **45 MINUTEN**
FÜR **4 PERSONEN**

50 g rote Quinoa, abgespült und abgetropft
300 g orangefleischige Süßkartoffel, gerieben
2 Eiweiß, leicht verquirlt
2 EL Mehl
1/4 TL Zimtpulver
2 EL Olivenöl
4 Rump- oder Rib-Eye-Steaks
Olivenöl, in einen Ölsprüher gefüllt
zerstoßener schwarzer Pfeffer
100 g Brunnenkresse, geputzt

Basilikum-Sauce

15 g frisches Basilikum, grob gehackt
1 EL Kapern, abgespült und ausgedrückt
1 EL Walnüsse, grob gehackt
1 EL Weißweinessig
2 EL Orangensaft
1 Knoblauchzehe, zerdrückt
1 EL natives Olivenöl

1 Die Quinoa in einem großen Topf mit kochendem Wasser 20 Minuten weich garen. Dann gründlich abgießen und in eine Schüssel geben. Süßkartoffeln, Eiweiß, Mehl und Zimt zufügen und alles gut verrühren.

2 Das Öl in einer beschichteten Pfanne erhitzen. Die Süßkartoffelmischung hineingeben, flach drücken und bei mittlerer Hitze 10 Minuten braten. Dann mithilfe eines Tellers wenden und weitere 10 Minuten braten, bis die Rösti gar und rundum goldbraun und knusprig ist.

3 Inzwischen die Steaks von beiden Seiten rundum mit Olivenöl besprühen und mit zerstoßenem schwarzen Pfeffer würzen. Eine große Pfanne auf dem Herd erhitzen. Die Steaks darin bei mittlerer Hitze von jeder Seite 3 Minuten braten, je nach gewünschtem Gargrad auch länger. Anschließend beiseitestellen und ruhen lassen, während die Sauce zubereitet wird.

4 Für die Basilikum-Sauce alle Zutaten in einer Schüssel verrühren.

5 Die Rösti in Viertel schneiden und mit den Steaks und der Basilikum-Sauce auf Tellern anrichten. Ein wenig Brunnenkresse als Beilage dazu reichen.

Bereiten Sie die Sauce erst kurz vor dem Servieren zu, weil sich das Basilikum unschön verfärbt, wenn sie zu lange steht.

NÄHRWERTE PRO PORTION

1694 kJ, 405 kcal, 26 g Eiweiß, 22 g Fett (5 g gesättigte Fettsäuren), 24 g Kohlenhydrate (6 g Zucker), 4 g Ballaststoffe, 120 mg Natrium

Orangefleischige Süßkartoffeln sind gute Lieferanten für das für die Produktion von Neurotransmittern wichtige Vitamin B_6. Zudem haben sie einen niedrigen GI, was die Energieversorgung des Gehirns begünstigt.

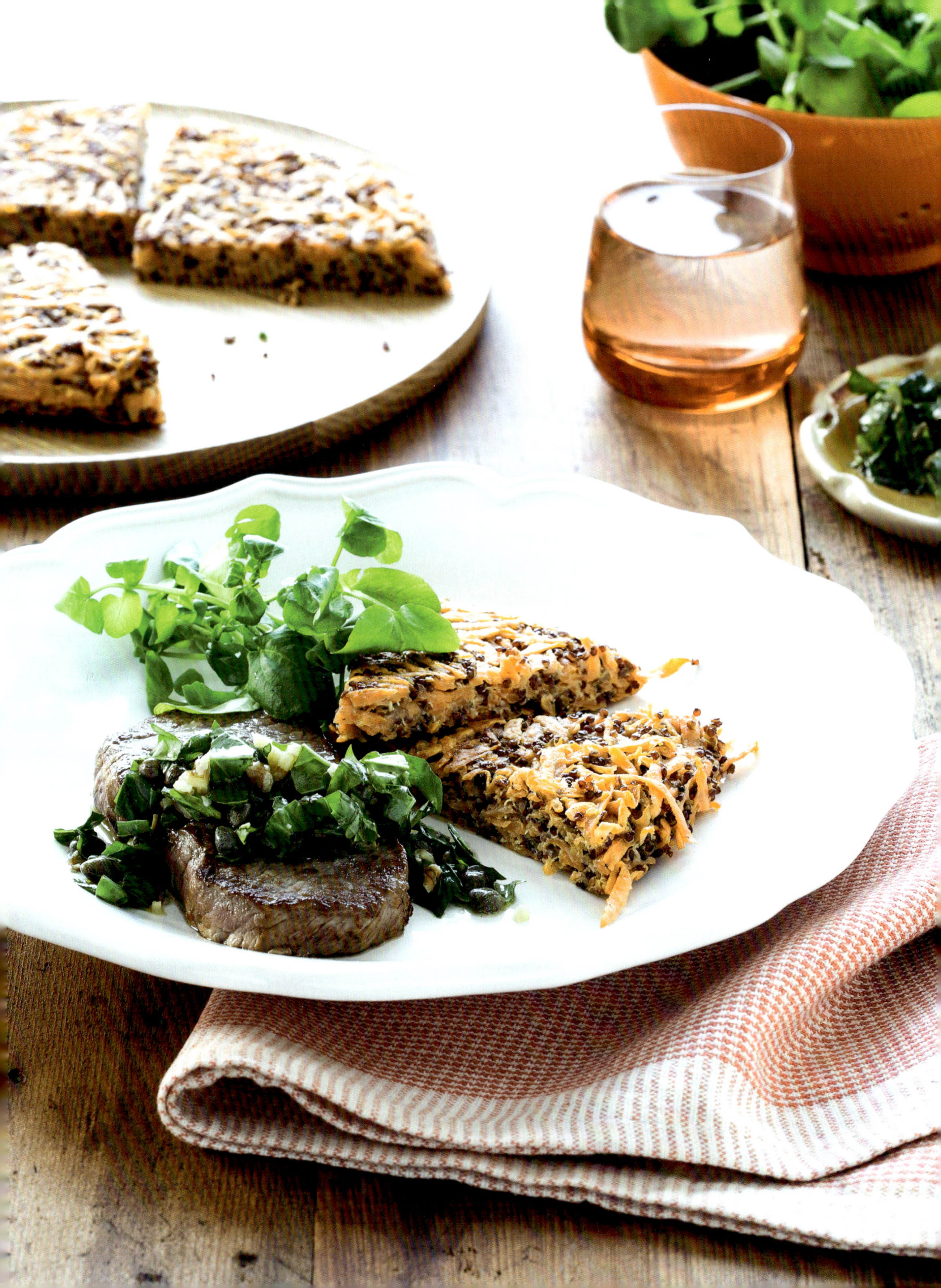

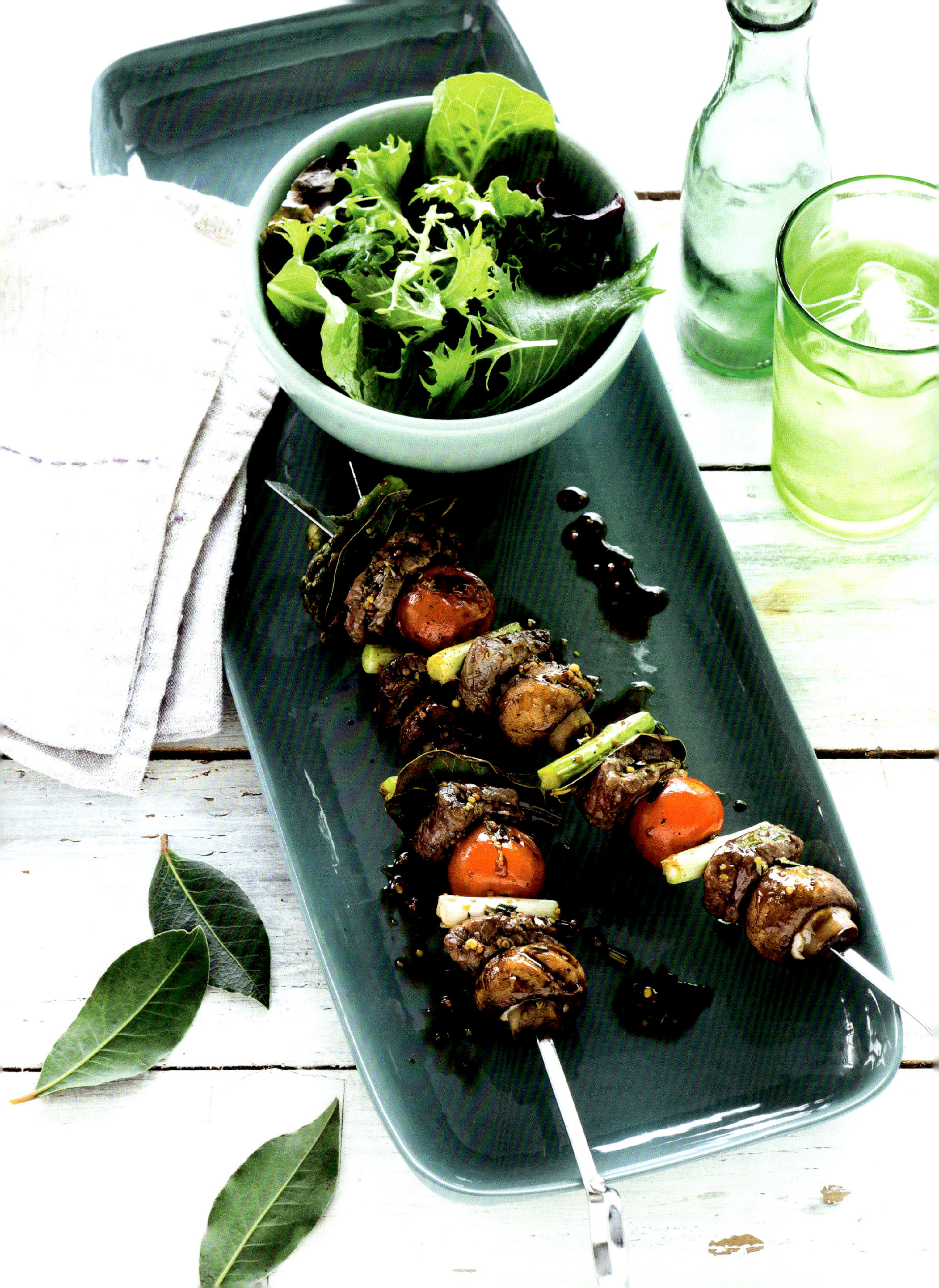

Rindfleisch-Gemüse-Spieße

Diese Spieße eignen sich im Sommer hervorragend zum Grillen. In den Wintermonaten kann man sie auch gut in einer Grillpfanne auf dem Herd zubereiten.

ZUBEREITUNG **15 MINUTEN**
KOCHZEIT **10 MINUTEN**
FÜR **4 PERSONEN (ERGIBT 8 SPIESSE)**

16 kleine braune Champignons
300 g Rumpsteak, in dünne Scheiben geschnitten
4 Frühlingszwiebeln, in ca. 2,5 cm lange Stücke geschnitten
16 rote Kirschtomaten
16 frische Lorbeerblätter
6 Stangen grüner Spargel, in ca. 2,5 cm lange Stücke geschnitten

Senfsauce

1 EL Olivenöl
1 EL körniger Senf
1 EL Balsamico
1 TL Ahornsirup
1 EL frisch gehackter Rosmarin

1 Champignons, Steakscheiben, Frühlingszwiebeln, Tomaten, Lorbeerblätter und Spargel abwechselnd auf die Spieße stecken; dabei die Steakscheiben doppelt legen. Falls Sie Holzstäbchen verwenden, diese vor der Verwendung 30 Minuten in Wasser einweichen.

2 Für die Senfsauce alle Zutaten zusammen mit 1 EL Wasser in eine Schüssel geben und gründlich mischen.

3 Den Grill vorheizen oder eine Grillpfanne auf dem Herd erhitzen. Die Spieße mit der Senfsauce bestreichen und bei mittlerer Hitze unter mehrmaligem Wenden 10 Minuten garen, bis das Fleisch den gewünschten Gargrad erreicht hat.

4 Die heißen Spieße sofort servieren. Dazu passen ein grüner Salat und Vollkornbrot.

Achten Sie darauf, dass die Fleischscheiben in etwa gleich groß sind, damit die Spieße flach auf dem Grill aufliegen und das Fleisch gleichmäßig gart.

NÄHRWERTE PRO PORTION

797 kJ, 191 kcal, 20 g Eiweiß, 10 g Fett (3 g gesättigte Fettsäuren), 13 g Kohlenhydrate (4 g Zucker), 4 g Ballaststoffe, 49 mg Natrium

Rindfleisch enthält reichlich Proteine, Vitamine und Mineralstoffe. Wählen Sie am besten Fleisch von Weidetieren. Es ist magerer und hat eine gesündere Fettsäurestruktur als Fleisch von Tieren aus Massenzucht.

Shepherd's Pie mit Linsen und Wildschweinhack

Shepherd's Pie ist ein deftiger Auflauf aus der britischen Küche. Diese Version ist magerer und gemüselastiger als das Original, aber ebenso aromatisch und sättigend.

ZUBEREITUNG **20 MINUTEN** GARZEIT **40 MINUTEN** FÜR **4 PERSONEN**

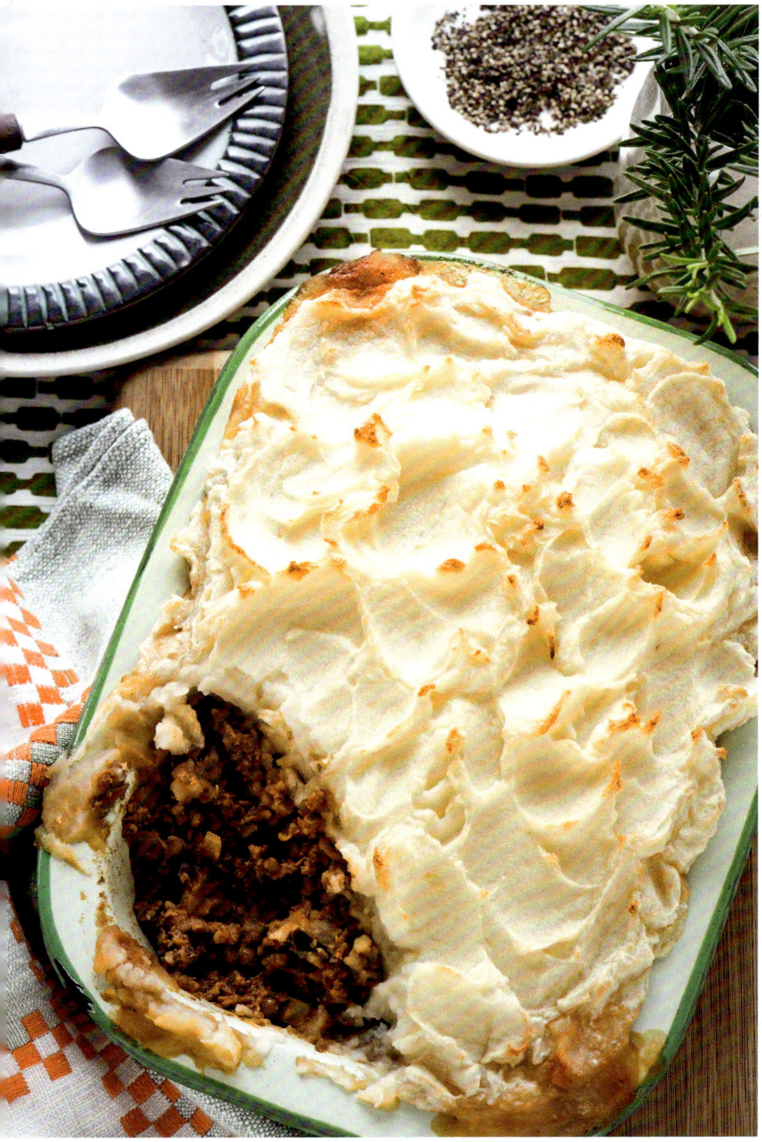

2 EL Oliven- oder Rapsöl
1 kleine Zwiebel, fein gehackt
2 Knoblauchzehen, zerdrückt
1 Zucchini, fein gewürfelt
1 kleine Aubergine, fein gewürfelt
3 Kartoffeln (ca. 500 g Gesamtgewicht), gewürfelt
125 ml fettarme Milch
500 g Wildschweinhack oder Hackfleisch vom Weiderind
400 g braune Linsen aus der Dose, abgespült und abgetropft
125 g Tomatenmark
1 EL frisch gehackte Kräuter, z. B. Petersilie, Oregano oder Rosmarin, ersatzweise 1 TL getrocknete Kräuter
frisch gemahlener schwarzer Pfeffer

1 Das Öl in einem großen Topf erhitzen. Die Zwiebel darin bei geringer Hitze 5 Minuten weich dünsten. Den Knoblauch zufügen und 2 Minuten unter Rühren mitdünsten. Dann Zucchini und Aubergine zugeben und alles unter gelegentlichem Rühren 15 Minuten dünsten, bis das Gemüse weich und leicht karamellisiert ist.

2 Unterdessen die Kartoffeln in kochendem Wasser weich garen. Dann abgießen und mit der Milch zu Püree zerstampfen.

3 Den Backofen auf 200 °C vorheizen.

4 Das Hackfleisch zum Gemüse geben und unter Rühren rundum anbraten. Dann Linsen, Tomatenmark und Kräuter einrühren und alles mit frisch gemahlenem schwarzen Pfeffer würzen.

5 Die Hackfleisch-Mischung in einer Auflaufform verteilen. Das Kartoffelpüree darüber verstreichen oder mit einem Spritzbeutel aufspritzen. Dann die Form in den Backofen geben und alles 15 Minuten backen, bis die Kartoffelschicht leicht gebräunt ist.

Wildbret, wie das Fleisch von Wildschwein, Reh oder Hirsch, ist besonders mager. Es enthält in der Regel sogar weniger Fett als mageres Rind- oder Schweinefleisch.

NÄHRWERTE PRO PORTION

1538 kJ, 367 kcal, 36 g Eiweiß, 11 g Fett (2 g gesättigte Fettsäuren), 29 g Kohlenhydrate (7 g Zucker), 6 g Ballaststoffe, 225 mg Natrium

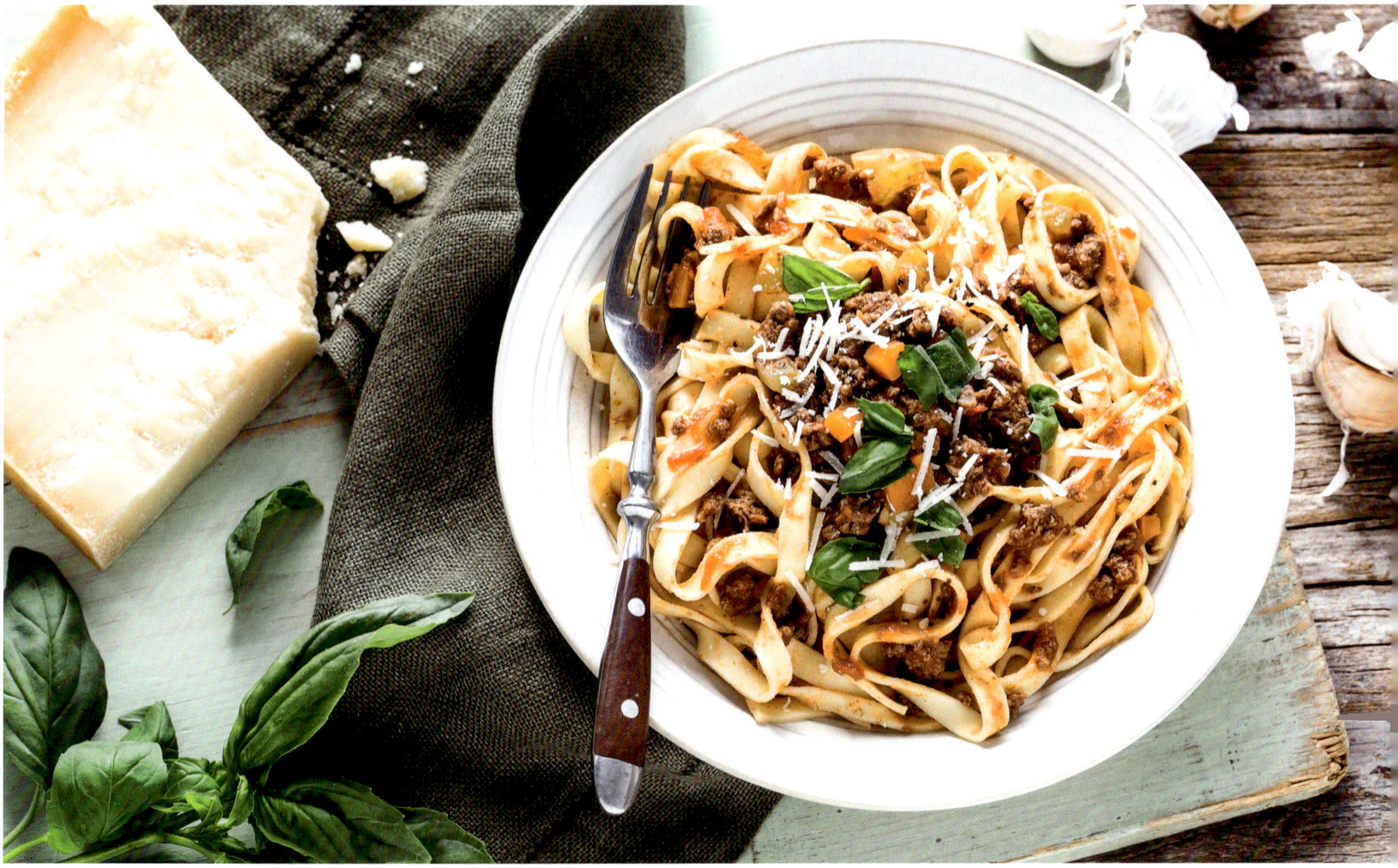

Wildschwein-Bolognese mit Tagliatelle

Die klassische Bolognese-Sauce wird aus Schweine- oder Kalbshack zubereitet. Hier wird besonders mageres Wildschweinhack verwendet.

ZUBEREITUNG **10 MINUTEN** KOCHZEIT **4 STUNDEN 30 MINUTEN** FÜR **4 PERSONEN**

2 EL Olivenöl
1 kleine Zwiebel, fein gewürfelt
2 Knoblauchzehen, zerdrückt
2 Selleriestangen, fein gewürfelt
2 Möhren, fein gewürfelt
500 g Wildschweinhack oder Hackfleisch vom Weiderind
4 Tomaten, gewürfelt
125 ml Rotwein
125 ml fettarme Milch
400 g Vollkorn-Tagliatelle
12 frische Basilikumblätter
geriebener Parmesan, zum Servieren

1 Das Öl in einem großen Topf erhitzen. Die Zwiebel darin bei geringer Hitze 10 Minuten dünsten, bis sie gerade braun wird. Den Knoblauch zufügen und 3 Minuten mitdünsten. Dann Sellerie und Möhren zugeben und 15 Minuten unter gelegentlichem Rühren weich garen.

2 Das Fleisch zufügen und bei mittlerer Hitze rundum anbraten. Tomaten, Rotwein und Milch zugeben. Alles aufkochen, die Hitze reduzieren und die Sauce 2–4 Stunden sanft köcheln lassen. Die Nudeln bissfest garen, unter die Sauce heben und das Gericht mit Basilikum und Parmesan garniert servieren.

NÄHRWERTE PRO PORTION

2491 kJ, 595 kcal, 44 g Eiweiß, 13 g Fett (2 g gesättigte Fettsäuren), 69 g Kohlenhydrate (7 g Zucker), 13 g Ballaststoffe, 73 mg Natrium

Wildbret ist nicht nur vergleichsweise kalorienarm, es enthält auch viele Mineralstoffe, wie Kalium, Eisen und Phosphor, sowie viele B-Vitamine, die zur Gehirngesundheit beitragen.

Paprikalamm mit Vollkorn-Couscous

Vollkorn-Couscous erhält man in Bio-Läden, Reformhäusern und gut sortierten Supermärkten. Alternativ können Sie auch Bulgur verwenden.

ZUBEREITUNG **25 MINUTEN**
KOCHZEIT **10 MINUTEN**
FÜR **4 PERSONEN**

400 g Lammrücken
$1\frac{1}{2}$ EL Olivenöl
$\frac{1}{2}$ TL Paprika de la Vera (geräuchertes Paprikapulver)
250 ml Gemüsebrühe
180 g Vollkorn-Couscous
1 TL fein abgeriebene Zitronenschale
1 EL Zitronensaft
25 g frisch gehackter Koriander
2 EL Pistazienkerne, geröstet und grob gehackt

Tahini-Joghurt-Dressing

80 g fettarmer Naturjoghurt
1 EL Tahini (Sesampaste)
1 EL Zitronensaft
1 kleine Knoblauchzehe, zerdrückt

1 Das Fleisch rundum mit 3 TL des Öls bestreichen und mit dem Paprikapulver bestäuben. Eine beschichtete Pfanne auf mittlerer Hitze erhitzen. Für rosa gebratene Medaillons das Fleisch darin von jeder Seite 5 Minuten braten. Dann auf einen Teller legen, locker mit Alufolie abdecken und 5 Minuten ruhen lassen.

2 Die Brühe in einen Topf geben, abdecken und aufkochen. Dann vom Herd nehmen, den Couscous zufügen und den Deckel rasch wieder auflegen. Den Topf sachte schwenken, um Couscous und Wasser zu mischen.

3 Den Couscous 5 Minuten abgedeckt ziehen lassen, dann Zitronenschale, Zitronensaft und das restliche Öl zugeben und mit einer Gabel unterheben. Den Couscous in eine Servierschüssel füllen und leicht abkühlen lassen, dann Koriander und Pistazien unterrühren.

4 Für das Dressing alle Zutaten in eine kleine Schale geben. 1 EL Wasser zufügen und alles gründlich verrühren.

5 Das Lammfleisch gegen die Faser zu kleinen Medaillons aufschneiden. Auf Tellern anrichten und mit dem Dressing beträufeln. Als Beilage eignen sich gedünstete Bohnen.

Paprika de la Vera erhalten Sie in der Gewürzabteilung gut sortierter Supermärkte. Ersatzweise können Sie Paprikapulver edelsüß verwenden, das allerdings nicht über den charakteristischen Räuchergeschmack verfügt.

NÄHRWERTE PRO PORTION

1550 kJ, 370 kcal, 27 g Eiweiß, 22 g Fett (6 g gesättigte Fettsäuren), 16 g Kohlenhydrate (3 g Zucker), 2 g Ballaststoffe, 368 mg Natrium

Couscous ist ebenso wie Nudeln auch als Vollkornvariante erhältlich. Der Ballaststoffanteil darin ist höher als in normalem Couscous, der glykämische Index (GI) ist dagegen geringer.

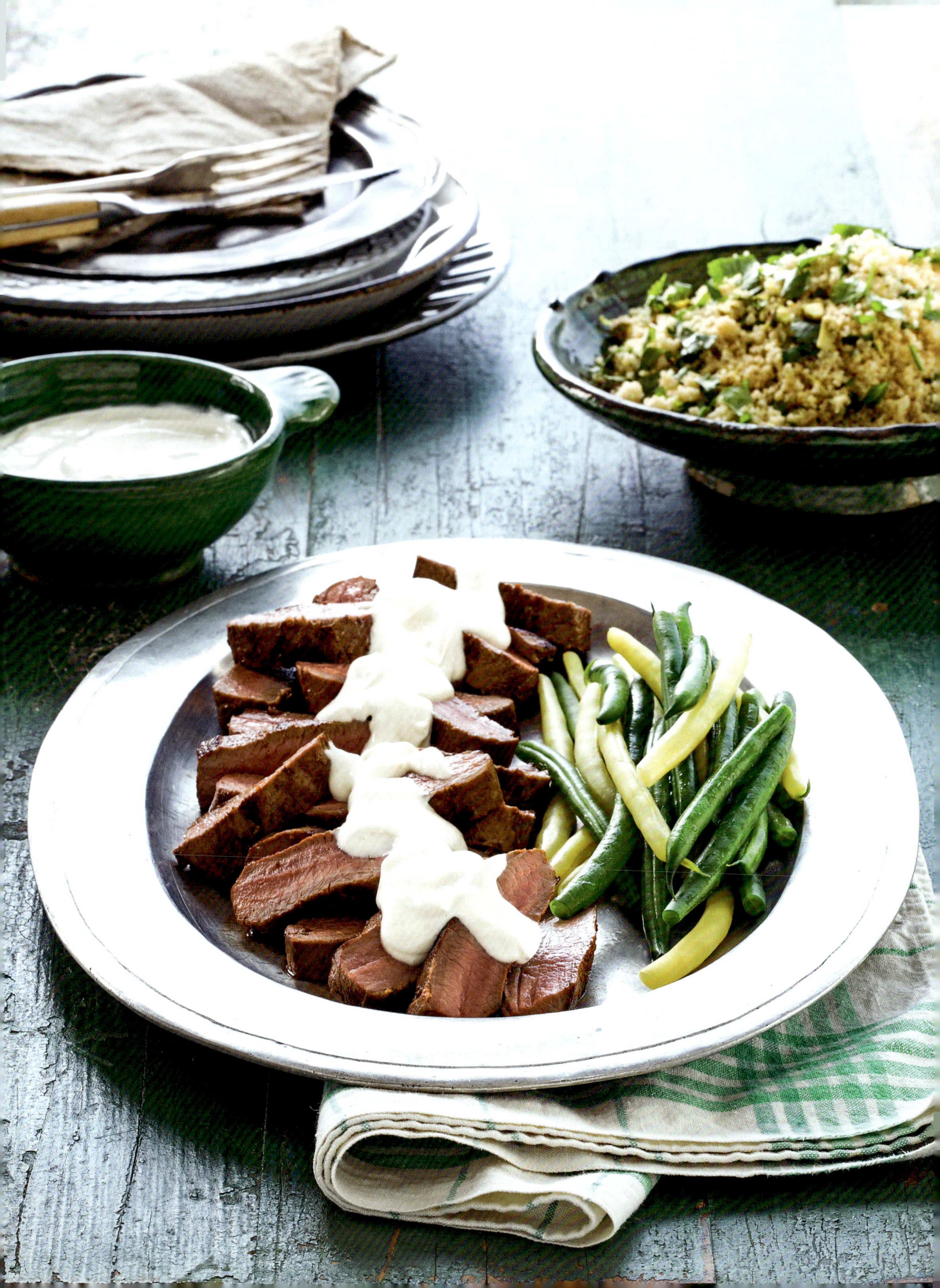

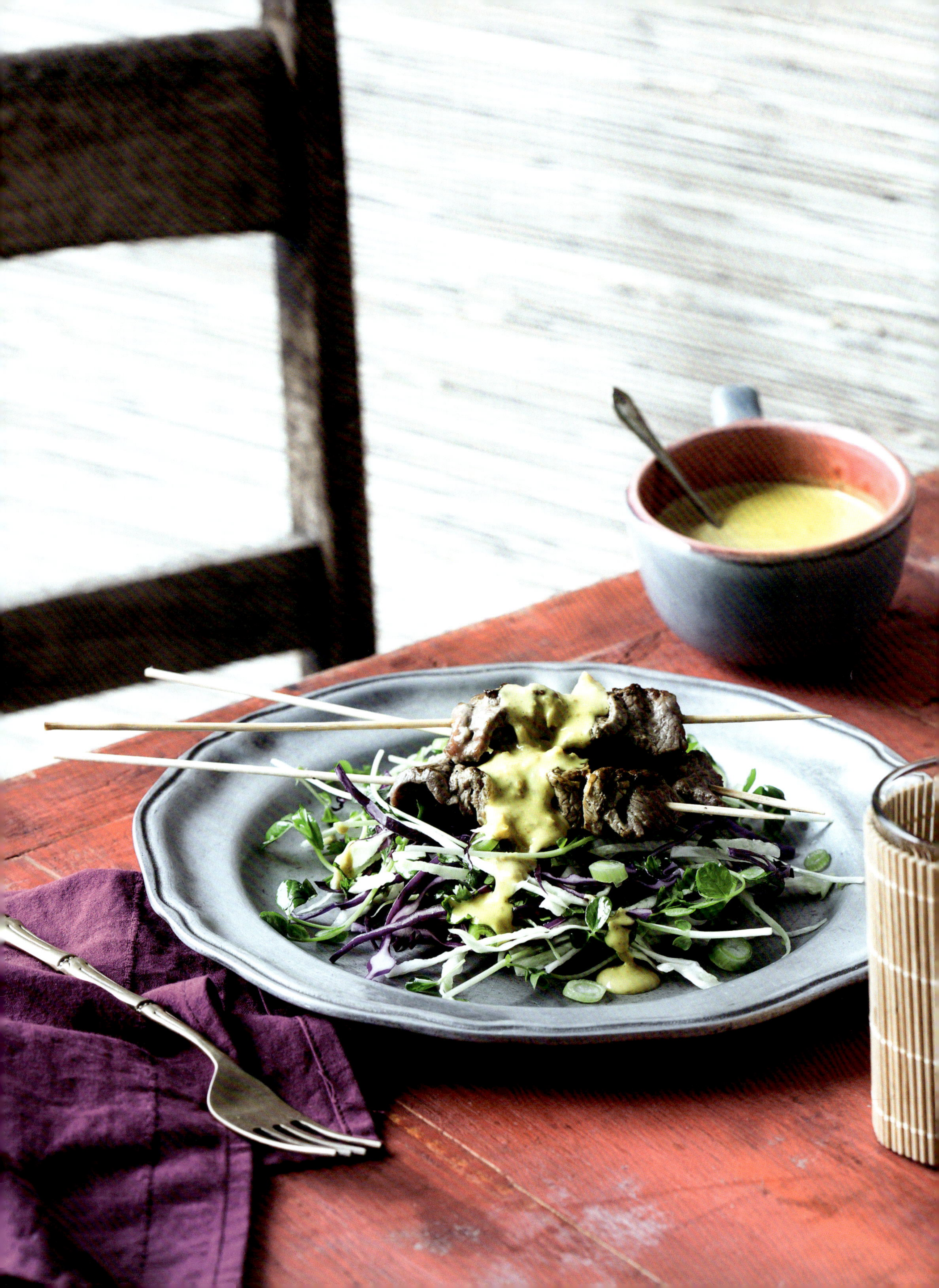

Lammfleischspieße mit Satay-Sauce und asiatischem Krautsalat

Küchenfertige Satay-Saucen enthalten oft viel Salz und gesättigte Fettsäuren. Die hier verwendete Variante ist gesünder und dabei schnell und leicht zubereitet.

ZUBEREITUNG **30 MINUTEN, PLUS 30 MINUTEN EINWEICH- UND MARINIERZEIT**
KOCHZEIT **10 MINUTEN**
FÜR **4 PERSONEN**

2 Knoblauchzehen, zerdrückt
3 TL Rapsöl
500 g Lammrücken

Satay-Sauce

2 TL Rapsöl
2 Schalotten, fein gehackt
2 Knoblauchzehen, zerdrückt
1 TL fein geriebener frischer Ingwer
½ TL Kurkumapulver
160 ml fettarme Kokosmilch
125 g Bio-Erdnussbutter
1 TL Sojasauce
½ TL brauner Zucker

Krautsalat

125 g Rotkohl, in dünnen Streifen
125 g Weißkohl, in dünnen Streifen
50 g Erbsensprossen
4 Frühlingszwiebeln, in dünnen Ringen
10 g frische Korianderblätter, grob gehackt
2 EL Limettensaft
2 TL Sojasauce
1 TL Honig

1 Für die Spieße 12 Holzspieße 30 Minuten in Wasser einweichen. Knoblauch und Öl verühren. Das Fleisch quer in lange dünne Scheiben schneiden, in der Knoblauch-Öl-Mischung wenden und 30 Minuten kalt stellen.

2 Für die Satay-Sauce das Öl in einem kleinen Topf erhitzen. Schalotten, Knoblauch und Ingwer darin bei mittlerer Hitze 1 Minute unter Rühren dünsten. Dann das Kurkumapulver einrühren. Nach wenigen Sekunden Kokosmilch, Erdnussbutter, Sojasauce und Zucker zufügen und alles verrühren, bis die Sauce glatt und heiß ist.

3 Das Fleisch wellenförmig auf die vorbereiteten Spieße stecken. Einen Grill vorheizen oder eine beschichtete Grillpfanne erhitzen und die Spieße von jeder Seite ca. 3 Minuten grillen bzw. braten, bis sie den gewünschten Gargrad erreicht haben. Je nach Größe von Grill oder Pfanne müssen die Spieße eventuell portionsweise zubereitet werden.

4 Für den Krautsalat Kohl, Erbsensprossen, Frühlingszwiebeln und Koriander in einer großen Schüssel mischen. Limettensaft, Sojasauce und Honig vermengen. Das Dressing kurz vor dem Servieren über die Salatmischung gießen und unterheben.

5 Die fertigen Lammspieße mit einem Klacks Satay-Sauce und dem Salat servieren.

Falls die Sauce zu dickflüssig wird, kann sie mit etwas Wasser verdünnt werden.

NÄHRWERTE PRO PORTION

2298 kJ, 549 kcal, 36 g Eiweiß, 38 g Fett (13 g gesättigte Fettsäuren), 14 g Kohlenhydrate (8 g Zucker), 4 g Ballaststoffe, 588 mg Natrium

Essen Sie mehr *Kohl*. Mehrere Studien haben einen Zusammenhang festgestellt zwischen dem Verzehr von Kreuzblütlergewächsen und niedrigen Entzündungswerten im Körper, die das Risiko von Herzerkrankungen senken.

Orientalisches Lammfleisch mit Roter Bete und Kräuter-Hummus

Dieses Gericht ist von der libanesischen Küche inspiriert. Die Rote Bete passt hier hervorragend zum Lamm. Als Beilagen eignen sich Möhren und Blumenkohl.

ZUBEREITUNG **20 MINUTEN, PLUS EINWEICHZEIT ÜBER NACHT**
GARZEIT **50 MINUTEN**
FÜR **4 PERSONEN**

300 g Lammrücken
1 TL gemahlener Piment
1 TL Zimtpulver
1/2 TL frisch geriebene Muskatnuss
1/2 TL frisch gemahlener schwarzer Pfeffer
1 EL Olivenöl
2 kleine Roten Beten, geschrubbt
2 EL Rotweinessig
1 EL natives Olivenöl
60 g gehackte Walnüsse

Kräuter-Hummus

400 g Kichererbsen aus der Dose, abgespült und abgetropft
1 EL Tahini (Sesampaste)
1 EL Zitronensaft
1 Knoblauchzehe, grob gehackt
1 EL frisch gehackter Koriander
1 EL frisch gehackter Dill
80 ml Eiswasser

1 Das Fleisch in eine flache Schale geben. Piment, Zimt, Muskat, Pfeffer und Olivenöl mischen und das Fleisch damit rundum einreiben. Dann abdecken und mehrere Stunden im Kühlschrank marinieren lassen, am besten über Nacht.

2 Den Backofen auf 200 °C vorheizen. Die Roten Beten in Alufolie wickeln und 40 Minuten im Backofen garen. Leicht abkühlen lassen, dann schälen, würfeln und in eine Schüssel geben. Essig und Öl zufügen und behutsam unterheben.

3 Für den Hummus Kichererbsen, Tahini, Zitronensaft, Knoblauch, Koriander und Dill in einer Küchenmaschine zu einer glatten Paste verarbeiten. Während der Motor läuft, nach und nach das Eiswasser zugießen und so lange unter die Kichererbsenmasse rühren, bis eine glatte, cremige Paste entstanden ist.

4 Eine große Pfanne auf dem Herd erhitzen. Das Fleisch darin je nach gewünschtem Gargrad bei mittlerer Hitze 5–10 Minuten braten; dabei einmal wenden. Vor dem Tranchieren 5 Minuten ruhen lassen.

5 Den Hummus auf 4 Teller verteilen und zu einem flachen Kreis ausstreichen. Das Lamm und die Roten Beten darauf anrichten und mit den Walnüssen bestreuen.

Verwenden Sie unbedingt Eiswasser für den Hummus, nur dann erhält er ohne die Zugabe von Öl eine glatte, cremige Konsistenz.

Statt Kicherebsen aus der Dose können Sie auch 110 g getrocknete verwenden, die allerdings vorgekocht werden müssen.

Kichererbsen setzen die in ihnen enthaltene Energie nur langsam frei. So bleiben Sie lange satt und Ihr Gehirn wird lange gleichmäßig mit Energie versorgt.

NÄHRWERTE PRO PORTION

1712 kJ, 409 kcal, 23 g Eiweiß, 31 g Fett (6 g gesättigte Fettsäuren), 11 g Kohlenhydrate (2 g Zucker), 6 g Ballaststoffe, 220 mg Natrium

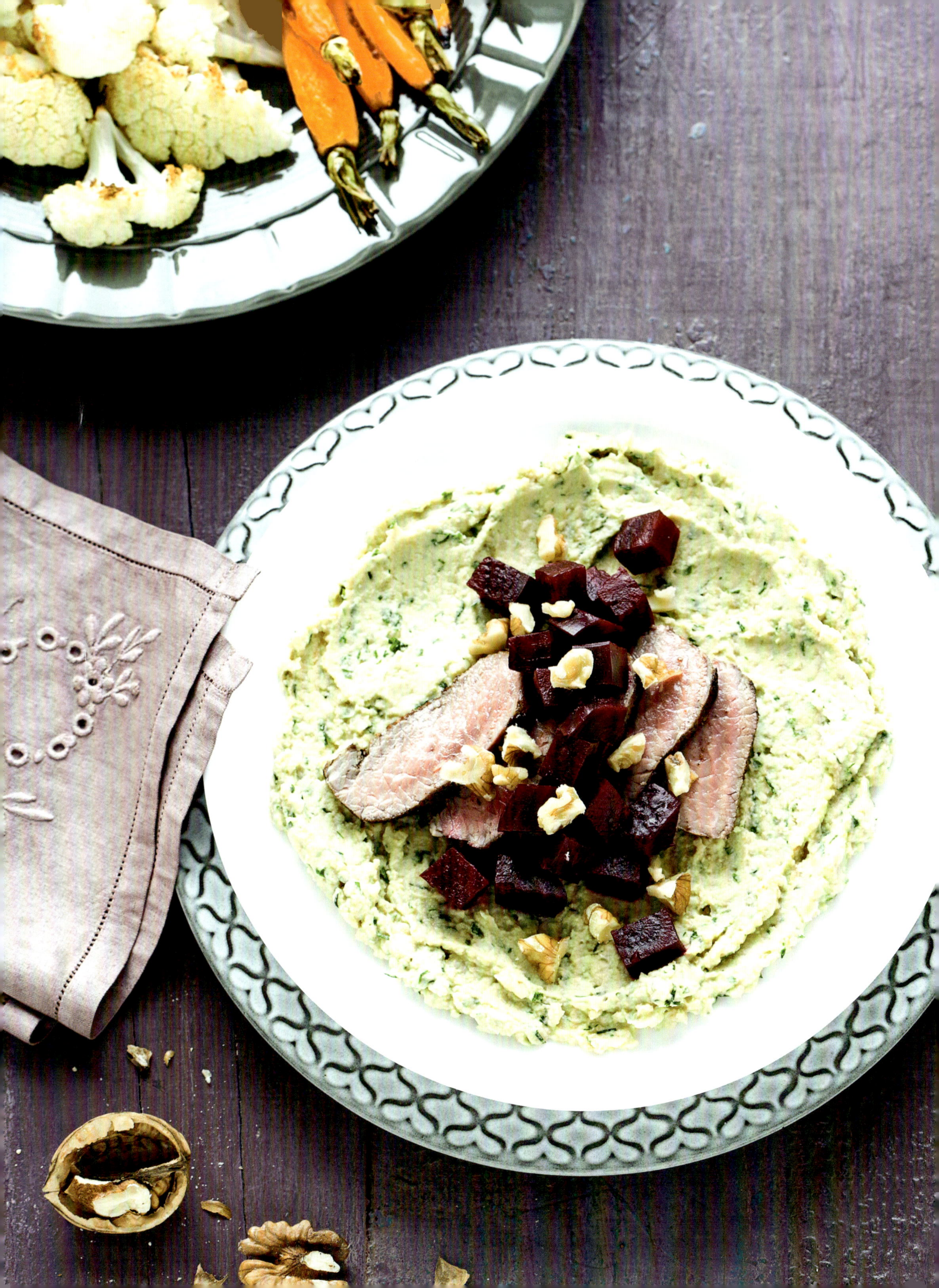

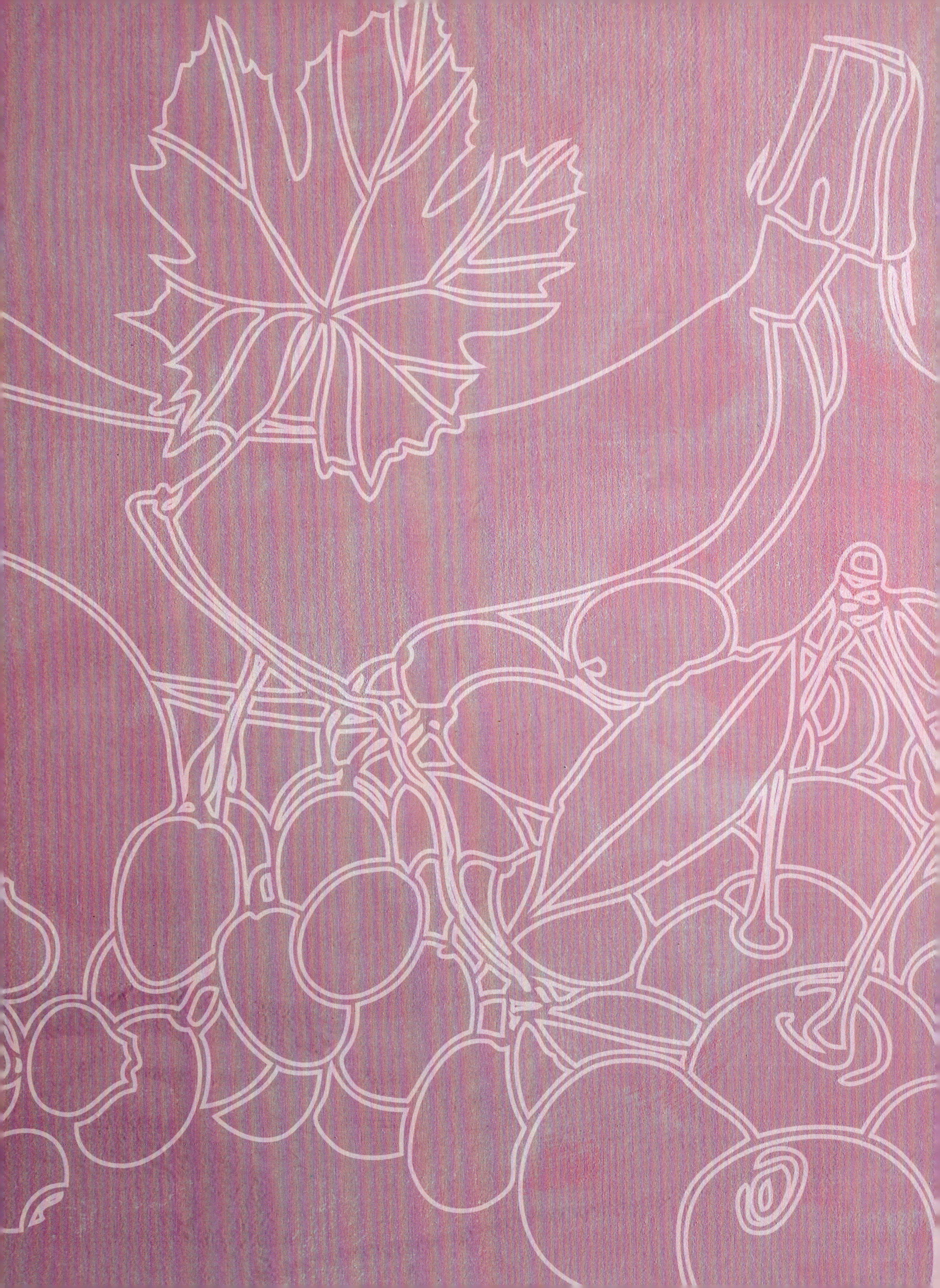

Desserts und Backwaren

Die folgenden Leckerbissen sind dank vieler wertvoller Inhaltsstoffe ebenso köstlich wie gesund.

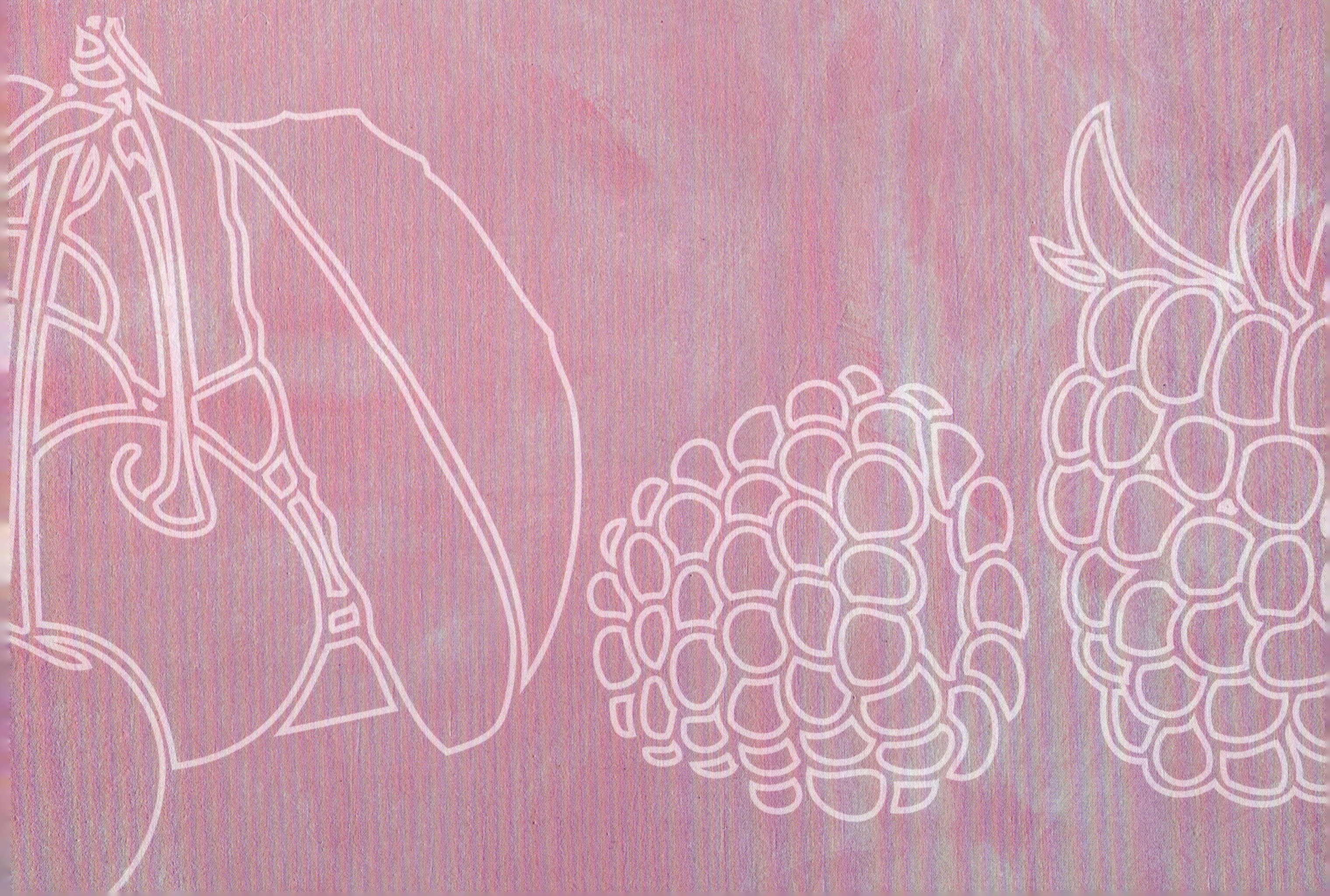

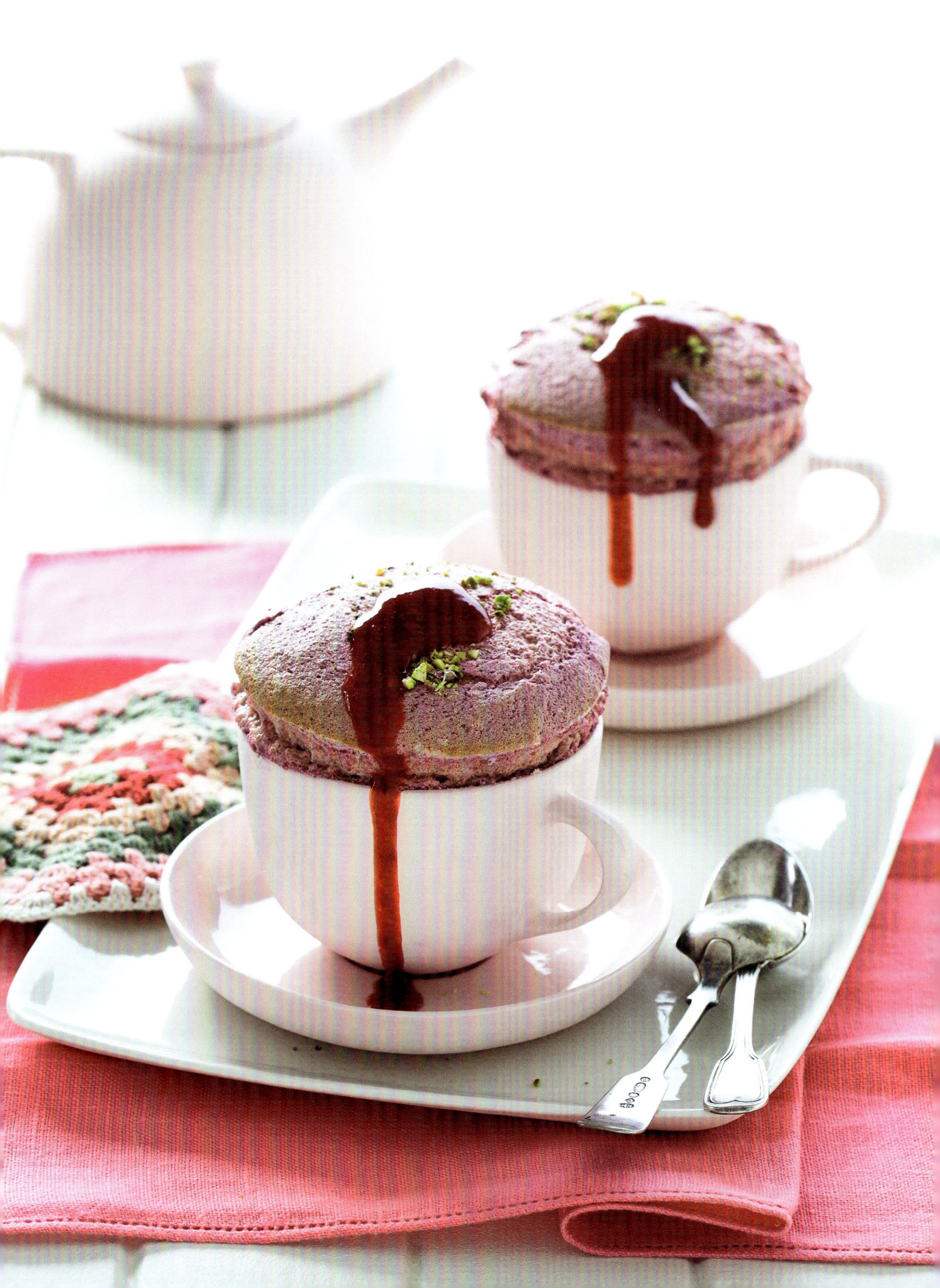

Warme Himbeer-Soufflés

Soufflés zuzubereiten, gilt als schwierig, dabei sind diese Leckerbissen leicht gemacht. Bereiten Sie das Himbeerpüree im Voraus zu und stellen Sie alle abgewogenen Zutaten sowie die benötigten Geräte bereit, damit Sie das Dessert kurz vor dem Verzehr zubereiten können.

ZUBEREITUNG **20 MINUTEN**
BACKZEIT **15 MINUTEN**
FÜR **6 PERSONEN**

Öl, zum Einfetten
120 g feinster Zucker
400 g Himbeeren
5 Tropfen Vanillearoma
2 Eier, getrennt
2 Eiweiß
$1\frac{1}{2}$ EL fein gehackte Pistazien

1 Den Backofen auf 180 °C vorheizen. 6 hitzebeständige Tassen oder Ramequin-Förmchen (200 ml Volumen) leicht mit Öl einfetten. Je $\frac{1}{2}$ TL Zucker in jede Form geben und diese leicht schwenken, sodass der Zucker an den Seitenwänden rundum haften bleibt.

2 Die Himbeeren in einem Mixer oder der Küchenmaschine pürieren und durch ein Sieb streichen, um die Samen zu entfernen. Ein Viertel des Pürees abmessen und beiseitestellen. Den Rest mit Vanillearoma und Eigelb verrühren.

3 Das Eiweiß in einer Schüssel steif schlagen, bis sich weiche Spitzen bilden. Nach und nach den restlichen Zucker zufügen und so lange weiterschlagen, bis er sich komplett gelöst hat und die Mischung glänzend und fest geworden ist.

4 Den Eischnee mit einem Löffel nach und nach unter die Himbeermischung ziehen, bis beides gut vermengt ist; dabei darauf achten, dass die Masse nicht zu viel Volumen verliert.

5 Die fertige Soufflémasse auf die vorbereiteten Formen verteilen, auf ein Backblech stellen und 15 Minuten backen, bis die Soufflés aufgegangen und leicht gebräunt sind.

6 Die Soufflés mit den Pistazien und dem beiseitegestellten Himbeerpüree garnieren und noch warm sofort servieren.

Für dieses Rezept können Sie frische oder tiefgekühlte Himbeeren verwenden. Die Eier sollten zimmerwarm sein.

NÄHRWERTE PRO PORTION

617 kJ, 147 kcal, 5 g Eiweiß, 3 g Fett (<1 g gesättigte Fettsäuren), 24 g Kohlenhydrate (23 g Zucker), 4 g Ballaststoffe, 42 mg Natrium

Sie können die Soufflés auch mit anderen *Beeren* zubereiten. Alle enthalten viele Ballaststoffe und Antioxidantien, die für ein gesundes Herz-Kreislauf-System wichtig sind und die mentale Leistungskraft fördern.

Birnen-Cranberry-Auflauf mit Streuselkruste

Ob pur oder im Dessert – ballaststoff- und kaliumreiche Birnen sind ein Genuss. Werden sie gekocht, ist ihr Aroma besonders verführerisch. In diesem Rezept werden sie mit antioxidantienreichen Cranberrys kombiniert. Das Ergebnis ist ein wahrer Muntermacher fürs Gehirn.

ZUBEREITUNG **25 MINUTEN**
GARZEIT **40 MINUTEN**
FÜR **6 PERSONEN**

5 große Birnen (ca. 1 kg Gesamtgewicht)
2 TL feinster Zucker
60 g getrocknete Cranberrys, halbiert
5 Tropfen Vanillearoma

Streusel

55 g Vollkornmehl
$^{1}/_{2}$ TL gemahlener Ingwer
60 g Margarine mit Olivenöl
50 g Haferflocken
2 EL Kokosraspeln
2 EL brauner Zucker
50 g Pekannüsse, gehackt

1 Den Backofen auf 190 °C vorheizen.

2 Die Birnen schälen, vierteln und entkernen. Dann grob zerkleinern und in einen großen Topf geben. Den Zucker zufügen und den Topfinhalt aufkochen. Dann die Hitze reduzieren und die Birnen 5 Minuten köcheln lassen. Anschließend die Cranberrys zufügen.

3 Das Obst mit einem Schaumlöffel aus dem Topf heben, in eine Auflaufform (ca. 1,25 l Volumen) geben und mit dem Vanillearoma beträufeln.

4 Für die Streusel Mehl und Ingwer in eine Schüssel sieben. Die Margarine zufügen und mit den Fingern einarbeiten, bis eine krümelige Mischung entstanden ist. Nun Haferflocken, Kokosraspeln, Zucker und Pekannüsse zufügen.

5 Die Streusel auf dem vorbereiteten Obst verteilen und den Auflauf 30 Minuten backen, bis die Streusel goldbraun geworden sind.

6 Den fertigen Auflauf noch heiß oder etwas abgekühlt mit Vanillesauce oder Vanilleeis als Beilage servieren.

Kaufen Sie Birnen, die reif, aber dennoch so fest sind, dass sie beim Kochen nicht matschig werden.

NÄHRWERTE PRO PORTION

1285 kJ, 307 kcal, 4 g Eiweiß, 13 g Fett (3 g gesättigte Fettsäuren), 47 g Kohlenhydrate (24 g Zucker), 9 g Ballaststoffe, 43 mg Natrium

Cranberrys enthalten viele Antioxidantien. In Tierversuchen wurde festgestellt, dass Cranberryextrakt Gehirnzellen vor Schäden schützt, wie sie infolge von Demenz oder Schlaganfällen entstehen. Getrocknete Cranberrys werden zusätzlich gezuckert. Für dieses Rezept können Sie auch tiefgekühlte Früchte verwenden, die oft in gut sortierten Supermärkten verkauft werden.

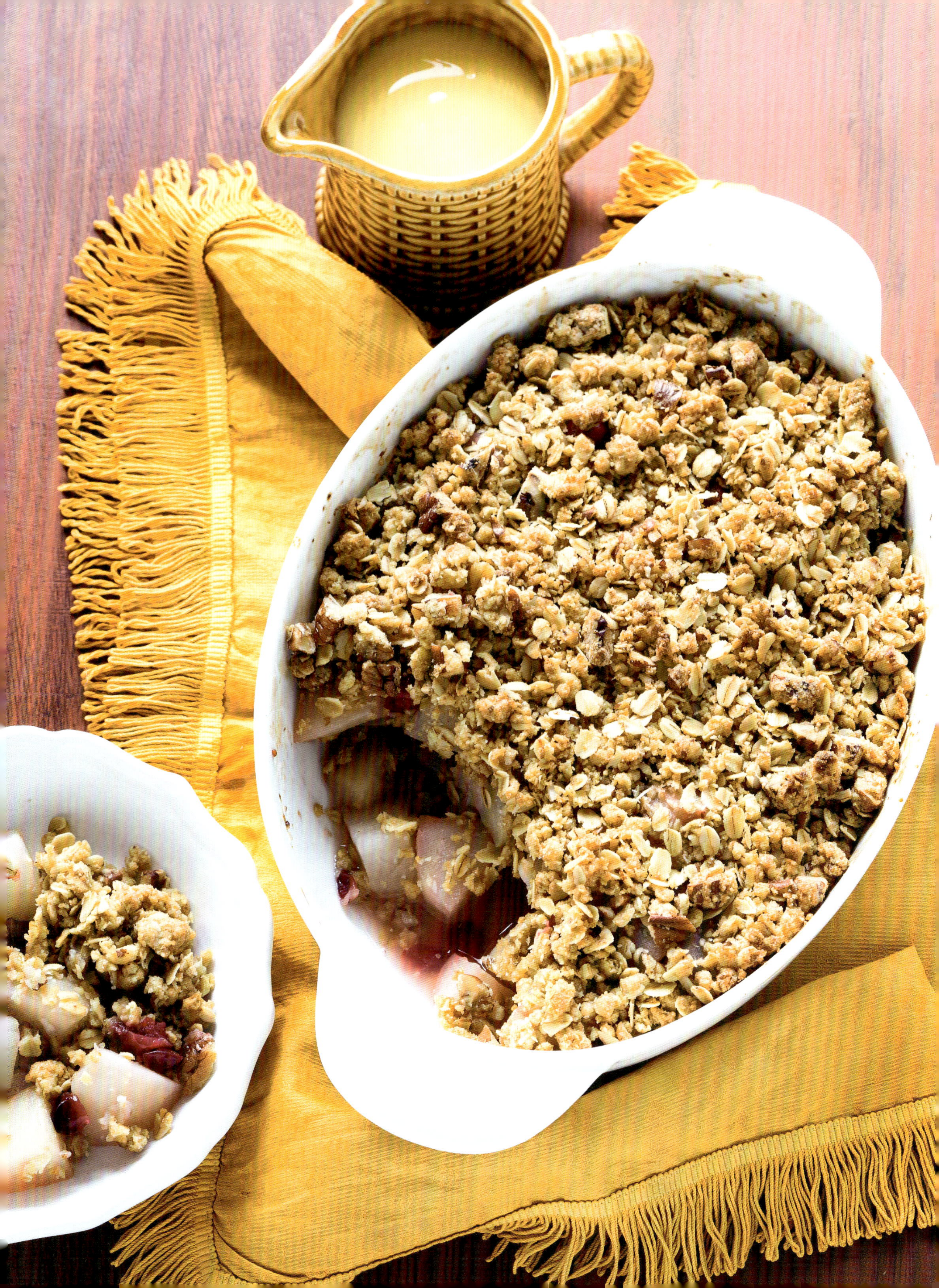

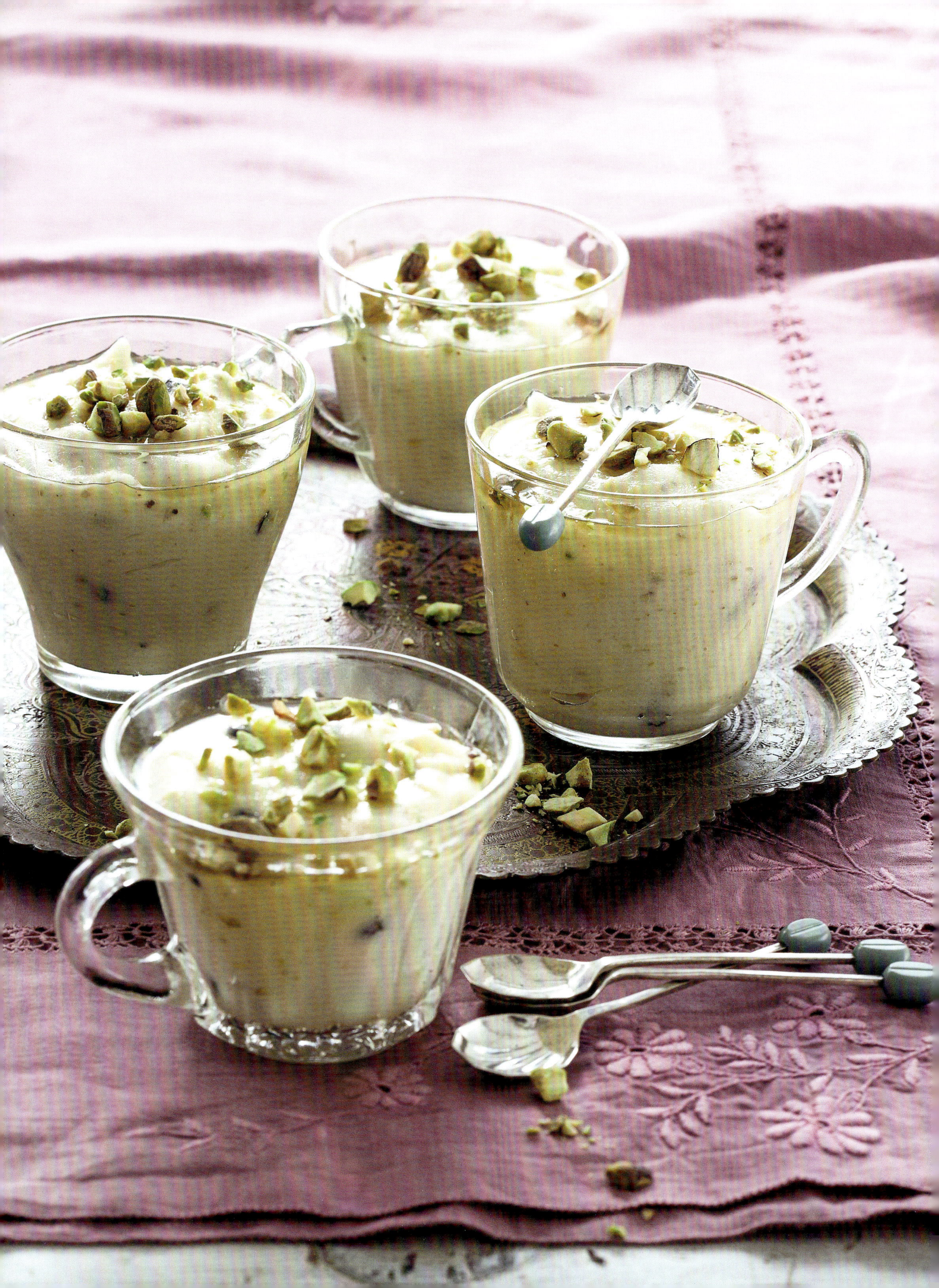

Safran-Pistazien-Pudding mit Kardamom-Honig-Sirup

Dieses cremige Dessert nach indischer Art bildet den perfekten Abschluss für ein pikantes Hauptgericht. Es schmeckt auch gut als Beilage zu gedünstetem Obst wie Birnen, Äpfel, Quitten oder Aprikosen.

ZUBEREITUNG **20 MINUTEN, PLUS 1 STUNDE EINWEICHZEIT**
KOCHZEIT **15 MINUTEN**
FÜR **4 PERSONEN**

75 g Pistazien
750 ml fettarme Milch
1 1/2 EL Rosinen
1 Msp. Safranfäden
1 Zimtstange
Samen von 2 Kardamomkapseln, zerstoßen
2 EL Honig
180 g Grieß
1 TL Rosenwasser

Kardamom-Honig-Sirup

1 1/2 EL Honig
Samen von 2 Kardamomkapseln, zerstoßen

1 Die Hälfte der Pistazien fein hacken oder mahlen. Den Rest grob hacken und beiseitestellen.

2 Milch, Rosinen, Safranfäden, Zimtstange und Kardamom in einen großen Topf geben. Die Mischung möglichst 1 Stunde ziehen lassen, dann aufkochen. Nun die Zimtstange entfernen, dann Honig und Grieß einrühren.

3 Die Puddingmischung so lange rühren, bis sie ganz glatt ist. Dann die fein gehackten Pistazien und das Rosenwasser einrühren.

4 Für den Sirup Honig und Kardamom in einem kleinen Topf aufkochen.

5 Die fertigen Puddings mit dem heißen Sirup beträufeln und mit den restlichen Pistazien garniert servieren.

NÄHRWERTE PRO PORTION

1808 kJ, 432 kcal, 18 g Eiweiß, 10 g Fett (1 g gesättigte Fettsäuren), 68 g Kohlenhydrate (35 g Zucker), 4 g Ballaststoffe, 120 mg Natrium

Safran gilt als stimmungsaufhellend und man vermutet, dass er vor Depressionen schützen kann. Zurzeit wird erforscht, wie mit seiner Hilfe Gemütsstörungen behandelt werden können.

Himbeertöpfchen mit Kokosjoghurt

ZUBEREITUNG **10 MINUTEN, PLUS 4 STD. KÜHLZEIT**
FÜR **4 PERSONEN**

500 g frische oder tiefgekühlte Himbeeren
100 g weiße Chia-Samen
125 g fettarmer Naturjoghurt
2 EL Kokosmilch (die Dose nicht schütteln, sondern mit der dickflüssigen Masse arbeiten, die sich oben in der Dose abgesetzt hat)
1 TL Ahornsirup
2 EL Mandelsplitter, geröstet
60 g frische Himbeeren, zum Garnieren

1 Die Himbeeren mit einer Gabel leicht zerdrücken, aber nicht pürieren. Dann die Chia-Samen zufügen.

2 Die Himbeermischung auf 4 Gläser (125 ml Volumen) verteilen. Diese abdecken und 4 Stunden kalt stellen, bis die Himbeermischung fest ist.

3 Kurz vor dem Servieren Joghurt, Kokosmilch und Ahornsirup in einer Schüssel mischen. Die Masse auf der Himbeermischung verteilen und mit den Mandelsplittern und den frischen Himbeeren garnieren.

Statt der Mandelsplitter können Sie zum Garnieren auch andere Nüsse oder Saaten verwenden.

NÄHRWERTE PRO PORTION

1011 kJ, 242 kcal, 10 g Eiweiß, 14 g Fett (4 g gesättigte Fettsäuren), 23 g Kohlenhydrate (11 g Zucker), 16 g Ballaststoffe, 52 mg Natrium

Hier werden *Chia-Samen* als Verdickungsmittel verwendet. Die Samen absorbieren die Flüssigkeit und nehmen eine gelartige Konsistenz an. Sie enthalten viele Proteine, Ballaststoffe und gesunde Fette, darunter die wichtigen Omega-3-Fettsäuren.

Joghurtcreme mit Blaubeeren

ZUBEREITUNG **15 MINUTEN, PLUS 4 STD. KÜHLZEIT**
FÜR **4 PERSONEN**

1 Tütchen gemahlene Gelatine
500 g fettarmer Naturjoghurt
1 EL Honig
1/4 TL gemahlener Ingwer
5 Tropfen Vanillearoma
100 g Blaubeeren
Orangenzesten, zum Garnieren
2 TL Honig

1 Eine kleine Schale mit 2 EL heißem Wasser füllen. Die Gelatine einstreuen und so lange verrühren, bis sie sich aufgelöst hat. Dann leicht abkühlen lassen.

2 Joghurt, Honig, Ingwer und Vanillearoma in einer Schüssel mischen.

3 Die abgekühlte Gelatinemischung zufügen und unterrühren. Die fertige Joghurtmasse auf 4 kleine Puddingformen (125 ml Volumen) verteilen und 4 Stunden lang kalt stellen

4 Den Boden der Formen einmal kurz in heißes Wasser tauchen, dann die Joghurtcremetörtchen auf Dessertteller stürzen. Mit Blaubeeren und Orangenzesten garnieren und mit etwas Honig beträufeln.

NÄHRWERTE PRO PORTION

816 kJ, 195 kcal, 11 g Eiweiß, 4 g Fett (3 g gesättigte Fettsäuren), 27 g Kohlenhydrate (22 g Zucker), <1 g Ballaststoffe, 195 mg Natrium

Joghurt ist in vielen Rezepten eine gute fettarme, kalziumreiche Alternative zu Sahne oder Doppelrahmfrischkäse. Kalzium stärkt nicht nur die Knochen, sondern ist auch an der Reizübertragung in den Nervenzellen beteiligt.

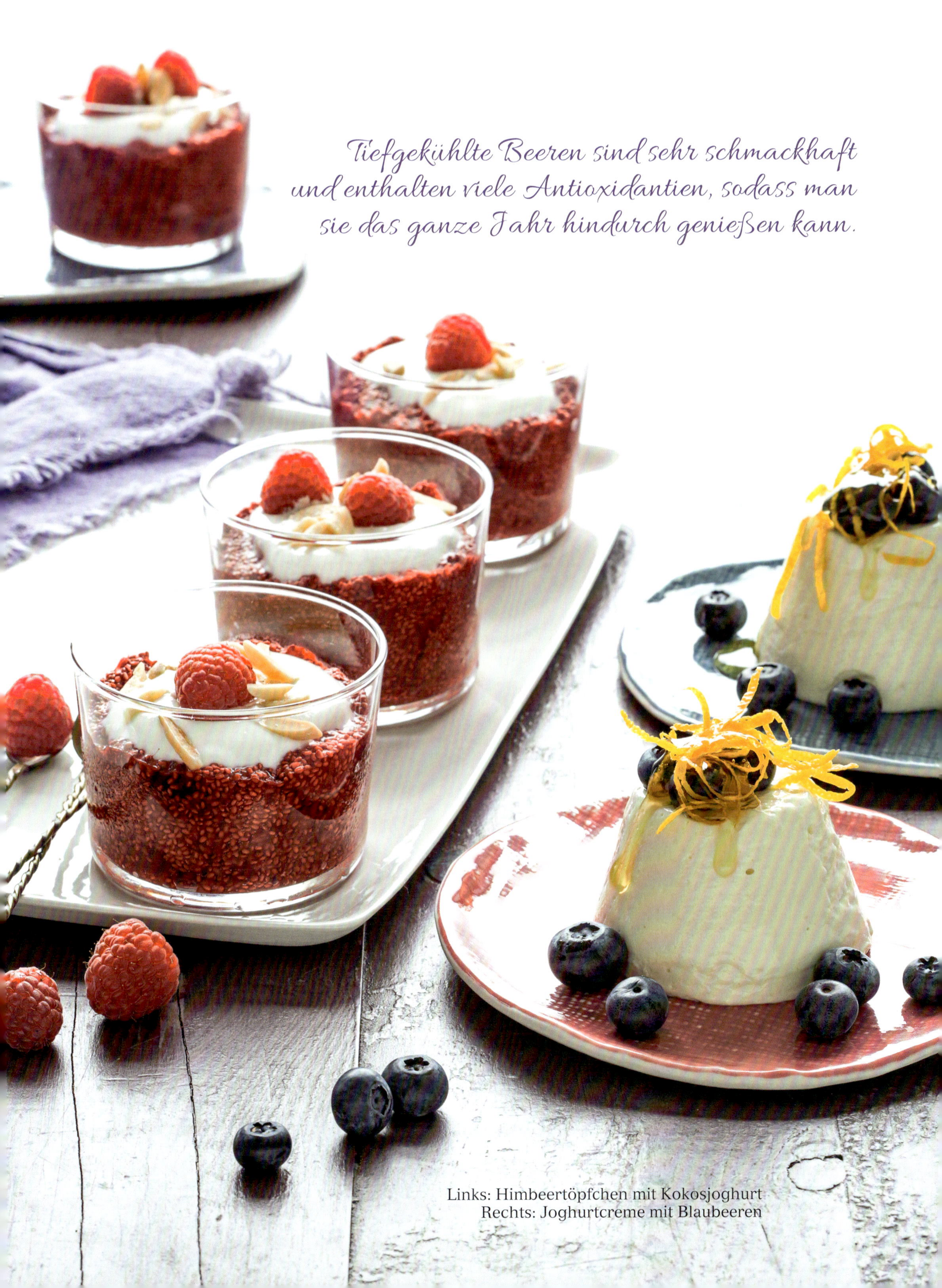

Tiefgekühlte Beeren sind sehr schmackhaft und enthalten viele Antioxidantien, sodass man sie das ganze Jahr hindurch genießen kann.

Links: Himbeertöpfchen mit Kokosjoghurt
Rechts: Joghurtcreme mit Blaubeeren

Milchprodukte

Milchprodukte sind nahrhaft und vielseitig; das Angebotsspektrum ist ähnlich umfangreich wie es die Verwendungsmöglichkeiten sind. Die meisten Milchprodukte liefern reichlich Eiweiß, Kalzium, Phosphor und Vitamine und sind auch in fettarmen Varianten erhältlich.

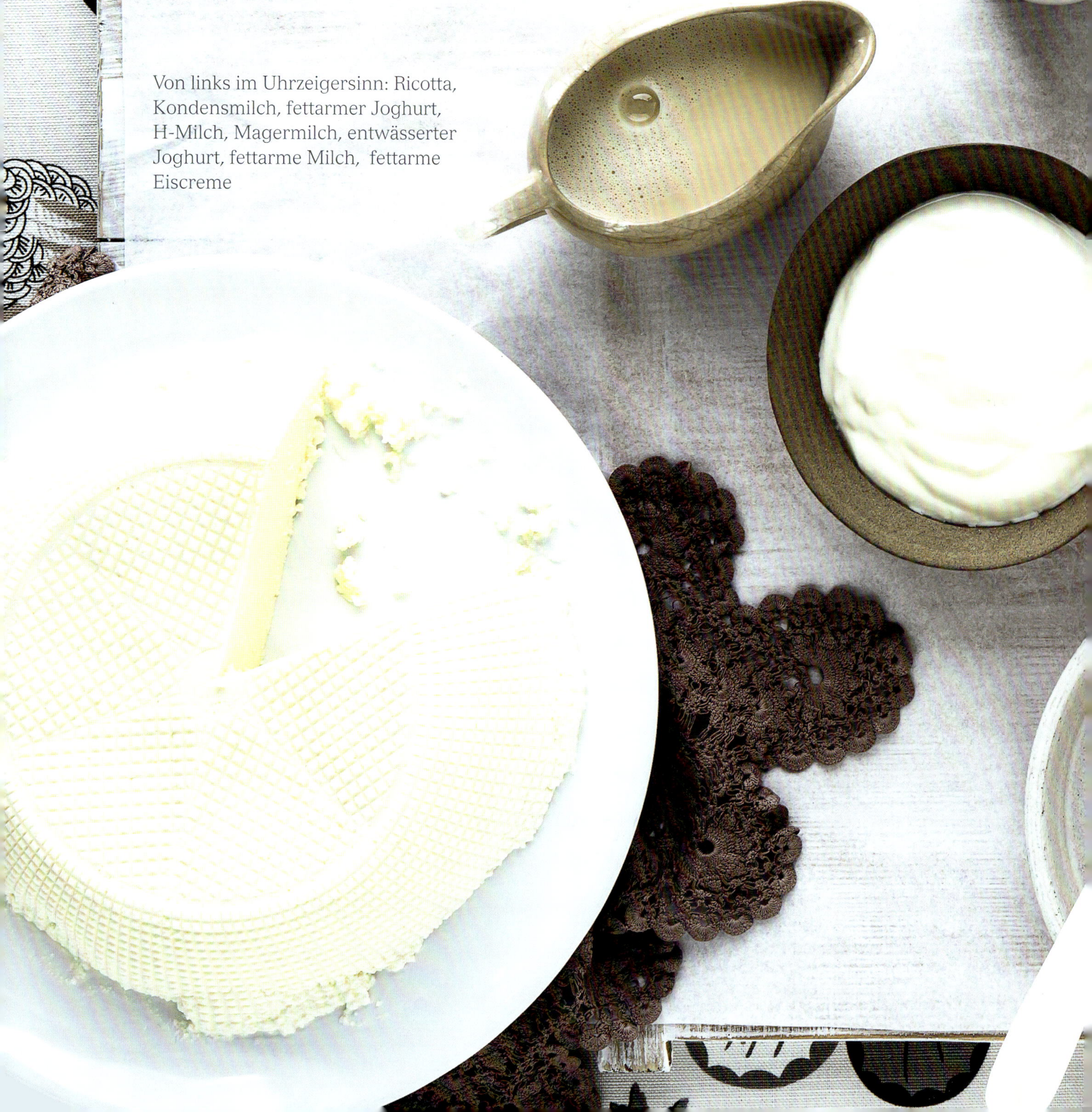

Von links im Uhrzeigersinn: Ricotta, Kondensmilch, fettarmer Joghurt, H-Milch, Magermilch, entwässerter Joghurt, fettarme Milch, fettarme Eiscreme

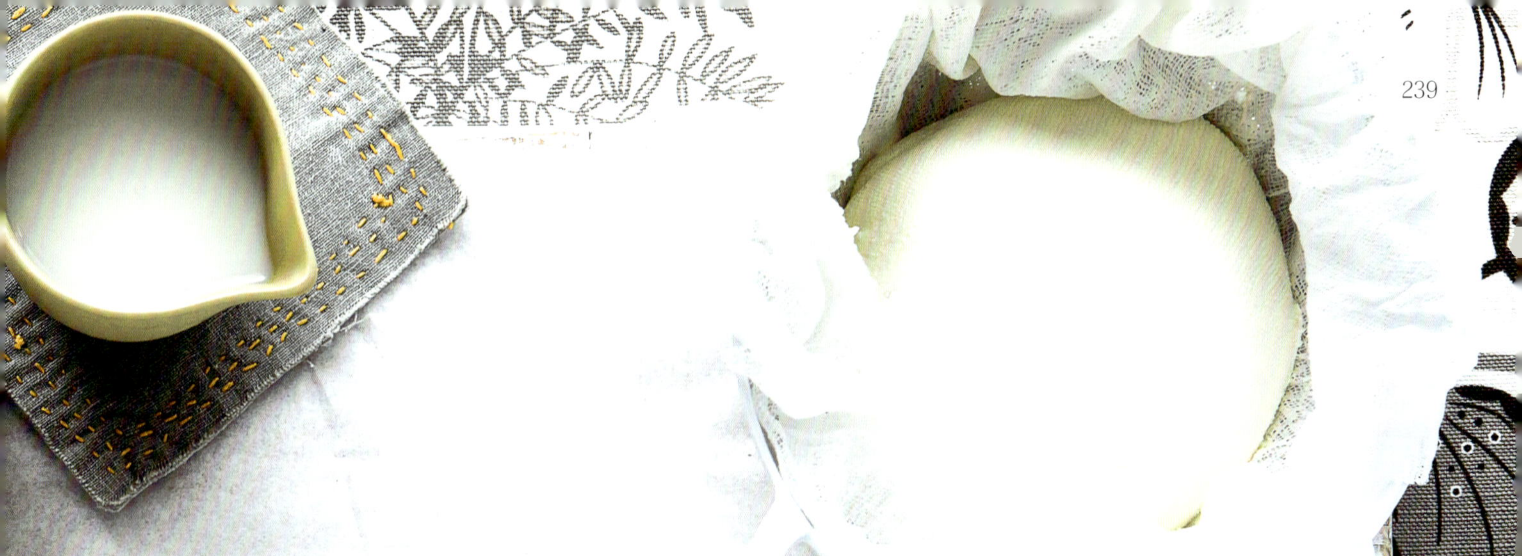

Im Internet wimmelt es nur so von Warnungen vor Milchprodukten. In der Regel handelt es sich dabei jedoch um Fehleinschätzungen. Milchprodukte sind und bleiben die besten Kalziumlieferanten – solange der Bedarf hauptsächlich über fettarme Milch und Joghurt gedeckt wird (fettarmer Käse enthält meist sehr viel Salz). Fettarme Milchprodukte enthalten mehr Proteine und Kalzium als die entsprechenden Vollfettprodukte, wobei statt dieser im Alltag generell fettarme verwendet werden können. Ebenfalls gut ersetzen lassen sich z. B. Frischkäse und Sauerrahm in Süßspeisen durch entwässerten fettarmen Joghurt oder Frischkäse und Schmand in Dips und Desserts durch Magerquark. Beide enthalten weniger Fett und dafür mehr Proteine, Vitamine und Mineralstoffe als die fettreichen Alternativen.

Drei bis vier Portionen Milchprodukte pro Tag können den Kalziumbedarf der meisten Menschen komplett decken. Es ist gemeinhin bekannt, dass Kalzium für starke Knochen wichtig ist, weniger bekannt ist, dass der Mineralstoff auch eine entscheidende Rolle für den neuronalen Informationstransport spielt. Weil Kalzium für diese Funktion so bedeutend ist, sorgt der Körper dafür, dass immer genug davon im Blutkreislauf vorhanden ist. Nimmt man nicht genug Kalzium über die Nahrung auf, zieht der Körper das Mineral aus den Knochen.

Milchprodukte sind auch eine gute Quelle für Vitamin B_{12}, das zur Aufrechterhaltung der Myelinschicht und zur Regulation des Homocysteinspiegels beiträgt und damit indirekt eine Schutzfunktion für das Gehirn übernimmt. Auch Magnesium, Kalium, Zink und Phosphor sind für eine gesunde Hirnfunktion wichtig. Sie alle sind reichlich in fettarmen Milchprodukten enthalten.

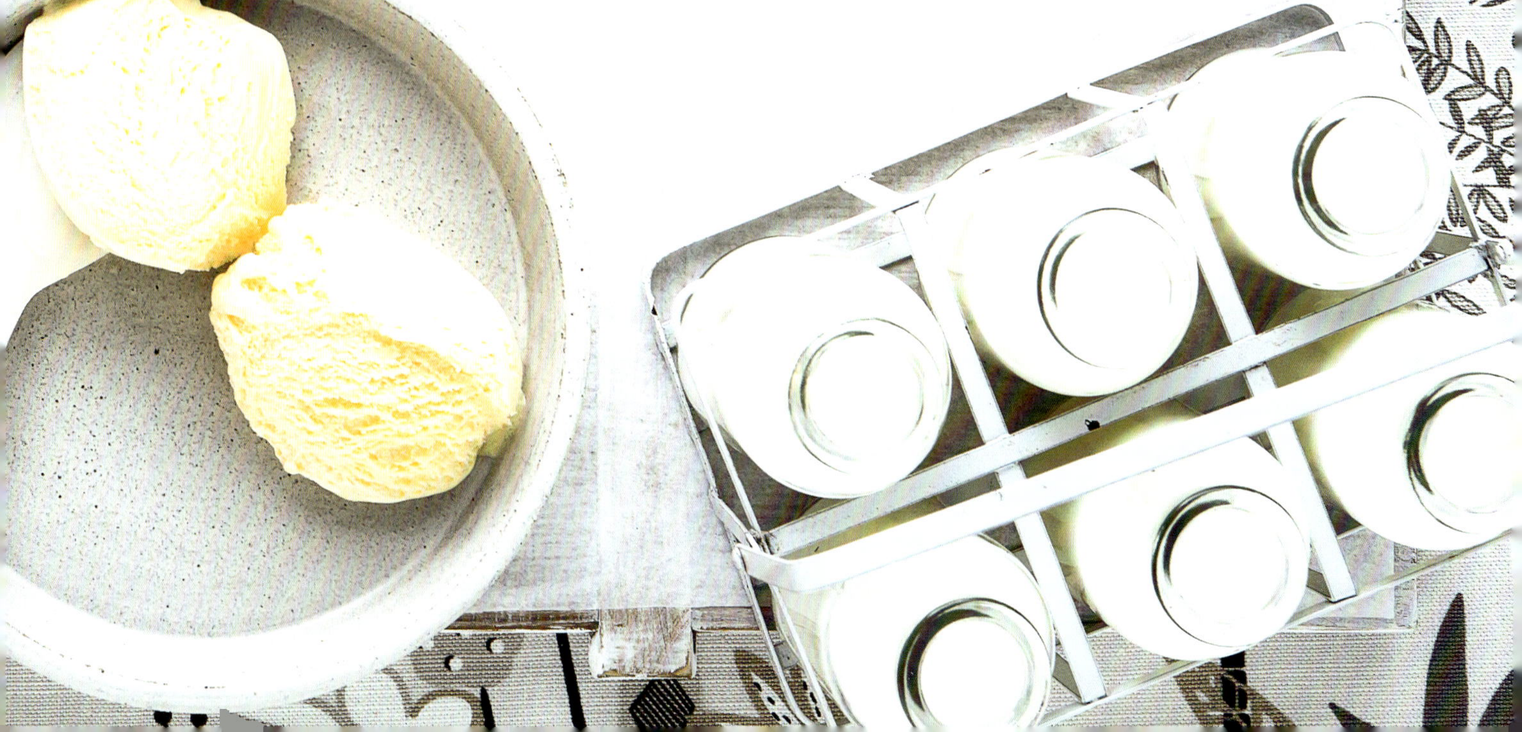

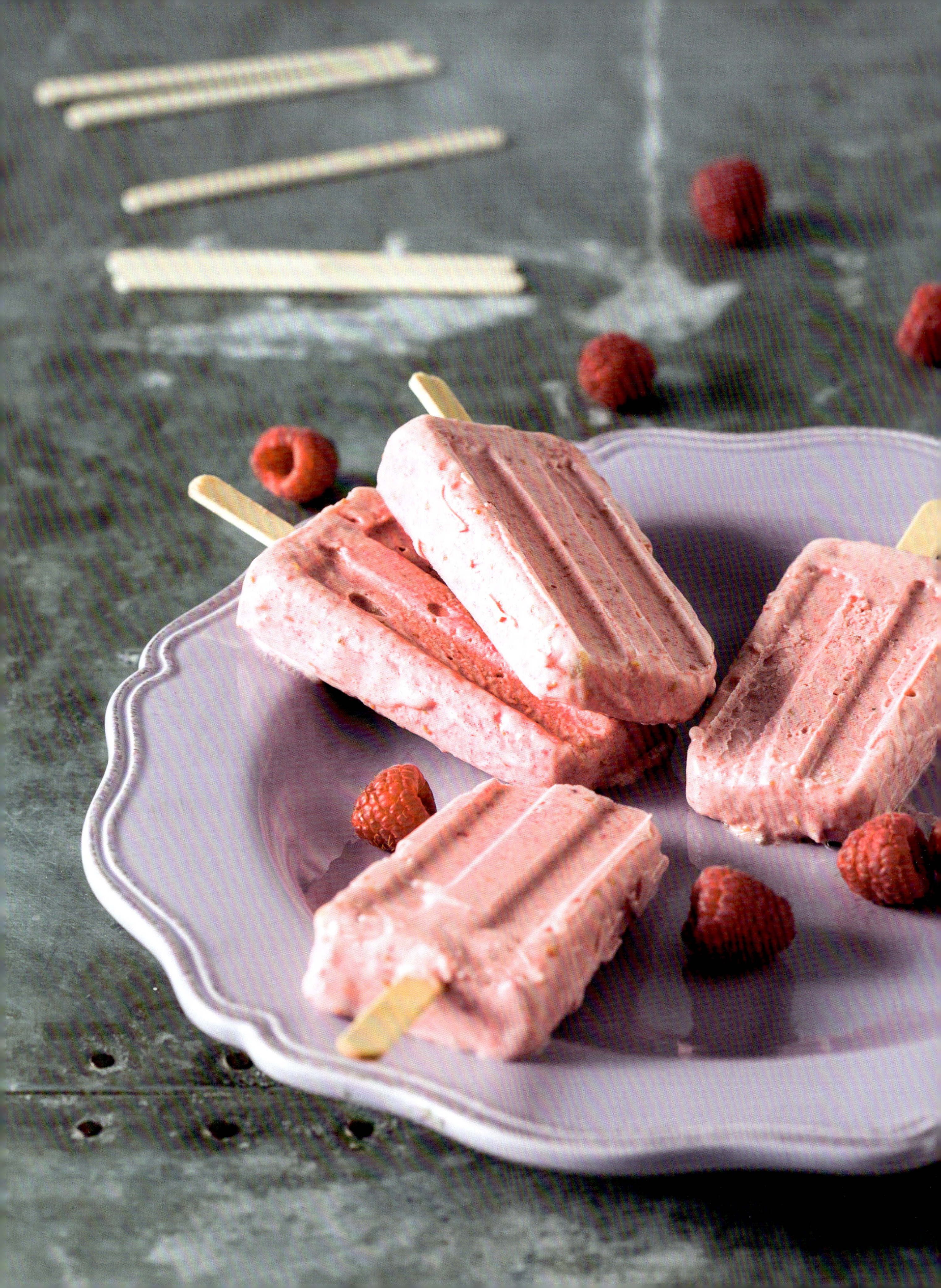

Fruchtiges Joghurteis

Tiefgekühlte Beeren sind ideal für dieses selbst gemachte Eis. Statt der hier verwendeten Himbeeren können Sie einfach Ihre Lieblingssorte oder eine Beerenmischung verwenden.

ZUBEREITUNG **20 MINUTEN, PLUS GEFRIER- UND ABTROPFZEIT**
FÜR **8 PERSONEN**

3 große, reife Bananen (ca. 500 g Gesamtgewicht)
250 g fettarmer Naturjoghurt
200 g tiefgekühlte Himbeeren
5 Tropfen Vanillearoma

1 Die Bananen in 2 cm breite Scheiben schneiden und in einen wiederverschließbaren Gefrierbeutel geben. Überschüssige Luft ausstreichen, den Beutel gut verschließen und die Bananenscheiben ca. 6 Stunden ins Gefrierfach legen, bis sie gefroren sind.

2 Unterdessen ein Sieb mit einem Musselintuch auskleiden und über eine Schüssel hängen; dabei darauf achten, dass zwischen Schüsselboden und Sieb ausreichend Platz bleibt. Den Joghurt in das Tuch geben, die Stoffenden über der Masse zusammenfassen und eindrehen. Einen kleinen Teller auf den Stoff setzen und mit zwei Konservendosen beschweren. Dann alles in den Kühlschrank stellen und den Joghurt ca. 4 Stunden abtropfen lassen, bis er gut entwässert ist.

3 Bananenscheiben, Himbeeren, Joghurt und Vanillearoma in eine Küchenmaschine geben und glatt pürieren.

4 Die fertige Mischung in eine luftdicht verschließbare Gefrierdose geben und ca. 6 Stunden ins Gefrierfach stellen, bis sie gefroren ist. 10 Minuten vor dem Servieren herausnehmen, damit das Eis ein wenig antauen kann. Alternativ kann die Masse auch in Stieleisformen gefroren werden.

NÄHRWERTE PRO PORTION

998 kJ, 238 kcal, 14 g Eiweiß, 5 g Fett (4 g gesättigte Fettsäuren), 34 g Kohlenhydrate (25 g Zucker), 3 g Ballaststoffe, 236 mg Natrium

Entwässerter Joghurt kann in vielen Gerichten als Alternative zu Frischkäse, Schmand oder Crème double verwendet werden. Dadurch bereichern Sie das Gericht um reichlich Proteine und Kalzium, während Sie den Fettgehalt zugleich deutlich reduzieren.

Buttermilch-Pudding mit Beerensauce

Die tiefroten Beeren bilden einen reizvollen Kontrast zu dem cremig weißen Pudding. Anders als Sahne verleiht die leicht säuerlich schmeckende Buttermilch dem Dessert ein sehr erfrischendes Aroma.

ZUBEREITUNG **15 MINUTEN, PLUS 4 STUNDEN KÜHLZEIT**
KOCHZEIT **10 MINUTEN**
FÜR **4 PERSONEN**

500 ml Buttermilch
2 EL feinster Zucker
1 Vanilleschote
5 g Blattgelatine
Öl, zum Einfetten
250 g tiefgekühlte Beeren
1 EL Ahornsirup

1 Buttermilch und Zucker in einen kleinen Topf geben. Die Vanilleschote längs einschneiden, die kleinen Samen herausschaben und in den Topf geben. Die ausgeschabte Schote ebenfalls zufügen. Die Mischung langsam erhitzen, aber nicht aufkochen. Den Herd abschalten und alles 10 Minuten ziehen lassen, dann die Vanilleschote entfernen.

2 Die Gelatine 5 Minuten in kaltem Wasser einweichen. Dann auspressen, zur Buttermilch in den Topf geben und rühren, bis sie sich aufgelöst hat.

3 Mit etwas Öl 4 kleine Puddingformen (125 ml Volumen) leicht einfetten. Die Buttermilchmischung in die Formen geben und ca. 4 Stunden lang kalt stellen, bis sie gefroren ist.

4 Die Beeren in einen Topf geben und sanft erhitzen, bis sie aufgetaut sind und ein wenig Saft abgeben. Nun den Ahornsirup zufügen und unterrühren.

5 Die fertigen Puddings kurz vor dem Servieren auf Dessertteller stürzen und mit der Beerensauce sevieren.

Sie müssen die Formen nicht unbedingt einfetten und können so auf zusätzliches Fett verzichten. Wollen Sie den Pudding stürzen, müssen Sie den Boden der Formen zuvor lediglich einmal kurz in heißes Wasser eintauchen.

NÄHRWERTE PRO PORTION

707 kJ, 169 kcal, 7 g Eiweiß, 3 g Fett (2 g gesättigte Fettsäuren), 26 g Kohlenhydrate (23 g Zucker), 3 g Ballaststoffe, 82 mg Natrium

Buttermilch enthält wenig Fett und reichlich Kalzium. Sie trägt dazu bei, dass das Herz-Kreislauf-System gut funktioniert, was wiederum eine gute Blutversorgung des Gehirns sicherstellt.

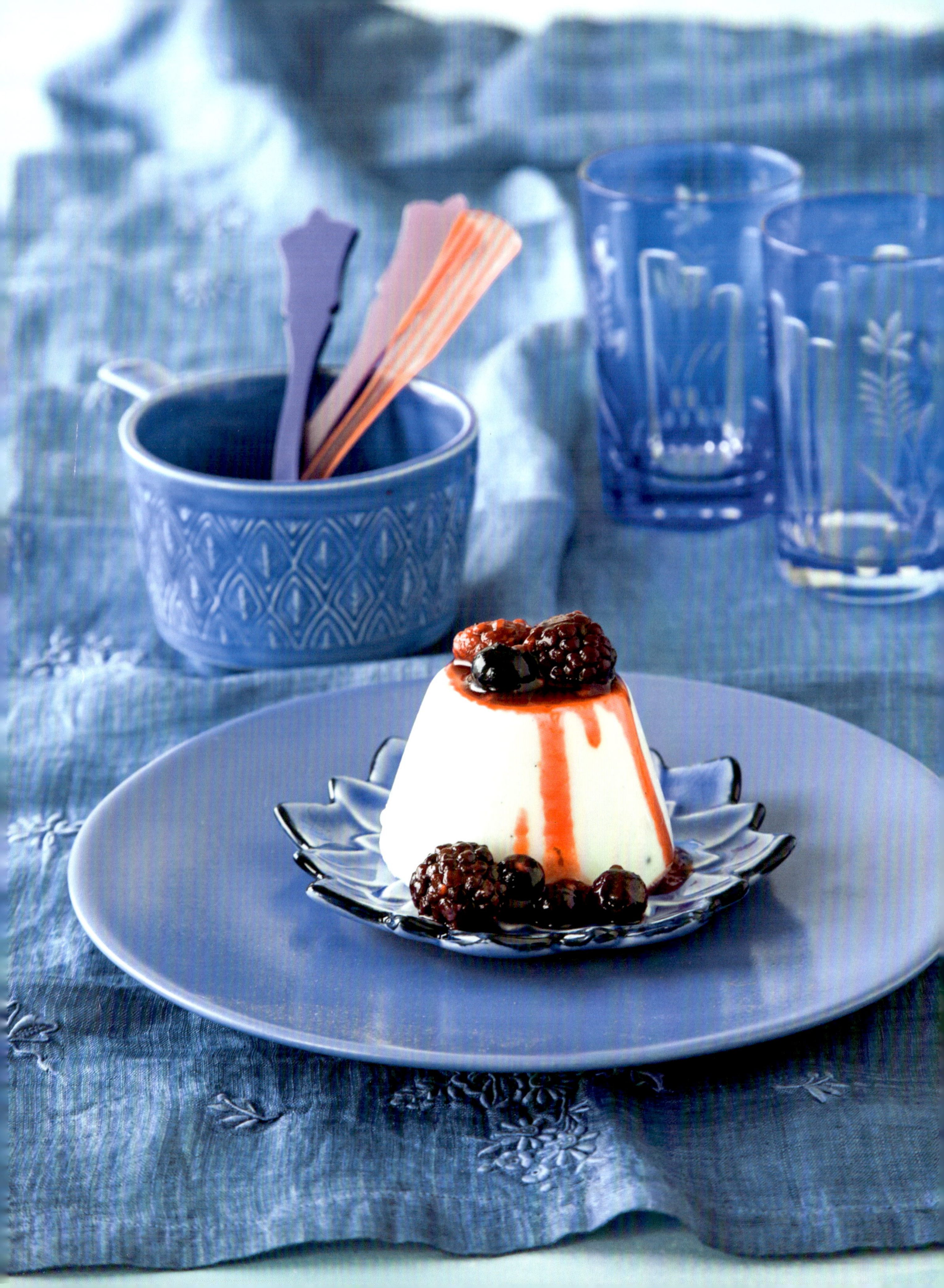

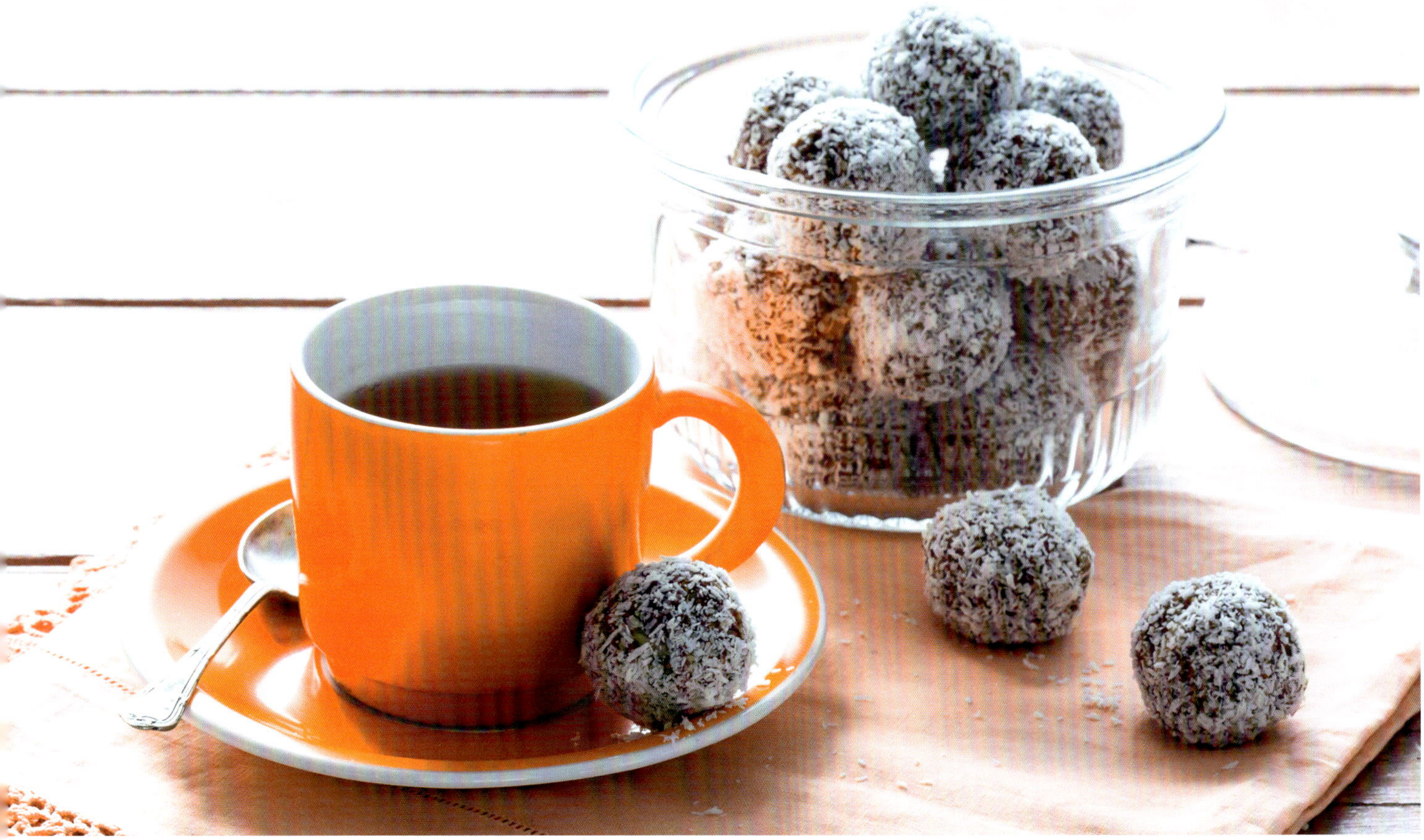

Fruchtige Kokoskugeln

Diese nährstoffreichen Kügelchen sind eine gesunde Plätzchen- und Kuchenalternative. Die Zutaten gibt es im Supermarkt oder Bio-Laden.

ZUBEREITUNG **20 MINUTEN** ERGIBT **24 STÜCK**

125 g getrocknete Feigen, grob zerkleinert
2 TL fein abgeriebene Orangenschale
60 ml Orangensaft
2 EL Chia-Samen
50 g Leinsamen
100 g Mandelbutter oder Erdnussbutter
30 g Sonnenblumenkerne
30 g Kokosflocken

1 Feigen, Orangenschale, Saft und Chia-Samen in eine Schale geben und 10 Minuten ziehen lassen.

2 Die Leinsamen grob mahlen oder in einem Mörser zerkleinern. Dann mit der Feigenmischung, der Butter, den Sonnenblumenkernen und der Hälfte der Kokosflocken in einer Küchenmaschine pürieren.

3 Gestrichene Esslöffel der Mischung zu kleinen Kugeln rollen und diese in den restlichen Kokosflocken wenden.

Luftdicht verpackt sind die Kugeln bis zu 2 Wochen im Kühlschrank haltbar.

Achten Sie bei der Verwendung einer Kaffee- oder Gewürzmühle zum Mahlen der Leinsamen darauf, dass sie wirklich sauber ist.

NÄHRWERTE PRO PORTION (2 KUGELN)

502 kJ, 120 kcal, 3 g Eiweiß, 7 g Fett (2 g ges. Fettsäuren), 12 g Kohlenhydr. (10 g Zucker), 4 g Ballastst., 7 mg Natrium

Bei ungefähr gleicher Kalorienmenge liefern zwei dieser Kugeln doppelt so viel Protein wie ein Mini-Schokoriegel sowie zusätzlich viele *gesunde Fettsäuren* und *Ballaststoffe*.

Müslihappen

Diese schmackhaften Snacks sind vollgepackt mit wertvollen Inhaltsstoffen. Die verwendeten Körner und Nüsse können Sie ganz nach Belieben variieren.

ZUBEREITUNG **10 MINUTEN** BACKZEIT **20 MINUTEN** ERGIBT **24 STÜCK**

200 g gemischte Kerne und Saaten, z. B. Sonnenblumenkerne, Kürbiskerne, Sesamsaat und Leinsamen
50 g Vollkorn-Flakes, zerstoßen
100 g Vollkornmehl
50 g feinster Zucker
100 g Margarine mit Oliven- oder Rapsöl
90 g Honig oder Zuckerrübensirup
1 TL Backpulver

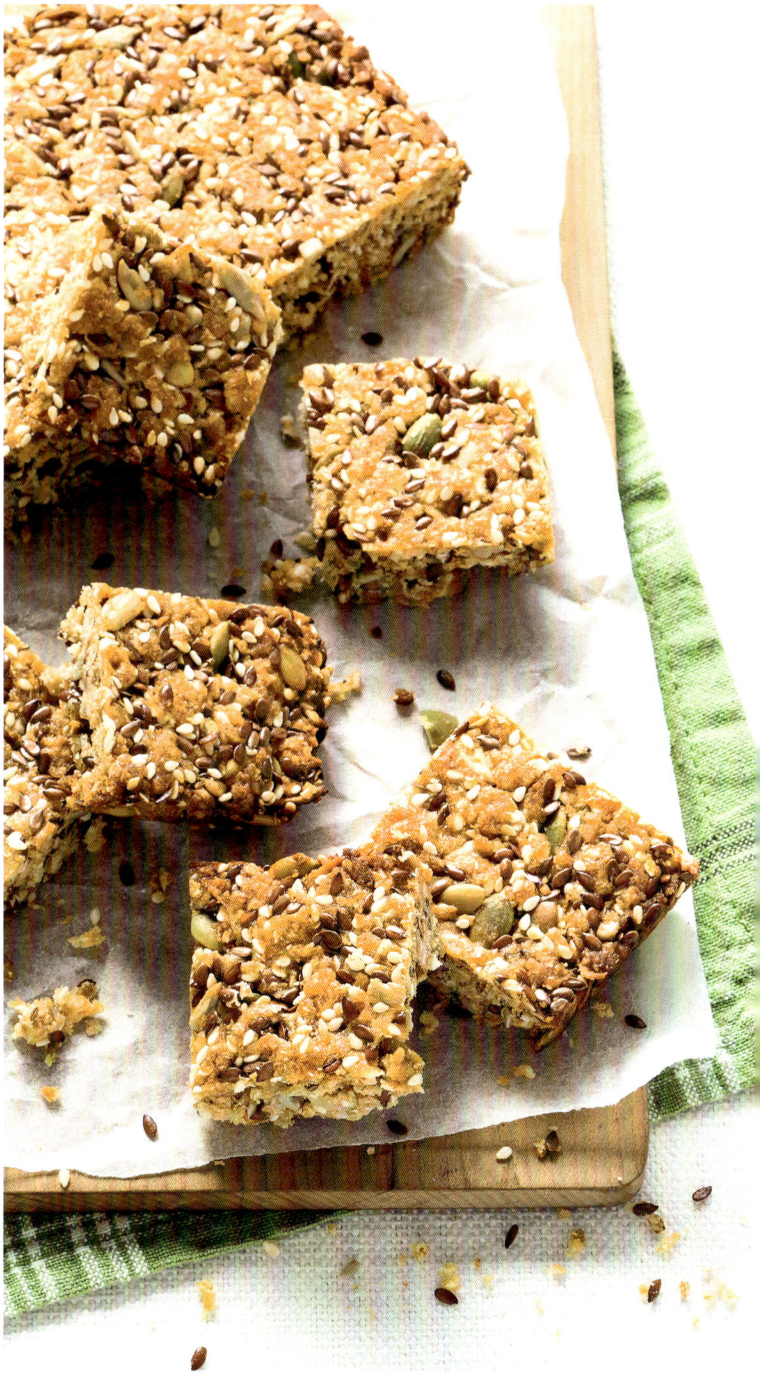

1 Den Backofen auf 160 °C vorheizen und eine kleine Backform (28 cm × 18 cm × 1 cm) mit Backpapier auslegen.

2 Kerne, Saaten, Flakes, Mehl und Zucker in einer Schüssel mischen.

3 Margarine und Honig oder Sirup in einen großen Topf geben und bei geringer bis mittlerer Hitze ca. 3 Minuten kochen, bis sich Bläschen bilden.

4 Das Backpulver zufügen und rasch unterrühren; die Mischung wird daraufhin aufschäumen. Nun ebenso schnell die Mischung der trockenen Zutaten zugeben und unterrühren, bis alles gut vermengt ist.

5 Die Körnermischung in die vorbereitete Form füllen und glatt streichen. 15 Minuten backen, bis der Teig aufgegangen und goldbraun ist. Vor dem Aufschneiden vollständig auskühlen lassen.

NÄHRWERTE PRO PORTION (1 STÜCK)

454 kJ, 108 kcal, 3 g Eiweiß, 7 g Fett (<1 g gesättigte Fettsäuren), 10 g Kohlenhydrate (6 g Zucker), 2 g Ballaststoffe, 33 mg Natrium

Nüsse und Saaten sind wahrhaft Futter fürs Köpfchen. Sie enthalten nicht nur für die Hirnfunktion wichtige Fettsäuren, sondern auch viele wertvolle Vitamine und Mineralien.

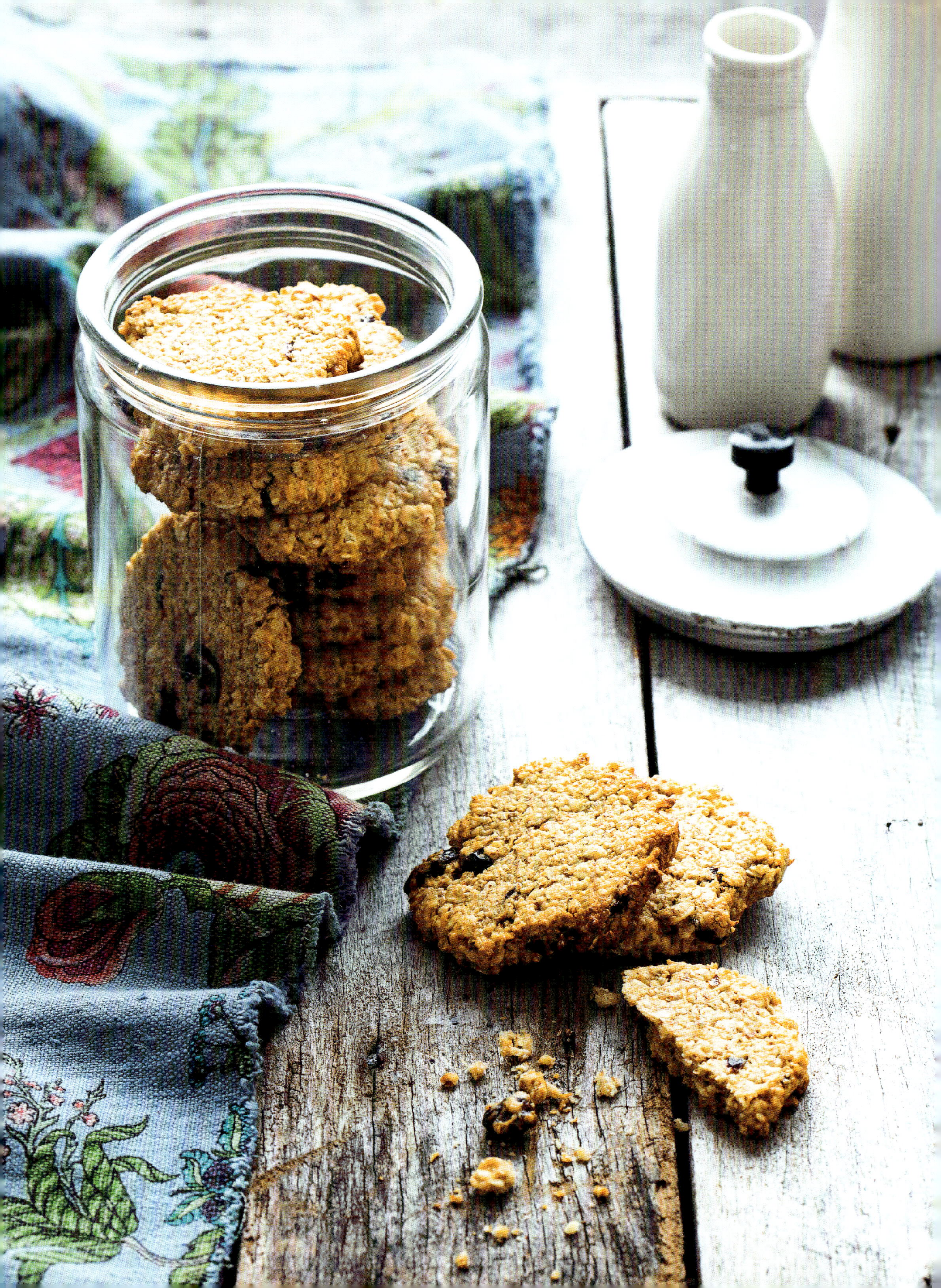

Mandel-Quinoa-Plätzchen mit Cranberrys

Diese knusprigen Plätzchen sind wahre Kraftpakete, vollgepackt mit Ballaststoffen, ungesättigten Fettsäuren und Proteinen. Die richtigen Zutaten für einen Snack, der sehr gut schmeckt und lange satt hält.

ZUBEREITUNG **15 MINUTEN**
BACKZEIT **25 MINUTEN**
ERGIBT **24 STÜCK**

2 EL Quinoa, abgespült und abgetropft
160 g ganze Mandeln
50 g Margarine mit Oliven- oder Rapsöl
1 Ei
90 g Zuckerrübensirup oder Honig
50 g brauner Zucker
10 Tropfen Vanillearoma
125 g Vollkornmehl
$1\frac{1}{4}$ TL Backpulver
50 g Haferflocken
60 g getrocknete Cranberrys, halbiert

1 Die Quinoa in einem kleinen Topf mit kochendem Wasser ca. 10 Minuten weich garen, dann abgießen und abkühlen lassen.

2 Den Backofen auf 180 °C vorheizen und zwei Backbleche mit Backpapier auslegen.

3 Die Mandeln in einem Mixer oder einer Küchenmaschine fein mahlen. Margarine, Ei, Sirup oder Honig, Zucker und Vanillearoma zufügen und alles gründlich durchmixen.

4 Mehl, Backpulver, Haferflocken und Cranberrys in eine große Schüssel geben. Die Mandelmischung und die Quinoa zufügen und alles schnell vermengen.

5 Pro Plätzchen 1 gehäuften Esslöffel der Masse auf die vorbereiteten Backbleche geben und mit dem Löffelrücken flach drücken, sodass kleine Kreise entstehen.

6 Die Plätzchen 10–15 Minuten goldbraun backen.

Die Plätzchen werden nach dem Backen relativ schnell weich. Bereiten Sie daher nur die Menge zu, die Sie kurzfristig benötigen. Teigreste können Sie einfrieren, um sie später zu backen.

NÄHRWERTE PRO PORTION (1 PLÄTZCHEN)

441 kJ, 105 kcal, 3 g Eiweiß, 5 g Fett (<1 g gesättigte Fettsäuren), 12 g Kohlenhydrate (5 g Zucker), 2 g Ballaststoffe, 46 mg Natrium

Zuckerrübensirup ist ein guter Zuckerersatz, da man wegen des starken Karamellgeschmacks oft weniger davon verwendet. Außerdem enthält er Nährstoffe, die im Zucker nicht vorhanden sind, z. B. Eisen und Magnesium.

Ingwer-Schoko-Plätzchen mit Geheimzutat

Diese Plätzchen stecken voller Überraschungen. Wer würde schon auf die Idee kommen, dass Bohnen die Hauptzutat sind oder dass sie nur gesunde Fette aus Mandeln und Olivenöl enthalten.

ZUBEREITUNG **15 MINUTEN**
BACKZEIT **20 MINUTEN**
ERGIBT **24 STÜCK**

Öl, zum Einfetten
400 g weiße Bohnen aus der Dose, abgespült und abgetropft
1 Ei
100 g brauner Zucker
60 ml Olivenöl
100 g Haferflocken
80 g ganze Mandeln, gehackt
60 g dunkle Schokolade (mind. 60 % Kakaoanteil)
80 g kandierter Ingwer, gehackt
80 g Vollkornmehl
1 TL Backpulver

1 Den Backofen auf 180 °C vorheizen und zwei Backbleche leicht mit Öl einfetten.

2 Die Bohnen in einem Mixer oder einer Küchenmaschine pürieren. Ei, Zucker und Olivenöl zufügen und alles gut vermengen.

3 Haferflocken, Mandeln, Schokolade und Ingwer in einer großen Schüssel mischen. Die Bohnenmischung zufügen und gut unterheben. Dann das Mehl und das Backpulver zufügen und rasch einarbeiten.

4 Pro Plätzchen 2 EL der Mischung auf die vorbereiteten Backbleche geben und leicht flach drücken.

5 Die so vorbereiteten Plätzchen 20 Minuten goldbraun backen.

Statt Bohnen aus der Dose können Sie auch 100 g getrocknete weiße Bohnen verwenden, die allerdings vorgekocht werden müssen. Alternativ lassen sich die Plätzchen auch mit anderen Bohnensorten zubereiten, z. B. Kidney-Bohnen.

Die Plätzchen gehen beim Backen nicht auf und können auf dem Blech daher nahe nebeneinander gelegt werden.

NÄHRWERTE PRO PORTION (1 PLÄTZCHEN)

466 kJ, 111 kcal, 3 g Eiweiß, 6 g Fett (1 g gesättigte Fettsäuren), 12 g Kohlenhydrate (7 g Zucker), 2 g Ballaststoffe, 55 mg Natrium

Die in *dunkler Schokolade* enthaltenen Antioxidantien, darunter Flavonoide und Catechine, unterstützen die Blutdruckregulation und verbessern dadurch die Blutversorgung des Gehirns.

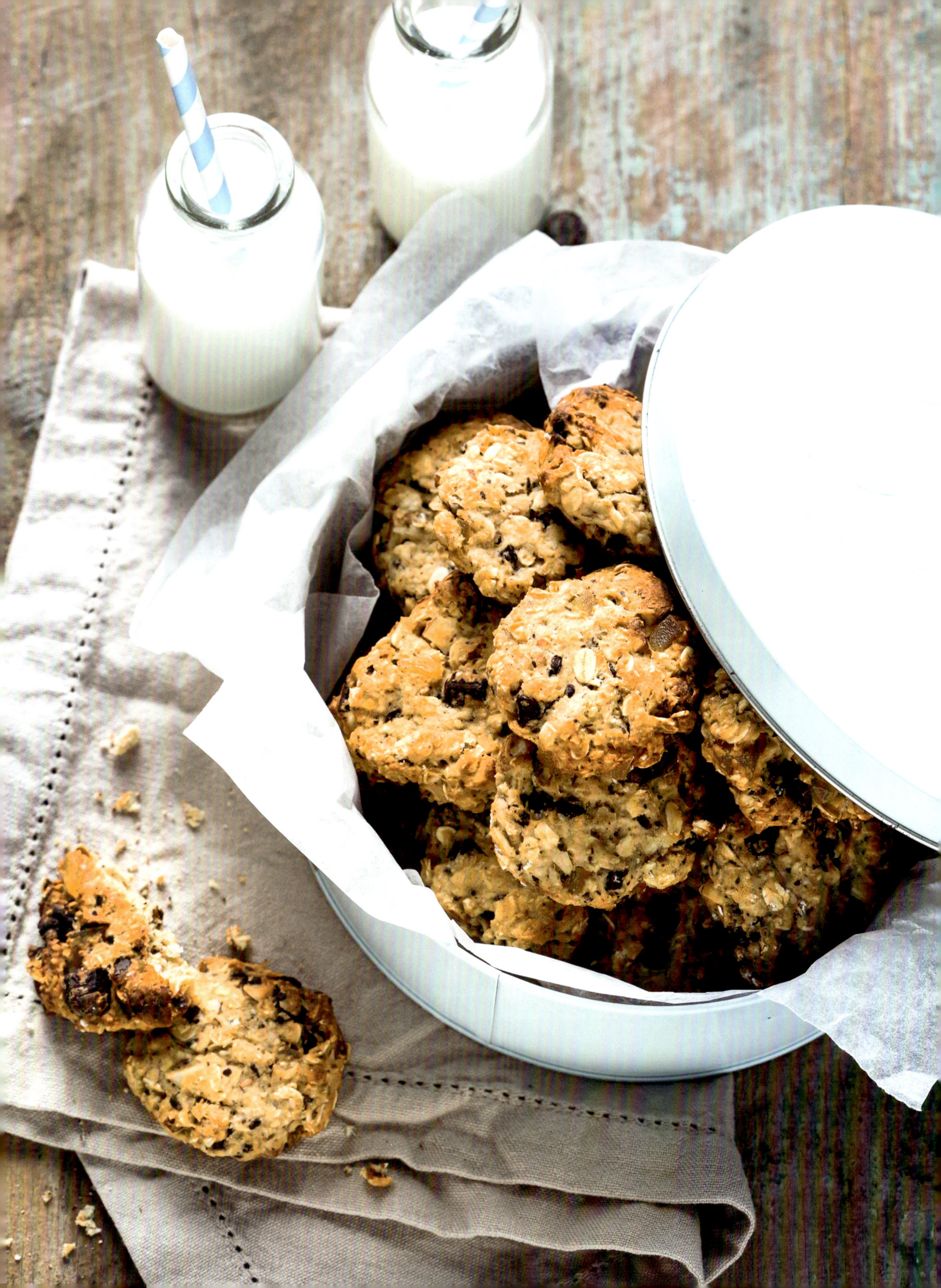

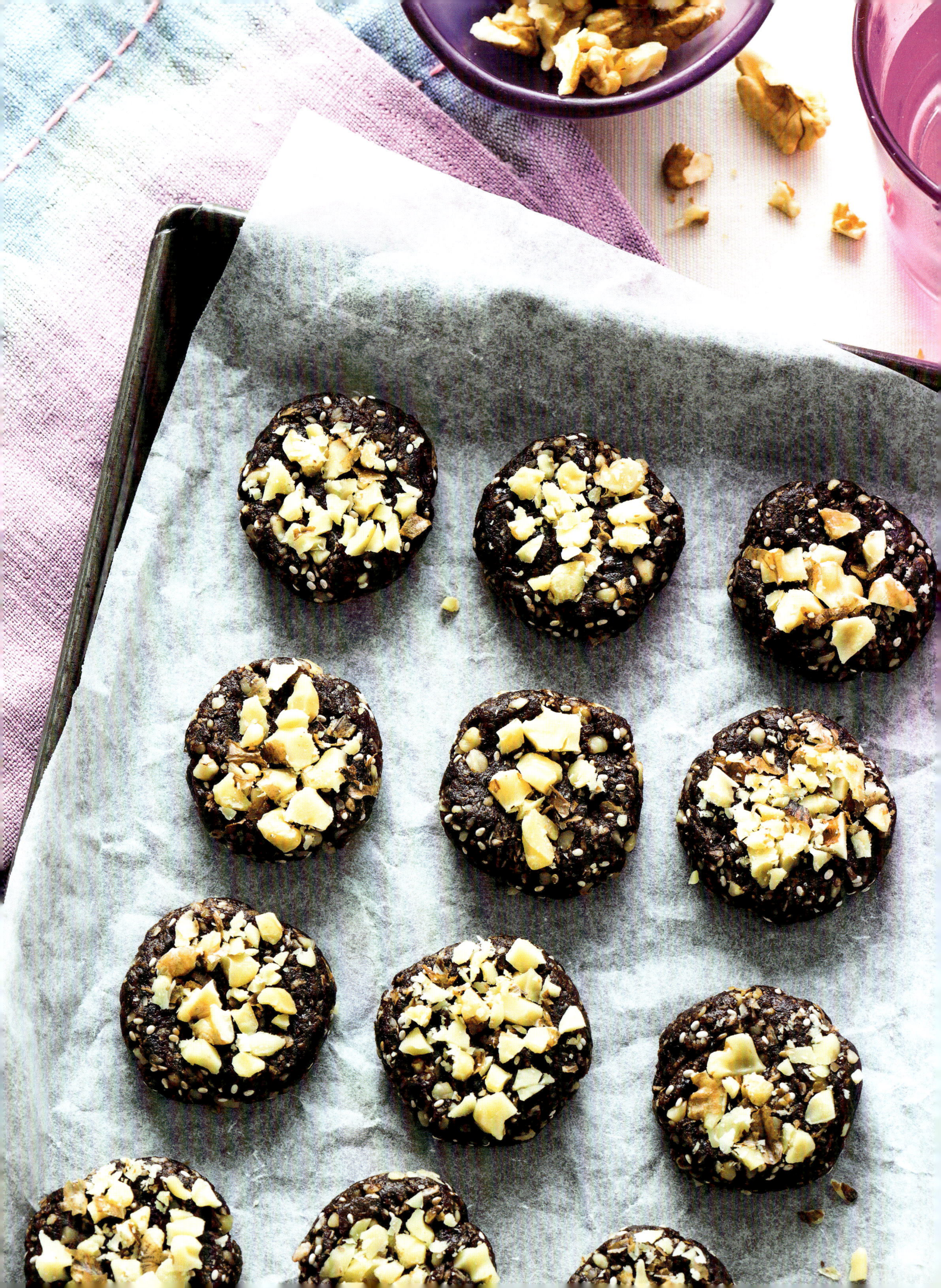

Gekühlte Schokoladen-Kokos-Plätzchen

Die Plätzchen werden nicht gebacken, daher sind sie sehr weich und werden am besten im Kühlschrank aufbewahrt. Neben reichlich Nährstoffen enthalten sie auch viele Kalorien. Genießen Sie sie also maßvoll.

ZUBEREITUNG **15 MINUTEN**
GARZEIT **5 MINUTEN**
ERGIBT **24 STÜCK**

50 g Walnüsse
200 g entsteinte Datteln, vorzugsweise Medjool-Datteln
40 g Kokosflocken
2 EL Kakaopulver
1 EL Chia-Samen
5 Tropfen Vanillearoma

1 Den Backofen auf 180 °C vorheizen. Die Walnüsse auf einem Backblech verteilen und 4–5 Minuten rösten. Anschließend abkühlen lassen und grob hacken.

2 Datteln, Kokosflocken, Kakaopulver, Chia-Samen, Vanillearoma und 40 g Walnüsse in einer Küchenmaschine pürieren.

3 Die restlichen Walnüsse in eine Schüssel geben. 1 gehäuften Teelöffel der Dattelmischung in die Hand nehmen und zu einer Kugel formen. Diese leicht flach drücken, ein paar Walnussstücke darüberstreuen und andrücken. Auf diese Weise nach und nach die gesamte Dattelmischung verarbeiten.

4 Die fertigen Plätzchen nebeneinander in einen luftdicht verschließbaren Behälter geben und so lange kalt stellen, bis sie fest geworden sind. Im Kühlschrank aufbewahrt, sind die Plätzchen 2 Wochen lang haltbar.

Medjool-Datteln sind, obschon es sich um getrocknete Früchte handelt, besonders weich und saftig. Sie finden sie in der Obst- oder Trockenobstabteilung größerer Supermärkte. Falls Sie keine Medjool-Datteln bekommen, können Sie auch eine andere Dattelsorte verwenden. Oder Sie bereiten die Plätzchen mit anderem Trockenobst zu. Auch die verwendeten Nüsse können Sie nach Belieben variieren.

NÄHRWERTE PRO PORTION (1 PLÄTZCHEN)

221 kJ, 53 kcal, <1 g Eiweiß, 3 g Fett (1 g gesättigte Fettsäuren), 6 g Kohlenhydrate (6 g Zucker), 1 g Ballaststoffe, 3 mg Natrium

Kakaopulver – nicht zu verwechseln mit Trinkschokolade – enthält viele Ballaststoffe und Mineralien, wie Eisen und Magnesium, die das Gehirn für alle grundlegenden Prozesse benötigt.

Fettarme Schokoladen-Brownies

Die hier verwendeten Kidney-Bohnen sorgen für einen hohen Ballaststoff- und Mineraliengehalt der Brownies, wobei sie zugleich ihren GI-Wert senken.

ZUBEREITUNG **15 MINUTEN**
BACKZEIT **25 MINUTEN**
ERGIBT **16 STÜCK**

400 g Kidney-Bohnen aus der Dose, abgespült und abgetropft
2 Eier
2 EL Olivenöl
100 g dunkle Schokolade (85 % Kakaoanteil), geschmolzen und leicht abgekühlt
30 g Kakaopulver
1 TL Backpulver
100 g brauner Zucker
10 Tropfen Vanillearoma
1 Prise Salz
100 g Pekannüsse, gehackt

1 Den Backofen auf 180 °C vorheizen und eine quadratische Backform (20 cm Kantenlänge) mit Backpapier auslegen, sodass der Boden und zwei gegenüberliegende Seiten damit bedeckt sind.

2 Alle Zutaten außer den Pekannüssen in eine Küchenmaschine geben und pürieren, bis die Bohnen zerkleinert sind und alles gut vermengt ist.

3 Die Mischung in die vorbereitete Backform füllen und glatt streichen. Die Pekannüsse darüberstreuen und leicht andrücken.

4 Die Browniemasse 25 Minuten backen, bis sie fest geworden ist. 5 Minuten in der Form auskühlen lassen, dann auf ein Kuchenrost setzen, bis sie vollständig abgekühlt ist, und in 16 Stücke schneiden.

Luftdicht verschlossen gelagert, sind diese Brownies bis zu einer Woche haltbar. Lassen Sie Ihre Gäste zunächst davon kosten, bevor Sie ihnen verraten, dass als Geheimzutat Bohnen darin enthalten ist.

Statt Bohnen aus der Dose können Sie auch 110 g getrocknete Kidney-Bohnen verwenden, die allerdings vorgekocht werden müssen.

NÄHRWERTE PRO PORTION (1 BROWNIE)
690 kJ, 165 kcal, 4 g Eiweiß, 12 g Fett (3 g gesättigte Fettsäuren), 13 g Kohlenhydrate (7 g Zucker), 3 g Ballaststoffe, 68 mg Natrium

Bei *Schokolade* denkt man gemeinhin nicht an gesunde Ernährung. Doch Studien zeigen, dass der regelmäßige Genuss von Kakao oder Kakaoprodukten wie dunkler Schokolade durchaus gesundheitliche Vorteile haben kann. So kann Schokolade mit mindestens 65 % Kakaoanteil Herz-Kreislauf-Erkrankungen vorbeugen und damit helfen, die mentale Leistungskraft zu erhalten.

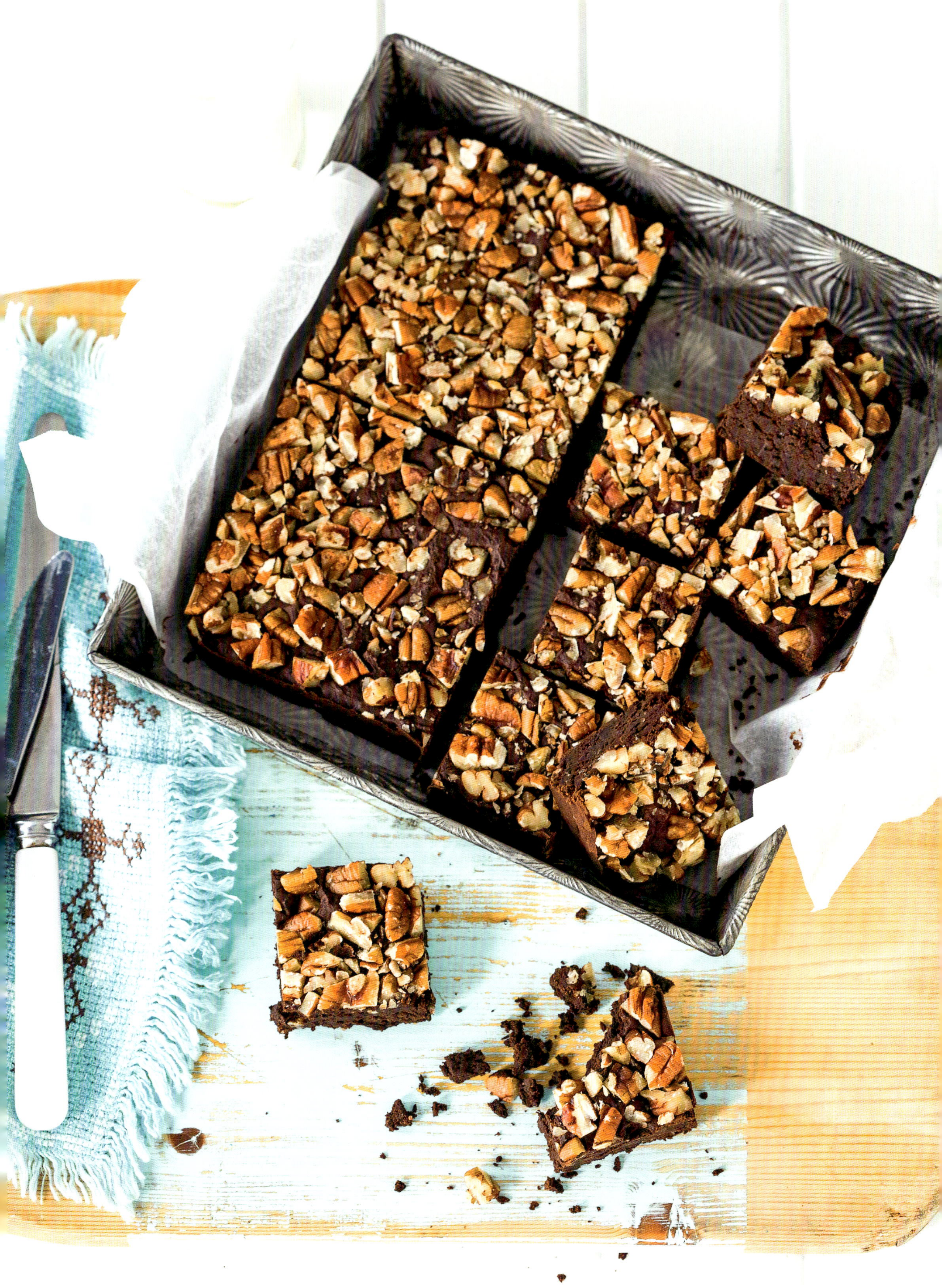

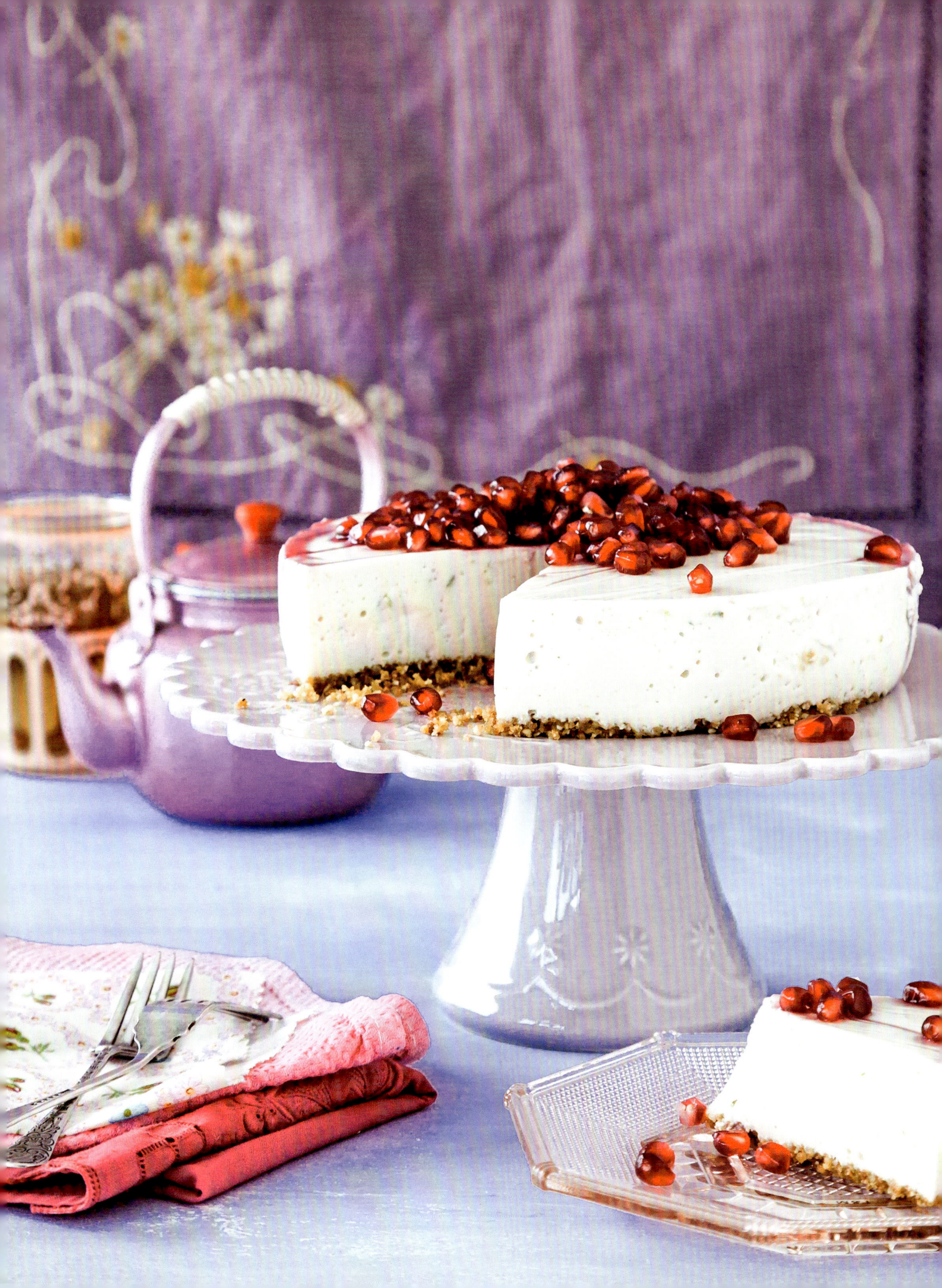

Eisgekühlter Sommerkuchen

Seidentofu ist das Geheimnis der cremigen Füllung für diesen leichten Sommerkuchen. Der süßsaure Geschmack des Granatapfels passt bestens dazu. Blaubeeren oder Himbeeren sind eine gute Alternative.

ZUBEREITUNG **30 MINUTEN, PLUS 3 STUNDEN KÜHLZEIT**
KOCHZEIT **5 MINUTEN**
FÜR **8 – 10 PERSONEN**

2 EL Rapsöl
2 EL brauner Zucker
50 g Vollkornmehl
40 g gemahlene Mandeln
600 g Seidentofu, abgetropft
160 g fettarmer Naturjoghurt
40 g Puderzucker
5 Tropfen Vanillearoma
1 EL frisch abgeriebene Limettenschale
2 EL Limettensaft
2 Tütchen gemahlene Gelatine
1 Granatapfel

1 Öl, Zucker, Mehl und Mandeln in einer Pfanne bei mittlerer Hitze unter Rühren 5 Minuten anbräunen. Dann alles auf einen Teller geben und im Kühlschrank kalt stellen.

2 Tofu, Joghurt, Puderzucker, Vanillearoma, Limettenschale und -saft in einer Küchenmaschine glatt rühren.

3 Eine kleine, hitzebeständige Schale mit 2½ EL Wasser füllen, die Gelatine zufügen und 1 Minute quellen lassen. Dann über einem heißen Wasserbad rühren, bis sich die Gelatine gelöst hat. 1 EL der Tofumischung zur angerührten Gelatine geben, dann diese Mischung zu den restlichen Zutaten in der Küchenmaschine geben und kurz unterheben.

4 Backpapier auf den Boden einer Springform (Ø 18 cm) legen, den Rahmen aufsetzen und verschließen, sodass überschüssiges Papier am Rand heraussteht. Den Springformrahmen innen leicht einölen. Die Tofumischung in die Form gießen und die vorbereitete Mandelmasse darauf verteilen. Anschließend ca. 3 Stunden in den Kühlschrank stellen.

5 Den Granatapfel halbieren. Aus einer Hälfte die Kerne auslösen, die andere mit einer Zitruspresse auspressen.

6 Mit einem langen Messer mit glatter Schneide vorsichtig am Rand der Springform entlangfahren, um den Kuchen von der Form zu lösen. Den Kuchen auf einen Servierteller stürzen, dann Form und Backpapier entfernen. Den Kuchen mit den Granatapfelkernen und etwas Granatapfelsaft garnieren, in Stücke schneiden und sofort servieren.

Nach dem Stürzen kann der Kuchen schnell zusammenfallen, nehmen Sie ihn daher erst kurz vor dem Servieren aus der Form.

Um die Kerne auszulösen, den Granatapfel längs halbieren und in eine mit Wasser gefüllte Schüssel geben. Die Hälften unter der Wasseroberfläche auseinanderbrechen und die Kerne herauslösen; dabei die innere weiße Membran restlos entfernen.

Mandeln sind eine hervorragende Quelle für Vitamin E, das sowohl das Gehirn als auch das Herz-Kreislauf-System schützt. Wer mag, kann die Mandeln für dieses Rezept auch selbst in einem Mixer oder einer Küchenmaschine mahlen.

NÄHRWERTE PRO PORTION

810 kJ, 194 kcal, 8 g Eiweiß, 9 g Fett (<1 g gesättigte Fettsäuren), 20 g Kohlenhydrate (14 g Zucker), 1 g Ballaststoffe, 25 mg Natrium

Blaubeer-Joghurt-Kuchen mit Ingwerkruste

Für dieses Rezept lässt man den Joghurt über Nacht abtropfen, um eine wunderbar cremige Masse zu erhalten, die man als gesunden Ersatz für Doppelrahmfrischkäse verwenden kann. Je länger die Masse abtropft, desto dickflüssiger wird sie.

ZUBEREITUNG **20 MINUTEN, PLUS ABTROPFZEIT ÜBER NACHT**
FÜR **8 PERSONEN**

500 g fettarmer Naturjoghurt
2 TL Ahornsirup
2 TL Rosenwasser
1 EL weiße Chia-Samen
1 EL Blaubeer-Fruchtaufstrich (100% Fruchtgehalt)
200 g Blaubeeren
50 g Pistazien, grob gehackt

Ingwerkruste

250 g entsteinte Datteln, grob gehackt
60 g Mandeln, grob gehackt
1 EL Tahini (Sesampaste)
1 TL gemahlener Ingwer
1 EL weiße Chia-Samen

1 Joghurt, Ahornsirup, Rosenwasser und Chia-Samen in einer Schüssel mischen.

2 Ein Sieb mit einem Musselintuch auskleiden und über eine Schüssel hängen; dabei darauf achten, dass zwischen Schüsselboden und Sieb ausreichend Platz bleibt. Die Joghurtmischung in das Tuch geben, die Stoffenden über der Masse zusammenfassen und eindrehen. Einen kleinen Teller auf den Stoff setzen und mit zwei Konservendosen beschweren. Dann alles in den Kühlschrank stellen und den Joghurt über Nacht abtropfen lassen.

3 Für die Ingwerkruste Datteln und Mandeln in der Küchenmaschine zu einer feinkörnigen Masse verarbeiten. Tahini, Ingwer und Chia-Samen zufügen und alles noch einmal schnell pürieren, bis die Zutaten gerade vermengt sind.

4 Eine Springform (Ø 20 cm) einfetten und mit Backpapier auskleiden. Die Mischung für die Ingwerkruste auf dem Formboden verteilen und fest andrücken.

5 Den Blaubeer-Fruchtaufstrich auf der Krustenmischung verteilen und 30 g der Blaubeeren darüberstreuen. Darauf den entwässerten Joghurt verteilen. Den Kuchen mit den restlichen Blaubeeren und den Pistazien garnieren und sofort servieren.

Beginnen Sie mit der Zubereitung einen Tag im Voraus, da der Joghurt ja noch über Nacht abtropfen muss. Ingwerkruste und Joghurt können auch in separaten Schalen serviert werden.

NÄHRWERTE PRO PORTION

1118 kJ, 267 kcal, 9 g Eiweiß, 11 g Fett (2 g gesättigte Fettsäuren), 34 g Kohlenhydrate (30 g Zucker), 5 g Ballaststoffe, 101 mg Natrium

Die wegen ihrer besonders intensiven Süße von vielen sehr geschätzten *Datteln* enthalten reichlich Ballaststoffe, Antioxidantien und eine ganze Reihe für die Hirnfunktion wichtige Mineralstoffe.

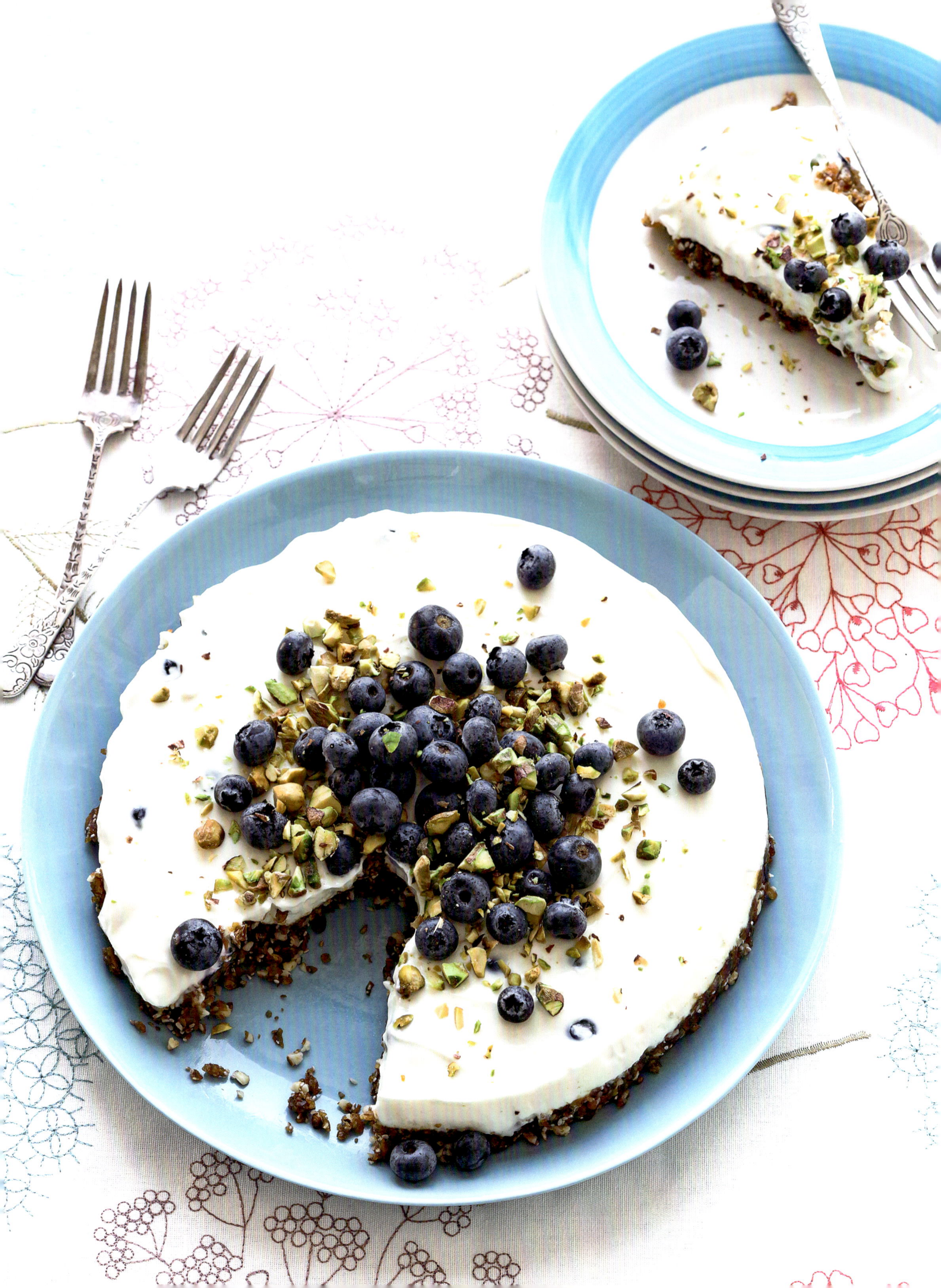

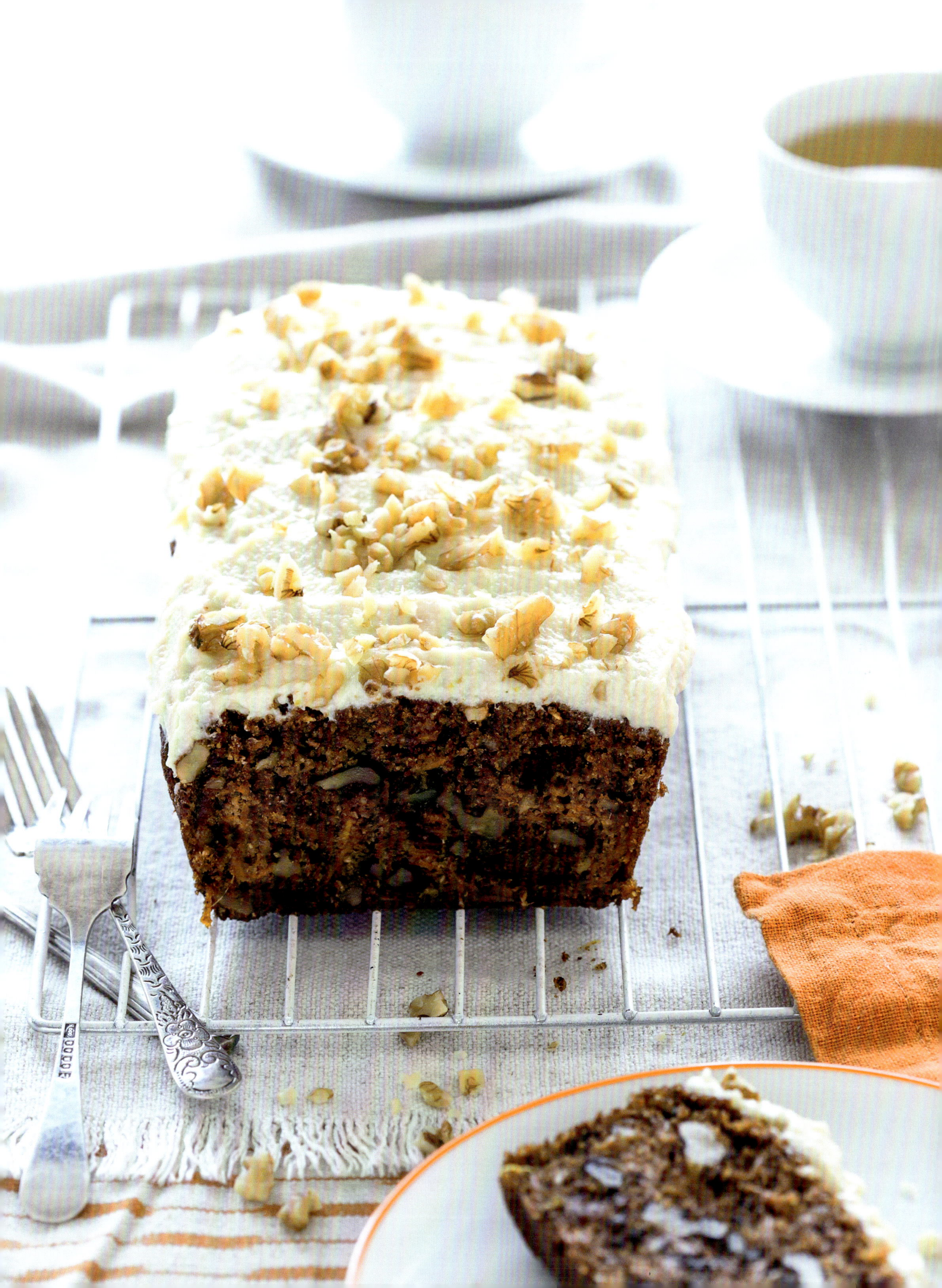

Möhrenkuchen mit Walnüssen und Tofu-Glasur

Für die Glasur in diesem Rezept wird Tofu als fettarme, proteinreiche Alternative zu Doppelrahmfrischkäse verwendet. Gesunde Fette liefern die im Teig verarbeiteten Nüsse und das Olivenöl.

ZUBEREITUNG **20 MINUTEN, PLUS ABTROPFZEIT ÜBER NACHT**
BACKZEIT **40 MINUTEN**
ERGIBT **16 STÜCKE**

40 g Mandeln
1 EL gemahlener Muskat
1 EL Zimtpulver
100 g brauner Zucker
250 g Möhren, gerieben
50 g kandierter Ingwer, gehackt, plus etwas mehr zum Garnieren
100 g Walnusshälften, gehackt, plus etwas mehr zum Garnieren
125 ml natives Olivenöl
2 Eier
5 Tropfen Vanillearoma
40 g Vollkornmehl
35 g Weizenmehl
1 TL Natron
$1\frac{1}{2}$ TL Backpulver

Tofu-Glasur

300 g Seidentofu
60 g Puderzucker
2 EL Margarine mit Olivenöl
5 Tropfen Vanillearoma
fein abgeriebene Schale von 1 Zitrone

1 Zur Vorbereitung des Tofus ein Sieb mit einem Musselintuch auskleiden und über eine Schüssel hängen; dabei darauf achten, dass zwischen Schüsselboden und Sieb ausreichend Platz bleibt. Den Tofu in das Sieb geben, in den Kühlschrank stellen und über Nacht abtropfen lassen.

2 Den Backofen auf 175 °C vorheizen und eine Kastenform (19 × 9 cm Seitenlänge) mit Backpapier auslegen.

3 Die Mandeln in einem Mixer oder einer Küchenmaschine fein mahlen. Dann mit Muskat, Zimt, Zucker, Möhren, Ingwer und Walnüssen in eine große Schüssel geben und gründlich mischen.

4 Olivenöl, Eier und Vanillearoma zufügen und unterrühren. Dann Mehl, Natron und Backpulver einarbeiten.

5 Den Teig in die vorbereitete Form füllen und 40 Minuten backen, bis er, wenn man mit dem Finger darauf drückt, leicht zurückfedert. Den Kuchen kurz abkühlen lassen, dann auf ein Rost stürzen und vollständig auskühlen lassen.

6 Für die Glasur den Tofu mit Puderzucker, Margarine, Vanillearoma und Zitronenschale cremig rühren.

7 Die Glasur auf dem abgekühlten Kuchen verteilen und mit kandiertem Ingwer und gehackten Walnüssen garnieren.

Wer die Mandeln nicht selbst mahlen möchte, kann auch 40g küchenfertige gemahlene Mandeln verwenden.

NÄHRWERTE PRO PORTION (1 STÜCK)

891 kJ, 213 kcal, 4 g Eiweiß, 16 g Fett (2 g gesättigte Fettsäuren), 15 g Kohlenhydrate (11 g Zucker), 2 g Ballaststoffe, 91 mg Natrium

Statt mit Sahne und Doppelrahmfrischkäse wird dieser Kuchen mit *Tofu*, *Nüssen* und *Olivenöl* zubereitet, die dank der in ihnen enthaltenen ungesättigten Fettsäuren zum Schutz von Herz und Gehirn beitragen.

Olivenbrot mit Walnüssen und Rosmarin

Selbst gebackenes Brot sollte am besten am Tag der Zubereitung frisch verzehrt werden. Das Olivenbrot bildet eine hervorragende Grundlage für mit Tomaten und Basilikum belegte Bruschettas.

ZUBEREITUNG **30 MINUTEN, PLUS 1 STUNDE 25 MINUTEN GÄRZEIT**
BACKZEIT **35 MINUTEN**
FÜR **12 PERSONEN**

1 Tütchen Trockenhefe
500 g Vollkornmehl, plus etwas mehr für die Arbeitsfläche
40 g entsteinte schwarze Oliven, halbiert
40 g Walnusshälften, grob gehackt
1 EL frisch gehackter Rosmarin

1 375 ml lauwarmes Wasser in eine Schüssel geben. Die Hefe und 1 Prise Mehl einrühren und 10 Minuten ruhen lassen, bis die Mischung zu schäumen beginnt.

2 Das Mehl in eine Schüssel geben. Eine Vertiefung in die Mitte drücken und die Hefemischung hineingeben. Die Zutaten mit einem Holzlöffel verrühren, dann mit den Händen verkneten, bis alles vermengt ist. Anschließend den Teig auf einer leicht bemehlten Arbeitsfläche 10 Minuten glatt kneten.

3 Den Teig in eine große, leicht mit Öl ausgestrichene Schüssel geben, mit Frischhaltefolie abdecken und an einem vor Zugluft geschützten Ort 45 Minuten gehen lassen, bis sich sein Volumen verdoppelt hat.

4 Überschüssige Luft aus dem Teig schlagen. Den Teig noch einmal kurz durchkneten, dann flach drücken und Oliven, Walnüsse und Rosmarin darauf verteilen. Den Teig zusammenfalten und noch einmal durchkneten, bis sich alle Zutaten gut darin verteilt haben. Den Teig zu einer Kugel rollen und auf ein leicht geöltes Backblech legen.

5 Die Kugel zu einem langen Oval formen, mit einem sauberen Küchentuch abdecken und an einem warmen Ort 30 Minuten gehen lassen, bis sich das Volumen erneut verdoppelt hat. Unterdessen den Backofen auf 200 °C vorheizen.

6 Den Teig leicht mit Wasser bestreichen und mit einem kleinen scharfen Messer von oben 6-mal schräg einkerben. Das Brot 35 Minuten backen, bis es goldbraun geworden ist.

NÄHRWERTE PRO PORTION (1 SCHEIBE)

749 kJ, 179 kcal, 6 g Eiweiß, 4 g Fett (<1 g gesättigte Fettsäuren), 29 g Kohlenhydrate (<1 g Zucker), 6 g Ballaststoffe, 40 mg Natrium

Von dem entzündungshemmend und antioxidativ wirkenden *Rosmarin* nimmt man gemeinhin an, dass er hilft, die Hirnfunktion anzuregen und den Geist zu schärfen. Zudem enthalten die im Teig verarbeiteten Oliven und Walnüsse gesunde Fette.

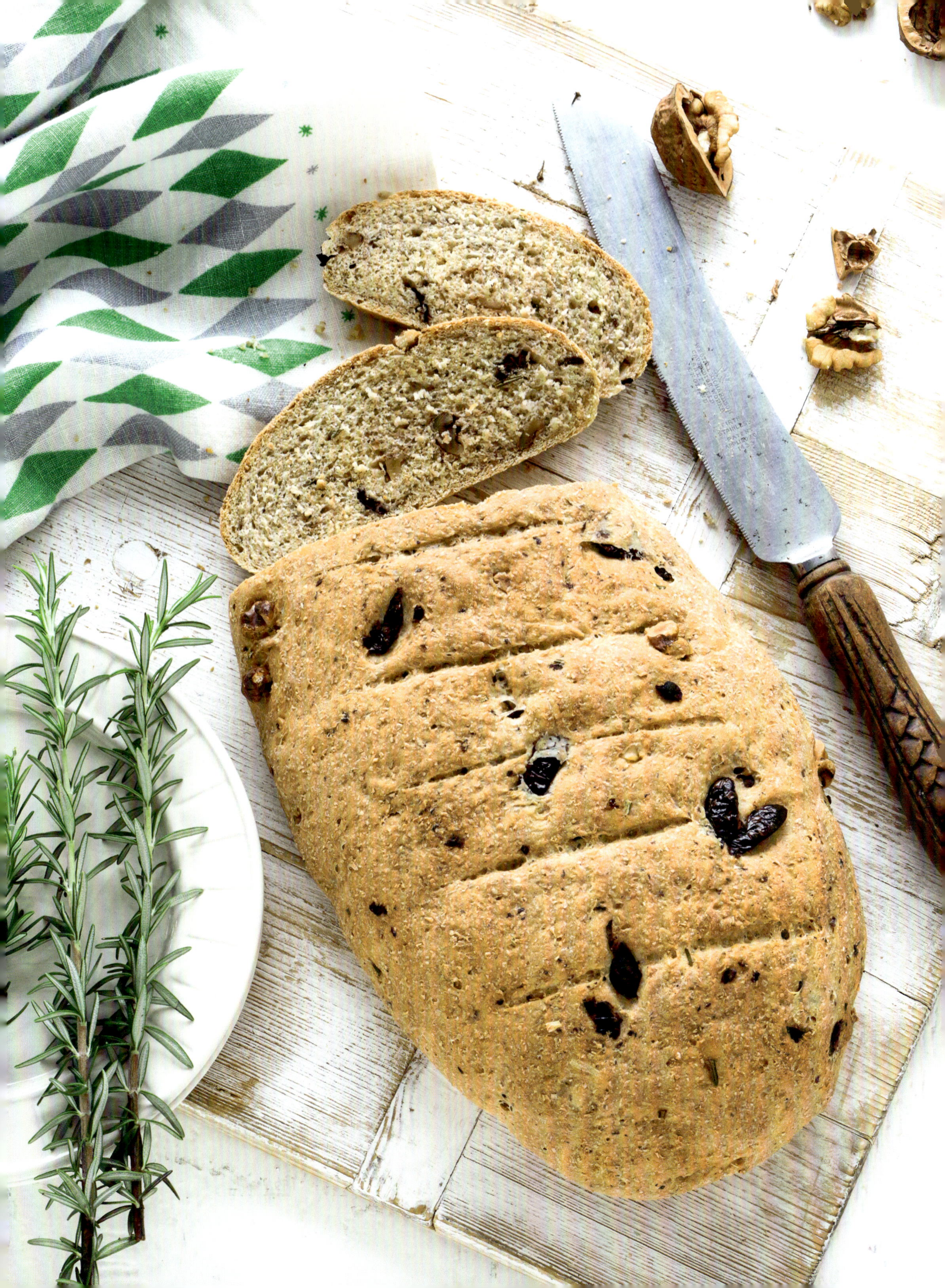

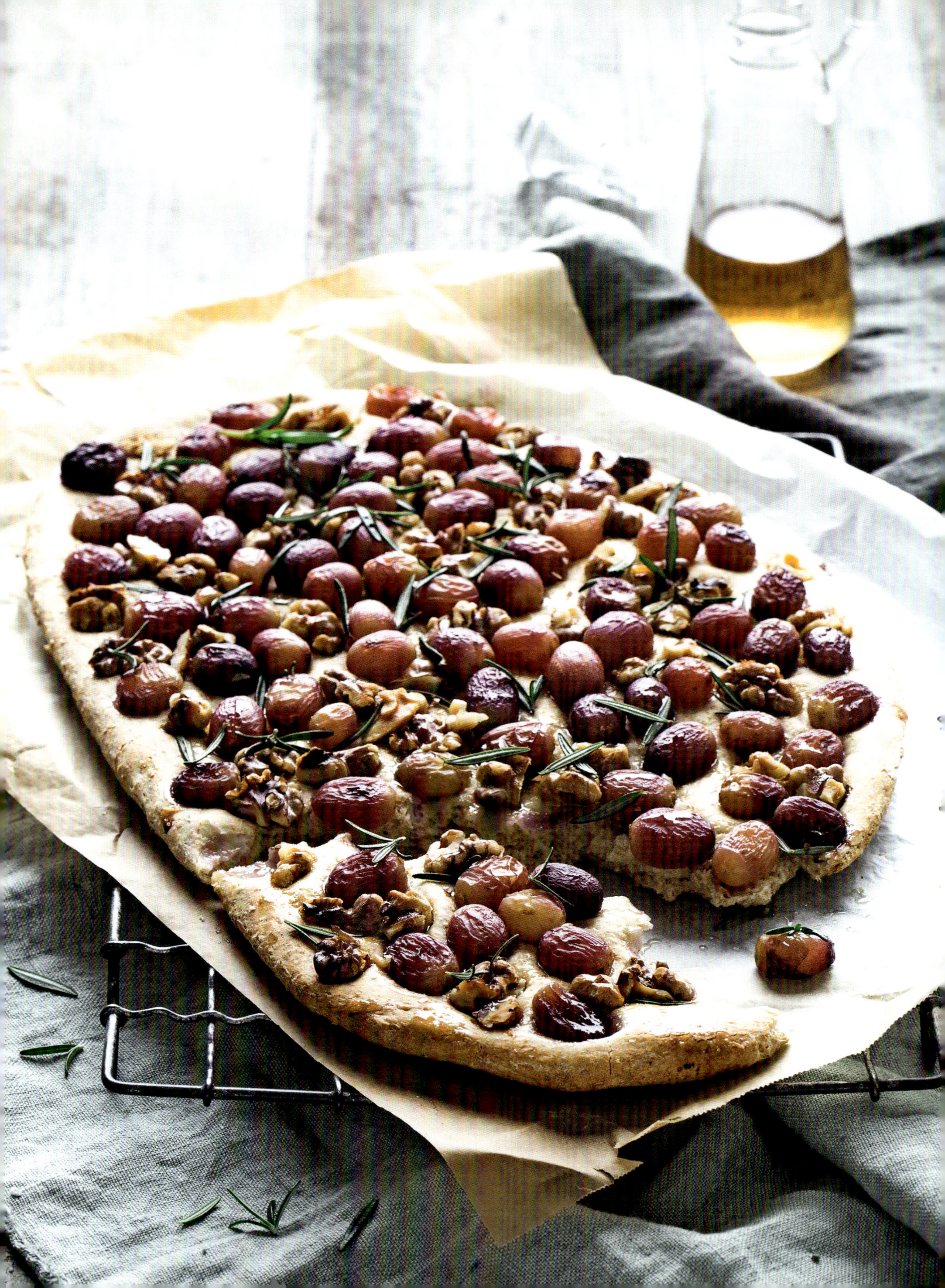

Vollkorn-Focaccia mit Walnüssen und Trauben

Trauben, Walnüsse und Rosmarin ergeben einen wunderbar fruchtigen Belag für diese ballaststoff- und antioxidantienreiche italienische Brotspezialität.

ZUBEREITUNG **25 MINUTEN, PLUS 55 MINUTEN GÄRZEIT**
BACKZEIT **25 MINUTEN**
FÜR **8 PERSONEN**

1 Tütchen Trockenhefe
325 g Vollkornmehl, plus etwas mehr für die Arbeitsfläche
2 EL Olivenöl
250 g kernlose rote Weintrauben
100 g Walnüsse
2 EL natives Olivenöl
1 EL frischer Rosmarin

1 180 ml lauwarmes Wasser in eine Schüssel geben. Die Hefe und 1 Prise Mehl einrühren und 10 Minuten ruhen lassen, bis die Mischung zu schäumen beginnt.

2 Das Mehl in eine große Schüssel geben. Eine Vertiefung in die Mitte drücken und die Hefemischung sowie das Olivenöl hineingeben. Die Zutaten zunächst mit einem Holzlöffel verrühren, dann mit den Händen verkneten, bis alles gut vermengt ist.

3 Den Teig aus der Schüssel nehmen und auf einer leicht bemehlten Arbeitsfläche 5 Minuten glatt kneten. Dann in eine große, leicht mit Öl ausgestrichene Schüssel geben, mit Frischhaltefolie abdecken und an einem vor Zugluft geschützten Ort 45 Minuten gehen lassen, bis sich sein Volumen verdoppelt hat.

4 Den Backofen auf 200 °C vorheizen. Überschüssige Luft aus dem Teig schlagen. Den Teig noch einmal kurz durchkneten, dann zu einem Oval von ca. 34 cm × 24 cm ausrollen und auf das vorbereitete Backblech legen.

5 Trauben und Walnüsse auf dem Teig verteilen und fest andrücken. Die Focaccia 45 Minuten goldbraun backen, danach leicht abkühlen lassen, mit dem nativen Olivenöl beträufeln und den Rosmarin darüberstreuen.

NÄHRWERTE PRO PORTION
1416 kJ, 338 kcal, 8 g Eiweiß, 19 g Fett (2 g gesättigte Fettsäuren), 34 g Kohlenhydrate (5 g Zucker), 7 g Ballaststoffe, 7 mg Natrium

Aktuelle Studienergebnisse deuten darauf hin, dass altersbedingte Schäden im Gehirn durch antioxidantienreiche Nahrungsmittel wie *Walnüsse* und *Trauben* verhindert werden können. Die Polyphenole in diesen Nahrungsmitteln scheinen die Auswirkungen von oxidativem Stress im Gehirn zu reduzieren.

Fitnessbrötchen mit Sesam und Leinsamen

Selbst gemachtes Brot schmeckt köstlich. Allerdings hält es sich nicht so lange wie gekauftes, daher sollte man es am besten noch am Tag der Zubereitung verzehren. Übrig gebliebene Brötchen können gut tiefgekühlt werden und sind dann bis zu einem Monat haltbar.

ZUBEREITUNG **30 MINUTEN, PLUS 1 STUNDE 10 MINUTEN GÄRZEIT**
BACKZEIT **20 MINUTEN**
ERGIBT **8 BRÖTCHEN**

2 Tütchen Trockenhefe
140 g Leinsamen, plus 2 EL zum Garnieren
650 g Vollkornmehl, plus etwas mehr für die Arbeitsfläche
40 g Sesamsaat, plus 1 EL zum Garnieren

Wer zu viel *Salz* verzehrt, schädigt auf Dauer das Gehirn. Das meiste Salz ist in küchenfertig gekauften Lebensmitteln enthalten, von denen einige noch nicht einmal besonders salzig schmecken, wie beispielsweise Brot, Brotaufstriche und Frühstücksflocken. Wenn Sie Ihr eigenes Brot zubereiten, können Sie den Salzgehalt erheblich reduzieren oder das Salz – wie in diesem Rezept – ganz weglassen.

1 425 ml lauwarmes Wasser in eine Schüssel geben. Die Hefe und 1 Prise Mehl einrühren und 10 Minuten ruhen lassen, bis die Mischung zu schäumen beginnt.

2 Inzwischen die Leinsamen in einer sauberen Gewürz- oder Kaffeemühle mahlen oder in einem Mörser zerstoßen.

3 Leinsamen, Mehl und Sesamsaat in eine große Schüssel geben. Eine Vertiefung in die Mitte drücken und die Hefemischung hineingeben. Die Zutaten zunächst mit einem Holzlöffel verrühren, dann mit den Händen verkneten, bis alles gut vermengt ist. Anschließend den Teig auf einer leicht bemehlten Arbeitsfläche 10 Minuten glatt kneten.

4 Den Teig in eine große, leicht mit Öl ausgestrichene Schüssel geben, mit Frischhaltefolie abdecken und an einem vor Zugluft geschützten Ort 45 Minuten gehen lassen, bis sich sein Volumen verdoppelt hat.

5 Den Backofen auf 250 °C vorheizen und ein großes Backblech leicht einfetten. Überschüssige Luft aus dem Teig drücken und noch mal kurz durchkneten. Den Teig in 8 Stücke teilen und zu 12 cm langen Brötchen formen. Diese mit Wasser bestreichen und mit Leinsamen und Sesamsaat bestreuen. Auf das vorbereitete Backblech legen, locker mit Frischhaltefolie abdecken und 15 Minuten ruhen lassen.

6 Die Brötchen 20 Minuten backen, bis sie gut aufgegangen, knusprig und goldbraun geworden sind.

NÄHRWERTE PRO PORTION (1 BRÖTCHEN)
1742 kJ, 416 kcal, 16 g Eiweiß, 12 g Fett (1 g gesättigte Fettsäuren), 60 g Kohlenhydrate (2 g Zucker), 16 g Ballaststoffe, 16 mg Natrium

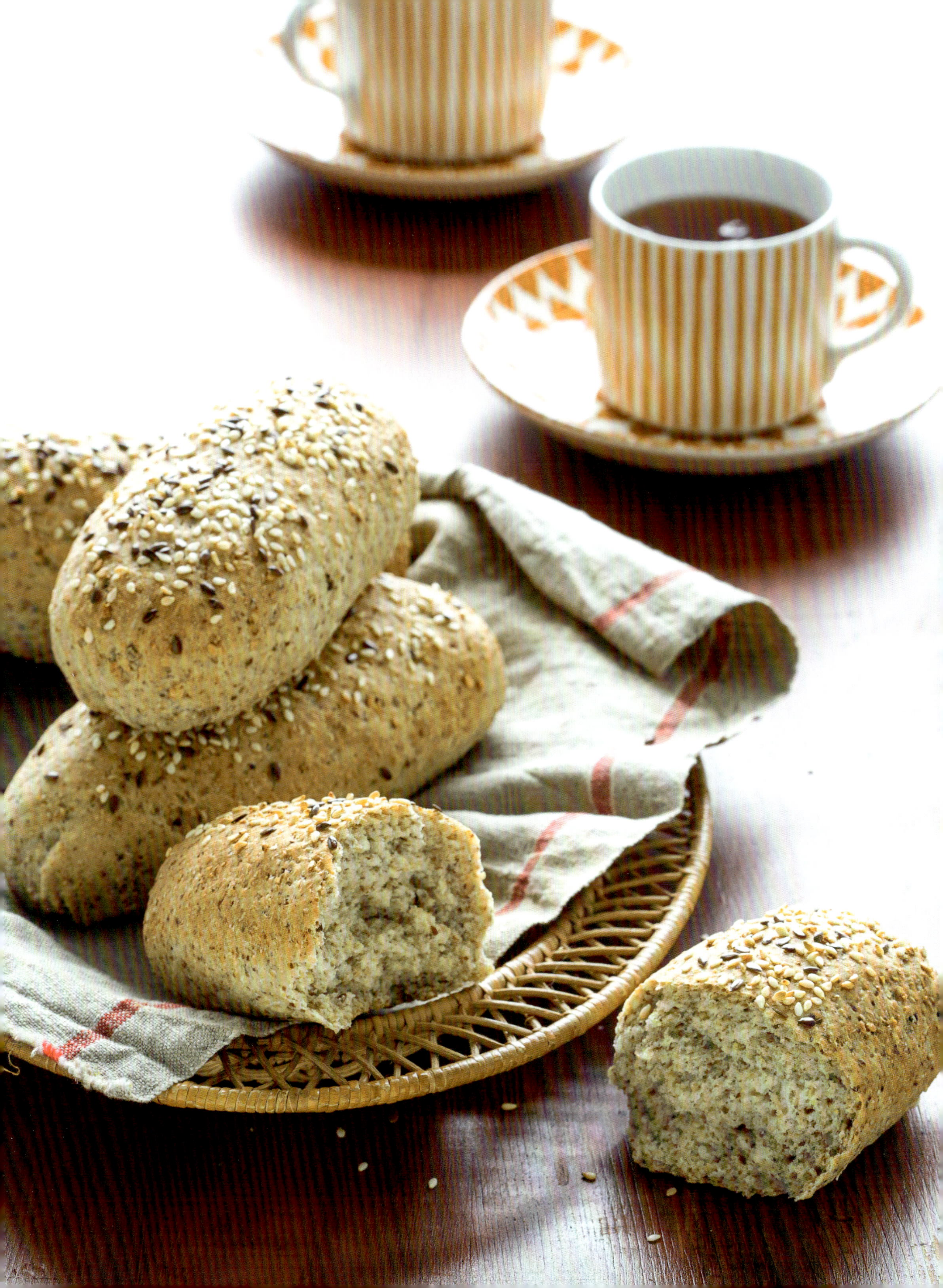

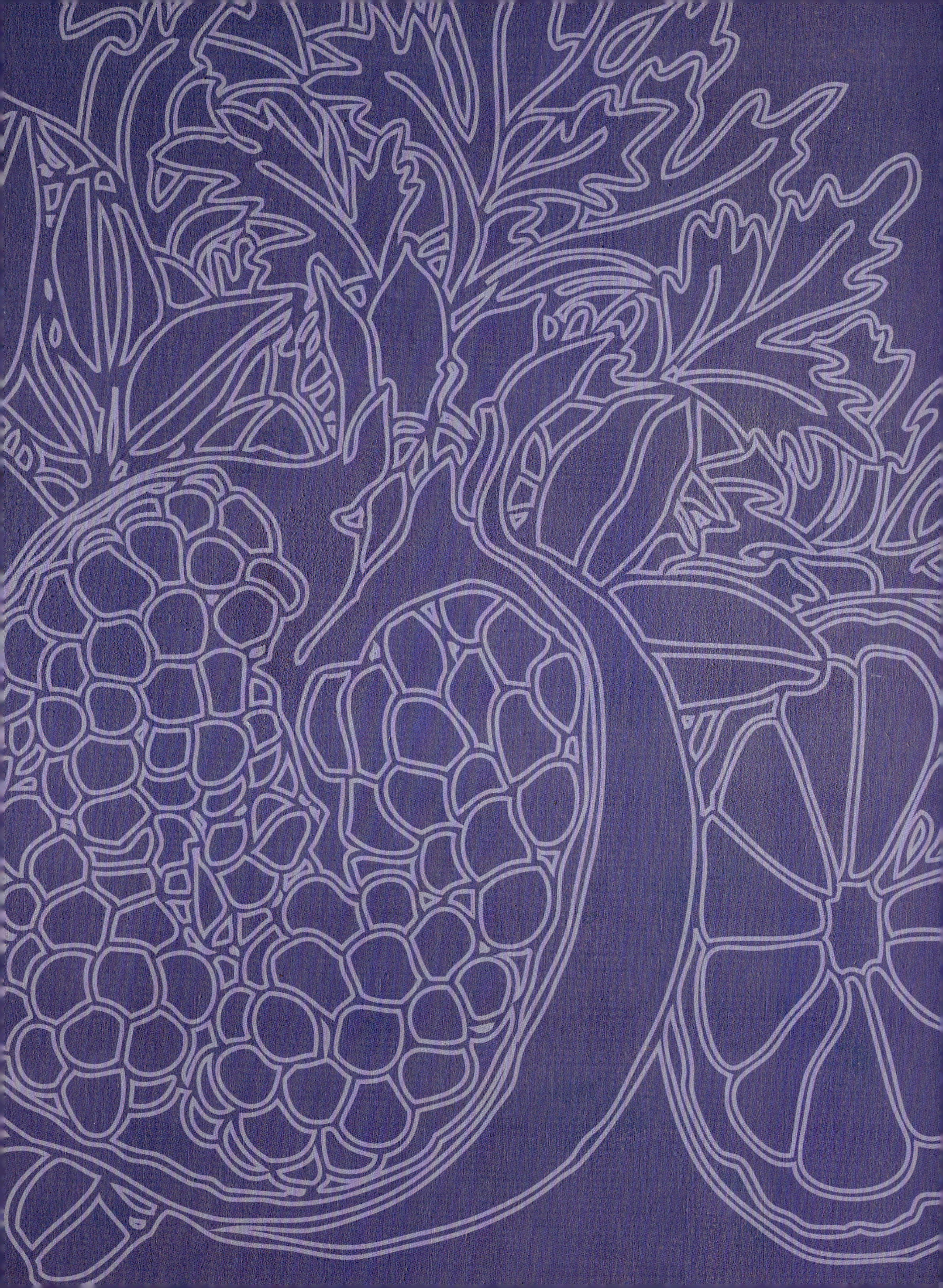

Rezepte und Rätsel für kluge Köpfe

Holen Sie das Beste aus sich heraus mit gesunden Gerichten für jeden Tag und anregenden Gehirn-Jogging-Aufgaben.

Stark in den Tag

Wer ohne Frühstück aus dem Haus geht, wird sich mit relativ hoher Wahrscheinlichkeit im weiteren Verlauf des Tages ungesund ernähren. Denn wenn der Magen am späten Vormittag knurrt, greift man schneller zu einer Portion Pommes oder einem Schokoriegel. Auch im Hinblick auf Konzentrations-, Erinnerungs- und Wahrnehmungsvermögen kann sich der Frühstückverzicht nachteilig auswirken. Zu einem guten Frühstück zählen kohlenhydrathaltige Lebensmittel mit einem niedrigen GI, sättigende Proteine, Ballaststoffe und viele wichtige Mikronährstoffe fürs Gehirn.

Apfel-Zimt-Brei

ZUBEREITUNG **5 MINUTEN** KOCHZEIT **15 MINUTEN**

50 g Haferflocken
1 grüner Apfel
1 TL Zimtpulver
125 ml fettarme Milch
Ahornsirup oder Honig

1 Die Haferflocken mit 250 ml Wasser in einem Topf zum Kochen bringen.
2 Den Apfel reiben und zusammen mit dem Zimt unter die kochenden Haferflocken rühren.
3 Alles 3–5 Minuten kochen, bis ein dickflüssiger Brei entstanden ist. Nun die Milch zugießen und unterrühren.
4 Den Brei bei geringer Hitze weitere 5 Minuten köcheln lassen, bis die Haferflocken weich geworden sind. Mit Ahornsirup oder Honig verfeinert servieren.
FÜR 2 PERSONEN

Eier Florentiner Art

ZUBEREITUNG **5 MINUTEN** KOCHZEIT **5 MINUTEN**

4 sehr frische Eier
300 g Spinat, geputzt
4 Scheiben Vollkornbrot
frisch gemahlener schwarzer Pfeffer

1 Die Eier einzeln in kleine Tassen aufschlagen. Wasser in einem großen Topf zum Kochen bringen.
2 Den Spinat in eine große hitzebeständige Schüssel geben, mit kochendem Wasser übergießen und beiseitestellen, bis der Spinat zusammengefallen ist.
3 Die Hitze unter dem Topf mit kochendem Wasser reduzieren, bis das Wasser nur noch sacht köchelt. Die Eier nach und nach sanft hineingleiten lassen – dabei darauf achten, dass das Eiweiß nicht spritzt oder auseinanderläuft – und 3–5 Minuten kochen.
4 Inzwischen das Brot toasten und auf 4 vorgewärmte Teller verteilen.
5 Den Spinat abgießen, und wenn er stark genug abgekühlt ist, so viel Flüssigkeit auspressen wie möglich. Dann grob hacken, in 4 Portionen teilen und die Brote damit belegen, sodass er ein Nest für die Eier bildet.
6 Die Eier mit einem Schaumlöffel aus dem Topf heben und in die Spinatnester legen. Mit frisch gemahlenem schwarzen Pfeffer würzen und servieren.
FÜR 4 PERSONEN

Vollkorntoasts mit Avocado und Schinken

ZUBEREITUNG **10 MINUTEN** KOCHZEIT **5 MINUTEN**

1 EL Olivenöl
½ kleine rote Zwiebel, fein gehackt
40 g hochwertiger roher Schinken oder magerer Bauchspeck, fein gewürfelt
4 Scheiben Vollkornbrot
1 große Avocado
1 Tomate, in dicken Scheiben
4 frische Petersilien- oder Basilikumstängel, fein gehackt

1 Das Öl in einer kleinen beschichteten Pfanne zerlassen. Die Zwiebel darin bei mittlerer Hitze 1–2 Minuten anschwitzen. Schinken oder Speck zufügen und 1 Minute mitbraten, bis das Fett zerlassen ist.
2 Unterdessen das Brot toasten und auf 4 vorgewärmte Teller verteilen.
3 Die Avocado mit einer Gabel zerdrücken und die Zwiebelmischung unterrühren. Die Masse auf dem Brot verteilen, mit den Tomatenscheiben belegen und den gehackten Kräutern garnieren. **FÜR 4 PERSONEN**

Kräuterrührei mit Parmesan

ZUBEREITUNG **10 MINUTEN** KOCHZEIT **5 MINUTEN**

6 Eier
100 ml fettarme Milch
1 EL Olivenöl
75 g frisch geriebener Parmesan
4 frische Basilikumstängel, fein gezupft
4 frische Thymianstängel, fein gezupft
4 frische Schnittlauchstängel, fein geschnitten
4 frische Petersilienstängel, fein gehackt

1 Die Eier in einer Schale aufschlagen. Die Milch zugießen und die Dotter mit einer Gabel aufstechen. Die Mischung leicht verrühren, ohne Milch und Eier vollständig zu vermengen.
2 Das Öl in einer großen beschichteten Pfanne erhitzen. Die Eimischung zugießen und 1 Minute stocken lassen. Dann mit einem Holzlöffel verrühren, sodass sich flüssige und gestockte Eimasse mischen. Parmesan und Kräuter zufügen und erneut rühren. Falls nötig, noch ein weiteres Mal rühren.
3 Wenn nur noch ein kleiner Rest flüssige Eimasse übrig ist, die Mischung noch einmal kurz durchrühren und auf vorgewärmte Teller verteilen (das Ei gart auf den Tellern noch ein wenig nach) und sofort mit Vollkorntoast servieren. **FÜR 4 PERSONEN**

Joghurt-Hafer-Drink

ZUBEREITUNG **5 MINUTEN, PLUS EINWEICHZEIT ÜBER NACHT (BEI BEDARF)**

50 g Haferflocken
200 g fettarmer Naturjoghurt
2 EL Honig oder Ahornsirup
2–3 Tropfen Vanillearoma
250 g Obst (z. B. Beeren, Bananen, Ananas oder eine Mischung)
fettarme Milch (bei Bedarf)

1 Die Haferflocken in einer Küchenmaschine fein mahlen. Soll das Getränk besonders sämig werden, das selbst gemahlene Hafermehl mit dem Joghurt mischen und über Nacht quellen lassen.
2 Alle Zutaten in einem Mixer oder mit einem Pürierstab glatt rühren. Bei Bedarf etwas fettarme Milch zufügen, um die gewünschte Konsistenz zu erreichen. **FÜR 2 PERSONEN**

Vollkorn-Früchtebrot

ZUBEREITUNG **10 MINUTEN** BACKZEIT **1 STUNDE**

90 g getrocknete Aprikosen, gehackt
60 g getrocknete Cranberrys
60 g Gersten- oder andere Vollkornflocken
50 g Walnusskerne
1 TL gemahlener Piment
1 TL gemahlener Ingwer
90 g Zuckerrübensirup
200 ml Buttermilch oder 200 g fettarmer Naturjoghurt
300 g Vollkornmehl
3 TL Backpulver

1 Aprikosen, Cranberrys und Getreideflocken in eine hitzebeständige Schüssel geben, mit kochendem Wasser bedecken und 10 Minuten quellen lassen.
2 Den Backofen auf 150 °C vorheizen und eine Kastenform (30 cm x 10 cm) mit Backpapier auslegen.
3 Nüsse, Gewürze, Sirup und Buttermilch oder Joghurt in eine große Schüssel geben. Die eingeweichte Obst-Getreideflocken-Mischung zufügen und gut verrühren.
4 Vorsichtig, aber rasch das Mehl und das Backpulver unterrühren, bis alle Zutaten gerade vermengt sind. Den entstandenen Teig in die vorbereitete Form füllen und 1 Stunde backen, bis ein in die Mitte gestochenes Holzstäbchen beim Herausziehen sauber bleibt. **ERGIBT 12 DICKE SCHEIBEN**

Nuss-Cranberry-Müsli

ZUBEREITUNG **5 MINUTEN**

150 g Vollkornflocken (z. B. Hafer-, Roggen-, Gersten-, Quinoa- oder Reisflocken)
40 g Paranüsse, in Scheiben
35 g Haselnüsse, grob gehackt
35 g getrocknete Apfelringe, gehackt
120 g getrocknete Cranberrys
60 g Sultaninen
fettarme Milch oder fettarmer Naturjoghurt

1 Alle Zutaten bis auf die Milch bzw. den Joghurt in einer großen Schüssel mischen.
2 Die fertige Müslimischung bis zur Verwendung in einem luftdicht verschließbaren Behälter aufbewahren. Mit Milch oder Joghurt verrührt servieren. **ERGIBT 4 PORTIONEN**

Mehr Energie für Höchstleistungen

Hin und wieder stehen wir unter starkem psychischen Druck, sei es wegen eines Vortrags, eines wichtigen Gesprächs oder eines entscheidenden Geschäftstermins. In solchen Situationen wollen wir natürlich topfit sein und unser Bestes geben. Auf fettreiche Schnellgerichte, die schwer im Magen liegen, oder zu viel Zucker und Koffein, die kurzfristig aufpushen, bevor man in ein umso tieferes Loch fällt, sollte man unbedingt verzichten. Besser sind die folgenden Gerichte, die durch ihre gesunde Mischung aus Proteinen und ungesättigten Fettsäuren bei einem niedrigen GI die mentale Leistungsfähigkeit steigern können. Frühstücken Sie zudem immer genug, dadurch verbessern Sie Ihr Erinnerungs- und Konzentrationsvermögen, und achten Sie auf ein leichtes, proteinreiches Mittagessen.

Vollkornmüsli mit Cranberrys und Nüssen

ZUBEREITUNG **5 MINUTEN, PLUS 20 MINUTEN ABKÜHLZEIT** GARZEIT **10 MINUTEN**

100 g Vollkornflocken (z. B. Hafer-, Roggen-, Gersten-, Quinoa- oder Reisflocken)
70 g Körnermischung (z. B. Kürbiskerne, Sonnenblumensamen, Leinsamen, ungeschälte Sesamsaat und Chia-Samen)
80 g Para- und Haselnüsse, grob gehackt
1 EL Zimtpulver
1 TL Lebkuchengewürz
1 EL Ahornsirup, Honig oder Agavendicksaft
1 EL Rapsöl oder helles Olivenöl
40 g getrocknete Apfelringe, gehackt
130 g getrocknete Cranberrys
60 g Sultaninen
fettarme Milch oder fettarmer Naturjoghurt

1 Den Backofen auf 200 °C vorheizen.
2 Flocken und Körner in einer großen Schüssel mischen. Nüsse und Gewürze zufügen und gründlich unterheben. Sirup, Honig oder Dicksaft darüberträufeln und gut durchmischen. Das Öl zugeben und erneut gut durchmischen.
3 Die Mischung auf einem Backblech verteilen und 10 Minuten rösten, bis sie sich leicht goldbraun verfärbt; dabei alle 3–4 Minuten wenden. Anschließend beiseitestellen und ca. 20 Minuten auf dem Blech abkühlen lassen.
4 Die Flockenmischung in eine große Schüssel geben. Das Trockenobst zufügen und gut unterrühren. Das fertige Müsli auf vier Schalen verteilen und mit Milch oder Joghurt servieren. **FÜR 4 PERSONEN**

Haferpfannkuchen mit Beerenquark

ZUBEREITUNG **20 MINUTEN, PLUS 15 MINUTEN RUHEZEIT** KOCHZEIT **20 MINUTEN**

100 g Mehl
40 g Haferflocken
3 Eier
180 ml fettarme Milch
1 EL Raps- oder Olivenöl, plus etwas mehr zum Bestreichen
250 g Magerquark
1 EL Honig
2–3 Tropfen Vanillearoma
250 g frische Beeren oder aufgetaute Tiefkühlware

1 Mehl und Haferflocken in einen Mixer geben und mixen, bis die Haferflocken fein zermahlen sind.
2 Eier, Milch und Öl in einer großen Schüssel verquirlen, die Mehlmischung zugeben, den Teig glatt rühren und 15 Minuten quellen lassen.
3 Unterdessen Quark, Honig und Vanillearoma glatt rühren. Dann vorsichtig die Beeren unterheben.
4 Eine beschichtete Pfanne (Ø 20 cm) mit Öl ausstreichen und bei mittlerer Hitze erhitzen. 60 ml Teig zugießen und den Teig durch Schwenken der Pfanne dünn auf dem Boden zu verteilen. Den Haferpfannkuchen von jeder Seite 1–2 Minuten goldbraun braten. Diesen Vorgang mit dem restlichen Teig wiederholen, bis insgesamt 8 Haferpfannkuchen fertig sind.
5 Die Pfannkuchen mit dem Beerenquark bestreichen und aufrollen. Alternativ mit einer herzhaften Füllung, wie Käse oder Eier, servieren oder einfach mit Marmelade bestreichen.
FÜR 4 PERSONEN (ERGIBT 8 HAFERPFANNKUCHEN)

Cremiger Mandelbrei

ZUBEREITUNG **5 MINUTEN** KOCHZEIT **20 MINUTEN**

80 g ganze Mandeln oder 55 g gemahlene Mandeln
150 g Getreideflocken (z. B. Hafer-, Roggen- oder Gerstenflocken)
1 TL Zimtpulver
1 TL frisch gemahlene Muskatnuss
fettarme Milch oder Sojamilch
Honig, zum Süßen (bei Bedarf)

1 Ganze Mandeln in einem Mixer oder einer Küchenmaschine mahlen, bis sie die gewünschte Konsistenz angenommen haben.
2 Mandeln, Getreideflocken, Zimt und Muskat mit 1 l Wasser in einen großen Topf geben. Die Mischung unter Rühren aufkochen, dann die Hitze reduzieren und alles 15 Minuten köcheln lassen.
3 Den fertigen Mandelbrei mit Milch oder Sojamilch servieren und nach Belieben mit Honig süßen. **FÜR 4 PERSONEN**

Rührtofu auf Roggenbrot

ZUBEREITUNG **15 MINUTEN** KOCHZEIT **10 MINUTEN**

2 TL helles Olivenöl
1 TL Sesamöl
½ grüne Paprika, fein gewürfelt
½ große grüne Chilischote, entkernt und fein gehackt
1 TL frisch geriebener Ingwer
3 Frühlingszwiebeln, fein gehackt
300 g Seidentofu, abgetropft
2 TL Sojasauce
1 EL frisch geschnittener Schnittlauch
2 Scheiben Roggenbrot, getoastet

1 Die Öle in einer Pfanne erhitzen. Paprika, Chilischote und Ingwer zufügen und bei mittlerer bis starker Hitze unter Rühren 3 Minuten braten, bis sie weich werden. Die Frühlingszwiebeln zufügen und unter Rühren 2 Minuten mitbraten.
2 Die Hitze leicht reduzieren, dann Tofu und Sojasauce zugeben. Den Tofu mit einem Holzlöffel in kleine Stücke zerteilen und 2 Minuten unter Rühren braten, bis er durcherhitzt ist und alle Zutaten gut vermischt sind. Nun behutsam den Schnittlauch unterrühren. Den Tofu nicht zu lange kochen, weil er sonst zu viel Flüssigkeit zieht.
3 Das getoastete Brot mit dem Rührtofu belegen und sofort servieren. **FÜR 2 PERSONEN**

Mexikanische Sandwiches

ZUBEREITUNG **5 MINUTEN** KOCHZEIT **2 MINUTEN**

1 Vollkorn-Toastie, halbiert
2 EL Tomatenmark
1 kleine Tomate, in dünnen Scheiben
½ kleine Avocado, in Scheiben
130 g gebackene Bohnen aus der Dose
2 Scheiben fettarmer Gouda

1 Den Backofengrill auf höchste Stufe vorheizen.
2 Die Toastie-Hälften mit Tomatenmark bestreichen und mit Tomaten- und Avocadoscheiben belegen. Die gebackenen Bohnen darauf verteilen. Dann mit dem Käse belegen.
3 Die Toasties 2 Minuten grillen, bis der Käse geschmolzen ist. **FÜR 1 PERSON**

Omelett mit Mais und Champignons

ZUBEREITUNG **10 MINUTEN** KOCHZEIT **20 MINUTEN**

1 Maiskolben
1 EL Raps- oder Olivenöl
1 kleine rote Zwiebel, fein gehackt
3–4 Champignons, gewürfelt
2 EL frisch gehackte Petersilie
frisch gemahlener schwarzer Pfeffer
1 EL Margarine mit Olivenöl
6 Eier, leicht verquirlt

1 Den Maiskolben gar kochen. Abkühlen lassen, die Blätter entfernen und die Körner vom Kolben kratzen.
2 Das Öl bei geringer Hitze in einer Pfanne erwärmen. Die Zwiebel darin 5 Minuten dünsten. Die Champignons zufügen und 5 Minuten unter Rühren mitdünsten. In eine Schüssel umfüllen, Maiskörner und Petersilie unterrühren und mit Pfeffer würzen.
3 Die Pfanne ausspülen und die Margarine bei mittlerer Hitze darin zerlassen. Ein Viertel der Eimasse zufügen. Sobald sie zu stocken beginnt, am Rand mit einem Pfannenwender anheben und die Pfanne leicht kippen, damit die noch flüssige Masse unter die gestockte laufen kann. Kurz bevor die Masse vollständig gestockt ist, ein Viertel der Maismischung darauf verteilen und das Omelett 1 weitere Minute braten.
4 Das fertige Omelett auf einen Teller gleiten lassen und zusammenklappen. Den Vorgang mit der restlichen Ei- und Maismischung wiederholen, bis insgesamt 4 Omeletts zubereitet sind. **FÜR 4 PERSONEN**

Toter Punkt ade

Auf dieser Doppelseite stellen wir Ihnen Rezeptideen für Berufstätige vor. Die Gerichte passen problemlos in jedes Lunchpaket und können leicht überallhin mitgenommen werden. Komplexe Kohlenhydrate, die ihre Energie nur allmählich freisetzen, werden darin mit eiweißreichen Nahrungsmitteln kombiniert, um die Blutzuckerwerte stabil zu halten.

Bohnensalat mit Thunfisch

ZUBEREITUNG **10 MINUTEN**

2 EL natives Olivenöl
Saft von ½ Zitrone
½ kleine rote Zwiebel, fein gehackt
1 Tomate, fein gehackt
400 g weiße Bohnen aus der Dose, abgespült und abgetropft
100 g junger Spinat, Rucola oder grüner Salat
150 g Thunfisch aus der Dose im eigenen Saft

1 Öl, Zitronensaft, Zwiebel und Tomate in einer Schüssel mischen. Die Bohnen zufügen und gut unterrühren. (Diese Bohnenmischung separat einpacken, falls Sie den Salat für ein Lunchpaket zubereiten, und erst kurz vor dem Verzehr mit den anderen Zutaten mischen.)
2 Spinat bzw. Salatblätter in eine große Schüssel geben. Die Bohnenmischung zufügen und behutsam unterheben, bis alle Blätter mit dem Dressing überzogen sind.
3 Den Thunfisch zufügen und ebenfalls behutsam unterheben. **FÜR 4 PERSONEN**

Geflügel-Avocado-Brötchen

ZUBEREITUNG **10 MINUTEN**

1 große Avocado
Saft von ½ Limette oder Zitrone
frisch gemahlener schwarzer Pfeffer
50 g Pekan- oder Walnusshälften
1 Selleriestange, fein gehackt
1 Frühlingszwiebel, in dünnen Ringen
2 frische Petersilienstängel, fein gehackt
4 Vollkorn- oder Leinsamenbrötchen
100 g gekochtes Hähnchenfleisch, Haut und sichtbares Fett entfernt
45 g Rucola

1 Die Avocado mit dem Zitrussaft beträufeln und mit einer Gabel zerdrücken. Mit Pfeffer würzen. Dann Nüsse, Sellerie, Frühlingszwiebel und Petersilie zufügen und alles gut vermengen.
2 Die Brötchen halbieren. Alle Hälften mit der Avocadomasse bestreichen, das Hähnchenfleisch auf die 4 unteren Hälften verteilen, die Brötchen zusammenklappen und servieren. **FÜR 4 PERSONEN**

Fladenbrot mit Satay-Füllung

ZUBEREITUNG **10 MINUTEN** KOCHZEIT **10 MINUTEN**

1 EL Oliven- oder Rapsöl
200 g Sirloin-Steak, sichtbares Fett entfernt
1 kleine Knoblauchzehe, zerdrückt
90 g Erdnussbutter
2 EL asiatische Fischsauce
2 TL Chilisauce
4 dünne Fladenbrote, z. B. türkisches Yufka oder mexikanische Tortillas
½ Möhre
50 g Mungobohnensprossen
8 Zuckerschoten, in dünnen Streifen
50 g junger Spinat
8 frische Korianderstängel

1 Das Öl in einer beschichteten Pfanne erhitzen. Das Steak darin von jeder Seite 3 Minuten scharf anbraten. Auf einem vorgewärmten Teller beiseitestellen und bis zur weiteren Verwendung abdecken.
2 Den Knoblauch in die Pfanne geben und unter Rühren 1 Minute braten. Dann Erdnussbutter, Fisch- und Chilisauce zufügen und alles gut verrühren.
3 Das Steak in dünne Scheiben schneiden, zu den anderen Zutaten in die Pfanne geben und unterrühren. Dann zum Abkühlen beiseitestellen.
4 Die Fladenbrote auf der Arbeitsfläche ausbreiten und mit Möhre, Bohnensprossen, Zuckerschoten, Spinat und Koriander belegen. Das Fleisch darauf verteilen und die Brote fest zusammenrollen.
FÜR 4 PERSONEN

Fladenbrotrollen mit Linsen-Salat-Füllung

ZUBEREITUNG **10 MINUTEN**

170 g gekochte Linsen
40 g Rosinen
30 g Kürbiskerne
1/2 Möhre, fein gewürfelt
1/2 kleine rote Zwiebel, fein gewürfelt
1/4 rote Paprika, fein gewürfelt
1/2 Tomate, fein gewürfelt
40 g sonnengetrocknete Tomaten, fein gehackt
4 frische Petersilienstängel
4 frische Korianderstängel
2 frische Minzestängel (ca. 16 Blätter)
1 EL fein abgeriebene Zitronen- oder Limettenschale
1/2 TL gemahlener Kreuzkümmel
1/2 TL Paprikapulver
frisch gemahlener schwarzer Pfeffer
4 dünne Fladenbrote, z. B. türkisches Yufka oder mexikanische Tortillas

1 Alle Zutaten bis auf die Fladenbrote in einer großen Schüssel mischen.
2 Die Fladenbrote auf der Arbeitsfläche ausbreiten, den Salat darauf verteilen und die Brote fest zusammenrollen. **FÜR 4 PERSONEN**

Eier-Speck-Törtchen

ZUBEREITUNG **15 MINUTEN** GARZEIT **35 MINUTEN**

1 EL Olivenöl
1 kleine rote Zwiebel, halbiert und in dicken Scheiben
40 g magerer Bauchspeck, fein gewürfelt
Olivenöl, zum Einfetten und Bestreichen
8 Blätter Filo-Teig à ca. 40 × 30 cm
100 g Spinat
8 Eier
frisch gemahlener schwarzer Pfeffer

1 Das Öl in einem kleinen Topf erhitzen. Die Zwiebel darin bei geringer Hitze 15 Minuten dünsten, bis sie karamellisiert ist. Dann den Speck zugeben und 2–3 Minuten mitbraten.
2 Unterdessen den Backofen auf 200 °C vorheizen und 8 Vertiefungen in einem klassischen Muffin-Blech dünn mit Olivenöl einfetten.
3 Die Teigblätter auf einer sauberen Arbeitsfläche ausbreiten. Die Oberfläche dünn mit Olivenöl bestreichen, dann einmal längs zusammenklappen und überschüssige Luft mit der Hand ausstreichen. Erneut die Oberfläche mit Öl bestreichen und die Teigblätter noch einmal quer zusammenklappen.
4 Die so entstandenen Teigquadrate in die eingefetteten Vertiefungen des Muffin-Blechs einpassen. Überstehende Teigenden dabei nach innen einschlagen, damit sie beim Backen nicht verbrennen, zugleich darauf achten, dass in den Vertiefungen ausreichend Platz für die Füllung bleibt.
5 Zwiebel-Speck-Mischung auf die vorbereiteten Filo-Teig-Böden verteilen, dann den Spinat zufügen. Die Eier aufschlagen und je eines in eine der Vertiefungen gleiten lassen. Alles mit frisch gemahlenem schwarzen Pfeffer würzen und die Törtchen 15 Minuten backen, bis die Eier gestockt sind.
FÜR 4 PERSONEN (ERGIBT 8 TÖRTCHEN)

Quinoa-Apfel-Dessert

ZUBEREITUNG **10 MINUTEN** KOCHZEIT **30 MINUTEN**

200 g weiße Quinoa
800 ml fettarme Milch
1 TL Zimtpulver
1 TL frisch geriebene Muskatnuss
3 Äpfel (ca. 500 g Gesamtgewicht), geschält und fein gewürfelt
100 g getrocknete Kirschen oder Cranberrys
60 ml Ahornsirup oder Honig

1 Die Quinoa in ein feinmaschiges Sieb geben, mit fließend kaltem Wasser abspülen und abtropfen lassen. Dann in einen Topf geben und die Milch zugießen. Die Milch aufkochen, die Hitze reduzieren und die Quinoa unter gelegentlichem Rühren 15 Minuten köcheln lassen.
2 Zimt, Muskat, Äpfel und Kirschen oder Cranberrys einrühren und alles weitere 15 Minuten kochen, bis die Quinoa gar ist.
3 Falls die Masse zu dickflüssig ist, etwas mehr Milch zufügen. Dann mit Ahornsirup oder Honig abschmecken. Das fertige Dessert noch warm servieren oder abkühlen lassen und zur Mitnahme in einem Lunchpaket in fest verschließbare Behälter füllen.
FÜR 4 PERSONEN

Ruhe bewahren

Oft genug sind wir Situationen ausgesetzt, in denen wir unter Druck stehen – sei es der erste Arbeitstag in einem neuen Job oder ein Zahnarzttermin. In solchen Momenten sollten wir Nahrungsmittel zu uns nehmen, die uns beruhigen, und alles meiden, was gegenteilig wirkt. In den folgenden Rezepten werden Zutaten verarbeitet, die beruhigende Substanzen im Körper freisetzen, wie Serotonin und Dopamin. Einige Nahrungsmittel, wie z. B. Milchprodukte, unterstützen die Dopamin-Bildung und sind damit ideale Nervennahrung in Stresssituationen oder vor dem Zubettgehen.

Hühnchen mit Reis nach chinesischer Art

ZUBEREITUNG **15 MINUTEN** KOCHZEIT **1 STUNDE**

200 g Vollkornreis
1 ganzes Hähnchen (ca. 1–1½ kg), in 4 Teile zerlegt, Haut und sichtbares Fett entfernt
4 Knoblauchzehen, mit der Gabel leicht zerdrückt
5 cm frischer Ingwer, geschält und in Scheiben
4 Stück Sternanis
8 Frühlingszwiebeln, die weißen Teile in ca. 1,5 cm langen Stücken, das Grün fein gehackt
4 kleine Pak Choi, geputzt
2 EL Sojasauce
1 EL Chilisauce
1 EL Sesamöl
1 kleine Salatgurke, in Scheiben
8 frische Korianderstängel

1 Den Reis abspülen und mit 500 ml Wasser in einen Topf (3 l Volumen) geben. Das Wasser aufkochen, dann die Hitze reduzieren, den Topf abdecken und den Reis 10 Minuten köcheln lassen.
2 Die Hähnchenteile auf dem Reis verteilen, sodass sie eng nebeneinander liegen. Knoblauch, Ingwer, Sternanis und die weißen Teile der Frühlingszwiebeln in die Zwischenräume stecken. Den Topf abdecken, den Inhalt erneut aufkochen, dann die Hitze reduzieren und alles 40 Minuten köcheln lassen.
3 Die Hähnchenteile auf einen vorgewärmten Teller legen und so viel Kochsud wie möglich in eine Schüssel abgießen. Die Pak Chois auf den Reis legen, den Topf abermals abdecken und alles weitere 5–10 Minuten kochen, bis der Reis gar ist und die gesamte Flüssigkeit aus dem Topf absorbiert hat.
4 Frühlingszwiebelgrün, Sojasauce, Chilisauce und Sesamöl zu einer Sauce verrühren.
5 Das Hähnchenfleisch von den Knochen lösen und zusammen mit dem Reis, dem Pak Choi und der Sauce anrichten und mit Gurkenscheiben und Koriander garnieren. Den Kochsud als Brühe separat dazu reichen. Alternativ alle Zutaten zusammen mit der Brühe in große Schalen füllen und als Eintopf servieren. **FÜR 4 PERSONEN**

Frühlingsrollen mit Rindfleisch und Zitronengras

ZUBEREITUNG **20 MINUTEN, PLUS 1 STUNDE MARINIERZEIT** KOCHZEIT **5 MINUTEN**

1 Zitronengrasstängel
2 Knoblauchzehen, zerdrückt
250 g mageres Rindfleisch, quer zur Faser in dünne Streifen geschnitten
2 EL Raps- oder Olivenöl
8 große Blätter Reispapier
16 frische Minzeblätter
16 frische vietnamesische Minzeblätter
16 frische kleine Korianderstängel
8 frische Basilikumblätter
1 Frühlingszwiebel, in Juliennestreifen geschnitten
½ rote Paprika, in dünnen Streifen
1 kleine Salatgurke, in dünnen Streifen
100 g junger Spinat

1 Den unteren weißen Teil des Zitronengrases in dünne Scheiben schneiden, dann fein hacken und mit dem Knoblauch mischen. Das Rindfleisch in dieser Mischung wenden, bis es rundum damit überzogen ist. Anschließend, falls genug Zeit ist, mindestens 1 Stunde im Kühlschrank marinieren.
2 Einen Wok sehr stark erhitzen. Das Öl zufügen, dann das Fleisch hineingeben und 5 Minuten unter Rühren braten, bis es rundum gebräunt ist.
3 Eine große flache Schale mit heißem Wasser füllen. Die Reispapierblätter nacheinander für 1 Sekunde hineintauchen, überschüssiges Wasser abtropfen lassen und das Reispapier auf ein Brett legen.

4 Je 2 Minzeblätter, 2 vietnamesische Minzeblätter, 2 Korianderstängel und 1 Basilikumblatt in die Mitte eines Reispapierblatts legen. Ein wenig von Frühlingszwiebeln, Paprika, Gurke und Spinat darauf verteilen und ein paar Rindfleischstreifen darauf anrichten. Anschließend die Füllung einrollen; überstehende Enden des Reispapiers einschlagen.
FÜR 4 PERSONEN

Kartoffel-Spinat-Auflauf

ZUBEREITUNG **5 MINUTEN**
GARZEIT **1 STUNDE 20 MINUTEN**

2 EL Oliven- oder Rapsöl
1 Zwiebel, fein gehackt
4 Knoblauchzehen, zerdrückt
375 ml Kondensmagermilch
500 g Kartoffeln, mit Schale in Scheiben geschnitten
100 g fettarmer Gouda, in Scheiben
300 g Spinat, sehr fein gehackt

1 Den Backofen auf 180 °C vorheizen.
2 Das Öl in einer Pfanne erhitzen. Die Zwiebel darin bei geringer Hitze 5 Minuten dünsten, bis sie gerade braun wird. Den Knoblauch zufügen und 3 Minuten mitdünsten. Alles mit der Kondensmilch ablöschen und die Pfanne beiseitestellen.
3 Die Hälfte der Kartoffelscheiben in eine Auflaufform (2 l Volumen) schichten. Die Hälfte der Käsescheiben darüberlegen. Darauf den Spinat verteilen und die Zwiebelmischung zugießen.
4 Nun eine weitere Lage Käsescheiben und eine Lage Kartoffelscheiben darüberlegen. Die Form mit Alufolie abdecken und 30 Minuten in den vorgeheizten Backofen geben. Die Folie abnehmen und den Auflauf weitere 30–40 Minuten backen, bis die Kartoffeln weich sind. **FÜR 4 PERSONEN**

Alkoholfreier Eierpunsch

ZUBEREITUNG **5 MINUTEN** KOCHZEIT **10 MINUTEN**

2 Eier, verquirlt
2–3 Tropfen Vanillearoma
2 EL feinster Zucker
300 ml fettarme Milch

1 Eier und Vanillearoma in einer hitzebeständigen Schüssel verrühren.
2 Den Zucker mit 1 EL Wasser in einen kleinen Topf geben und bei mittlerer Hitze unter Rühren erhitzen, bis sich der Zucker gelöst hat.
3 Die Mischung aufkochen, ohne zu rühren, und 4 Minuten kochen, bis sich goldbrauner Karamell bildet. Nun rasch die Milch zugießen – Vorsicht, sie kann zu Beginn stark spritzen – und rühren, bis sich der Karamell aufgelöst hat.
4 Die Mischung erneut aufkochen, dann unter ständigem Rühren zu den Eiern in der Schüssel gießen. Die Masse in den Topf zurückgeben und vorsichtig erhitzen, bis sie – nach ca. 2 Minuten – beginnt einzudicken. Den fertigen Eierpunsch auf 2 vorgewärmte Becher verteilen. **FÜR 2 PERSONEN**

Paranussplätzchen

ZUBEREITUNG **20 MINUTEN, PLUS ABKÜHLZEIT**
GARZEIT **20 MINUTEN**

75 g Margarine mit Olivenöl
50 g brauner Zucker
2 TL Agavendicksaft oder Honig
175 g Mehl
2 TL Ingwerpulver
½ TL Zimtpulver
½ TL Natron
35 g gehackte Paranüsse, plus 16 kleine Paranüsse zum Dekorieren
1 EL gehackter kandierter Ingwer

1 Den Backofen auf 180 °C vorheizen und 2 Backbleche mit Backpapier auslegen.
2 Margarine, Zucker und Dicksaft oder Honig in einen Topf geben und bei geringer Hitze erwärmen, bis sich der Zucker aufgelöst hat. Danach den Topf vom Herd nehmen.
3 Mehl, Ingwerpulver, Zimt und Natron vermengen und zu den anderen Zutaten in den Topf geben. Alles gut verrühren, dann die gehackten Paranüsse und den kandierten Ingwer zugeben und ebenfalls einrühren. Die Mischung beiseitestellen und 10 Minuten abkühlen lassen.
4 Gestrichene Esslöffel der Mischung zu kleinen Kugeln formen. Diese mit einem Abstand von je 3 cm auf die vorbereiteten Backbleche legen. Die Kugeln mit der Hand leicht flach drücken und je eine kleine Paranuss hineindrücken. Die Plätzchen 12–15 Minuten goldbraun backen und auf den Blechen abkühlen lassen. **ERGIBT 16 STÜCK**

Fit am Abend

Wenn Sie einen geselligen Abend mit Freunden verbringen, vielleicht Gesellschaftsspiele spielen, ins Kino oder ins Theater gehen möchten, sind leichte, nährstoffreiche Gerichte zu empfehlen, die viel Energie liefern, ohne müde zu machen. Als Snacks eignen sich hervorragend Nüsse, Studentenfutter oder geröstete Sojakerne. Auf stark Gesalzenes oder Gesüßtes, wie Chips oder Schokolade, sollten Sie verzichten. Es liefert zwar auf die Schnelle Energie, die aber ebenso rasch wieder verpufft, sodass Sie sich früh müde und ausgelaugt fühlen werden. Die folgenden Gerichte liefern viele Antioxidantien, Vitamine und Proteine für einen wachen Geist.

Asiatische Rindfleischpfanne

ZUBEREITUNG **10 MINUTEN** KOCHZEIT **10 MINUTEN**

2 EL Raps- oder Olivenöl
350 g mageres Rindfleisch, in Streifen
1 Zwiebel, in dünnen Spalten
4 Knoblauchzehen, zerdrückt
2 cm frischer Ingwer, gerieben
1 Möhre, längs halbiert und schräg in dünne Scheiben geschnitten
½ rote Pakrika, in dünnen Streifen
50 g Zuckerschoten
60 g Brokkoliröschen
3 kleine Pak Choi, schräg in breite Streifen geschnitten
80 g Cashewkerne
50 g Walnusskerne
2 EL Sojasauce
1 EL Honig

1 Die Hälfte des Öls in einem Wok bis zum Rauchpunkt erhitzen. Das Fleisch zufügen und 5 Minuten unter Rühren rundum scharf anbraten, dann aus dem Wok nehmen und beiseitestellen.
2 Den Wok säubern und das restliche Öl bis zum Rauchpunkt erhitzen. Die Zwiebel darin 1 Minute unter Rühren braten. Knoblauch und Ingwer zufügen und 1 Minute mitbraten.
3 Nun Möhre und Paprika in den Wok geben und 2 Minuten unter Rühren braten. Zuckererbsen, Brokkoli, Pak Choi und Nüsse ebenfalls zufügen, und alles so lange unter Rühren braten, bis das ganze Gemüse gerade gar ist.
4 Das Fleisch in den Wok zurückgeben. Dann Sojasauce und Honig einrühren. Den Wokinhalt noch einmal 1 Minute durcherhitzen, dann mit Vollkornreis als Beilage servieren. **FÜR 4 PERSONEN**

Geflügelsalat mit Grapefruit

ZUBEREITUNG **15 MINUTEN** KOCHZEIT **10 MINUTEN**

1 Knoblauchzehe, zerdrückt
Saft von ½ Limette
1 EL asiatische Fischsauce
1 EL Rohrohrzucker oder brauner Zucker
2–3 Hähnchenbrustfilets (ca. 750 g Gesamtgewicht), sichtbares Fett entfernt
1 lange rote Chilischote, entkernt und schräg in dünne Streifen geschnitten
1 EL frisch gehackte Frühlingszwiebeln
1 EL frisch gehackter Koriander
1 EL frisch gehackte Minze
1 EL frisch gehackte vietnamesische Minze
100 g junger Spinat
1 rote oder rosa Grapefruit, filetiert
50 g ungesalzene Erdnüsse, gehackt

1 Knoblauch, Limettensaft, Fischsauce und Zucker in einer großen Schüssel mischen.
2 Einen Grill oder eine Grillpfanne stark erhitzen und das Fleisch darauf bzw. darin von jeder Seite 5 Minuten braten, bis es goldbraun und gar geworden ist. Dann das Fleisch zu den anderen Zutaten in die Schüssel geben und gut darin wenden.
3 Sobald es genug abgekühlt ist, das Fleisch in mundgerechte Stücke zupfen. Chilischote, Frühlingszwiebel und Kräuter zufügen und alles vermengen.
4 Den Spinat zugeben und vorsichtig unterheben. Die Grapefruitfilets darauf anrichten und den fertigen Salat mit Erdnüssen bestreut servieren.
FÜR 4 PERSONEN

Pikante Tortillaröllchen

ZUBEREITUNG **15 MINUTEN**
GARZEIT **2 STUNDEN 10 MINUTEN**

500g entbeintes Schweinefleisch
1 Zwiebel, in Spalten
1 lange grüne Chilischote, entkernt und in dünnen Streifen
1 EL Fenchelsamen
1 EL Pimentón de la Vera (siehe S. 74)
1 EL gemahlener Kreuzkümmel
250 ml Balsamico
8 große Tortillas
klein gezupfte Salatblätter, feine Möhrenstreifen, geriebener Käse, Tomaten- und Avocadowürfel, zum Garnieren
scharfe Chilisauce, zum Abschmecken

1 Den Backofen auf 200 °C vorheizen.
2 Fleisch, Zwiebel, Chili, Gewürze und Balsamico in einen Bräter geben. Den Bräter abdecken und alles 2 Stunden im Backofen schmoren, bis das Fleisch sehr zart ist. Den Deckel abnehmen, und falls die Sauce noch eindicken muss, alles weitere 10 Minuten schmoren.
3 Das Fleisch auf den Tortillas verteilen, mit dem vorbereiteten Gemüse garnieren. Dann die Tortillas aufrollen. **FÜR 4 PERSONEN**

Crêpes mit Kaffeecreme

ZUBEREITUNG **10 MINUTEN** KOCHZEIT **30 MINUTEN**

25g frisch gemahlener Kaffee oder Instantkaffee
50g Walnusshälften, gehackt
125 ml Ahorn- oder Zuckerrübensirup
250g Magerquark oder Seidentofu
1 Ei
2 EL feinster Zucker
375 ml fettarme Milch
75g Mehl
80g Vollkornmehl
Öl, zum Bestreichen

1 Den Kaffee in einen Krug geben, 50 ml kochendes Wasser zufügen und ziehen lassen.
2 Unterdessen die Walnüsse ohne Fett in einer Pfanne 2 Minuten bei mittlerer Hitze rösten, bis sie beginnen, sich zu verfärben. Auf einem Teller abkühlen lassen.
3 Den Kaffee durch einen Filter in eine kleine Schale abgießen und den Sirup einrühren. Quark oder Tofu in einem Mixer oder einer Küchenmaschine glatt rühren. 100 ml des Kaffeesirups zugießen, dann die gerösteten Walnüsse unterrühren.
4 Ei, Zucker und 250 ml Milch in einer Schüssel verquirlen. Das Mehl unterrühren, bis ein glatter, dünnflüssiger Teig entsteht. Bei Bedarf etwas mehr Milch zugießen.
5 Eine beschichtete Pfanne (Ø 20 cm) leicht mit Öl ausstreichen und bei mittlerer Hitze erhitzen. 1 Kelle (ca. 60 ml) Teig hineingeben; dabei die Pfanne schwenken, um den Teig dünn auf dem Boden zu verteilen. Die Crêpe von jeder Seite 1–2 Minuten goldbraun braten. Dann aus der Pfanne nehmen und den restlichen Teig verarbeiten, bis 8 Crêpes entstanden sind.
6 Die Kaffeecreme auf den Crêpes verstreichen, und die Crêpes aufrollen oder zusammenklappen. Warm oder kalt mit dem restlichen Kaffeesirup beträufelt servieren.
FÜR 4 PERSONEN (ERGIBT 8 CRÊPES)

Frozen Yoghurt mit Beerensauce

ZUBEREITUNG **10 MINUTEN, PLUS GEFRIERZEIT**

500g fettarmer Naturjoghurt
2 EL Honig
2–3 Tropfen Vanillearoma
250g frische gemischte Beeren oder aufgetaute Tiefkühlware
2 EL Puderzucker

1 Joghurt, Honig und Vanillearoma in einer Schüssel verrühren. Die Masse auf einem mit Frischhaltefolie ausgelegten Gefriertablett verteilen und 1–1½ Stunden in den Gefrierschrank geben, bis sie fest ist.
2 Unterdessen Beeren und Zucker in einem kleinen Topf bei geringer Hitze 3–5 Minuten unter Rühren erhitzen, bis sich der Zucker gelöst hat und die Beeren zerfallen sind. Dann abkühlen lassen.
3 Den gefrorenen Joghurt in kleine Stücke brechen, in einem Mixer oder einer Küchemaschine glatt rühren und zusammen mit der Beerensauce schichtweise auf 4 eisgekühlte Dessertgläser verteilen.
FÜR 4 PERSONEN

Erholsame Nachtruhe

Sich auf den Schlaf vorzubereiten heißt, eine entspannte, reizarme Atmosphäre zu schaffen – ohne laute Geräusche, grelles Licht oder andere Stimuli wie Kaffee oder scharfe Lebensmittel. Obschon Alkohol viele schläfrig macht, kann er den Schlaf beeinträchtigen, daher sollte man vor dem Zubettgehen darauf verzichten. Die folgenden Rezepte haben einen geringen Fettgehalt, da Fett die Verdauung verlangsamt und ein Völlegefühl verursacht, das Sie am Einschlafen hindern und sogar Sodbrennen zur Folge haben kann. Zudem enthalten sie viel Tryptophan, eine Aminosäure, die zur Produktion des für den Schlaf wichtigen Hormons Serotonin benötigt wird. Da der Körper Tryptophan am besten mit Kohlenhydraten aufnimmt, sollten Sie auch diese vor dem Zubettgehen noch verzehren, allerdings nur solche mit niedrigem GI.

Ofenkartoffeln mit Käse

ZUBEREITUNG **10 MINUTEN** GARZEIT **55 MINUTEN**

4 große Kartoffeln (à ca. 200 g)
250 g Magerquark
50 g frisch geriebener Parmesan
5 frische Petersilienzweige, fein gehackt
frisch gemahlener schwarzer Pfeffer

1 Den Backofen auf 200 °C vorheizen.
2 Die Kartoffeln direkt auf den heißen Rost legen und 30–45 Minuten backen, bis sie weich sind.
3 Sobald die Kartoffeln ausreichend abgekühlt sind, von oben einen kleinen Deckel abschneiden und die Knollen mit einem Löffel aushöhlen. Die ausgeschabte Kartoffelmasse zerdrücken, mit dem Quark, der Hälfte des Parmesans und der Petersilie mischen und pfeffern.
4 Anschließend die Masse wieder in die ausgehöhlten Schalen füllen. Die gefüllten Kartoffeln mit dem restlichen Parmesan bestreuen und noch einmal 10 Minuten backen, bis der Parmesan geschmolzen ist. Dazu passt ein grüner Salat. **FÜR 4 PERSONEN**

Kürbis-Rosinen-Frittata

ZUBEREITUNG **10 MINUTEN** GARZEIT **35 MINUTEN**

1 Hokkaido-Kürbis (ca. 1 kg Gesamtgewicht), entkernt und gewürfelt
60 ml Olivenöl
1 Zwiebel, halbiert und in Scheiben
40 g Rosinen
4 Eier, verquirlt

1 Den Backofen auf 250 °C vorheizen.
2 Die Kürbiswürfel in 2 EL Öl wenden, auf ein Backblech geben und 20 Minuten rösten, bis sie Farbe annehmen und anfangen zu karamellisieren.
3 Das restliche Öl in einer beschichteten ofenfesten Pfanne erhitzen. Die Zwiebel darin bei geringer Hitze 5 Minuten dünsten, bis sie gerade braun wird. Die gerösteten Kürbiswürfel zugeben und nebeneinander auf dem Pfannenboden verteilen. Die Rosinen darüberstreuen, dann behutsam die Eimasse zugießen; dabei die Pfanne leicht schwenken, damit sich die Masse gleichmäßig verteilt.
4 Den Backofengrill auf höchste Stufe vorheizen.
5 Die Frittata 10 Minuten in der Pfanne braten, bis sie am Rand leicht gestockt ist, dann unter dem Grill weitere 5 Minuten garen, bis die Eimasse auch von oben gestockt ist. Alternativ die Frittata in der Pfanne wenden und auf dem Herd fertig garen.
6 Die fertige Frittata aufgeschnitten mit Salat und Vollkornbrot servieren. **FÜR 4 PERSONEN**

Getreide-Pilaw mit Geflügel

ZUBEREITUNG **15 MINUTEN** GARZEIT **2 STUNDEN**

1 EL Oliven- oder Rapsöl
1 Zwiebel, fein gehackt
4 Knoblauchzehen, zerdrückt
1 kleine Möhre, fein gewürfelt
$^1/_2$ rote Paprika, fein gewürfelt
2 große Champignons, fein gewürfelt
250 g Putenfleisch ohne Haut und Knochen, gewürfelt
1 EL Paprikapulver
1 EL gemahlener Kreuzkümmel
1 TL Ingwerpulver
200 g Roggen (ganzes Korn) oder andere Getreidekörner (z. B. Weizen oder Dinkel)

400 g Tomaten aus der Dose oder frische Kirschtomaten
625 ml Hühnerbrühe oder Wasser
4 frische Petersilienstängel, fein gehackt

1 Den Backofen auf 180 °C vorheizen.
2 Das Öl in einem großen Bräter erhitzen. Die Zwiebel darin bei geringer Hitze 5 Minuten anschwitzen, dann den Knoblauch zufügen und alles weitere 3 Minuten unter Rühren dünsten.
3 Möhre, Paprika und Champignons zufügen und 10 Minuten unter Rühren mitdünsten. Nun Fleisch und Gewürze zugeben und alles weitere 5 Minuten braten, bis das Fleisch zu bräunen beginnt.
4 Das Getreide einrühren, dann die Hälfte der Tomaten und die Brühe bzw. das Wasser zugeben. Den Bräter abdecken und den Pilaw 1 Stunde und 20 Minuten im Backofen garen, bis das Getreide gar ist und die gesamte Flüssigkeit absorbiert hat.
5 Die restlichen Tomaten zufügen, die Petersilie einrühren und den Pilaw ohne Deckel weitere 10 Minuten fertig garen. **FÜR 4 PERSONEN**

Linsen-Spinat-Auflauf

ZUBEREITUNG **15 MINUTEN** GARZEIT **25 MINUTEN**

300 g Spinat, geputzt
2 EL Oliven- oder Rapsöl
1 Lauchstange, nur der weiße Teil, in dünnen Ringen
400 g frische Tomaten oder Tomaten aus der Dose
400 g Linsen aus der Dose, abgespült und abgetropft, oder 125 g getrocknete Linsen, gekocht
2 Eier, verquirlt
40 g frisch geriebener Parmesan

1 Den Backofen auf 200 °C vorheizen.
2 Den Spinat in eine große hitzebeständige Schüssel geben und mit kochendem Wasser übergießen. Den Spinat in der Schüssel beiseitestellen, bis er vollständig zusammengefallen ist, dann abgießen, und sobald er weit genug abgekühlt ist, so viel Flüssigkeit wie möglich auspressen. Anschließend den Spinat fein hacken.
3 Das Öl in einer großen Pfanne erhitzen. Den Lauch darin bei geringer Hitze 5 Minuten dünsten, bis er weich wird. Die Tomaten zufügen und gut unterrühren, dann Linsen und Eier zugeben und ebenfalls gründlich unterrühren.
4 Die Linsen-Spinat-Mischung in eine Auflaufform (1 l Volumen) füllen und mit dem Parmesan bestreuen. Anschließend 20 Minuten im Backofen garen, bis die Eimasse in der Mitte vollständig gestockt und der Auflauf von oben knusprig braun geworden ist. **FÜR 4 PERSONEN**

Fruchtige Entenbrust

ZUBEREITUNG **10 MINUTEN** KOCHZEIT **20 MINUTEN**

4 Schalotten, fein gehackt
4 Entenbrustfilets ohne Haut (à ca. 250 g)
1 EL Mehl
fein abgeriebene Schale und Saft von 2 Orangen
frisch gemahlener schwarzer Pfeffer

1 Eine Pfanne mit Öl ausstreichen. Die Schalotten darin bei geringer Hitze 3–5 Minuten anschwitzen. Die Hitze auf mittlere Stufe erhöhen, die Entenbrustfilets zufügen und von jeder Seite 5 Minuten braten, bis sie rundum gebräunt, von innen aber noch rosa sind. Auf einem vorgewärmten Teller beiseitestellen.
2 Das Mehl in die Pfanne geben und unter Rühren sanft erhitzen, bis es langsam braun wird. Nun langsam den Orangensaft zugießen; dabei weiterrühren und den Bratensatz vom Pfannenboden kratzen. Die Orangenschale zugeben (ein klein wenig als Garnitur zurückbehalten) und die entstandene Sauce pfeffern.
3 Die Entenbrustfilets schräg in Scheiben schneiden; dabei austretenden Bratensaft zur Sauce in die Pfanne geben. Falls nötig die Sauce zusätzlich mit etwas Wasser verdünnen.
4 Die aufgeschnittenen Entenbrüste auf 4 Tellern anrichten. Etwas Orangensauce darüberträufeln und mit der zurückbehaltenen Orangenschale garnieren. Als Beilage eignen sich Quinoa oder Vollkornreis und ein grüner Salat. **FÜR 4 PERSONEN**

Orientalischer Reispudding

ZUBEREITUNG **5 MINUTEN** GARZEIT **1 STUNDE**

200 g Vollkornreis
2 Msp. Safranfäden
1 TL frisch geriebene Muskatnuss
350 ml fettarme Milch
2 EL Ahornsirup
30 g Sultaninen

1 Reis, Safranfäden, Muskat und 250 ml Wasser in einen Topf geben und aufkochen, dann die Hitze reduzieren, den Topf abdecken und den Reis 30 Minuten kochen, bis er sämtliches Wasser absorbiert hat.
2 Den Backofen auf 180 °C vorheizen.
3 Milch und Ahornsirup unter den Reis mischen. Dann die Sultaninen einrühren. Die fertige Reismischung in eine Auflaufform (2 l Volumen) umfüllen, mit Alufolie abdecken und 30 Minuten backen; dabei nach 10 Minuten einmal umrühren, damit die Masse gleichmäßig durchgart. **FÜR 4 PERSONEN**

Wörter und Sprache

Bei den Rätseln auf dieser Doppelseite geht es darum, Wörter zu erkennen und zu verstehen – ganz gleich, wie gut sie sich verstecken. Damit erweitern Sie nicht nur Ihr Vokabular, sondern können auch Ihre Kombinations- und Beobachtungsgabe testen.

1 Gesunde Paare

Bilden Sie aus diesen 16 Einzelwörtern acht zusammengesetzte. Jedes nur einmal verwenden.

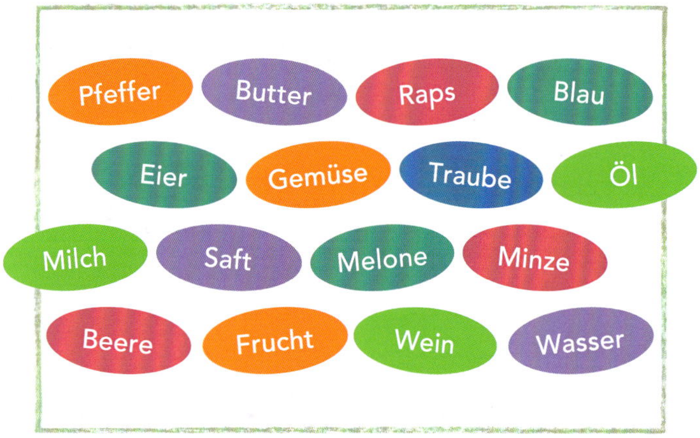
Pfeffer
Butter
Raps
Blau
Eier
Gemüse
Traube
Öl
Milch
Saft
Melone
Minze
Beere
Frucht
Wein
Wasser

2 Wortleitern

Beim Enträtseln von Wortleitern verwandeln Sie ein Wort in ein anderes, indem Sie jeweils einen Buchstaben austauschen. Jedes Wort muss tatsächlich existieren.

Aus Motor wird Regen

1. Drehflügel eines Hubschraubers
2. politisch links Gefärbter
3. Vorname des Schauspielers Moore
4. Fischeier

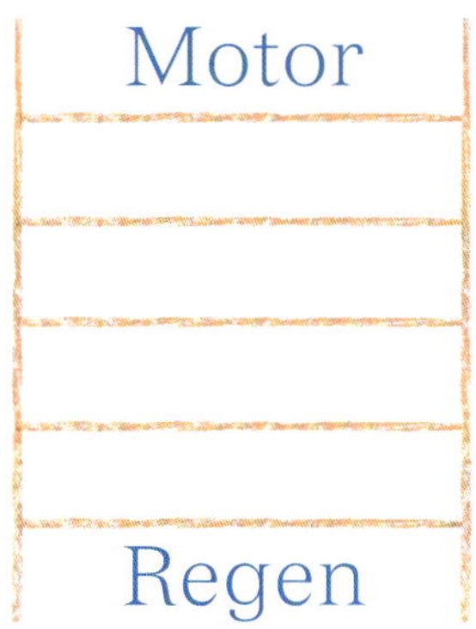
Motor
Regen

Aus Hera wird Tier

Um es etwas anspruchsvoller zu gestalten, haben wir hier auf die Umschreibungen verzichtet.

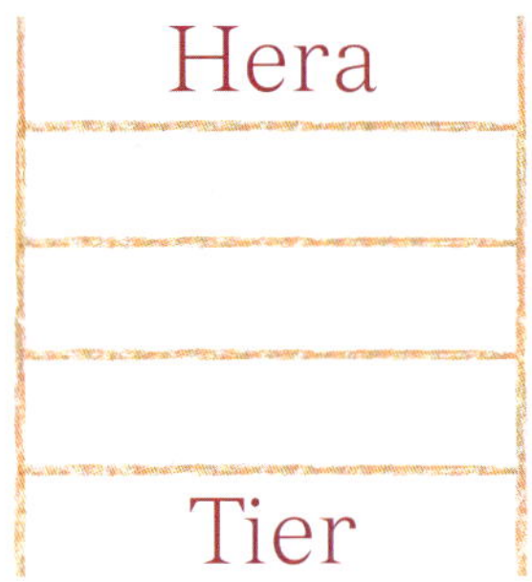
Hera
Tier

3 Buchstabieren

Gesucht ist ein mit »E« beginnendes Wort, in dem alle zehn Buchstaben der Reihe nach vorkommen.

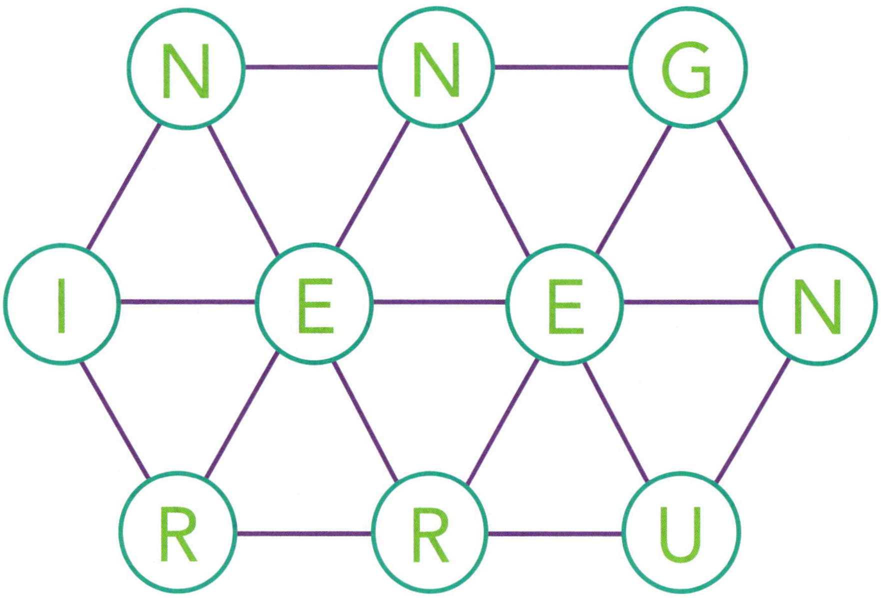

....

4 *Wörtersuche*

Entdecken Sie die links aufgelisteten Kräuter! Sie verbergen sich senkrecht, waagerecht, diagonal, vorwärts oder rückwärts laufend.

BASILIKUM
DILL
ESTRAGON
FENCHEL
KAMIILLE
KERBEL
KORIANDER
LIEBSTÖCKEL
MAJORAN
MINZE
OREGANO
PETERSILIE
ROSMARIN
SALBEI
SAUERAMPFER
SCHNITTLAUCH
THYMIAN
WEINRAUTE

A	N	H	C	U	A	L	T	T	I	N	H	C	S
U	O	R	E	I	L	I	S	R	E	T	E	P	E
F	E	N	C	H	E	L	N	F	L	N	L	E	N
L	E	K	C	E	O	T	S	B	E	I	L	I	O
K	R	I	O	N	M	A	U	L	C	A	I	E	G
O	R	N	M	I	A	U	X	A	O	R	M	W	A
R	A	A	O	A	J	A	K	L	R	I	A	U	R
I	T	I	P	S	O	V	E	I	C	N	K	O	T
A	E	M	J	Y	R	O	R	A	L	A	I	R	S
N	G	Y	R	S	A	L	B	E	I	I	D	E	E
D	A	H	M	I	N	Z	E	J	U	O	S	G	W
E	W	T	R	H	I	A	L	L	I	D	M	A	U
R	E	F	P	M	A	R	E	U	A	S	A	N	B
U	L	L	I	G	R	N	I	R	A	M	S	O	R

5 *Buchstabensalat*

Bringen Sie die Buchstaben jeweils in die richtige Reihenfolge, um zwei wichtige Worte zu finden.

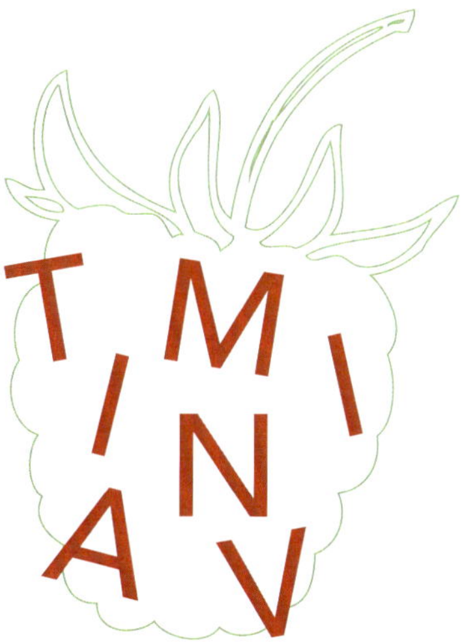

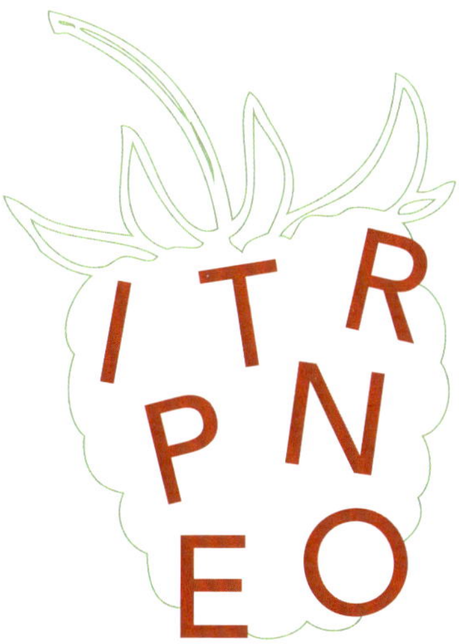

....

....

6 *Wirrwarr im Gehirn*

Diese Fantasiebegriffe enthalten Wörter rund ums Gehirn.

a. NENNEURO ....
b. EISAMEN ....
c. PENNYASS ....
d. HALSMAUT ....
e. RHEINRIND ....
f. LENDENMARK ....
g. UNGERNREIN ....
h. OXKROETEN ....
i. SCHAEDIGTEN ....
j. HINKLERIN ....
k. ENDRINDET ....
l. HERINGKALBEN ....

Lösungen auf Seite 288

Zahlen und Logik

Um die Rätsel auf dieser Doppelseite zu lösen, müssen Sie logisch und strategisch denken. Ihr gesunder Menschenverstand und Ihre Erinnerung an Ihr Schulwissen sind gefragt. Lassen Sie den Taschenrechner beseite und benutzen Sie Ihren Kopf.

1 *Balanceakt*

Wie viele Gabeln sind nötig, um C auszubalancieren?

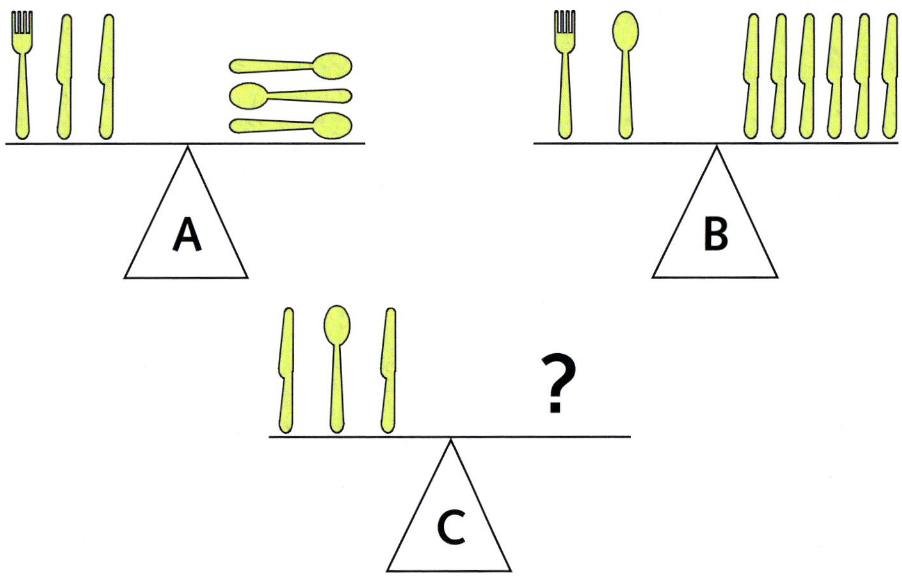

2 *Magisches Quadrat*

In einem magischen Quadrat muss die Summe der Zahlen in allen Reihen, Spalten und Hauptdiagonalen denselben Wert ergeben. Die leeren Kästen werden nur mit ungeraden Zahlen gefüllt. Finden Sie heraus, welche das sind!

	10		6
4		16	
14		2	
	8		12

3 *Pyramidenrätsel*

Jeder der Steine in dieser Pyramide enthält die Summe der beiden Steine, auf denen er steht. Ermitteln Sie anhand der vorgegebenen Ziffern die fehlenden Zahlen.

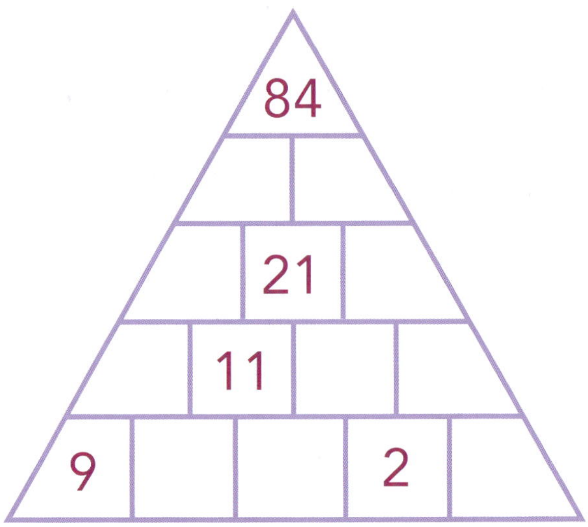

4 *Hexagonale Tischsets*

Welche Zahl gehört an die Stelle des x auf dem vierten Platzdeckchen (D)? Entschlüsseln Sie dazu die Gesetzmäßigkeiten der Zahlenfolgen.

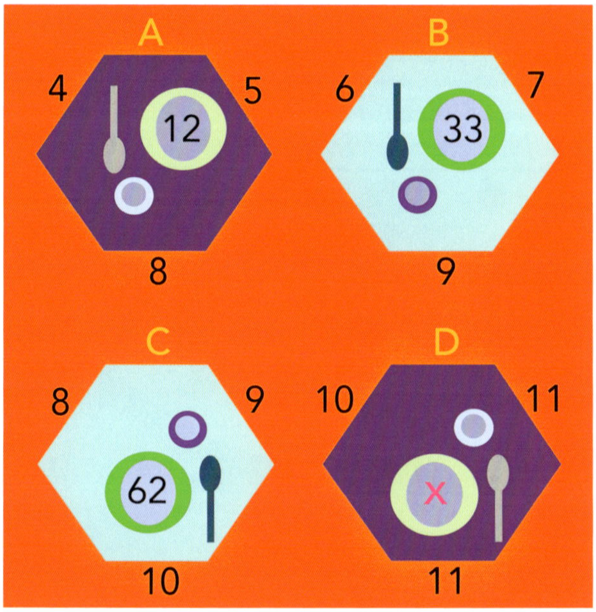

5 *Orangenspalten*

In einem Segment einer Orangenscheibe fehlt eine Zahl. Wissen Sie welche?

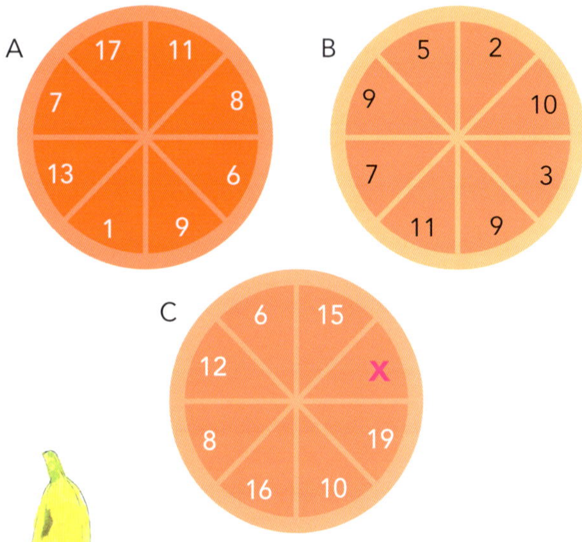

6 *In der Obstabteilung*

Wenn 6 Äpfel und 3 Bananen 4,20 Euro kosten und 5 Äpfel und 7 Bananen 5,30 Euro, wie viel kosten dann ein einzelner Apfel und eine einzelne Banane?

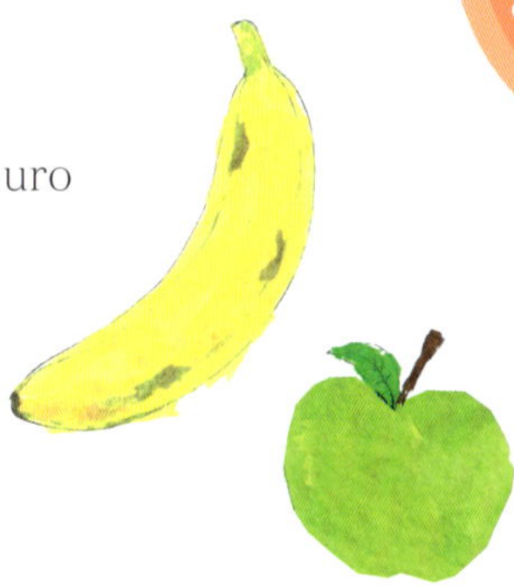

7 *Wenn … dann*

Gründliches Nachdenken hilft, die folgenden Logikrätsel zu lösen.

Wenn …, dann …

A. Wenn ein Bistro drei verschieden belegte Baguettes anbietet – mit Thunfisch für 3 Euro, mit Geflügelsalat für 4 Euro und mit Roastbeef für 4,50 Euro – und drei Freunde für ihre drei Baguettes insgesamt 10 Euro bezahlen müssen, wie viele Baguettes haben sie dann von welcher Sorte bestellt?

✎ ………………………………………………………

Wenn …, dann …

B. Wenn in einem Veranstaltungskalender der nationale Eiermonat vor dem Krautmonat gefeiert wird, der Erdbeermonat nach dem Kartoffelmonat und der Kartoffelmonat nach dem Eiermonat, kommt der Eiermonat dann vor oder nach dem Erdbeermonat oder haben wir nicht genug Informationen, um das zu wissen?

✎ ………………………………………………………

Lösungen auf Seite 288

Räumliches Denken

Für die folgenden Rätsel müssen Sie Objekte im Geiste aus verschiedenen Blickwinkeln betrachten und richtig deuten. Labyrinthaufgaben trainieren das räumliche Vorstellungsvermögen und die geistige Flexibilität.

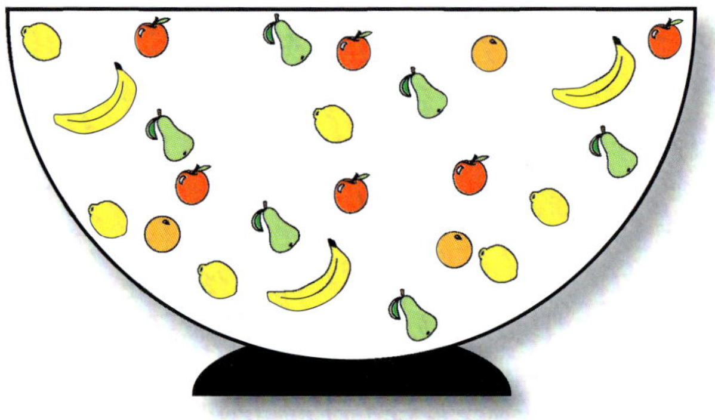

1 *Grenzen ziehen*

Können Sie diese Abbildung mithilfe von zwei geraden Linien in drei Bereiche einteilen, die jeweils zwei Äpfel, zwei Zitronen, zwei Birnen, eine Banane und eine Orange enthalten?

2 *Doppellabyrinth*

Durchqueren Sie dieses Doppellabyrinth, indem Sie an dem mit dem Pfeil markierten Eingang oben eintreten und über die Mitte zu dem mit dem X markierten Ausgang finden.

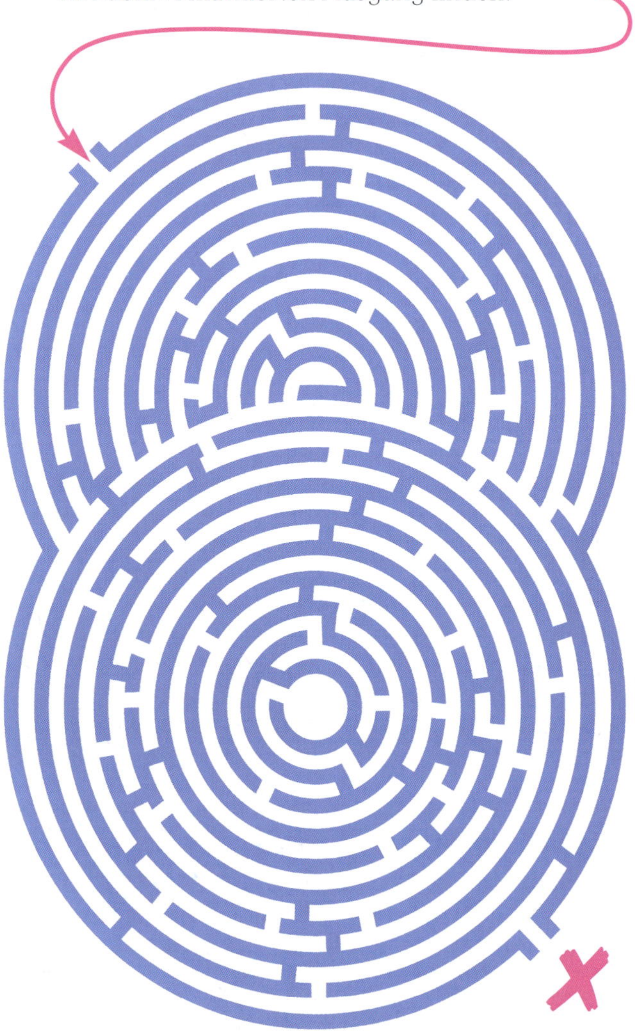

3 *Welche Teile passen?*

Vier dieser fünf Scherben bilden zusammen einen Teller. Welche? Um die Lösung zu finden, müssen Sie die Scherben im Geiste drehen und umpositionieren, damit Sie diejenige aussortieren können, die nicht zu den anderen passt.

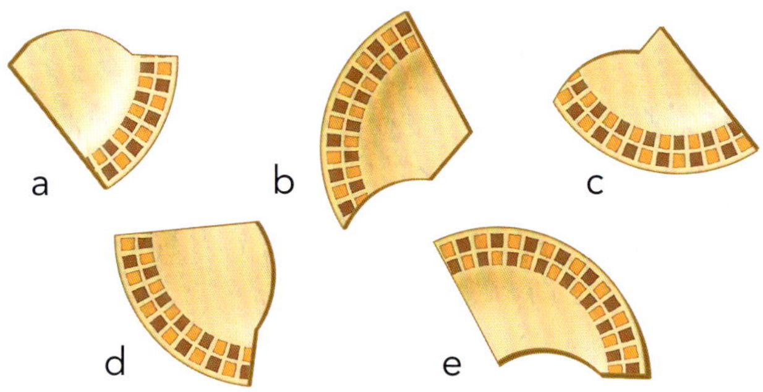

4 Finden Sie den Apfel

Bahnen Sie sich den Weg durch dieses quadratische Labyrinth, um an den gesunden Snack zu gelangen.

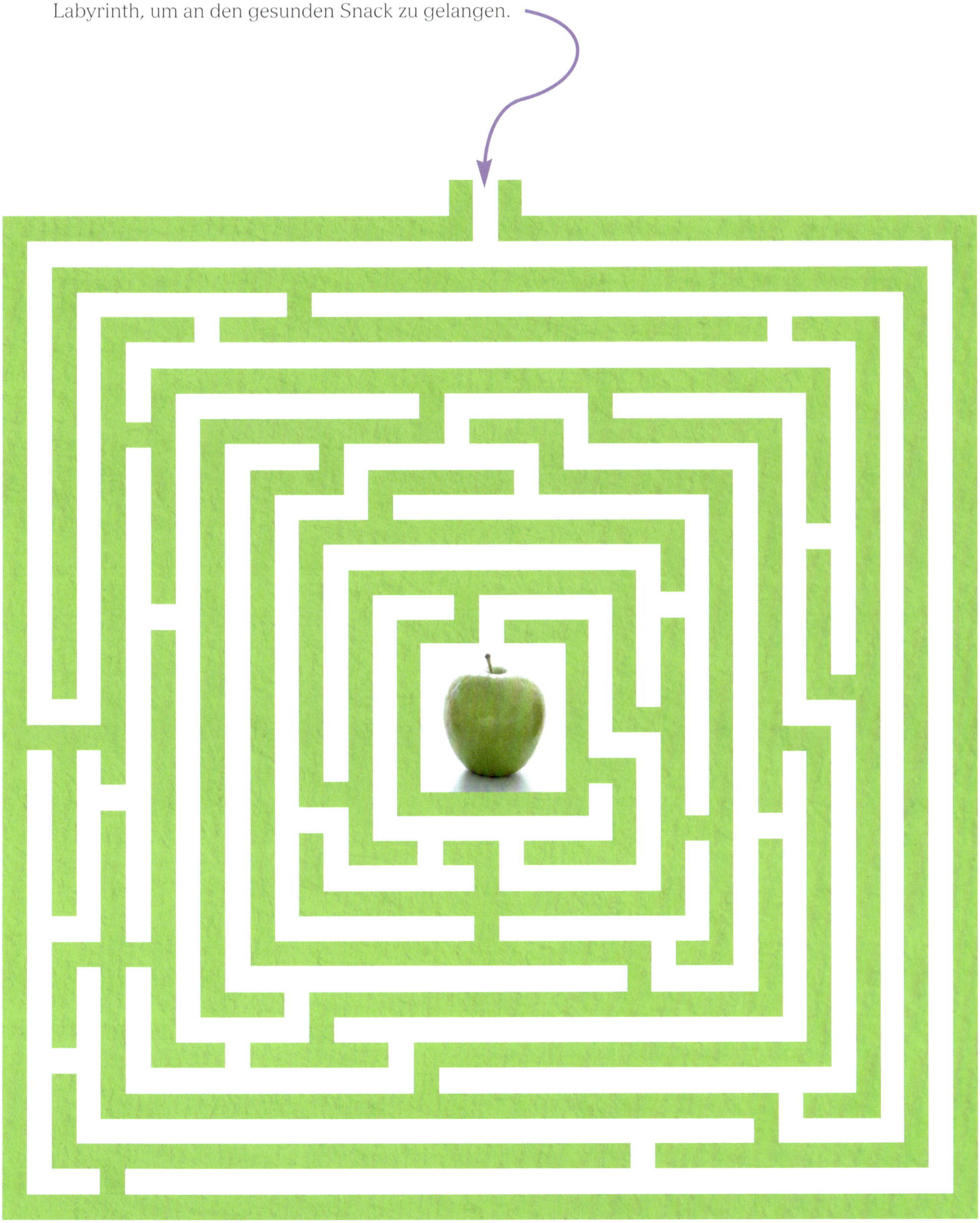

Lösungen auf Seite 289

Gedächtnis und Konzentration

Mit den Rätseln auf dieser Doppelseite können Sie Ihr visuelles Gedächtnis trainieren und Ihre Beobachtungsgabe, Ihren Blick fürs Detail, Ihre Konzentrationsfähigkeit und Ihr Kurzzeitgedächtnis verbessern. Rätsel, die in einer vorgegebenen Zeit gelöst werden müssen, fördern außerdem Ihre Reaktionsgeschwindigkeit.

1 Suchbilder

Finden Sie die acht Fehler im unteren Bild!

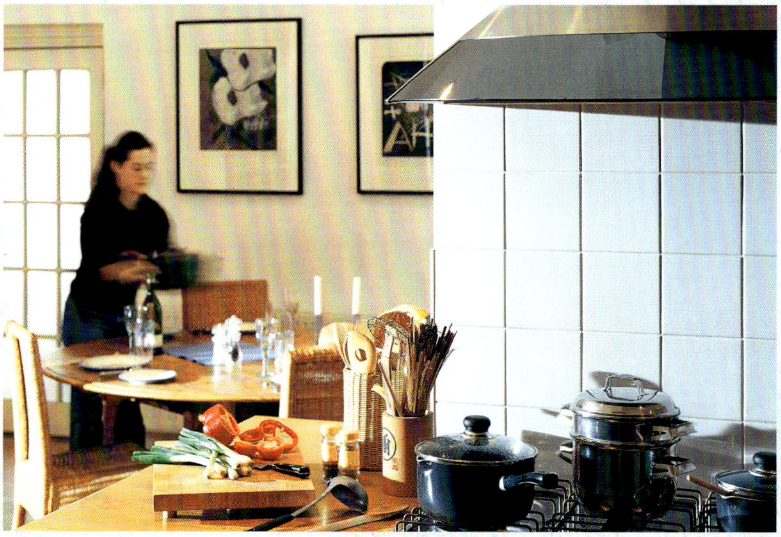

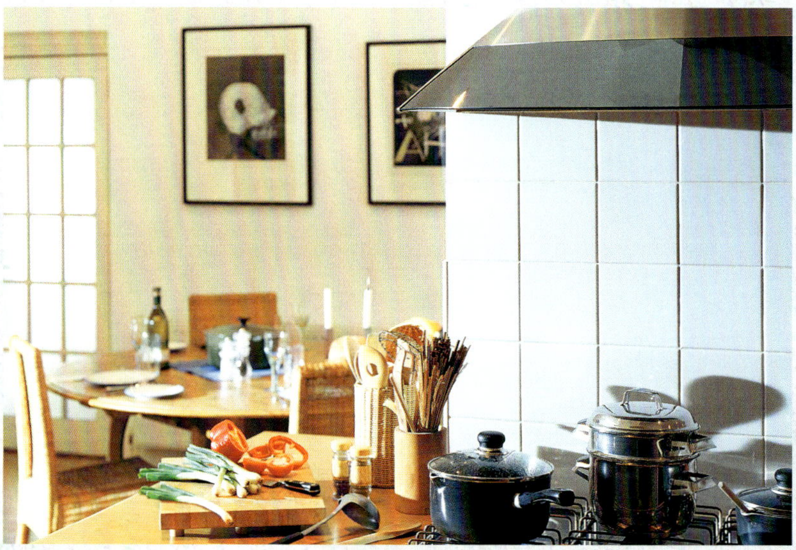

2 Essenszeit

Sehen Sie sich diese zehn Dinge eine Minute lang genau an. Dann decken Sie das Bild ab und notieren alle Dinge, an die Sie sich erinnern. Beziehungen zwischen den einzelnen Objekten herzustellen, kann dabei hilfreich sein.

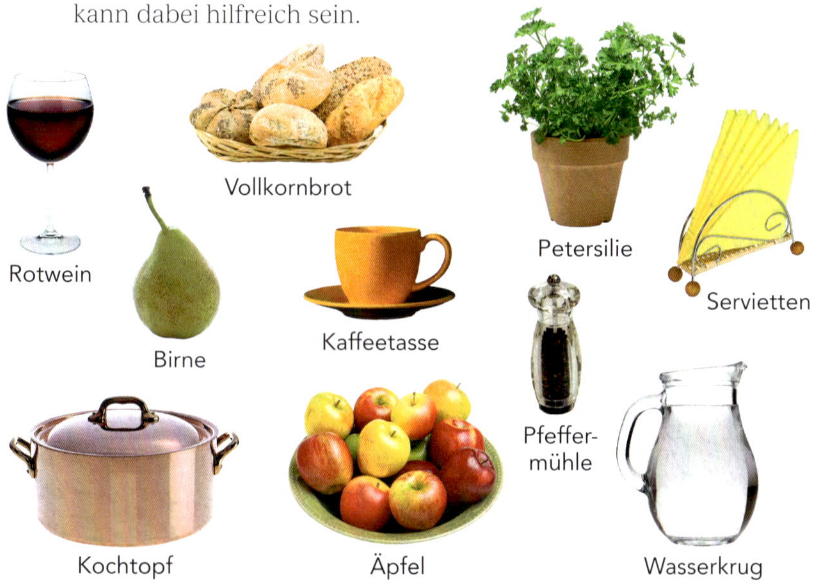
Rotwein
Vollkornbrot
Petersilie
Servietten
Birne
Kaffeetasse
Pfeffer-
mühle
Kochtopf
Äpfel
Wasserkrug

1. ....
2. ....
3. ....
4. ....
5. ....
6. ....
7. ....
8. ....
9. ....
10. ....

3 Gehirn und Ernährung

Wie gut wissen Sie über den Einfluss der Ernährung auf das Gehirn Bescheid?

	Richtig	Falsch
1. Das Glückshormon Serotonin stärkt Ihre Alarmbereitschaft und verleiht Ihnen Energie.	☐	☐
2. Dopamin hemmt die Wirkung von Melatonin, damit Sie am Morgen wieder aufwachen.	☐	☐
3. Fette sind Hauptenergielieferanten fürs Gehirn.	☐	☐
4. Weil das Gehirn auch nachts arbeitet, sollte man abends etwas Gehaltvolles essen.	☐	☐
5. Das tierische Nahrungsmittel mit dem höchsten Omega-3-Fettsäure-Gehalt ist Geflügel.	☐	☐
6. Speisen mit hohem GI fördern die Hirnfunktion.	☐	☐
7. Ein Überschuss an Vitamin B_{12} führt zu Reizbarkeit und Verwirrtheit.	☐	☐
8. Wer auf das Frühstück verzichtet, bleibt hungrig und dadurch wachsamer.	☐	☐
9. Reichhaltige, fettige Speisen haben einen niedrigen GI.	☐	☐
10. Eine fett- und zuckerreiche Ernährung kann die Gedächtnisfunktion negativ beeinflussen.	☐	☐
11. Die in Obst und Gemüse enthaltenen Farbstoffe können die Hirnzellen vor Schäden schützen.	☐	☐
12. Bei Menschen, die unter Depressionen leiden, ist häufig Zinkmangel feststellbar.	☐	☐
13. Milchprodukte und Geflügel enthalten Tryptophan, das zur Serotoninproduktion beiträgt.	☐	☐
14. Koffein gelangt zur Gänze erst etwa eine Stunde nach dem Genuss in den Blutkreislauf.	☐	☐
15. Eine kohlenhydratarme Ernährung trägt zur Optimierung der Hirnfunktion bei.	☐	☐

4 Einer passt nicht

Schauen Sie sich diese Krüge ganz genau an. Welcher der acht passt nicht zu den anderen?

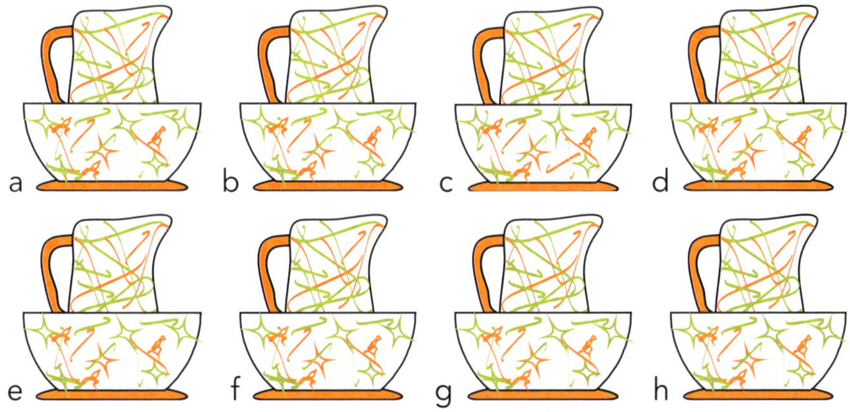

Lösungen auf Seite 289

Rätsellösungen

Wörter und Sprache

1 Gesunde Paare

Buttermilch; Blaubeere; Pfefferminze; Rapsöl; Eierfrucht; Wassermelone; Gemüsesaft; Weintraube

2 Wortleitern

Aus MOTOR wird REGEN:
Motor, Rotor, Roter, Roger, Rogen, Regen
Aus HERA wird TIER:
Hera, Herr, Heer, Teer, Tier

3 Buchstabieren

Erinnerung

4 Wörtersuche

A	N	H	C	U	A	L	T	T	I	N	H	C	S
U	O	R	E	I	L	I	S	R	E	T	E	P	E
F	E	N	C	H	E	L	N	F	L	N	L	E	N
L	E	K	C	E	O	T	S	B	E	I	L	I	O
K	R	I	O	N	M	A	U	L	C	A	I	E	G
O	R	N	M	I	A	U	X	A	O	R	M	W	A
R	A	A	O	A	J	A	K	L	R	I	A	U	R
I	T	I	P	S	O	V	E	I	C	N	K	O	T
A	E	M	J	Y	R	O	R	A	L	A	I	R	S
N	G	Y	R	S	A	L	B	E	I	I	D	E	E
D	A	H	M	I	N	Z	E	J	U	O	S	G	W
E	W	T	R	H	I	A	L	L	I	D	M	A	U
R	E	F	P	M	A	R	E	U	A	S	A	N	B
U	L	L	I	G	R	N	I	R	A	M	S	O	R

5 Buchstabensalat

Vitamin, Protein

6 Wirrwarr im Gehirn

a. Neuronen; b. Amnesie; c. Synapsen; d. Thalamus; e. Hirnrinde; f. Mandelkern; g. Erinnerung; h. Neokortex; i. Gedächtnis; j. Kleinhirn; k. Dendriten; l. Gehirnbalken

Zahlen und Logik

1 Balanceakt

Eine. Jedes Messer hat einen Wert von 1, jeder Löffel von 2 und jede Gabel von 4. Man braucht eine Gabel, um C auszubalancieren.

2 Magisches Quadrat

15	10	3	6
4	5	16	9
14	11	2	7
1	8	13	12

3 Pyramidenrätsel

84
44 40
23 21 19
12 11 10 9
9 3 8 2 7

4 Hexagonale Tischsets

A (4 x 5) – 8	= 12
B (6 x 7) – 9	= 33
C (8 x 9) – 10	= 62
D (10 x 11) – 11	= 99
daraus folgt x	= 99

5 Orangenspalten

Die jeweils gleichen Segmente in den Scheiben A, B and C ergeben zusammen immer 28 (z. B. 11 + 2 + 15 = 28). Daraus folgt x = 10.

6 In der Obstabteilung

Apfel (A) = 50 Cent, Banane (B) = 40 Cent.
Der Trick ist, jede Gleichung mit einer Zahl zu multiplizieren, sodass eine Variable (in diesem Fall A) eliminiert werden kann:

6A + 3B = 4,20 Euro Multipliziert mit 5
5A + 7B = 5,30 Euro Multipliziert mit 6
1: 30A + 15B = 21 Euro (4,20 Euro x 5)
2: 30A + 42B = 31,80 Euro (5,30 Euro x 6)
Zieht man Gleichung 1 von Gleichung 2 ab, bleiben 27B und 0A übrig.
27B = 10,80 Euro (31,80 Euro – 21,00 Euro)
B = 0,40 Euro (10,80 Euro ÷ 27) = 40 Cent
A = 50 Cent

7 Wenn ..., dann ...

A. Zweimal Thunfisch und einmal Geflügelsalat.

B. Der nationale Eiermonat kommt vor dem nationalen Erdbeermonat.

Räumliches Denken

1 Grenzen ziehen

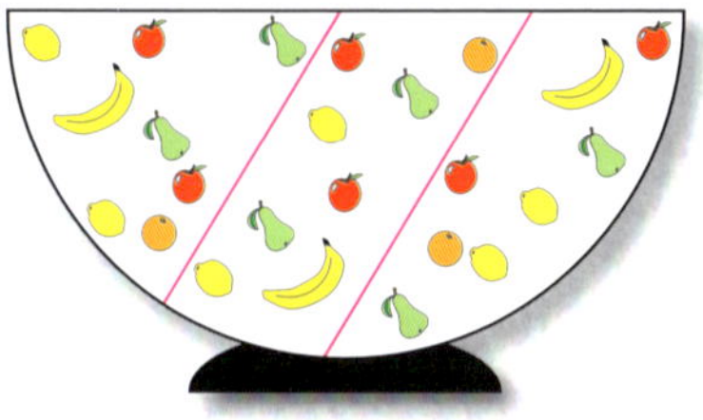

2 Doppellabyrinth

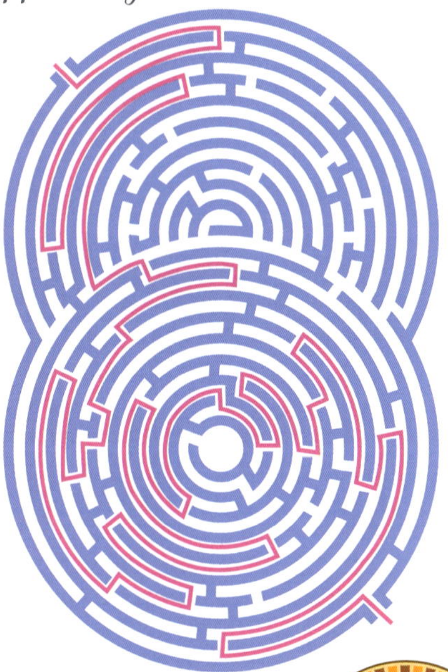

3 Welche Teile passen?

a, b, c und e.

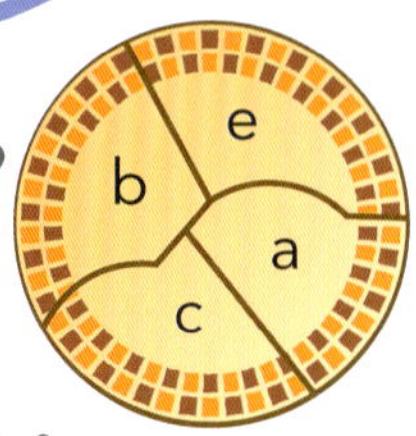

4 Finden Sie den Apfel

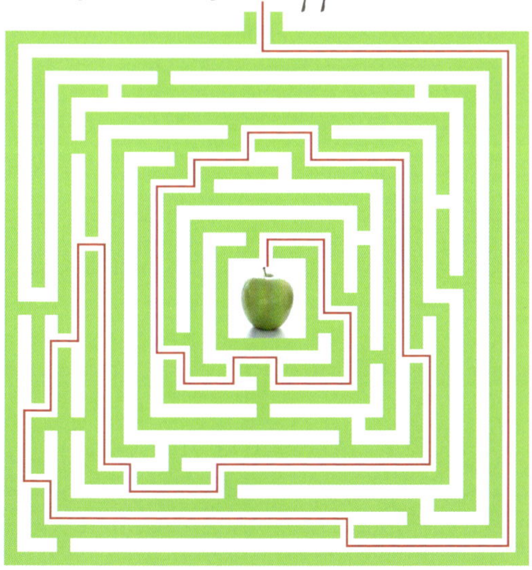

Gedächtnis und Konzentration

1 Suchbilder

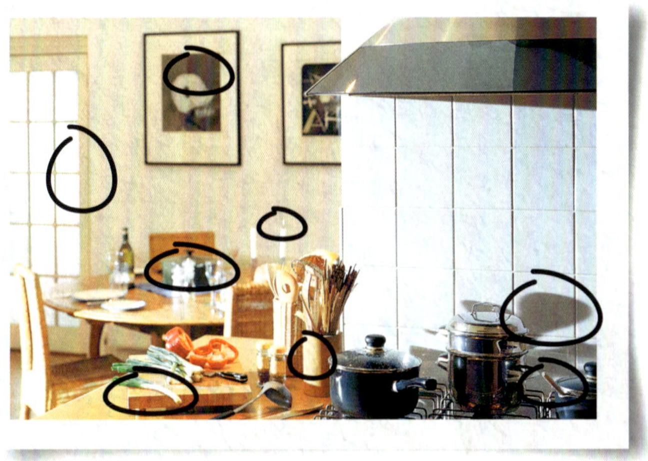

2 Essenszeit

Rotwein
Vollkornbrot
Servietten
Birne
Wasserkrug
Pfeffermühle
Petersilie
Kochtopf
Kaffeetasse
Äpfel

3 Gehirn und Ernährung

1. Falsch; 2. Richtig; 3. Falsch; 4. Falsch; 5. Falsch; 6. Falsch; 7. Falsch; 8. Falsch; 9. Richtig; 10. Richtig; 11. Richtig; 12. Richtig; 13. Richtig; 14. Richtig; 15. Falsch

4 Einer passt nicht

Krug c

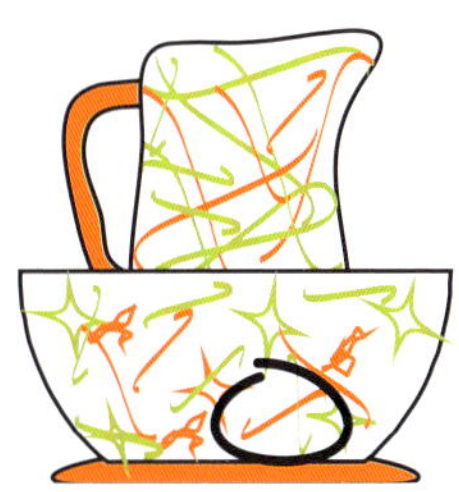

Glossar

ACETYLCHOLIN

Acetylcholin ist ein Neurotransmitter oder biochemischer Botenstoff, der in verschiedenen Regionen des Nervensystems Impulse überträgt. Er ist u. a. an der Muskelkontraktion beteiligt und wichtig für Konzentrationsvermögen und Sinneswahrnehmungen.

ALZHEIMER-KRANKHEIT

Alzheimer ist eine weit verbreitete Form der Demenz, die durch die fortschreitende Zerstörung des Nervensystems verursacht wird. Abnorme Zellen bilden Ablagerungen im Gehirn, die die Hirnfunktion beeinträchtigen.

ANTIOXIDANTIEN

Wenn Sauerstoff im Körper reagiert, können sich zellschädigende Substanzen bilden, sogenannte freie Radikale. Da wir ohne Sauerstoff nicht leben können, sind wir auf ein komplexes antioxidatives Schutzsystem angewiesen, das uns vor derlei Schäden schützt. Dieses System besteht aus einer Gruppe antioxidativer Substanzen, darunter Vitamine, Mineralien und andere, sekundäre Pflanzenstoffe, die helfen, freie Radikale im Körper zu neutralisieren.

BETAKAROTIN

Betakarotin ist die pflanzliche Vorstufe von Vitamin A. Es wirkt antioxidativ und stärkt die Sehkraft.

BLUTZUCKER

Der Körper benötigt Zucker zur Energiegewinnung. Dieser wird aus Kohlenhydraten gewonnen, die wir über die Nahrung aufnehmen. Der im Verlauf des Stoffwechsels aufgespaltene Zucker gelangt in den Blutkreislauf und von dort aus in die Zellen. Zu hohe Blutzuckerwerte können Schäden im Körper und im Gehirn verursachen.

B-VITAMINE

Vitamin B_1 (Thiamin) ist an der körpereigenen Energiegewinnung und dem Funktionieren des Nervensystems beteiligt.

Vitamin B_2 (Riboflavin) ist v. a. für die Energiegewinnung aus Fetten und Kohlenhydraten verantwortlich. Außerdem trägt es zum Eiweißstoffwechsel bei.

Vitamin B_3 (Nicotinsäure) ist an der Bildung von Serotonin beteiligt. Demenz ist ein häufiges Symptom bei Nicotinsäuremangel.

Vitamin B_5 (Pantothensäure) trägt zum Zucker- und Fettstoffwechsel bei. Außerdem ist es an der Synthese des Neurotransmitters Acetylcholin beteiligt.

Vitamin B_6 fördert die Bildung des stimmungsaufhellenden Neurotransmitters Serotonin, und es gibt Hinweise auf einen Zusammenhang zwischen dem persönlichen Vitamin-B_6-Status und der individuellen Gedächtnisleistung. Darüber hinaus trägt Vitamin B_6 zur Regulierung des Homocysteinspiegels bei.

Vitamin B_9 (Folsäure) trägt zum Erhalt der die Nervenbahnen schützenden Myelinschicht bei. Zudem hilft es, den Homocysteinspiegel zu regulieren. Ein erhöhter Homocysteinspiegel kann gefäßschädigend wirken und das Demenz- und Schlaganfallrisiko erhöhen.

Vitamin B_{12} kommt ausschließlich in tierischen Nahrungsmitteln vor und trägt zusammen mit Folsäure zum Erhalt der Myelinschicht bei. Darüber hinaus ist es an der Bildung verschiedener Neurotransmitter und der Regulierung des Homocysteinspiegels beteiligt.

CHOLESTERIN

Cholesterin ist für einige körpereigene Prozesse lebensnotwendig, zu viel kann den Organismus aber auch schädigen. Der Körper produziert Cholesterin aus den Fetten, die er über die Nahrung aufnimmt. Das „schlechte" LDL-Cholesterin kann sich in den Gefäßen ablagern und diese verengen oder verstopfen. Das „gute" HDL-Cholesterin sammelt überschüssiges LDL-Cholesterin ein und transportiert es zur Leber, wo es abgebaut wird.

CHOLIN

Cholin ist eine Vitamin-B-ähnliche Substanz, die zum Erhalt der die Nervenbahnen schützenden Myelinschicht beiträgt. Darüber hinaus ist es ein Bestandteil der Zellmembran und eine Vorstufe von Acetylcholin.

DEMENZ

Demenz ist ein Oberbegriff für alle Erkrankungen, die einen Abbau der kognitiven Fähigkeiten, wie z. B. des Denk-, Erinnerungs- und Konzentrationsvermögens, zur Folge haben. Eine weit verbreitete, aber bei Weitem nicht die einzige Form der Demenz ist die Alzheimer-Krankheit, bei der sich abnormes Gewebe im Gehirn bildet. Eine Demenz kann sich auch infolge von Alkoholmissbrauch, einem Infekt, Veränderungen im Herz-Kreislauf-System und des Abbaus der die Nervenbahnen schützenden Myelinschicht entwickeln.

DEPRESSION

Eine Depression ist eine psychische Störung, die üblicherweise mit einer gedrückten Stimmung sowie Interesse- und Antriebslosigkeit einhergeht. Da unsere Stimmungen stark von chemischen Substanzen, die im Gehirn aktiv sind, beeinflusst werden, hat sich die Wissenschaft intensiv mit der Frage beschäftigt, wie stark die Ernährung unsere Gefühle beeinflusst. Wie einige Studien zeigen, lässt sich das Risiko, an einer Depression zu erkranken, durch eine hohe Omega-3-Fettsäure-Zufuhr sowie mediterrane Kost (mit vielen vollwertigen und pflanzlichen Nahrungsmitteln sowie gesunden Fetten) reduzieren.

DOPAMIN
Der Neurotransmitter Dopamin aktiviert das Lustzentrum im Gehirn und ist an der Regulation des Schlaf-Wach-Rhythmus beteiligt.

EINFACH UNGESÄTTIGTE FETTSÄUREN
Einfach ungesättigte Fettsäuren finden sich z.B. in Olivenöl, Nüssen und Saaten. Man vermutet, dass mediterrane Kost, die besonders viele einfach ungesättigte Fettsäuren enthält, die Hirnfunktion langfristig schützt.

EISEN
Unser Blut benötigt Eisen, um Sauerstoff zu den Zellen zu transportieren und Energie zu gewinnen. Eisen ist in tierischen Lebensmitteln ebenso enthalten wie in pflanzlichen. Allerdings kann der Körper das in tierischen Produkten vorkommende Eisen leichter verwerten. Die Aufnahme des in pflanzlichen Lebensmitteln gespeicherten Eisens wird durch den gleichzeitigen Verzehr Vitamin-C-haltiger Lebensmittel erleichtert.

ENTZÜNDUNGEN
Entzündungen sind eine natürliche Reaktion des Körpers auf Verletzungen und Infektionen. Sie helfen, Bakterien abzutöten, geschädigte Zellen abzutransportieren und fördern den Heilprozess. Normalerweise handelt es sich dabei um einen geregelten Prozess. Schädlich sind Entzündungen, wenn keine Verletzung oder Infektion vorliegt. Der Körper wird dann unnötigem Stress ausgesetzt und gesundes Gewebe kann geschädigt werden.

ESSENZIELLE FETTSÄUREN
Zwei Fettsäuren sind für den Menschen essenziell, d.h. sie sind lebenswichtig, können aber nicht vom Körper selbst hergestellt, sondern müssen über die Nahrung aufgenommen werden. Das sind zum einen die Linolsäure (die in Nüssen und Saaten vorkommt und wichtig ist für eine gesunde Haut und ein starkes Immunsystem), zum anderen die alpha-Linolensäure, auch ALA abgekürzt (die in Fisch und Meeresfrüchten vorkommt und für eine gesunde Hirnfunktion und ein starkes Immunsystem sorgt).

FOLSÄURE (VITAMIN B_9)
siehe *B-Vitamine*

GESUNDE FETTE
Ein großer Teil unserer Gehirnmasse besteht aus Fett. Das Fett, das wir essen, beeinflusst die Zusammensetzung dieser Masse und in der Folge auch unsere Gehirnfunktion. Omega-3-Fettsäuren, die v.a. in Fisch und Meeresfrüchten, Leinsamen und Walnüssen vorkommen, fördern den Aufbau flexibler und reaktionsschneller Zellmembranen. Zudem scheinen sie die Gehirnfunktion auch langfristig positiv zu beeinflussen. Gesättigte Fettsäuren und Transfette sollte man zum Erhalt der mentalen Leistungskraft weitgehend meiden und stattdessen mehr ungesättigte Fettsäuren verzehren.

GETREIDEHALTIGE LEBENSMITTEL
Die Grundlage vieler unserer Grundnahrungsmittel bildet Getreide, wie Weizen, Gerste, Roggen, Reis, Quinoa usw. Bleiben diese bei der Weiterverarbeitung möglichst naturbelassen, wie das z.B. bei Vollkornbrot oder Naturreis der Fall ist, können sie sehr nahrhaft sein. Industriell verarbeitete Getreideerzeugnisse, wie Weißmehlprodukte, können sich hingegen negativ auf den Organismus auswirken und z.B. den Blutzuckerspiegel erhöhen.

GLUTAMATE
Die Ester und Salze der zu den Aminosäuren zählenden Glutaminsäure werden als Glutamate bezeichnet. Bekannt sind vor allem die Salze, die als Geschmacksverstärker in Lebensmitteln verwendet werden. Sie entstehen bei der Aufspaltung von Eiweißen. Auf natürlichem Weg geschieht das z.B. während der Käsereifung.

GLYKÄMISCHER INDEX (GI)
Kohlenhydrate werden nach dem Verzehr im Körper zu Glukose aufgespalten. Während des Verdauungsprozesses geht die Glukose in den Blutkreislauf über. Der glykämische Index (GI) gibt an, wie schnell dies geschieht. Nahrungsmittel, die schnell verdaut und aufgespalten werden, geben in kurzer Zeit sehr viel Glukose in den Blutkreislauf ab und haben einen hohen GI. Nahrungsmittel mit einem niedrigen GI, wie körniges Vollkornbrot oder Vollkornnudeln, geben die in ihnen enthaltene Glukose nur langsam in den Blutkreislauf ab, d.h. sie halten länger satt und versorgen den Körper über einen längeren Zeitraum mit einer gleichbleibenden Menge Energie.

HERZ-KREISLAUF-ERKRANKUNGEN
Mit jedem Schlag pumpt unser Herz Blut durch Körper und Gehirn, um Sauerstoff und Nährstoffe in die Zellen zu transportieren. Das Blut fließt dabei durch ein mehrere Kilometer langes Gefäßnetz. Wenn sich diese Gefäße verengen, versteifen oder sie gar verstopfen, werden die Zellen nicht mehr optimal versorgt und können geschädigt werden oder ganz absterben. Herz-Kreislauf-Erkrankungen sind oft auf Cholesterinablagerungen an den Gefäßwänden zurückzuführen, auf andere Veränderungen im Gefäßgewebe oder auf Schäden, die durch Bluthochdruck entstanden sind.

HOMOCYSTEIN
Homocystein ist eine natürlich vorkommende Aminosäure, die nicht über die Nahrung aufgenommen, sondern im Körper gebildet wird. Normalerweise reguliert sich der Homocystein-Haushalt von selbst. Die Vitamine B_6 und B_{12} sind in diesem Zusammenhang sehr wichtig. Erhöhte Homocystein-Werte können auf ein erhöhtes Risiko für Herz-Kreislauf-Erkrankungen hindeuten und oxidative Zellschäden verursachen.

HÜLSENFRÜCHTE
Hülsenfrüchte, wie Erbsen, Linsen, Bohnen oder Kichererbsen, enthalten viele Ballast- und Mineralstoffe. Zudem sind sie eine hervorragende pflanzliche Proteinquelle.

KALIUM
Das in allen pflanzlichen Lebensmitteln vorkommende Kalium wird von jeder Körperzelle benötigt. Insbesondere erhält es auch die elektrische Leitfähigkeit der

Nervenbahnen im Gehirn und in anderen Regionen des Körpers. Zudem unterstützt es die Blutdruckregulation.

KALZIUM
Kalzium stärkt nicht nur die Knochen, es trägt auch zur Regulierung des Blutdrucks bei und ist am neuronalen Informationstransport beteiligt.

KAROTINOIDE
Karotinoide sind eine Klasse natürlicher Pflanzenfarbstoffe mit antioxidativer Wirkung.

KOHLENHYDRATE
Kohlenhydrate sind verschieden langkettige Zuckermoleküle, die während des Stoffwechselprozesses in Glukose aufgespalten werden.

LUTEIN
Lutein ist ein Karotinoid, das insbesondere in grünem Blattgemüse und Eigelb vorkommt. Zusammen mit Zeaxanthin soll es die Sehkraft stärken und altersbedingter Makuladegeneration vorbeugen können.

LYCOPIN
Lycopin ist ein Karotinoid, das Tomaten, Wassermelonen, Papayas und roten Grapefruits ihre tiefrote Farbe verleiht.

MAGNESIUM
Alle Körperzellen benötigen Magnesium. Der Mineralstoff findet sich v. a. in grünem Blattgemüse, Nüssen, Saaten, Gewürzen und Vollkornprodukten.

MAKULADEGENERATION
Die Makuladegeneration ist eine der Hauptursachen für den Sehverlust älterer Menschen. Die Makula ist das Zentrum des Gesichtsfeldes. Hier werden Details erkannt, was z. B. wichtig ist für das Lesen und die Gesichtserkennung. Wenn die Netzhaut geschädigt wird, kommt es hier zu einem Sehverlust. Ein zu hoher Blutdruck und die Aufnahme von zu viel gesättigten Fettsäuren scheinen das Risiko einer Makuladegeneration zu erhöhen. Schutz bieten können Antioxidantien wie Lutein und Zeaxanthin.

MEDITERRANE KOST
Als mediterrane Kost bezeichnet man eine Ernährung mit vielen pflanzlichen Nahrungsmitteln und gesunden Fetten sowie wenig industriell verarbeiteten Produkten und tierischen Lebensmitteln. Viele Studien haben gezeigt, dass sich eine solche Kost langfristig positiv auf die Gesundheit auswirkt.

METABOLISMUS
Metabolismus oder Stoffwechsel ist der Vorgang, bei dem Nahrungsmittel in ihre Bestandteile aufgespalten werden, um den Körper mit Energie und allen anderen Stoffen zu versorgen, die er zum Leben braucht.

MIKRONÄHRSTOFFE
Mikronährstoffe sind Substanzen, die der Körper nur in kleinsten Mengen benötigt. Dazu zählen z. B. Vitamine, Mineralstoffe und Spurenelemente.

MYELIN
Nervenzellen oder Neuronen besitzen eine Art Schwanz, über den Informationen transportiert werden. Das Myelin bildet eine Schutzschicht um dieses „Datenkabel" und ermöglicht so eine schnellere, effizientere Kommunikation.

NEURONALE KOMMUNIKATION
Nervenzellen, auch Neuronen genannt, besitzen einen langen Schwanz, das sogenannte Axon, das die Funktion eines Datenkabels übernimmt, das elektrische Signale zu den Neuronen leitet. An den Verbindungsstellen zwischen den einzelnen Neuronen, den sogenannten Synapsen, übernehmen Neurotransmitter die Signale, um sie zu den Rezeptoren des benachbarten Neurons zu leiten.

NEUROTRANSMITTER
Neurotransmitter sind biochemische Substanzen, die Signale zwischen den Nervenzellen im Gehirn hin und her transportieren. Es gibt verschiedene Typen, die jeweils bestimmte Hirnareale ansprechen oder bestimmte Arten von Botschaften transportieren (z. B. Stress oder Freude).

NICOTINSÄURE (VITAMIN B_3)
siehe *B-Vitamine*

NORADRENALIN
Noradrenalin ist ein Neurotransmitter oder biochemischer Botenstoff, der zur Stressreaktion des Körpers beiträgt. Er verleiht einen Extraschub Energie und erhöht die Aufmerksamkeit.

OMEGA-3-FETTSÄUREN
Omega-3-Fettsäuren finden sich in Fisch, Meeresfrüchten, Leinsamen und Walnüssen. Sie wirken offenbar entzündungshemmend und können helfen, die Hirnfunktion langfristig gesund zu erhalten. Zudem scheinen sie die Flexibilität und Schnelligkeit des Gehirns zu verbessern.

OXIDATIVER STRESS
Oxidativer Stress entsteht immer dann, wenn nicht genügend Antioxidantien im Körper vorhanden sind. Zwar benötigen wir Sauerstoff zum Leben, dennoch bildet dieser während des Stoffwechselprozesses auch zellschädigende Substanzen, sogenannte freie Radikale. Das antioxidative Schutzsystem verhindert Schäden, die durch freie Radikale verursacht werden. Bei Mangelernährung oder dem überwiegenden Verzehr hochverarbeiteter Lebensmittel erhält der Körper nicht genügend Antioxidantien, um alle potenziellen Schäden zu verhindern.

PANTOTHENSÄURE (VITAMIN B_5)
siehe *B-Vitamine*

PHOSPHOR
Neben Kalzium stärkt auch Phosphor die Knochen. Außerdem spielt es eine wichtige Rolle beim Energiestoffwechsel der Zellen und ist an der Übertragung von Nervensignalen beteiligt, weshalb es auch für eine gesunde Hirnfunktion wichtig ist. Phosphor kommt in allen Nahrungsmitteln vor, besonders aber in tierischen Lebensmitteln wie Fleisch und Milchprodukten.

PHYTONÄHRSTOFFE
Phytonährstoffe sind Nährstoffe, die in Pflanzen vorkommen. Dazu zählen Vitamine und viele Antioxidantien, die wir über pflanzliche Lebensmittel zu uns nehmen.

PHYTOÖSTROGENE
Phytoöstrogene sind östrogenartige Substanzen aus Pflanzen wie Hülsenfrüchten oder Alfalfa. Ihre Wirkung ist schwächer als das vom Körper produzierte Östrogen.

POLYPHENOLE
Polyphenole sind eine Gruppe von Antioxidantien. Hierzu zählen z. B. die in Sojabohnen vorkommenden Isoflavone oder das in Äpfeln und Zwiebeln enthaltene Quercetin. Sie schützen die Zellen vor Schäden durch freie Radikale.

PROTEINE
Der gesamte Körper besteht aus Proteinen oder Eiweißen. Diese müssen wir regelmäßig über die Nahrung aufnehmen, um reibungslose Wachstums- und Heilprozesse zu ermöglichen. Besonders viele Proteine finden sich in tierischen Produkten wie Fleisch, Eier und Milch. Pflanzliche Nahrungsmittel enthalten weniger Proteine. Die besten Quellen sind hier Hülsenfrüchte, Nüsse und Saaten.

RIBOFLAVIN (VITAMIN B_2)
siehe *B-Vitamine*

SALZ
Das hauptsächlich aus Natriumchlorid bestehende Speisesalz verstärkt den Geschmack unserer Speisen. Zu viel Natrium kann aber gerade im Alter zu hohem Blutdruck führen. Die Deutsche Gesellschaft für Ernährung empfiehlt als Tagesbedarf für Jugendliche und Erwachsene eine Menge von 6 g Speisesalz, das ist etwa ein Teelöffel.

SCHLAGANFALL
Bei einem Schlaganfall kommt es zu einem Ausfall der Hirnfunktion infolge einer Durchblutungsstörung im Gehirn oder einer Hirnblutung. Ein hoher Blutdruck und hohe Blutfettwerte gelten als Risikofaktoren.

SELEN
Selen ist eine wichtige Substanz für das antioxidative Schutzsystem, denn es bildet einen Teil eines Enzyms, das vor freien Radikalen schützt. Zu finden ist es vor allem in Hülsenfrüchten, Saaten und Nüssen (besonders in Paranüssen).

SEROTONIN
Serotonin ist ein Neurotransmitter oder biochemischer Botenstoff, der Körper und Geist in einen entspannten, zufriedenen Zustand versetzt. Zugleich ist er an der Steuerung des Schlaf-Wach-Rhythmus beteiligt.

THIAMIN (VITAMIN B_1)
siehe *B-Vitamine*

TRYPTOPHAN
Tryptophan ist eine Aminosäure, die an der Bildung von Serotonin beteiligt ist. Tryptophanreiche Lebensmittel (wie mageres Fleisch, Geflügel und Fisch) helfen, den Körper in einen angenehmen, entspannten Zustand zu versetzen und auf den Schlaf vorzubereiten.

URIDIN
Zusammen mit Cholin ist Uridin an der Reparatur von Hirnzellmembranen beteiligt. Nahrungsmittel mit hohem Uridingehalt sind Tomaten, Hefe, Leber und Brokkoli.

VITAMINE
siehe auch *B-Vitamine*

Vitamin A oder Retinol unterstützt die Sehkraft und findet sich in tierischen Lebensmitteln wie Innereien und Eiern.

Vitamin C, auch bekannt als Ascorbinsäure, ist Teil des antioxidativen Schutzsystems und wichtig für eine gesunde Haut und gesundes Zahnfleisch. Gute Quellen sind Paprika, Tomaten, Beeren und Zitrusfrüchte.

Vitamin D sorgt für gesunde Knochen. Der Körper produziert es selbst, sobald Sonnenlicht auf die Haut trifft. Außerdem findet man es in einigen Fischsorten. Ein Mangel erhöht das Risiko, depressiv oder dement zu werden oder kognitive Störungen zu entwickeln. Ob Nahrungsergänzungsmittel diesen Prozess aufhalten können, ist unklar.

Vitamin E ist Teil des antioxidativen Schutzsystems und wichtig für eine gesunde Haut. Avocados und Pflanzenöle enthalten besonders viel davon. Ein Mangel des für die Hirnfunktion wichtigen Vitamins äußert sich in Konzentrationsstörungen und faltiger Haut.

Vitamin K findet sich vor allem in grünem Blattgemüse. Es ist besonders für die Blutgerinnung entscheidend.

VOLLKORNPRODUKTE
Die in einem Getreidekorn enthaltene Stärke wird von mehreren Schichten faseriger Kleie umhüllt. Sie ist sehr nähr- und ballaststoffreich, im typischen Hauhaltsmehl und in industriell gefertigten Weißmehlprodukten allerdings nicht enthalten. Vollkornprodukte hingegen enthalten Kleie und damit auch die darin vorkommenden Nähr- und Ballaststoffe.

ZEAXANTHIN
Zeaxanthin ist ein zu den Karotinoiden zählender gelber Pflanzenfarbstoff, der in gelben Pflanzen wie Mais und Safran, aber auch in grünem Blattgemüse zu finden ist. Er stärkt die Sehkraft und kann möglicherweise altersbedingter Makuladegeneration vorbeugen.

ZINK
Das Gehirn benötigt Zink, um optimal funktionieren zu können. Der in magerem Fleisch, Meeres- und Hülsenfrüchten enthaltene Mineralstoff wird für diverse Stoffwechselprozesse benötigt und spielt eine wichtige Rolle beim neuronalen Informationstransport. Ein Mangel kann sich in Lernschwächen, Gedächtnis- und Konzentrationsstörungen äußern.

Register

A

B

C

D

E

H

I

J

K

L

M

N

O

P

Q

R

S

T

Titel der australischen Originalausgabe
Brainpower Cookbook

Deutsche Ausgabe
Producing: Print & Screen Productions, Köln
Übersetzung: Sonja Kerkhoffs
Redaktion: Alexander Kerkhoffs
Schlussredaktion: Ralph Fischer

Reader's Digest
Redaktion: Falko Spiller (Projektleitung)
Grafik: Peter Waitschies
Bildredaktion: Sabine Schlumberger
Prepress: Frank Bodenheimer

Redaktionsdirektor: Michael Kallinger
Chefredakteurin Buch: Dr. Renate Mangold
Art Director: Susanne Hauser

Produktion
arvato distribution: Thomas Kurz

Druckvorstufe
BORN London Limited

Druck und Binden
Neografia, Martin

Hinweis: Die in diesem Buch enthaltenen medizinischen Informationen sind kein Ersatz für eine ärztliche Diagnose und Behandlung. Der Verlag empfiehlt allen Patienten mit Krankheits- bzw. Schmerzsymptomen, sich an einen Arzt zu wenden. Das vorliegende Buch ist sorgfältig erarbeitet worden. Dennoch erfolgen alle Angaben ohne Gewähr. Weder Autoren noch Verlag übernehmen eine Haftung für eventuelle Nachteile oder Schäden, die aus den im Buch enthaltenen praktischen Hinweisen resultieren.

UK 3091/G

ISBN 978-3-95619-201-2

Printed in Slovakia

Besuchen Sie uns im Internet
www.readersdigest.de | www.readersdigest.ch | www.readersdigest.at

Bildnachweis
Alle Bildrechte bei Reader's Digest außer auf den Seiten 22–23, 50–51, 88–89, 152–153, 228–229: Shutterstock